普通高等教育“十二五”规划教材
全国高等医药院校规划教材

药理学

主编　徐　彭　苗明三

清華大學出版社
北京

内容简介

本教材遵循药理学学科的性质与任务，分为总论和各论两部分，总论部分系统介绍药理学的基本概念与基本理论；各论部分分系统进行药理学介绍。全书共分50章，每章均设有“主要内容”、“思考题”，作为该章节的重点提示；在具体的章节中，重点阐述各章的代表药物的药理作用和临床应用，其他药物以表格形式呈现。本教材可供全国高等医药院校中医学、中药学和药学类专业的教学使用，也可作为医药科学领域其他人员的参考书。

图书在版编目（CIP）数据

药理学 / 徐彭，苗明三主编. --北京：清华大学出版社，2015
普通高等教育“十二五”规划教材 全国高等医药院校规划教材
ISBN 978-7-302-41664-7

Ⅰ. ①药… Ⅱ. ①徐… ②苗… Ⅲ. ①药理学－医学院校－教材 Ⅳ. ① R96
中国版本图书馆 CIP 数据核字 (2015) 第 237739 号

责任编辑：罗 健 王 华
封面设计：戴国印
责任校对：赵丽敏
责任印制：刘海龙

出版发行：清华大学出版社
网 址：http://www.tup.com.cn，http://www.wqbook.com
地 址：北京清华大学学研大厦 A 座 **邮 编**：100084
社 总 机：010-62770175 **邮 购**：010-62786544
投稿与读者服务：010-62776969，c-service@tup.tsinghua.edu.cn
质 量 反 馈：010-62772015，zhiliang@tup.tsinghua.edu.cn
印 装 者：清华大学印刷厂
经 销：全国新华书店
开 本：185mm×260mm **印 张**：24.25 **字 数**：683 千字
版 次：2015 年 12 月第 1 版 **印 次**：2015 年 12 月第1 次印刷
印 数：1～2500
定 价：55.00 元

产品编号：057802-01

编委会名单

主　编　徐　彭　苗明三

副主编　（以姓氏拼音为序）

何　冰　刘　波　许　钒

徐世军　曾　嵘

编　者　（以姓氏拼音为序）

程再兴　（福建中医药大学）

董世芬　（北京中医药大学）

何　冰　（广东药科大学）

贺卫和　（湖南中医药大学）

黄丽萍　（江西中医药大学）

蒋苏贞　（广州中医药大学）

刘　波　（江西中医药大学）

刘　蓉　（成都中医药大学）

苗明三　（河南中医药大学）

吴宿慧　（河南中医药大学）

王　斌　（陕西中医药大学）

许　钒　（安徽中医药大学）

徐　彭　（江西中医药大学）

徐世军　（成都中医药大学）

熊天琴　（广州中医药大学）

曾　嵘　（湖南中医药大学）

Foreword 前言

全国高等医药院校规划教材《药理学》，是根据《教育部关于“十二五”普通高等教育本科教材建设的若干意见》精神，为保证医药学教学需要，由全国十所高等医药院校长期工作在教学科研一线的教师共同编写，供全国各类医药院校使用的教材。

本教材遵循药理学学科的性质与任务，重点介绍药理学的基本理论、基本知识和基本技能。教材分为总论和各论两部分，总论部分全面系统介绍药理学的基本概念与共性知识，各论部分分系统介绍各器官系统的药理学，在具体章节中详细阐述各章节代表药物，列表介绍其他药物，内容精简而不失全貌。本教材在保证基本内容的前提下，突出“三基”（基本理论、基本知识、基本技能）、“五性”（思想性、科学性、先进性、启发性、适用性）原则，精练内容、缩减篇幅、突出重点，既有利于教，也有利于学。

本教材编委会全体成员，以保证教材质量为核心，吸收国内外同类教材的优点，密切结合各自长期教学的经验体会，整个编写过程认真负责。本教材的编写还得到了各参编院校的大力支持，清华大学出版社为本教材的顺利出版给予了帮助，在此一并表示感谢。由于时间仓促，书中难免存在不尽完美之处，如有错漏，希望广大读者提出宝贵意见，以便再版修正提高。

《药理学》编委会

2015 年 10 月

目 录

Contents

第 4 篇 作用于循环和血液系统的药物

第 5 篇 作用于内脏系统的药物

第 6 篇 作用于内分泌系统的药物

第 7 篇　化学治疗药物

第 8 篇　其　他

第1篇 总论

第1篇

[illegible]

第1章 绪 论

主要内容

药理学、药效学及药动学的概念，药物的定义，机体的含义，处方药与非处方药包含的范围；药物及药理学的历史沿革；

药理学的研究方法，包括在体与离体实验、基础药理学研究和新药药理学研究。

第1节 药理学的性质与任务

药理学（**pharmacology**）是研究药物与机体间相互作用及其规律的学科。既研究药物对机体的作用及作用机制，探讨药物对机体生理功能和细胞生化活动的影响及其规律，即**药物效应动力学**（**pharmacodynamics**），简称药效学，为临床治疗疾病选择药物提供参考；也研究药物的吸收、分布、代谢、排泄过程，研究药物在机体影响下所发生的变化及其规律，即**药物代谢动力学**（**pharmacokinetics**），简称药动学，为确定药物的使用方法提供依据。

药理学中的**药物**（**drug**）指用以预防、诊断及治疗疾病的化学物质，它们通过影响机体器官的生理功能和（或）细胞的代谢活动产生作用，也包括避孕药及保健药。药物来源于天然产物提取、化学合成或生物技术生产，但药物与**食物**（**food**）和**毒物**（**toxin**）没有质的区别，只有因使用目的、使用方法、使用剂量的不同而不同。研究药物对机体毒性反应的**毒理学**（**toxicology**），也是药理学研究的重要内容之一，目前已成为专门的一门学科。药理学中的机体，包括人体和用于药理学实验研究的动物体及会引起人体疾病的病原体等。

为了规范药物的使用，临床上的药物分为处方药与非处方药，**处方药**（**prescription drug**，简称**R**）指需经过医生处方才能从药房或药店得到并要在医生监控或指导下使用的药物，一般包括：刚上市的新药（对其活性、副作用还要进一步观察）；可产生依赖性的某些药物（如吗啡类镇痛药及某些镇静催眠药等）；毒性较大的药物（如抗癌药物等）；某些疾病必须由医生和实验室进行确诊，需在医生指导下使用的药物（如治疗某些心血管疾病的药物等）。**非处方药**（**non-prescription drug** 或 **over the counter drug**，**OTC**）指为方便公众用药，在保证用药安全的前提下，经国家卫生行政部门规定或审定后，不需要医师或其他医疗专业人员开写处方即可购买的药品。一般公众凭自我判断，按照药品标签及使用说明就可自行使用的非处方药，这些药物大都属于治疗感冒、发热、头痛、咳嗽的药物和治疗消化系统疾病、关节疾病、鼻炎等过敏性疾病的药物以及一些营养补剂、维生素等。

药理学是一门为临床合理用药防治疾病提供基本理论的医学基础学科，它与主要研究药物本身的药学学科有明显的不同。一方面药理学以生理学、生物化学、病理学、微生物学、分子生物学等为基础，构架了基础医学与临床医学之间的桥梁；另一方面药理学与生药学、植物化学、药物化学、药剂学等组成了药学学科，是连接药学与医学的纽带。药理学中药效学与药动学这两个方面是同时进行并相互联系的，药理学探讨这两方面的问题，其目的是阐明药物对机体有何作用，怎样产生这些作用，药物在体内是如何变化的，以充分发挥药物的治疗作用，防治不良反应，帮助医药卫生工作者在临床上更好地合理使用药物，以及为寻找新的药物，继承和发扬祖国的中医药事业提供实验依据和基本理论。

学习药理学的主要目的是要理解药物有什么作用，为什么会产生这些作用及如何充分发挥药物的临床疗效，尽量避免其不良反应，并了解药物在发挥疗效的过程中药物与机体间的相互影响。学习时首先要全面系统地掌握药理学总论中的共性知识和一般规律，对概念的理解要正确清晰；然后掌握各章节代表药物的全面知识，包括药物的化学结构与来源、体内过程、药理作用及作用机制、临床用途和不良反应等，特别要注意的是一些药物的特殊知识点，要清楚其同类药物类别，熟悉其各自特点；通过寻找各种规律，注意相互之间的关联，抓住重点以点带面，注重实验验证和技能训练，理论联系实际。

第2节 药物与药理学的历史沿革

人类为了更好地生存，在与大自然的长期接触中得知某些天然物质可以治疗疾病与伤痛，如饮酒止痛、大黄导泻、楝实祛虫、柳皮退热等，这是药物发现的源始。这些日常生活的实践经验有不少流传至今，人们有意识地去寻找新药，如“神农尝百草”，但更多的是将民间医药实践经验的累积和流传集成本草，这在中国、埃及、希腊、印度等典籍中均有记载，例如公元1世纪前后我国的《神农本草经》及埃及的《埃伯斯纸草书》(Ebers’Papyrus) 等，明朝李时珍的《本草纲目》更是药物发展史上的一个巨大贡献，是我国传统医学的经典著作，是现今研究中药必读的书籍。

欧洲文艺复兴时期后，人们的思维开始摆脱宗教束缚，认为事各有因，客观观察都可以认识。英国解剖学家 W.Harvey (1578—1657) 发现了血液循环，开创了实验研究新纪元；意大利生理学家 F.Fontana (1720—1805) 通过动物实验对千余种药物进行毒性测试，得出天然药物都有其活性成分，选择作用于机体某个部位引起典型反应的客观结论，这一结论以后被德国化学家 F.W.Serturner (1783—1841) 首先从罂粟中分离提纯吗啡所证实；18世纪后期英国工业革命促进了工业生产，也带动了自然科学的发展，其中有机化学及药物化学的发展，从植物药中不断提纯其活性成分，得到纯度较高的药物，如19世纪二三十年代从金鸡纳树的树皮中提取了奎宁，从洋金花及颠茄中提取了阿托品等，以后还开始了人工合成或半合成药物，均为药理学研究提供了大量的物质基础，药理学就是这样伴随着科学技术的发展而诞生形成。

药理学作为独立的学科始于德国 R.Buchheim (1820 —1879) 建立的第一个药理实验室及其写出的第一本药理教科书，他也是世界上第一位药理学教授。其学生 O.Schmiedeberg (1838—1921) 继续发展了实验药理学，开始研究药物的作用部位，该学科被称为器官药理学。英国生理学家 J.N.Langley (1852—1925) 提出的受体理论，现已被证实是许多特异性药物作用的关键机制，此后药理学得到了飞速发展。

20世纪40年代开始，出现了许多前所未有的药理新领域及新药，如青霉素的发现使化学治疗进入抗生素时代，抗癌药、抗精神病药、抗高血压药、抗组胺药、抗肾上腺素药等促进了各组织系统或器官药理学的形成，并出现了许多新的学科分支，如生化药理学、分子药理学、神经药理学、免疫药理学、遗传药理学、时辰药理学和临床药理学等，分别从不同方面研究药物与机体间相互作用。50年代，发现 **DNA** 双螺旋结构后，分子生物学、生物工程技术的迅速发展，使生命科学及药理学能从生物大分子角度探讨生命现象和药物作用的本质。

近年来药动学的发展使临床用药从经验发展为科学计算，并促进了**生物药学**(**biopharmaceutics**) 的发展；药效学方面在逐渐向微观世界深入，在阐明药物作用的分子机制并促进分子生物学发展的同时，转向基于系统生物学的理论，对生物系统进行网络分析，选取特定信号节点进行多靶点药物分子设计的新学科**网络药理学（network pharmacology）**，加快了新药的研发速度。

新药筛选过去主要是依靠实践经验，现在可以根据有效药物的植物分类学找寻近亲品种进行筛选或从有效药物化学结构与药理活性关系推断，定向合成系列产品，然后进行药理筛选。近年来对机体内在的抗病物质（蛋白成分），用DNA基因重组技术获得了大量所需蛋白药物。此外，还可对现有药物进行化学结构改造（半合成）或改变剂型，也可获得疗效更好、毒性更小或应用更方便的药物。展望未来，药理学中各分支学科将不断分化，研究将不断深入，将针对疾病的根本原因，发展病因特异性药物治疗，那时将能进一步做到药到病除。

我国药理学的研究主要是围绕天然药物的有效成分而展开的，最早始于20世纪20年代，如从中药麻黄中提取并获得麻黄碱单体成分，进行了其平喘作用及其作用机制的研究，但进展缓慢。50年代开始，我国药理学研究才逐步进入正轨，并取得了很大的成就，如探明了吗啡的作用部位是在中枢，研制了安全有效的治疗血吸虫病药——呋喃丙胺等。在中药药效物质的研究中，获得了洋角拗苷、黄夹苷等强心苷，罗通定等镇痛药，川芎嗪等扩张血管药，喜树碱、紫杉醇等抗肿瘤药；尤其是从中药青蒿中获得了抗疟药物——青蒿素，并系统研究了这些药物的作用及其机制，为人类治疗这些疾病带来福音，也极大地推动了中医药的现代化，推动着中医药走向世界。

第 3 节　药理学的研究方法

药物的药理作用基于实验获知或由实验来验证，药理学中所有理论的形成都基于实验，药理学的研究方法是实验性的，即在经过缜密的设计、严格控制的条件下，观察药物与机体或其组成部分的相互作用规律并分析其客观作用原理。药理学研究分为基础药理学研究和新药药理学研究，基础药理学研究又分为实验药理学研究、实验治疗学研究和药动学研究，新药药理学研究又分为临床前药理试验和临床药理研究。从新药的发现直至应用于临床，药理学研究是其最关键的步骤之一，在确认其安全性和有效性的基础上，经国家相关部门严格审批，获批准后才可进入临床应用。

一、基础药理学研究

基础药理学研究的对象主要是动物，其研究方式可分为**在体实验（in vivo）**和**离体实验（in vitro）**，前者是在机体内的实验，观察药物对机体整体的影响，获取药物对机体的系统作用；后者是用机体的某一离体器官、组织、细胞或亚细胞进行的体外实验，甚至在试管内进行试验，常用于观察药物对某特定组织器官的作用和药物作用机制的分析。

1. 实验药理学研究　实验药理学中使用的动物为清醒或麻醉的健康动物或以脏器官、组织、细胞、亚细胞、酶或受体等为研究对象，观察药物对机体的作用及作用机制，探寻药物作用的规律，分析其临床上可能的用途或毒性反应。

2. 实验治疗学研究　人类疾病千变万化，仅对正常的动物加以研究，很难解决药理学研究中的众多问题。实验治疗学是在实验药理学的基础上，对正常的动物施加相应的处理，打造类似于人类临床疾病的动物疾病模型，再观察药物对整体动物的治疗效果，或对疾病模型动物的器官、组织、细胞、亚细胞、酶或受体等的影响，获取药物对特定病症的治疗作用及其机制。

3. 药动学研究　研究药物在动物体内的吸收、分布、代谢和排泄过程及其影响因素，主要是通过观察药物在动物血液中的药动学参数变化来了解其进入机体的具体情况及其规律。

二、新药药理学研究

国家《新药审批办法》规定，新药指未曾在我国境内上市销售的药品，已生产的药品，凡增加新的适应证、改变给药途径和改变剂型的亦属于新药。新药的研究过程大致可分为三个阶段，即临床前研究、临床研究和上市后药物监测，其临床前研究包括药学（生产工艺、质量控制和稳定性等）研究和药理学、毒理学研究。

（一）临床前药理试验

临床前药理试验（preclinical pharmacological test）是决定新药是否有必要进入临床研究而开展的试验，一般是在动物身上进行试验，主要包含药效学、一般药理学、药动学和毒理学四个方面的研究内容。

针对一个有可能发展成为新药的化合物，药效学研究是运用各种技术手段，充分了解该化合物对生命体的作用及其特点。因此，药效学研究是选择能反映药物作用本质及治疗指征的试验动物疾病模型和筛选标准进行试验观察，既不能漏筛有苗头的新化合物，也不宜出现药物的低水平重复研究。一般药理学研究指对主要药效学作用以外的广泛药理作用研究，包括药物对神经系统、心血管系统、呼吸系统及其他可能相关系统的作用，除了可以比较全面地了解药物对机体重要生理功能的影响，还可发现其可能存在的新作用或新用途等。药动学研究目的是了解药物在动物体内的动态变化规律及其特点，包括药物的吸收、分布、代谢、排泄过程，获取其药动学参数，为新药的临床合理用药提供参考。毒理学研究则是研究新药对机体可能存在的伤害情况，毒理学研究的内容和试验方法是新药安全性评价的主要内容和手段，包括全身性或局部用药的毒性试验、急性及慢性毒性试验、特殊毒性试验和依赖性试验等。毒理学研究的目的是保证新药临床用药的安全，在实验中应努力寻找受试药物可能存在的毒性反应，毒性作用的靶部位、剂量范围、可恢复性和防治办法。

（二）临床药理研究

我国与大多数国家一样，新药的**临床药理研究（clinical pharmacological research）**分为四期。Ⅰ期临床试验是在正常成年志愿者身上进行的初步药理学及人体安全性试验，观察人体对于新药的耐受程度和药代动力学，为制定给药方案提供依据；Ⅱ期临床试验是新药临床治疗效果的初步探索试验，在新药适应证患者的身上对新药的有效性及安全性做出初步评价，并推荐临床给药剂量；Ⅲ期临床试验是新药批准上市前，扩大的多中心临床试验，目的在于对新药的有效性、安全性进行社会性考察；Ⅳ期临床试验是上市后在社会人群大范围内继续进行的受试新药安全性和有效性评价，在广泛长期使用的条件下考察药物的疗效和不良反应，也叫售后监测。

思考题

1. 简述药理学、药效学、药动学的定义以及药理学与其他相关学科的关系。
2. 什么是药物？药物、食物与毒物三者间有哪些区别？
3. 在临床实践中，处方药与非处方药的使用有何不同？
4. 简述获取新的药理学知识与理论的方法及手段。

第2章　药物效应动力学

主要内容

药物的基本作用，药物作用的二重性，不良反应的概念和分类；

药物的量效关系与构效关系、效能、效价、半数有效量、半数致死量、治疗指数等概念；

受体的概念、基本特性，受体调节类型，作用受体药物的特点。

药物效应动力学（pharmacodynamics），简称药效学，研究药物对机体的作用及作用机制，阐明药物防治疾病的规律。主要包括药物的作用、作用原理、量效关系、临床用途（适应证）、不良反应和禁忌证等；为临床针对特定疾病选择最佳治疗药物提供依据。

第1节　药物的基本作用

一、药物作用与药理效应

药物作用（drug action）指药物对机体细胞或生物大分子的直接作用；**药理效应（pharmacological effect）**是药物作用的结果，是机体生理、生化功能或形态变化的具体表现。比如肾上腺素激动心脏β受体是其药理作用，而因β受体激活，引起心率加快，则是其药理效应。

药物作用使机体功能提高或增强称为**兴奋（excitation）**，使机体功能降低或减弱称为**抑制（inhibition）**。儿茶酚胺类药物加快心率，增强心肌收缩力是兴奋作用，苯二氮䓬类药物镇静催眠是抑制作用。

二、药物作用的方式

药物直接对它所接触的分子、器官、组织、细胞等最初产生的作用称为**直接作用（direct action）**。药物在直接作用后所产生的进一步作用称为**间接作用（indirect action）**。如洋地黄类药物增强心肌收缩力是直接作用；而由心功能改善、心排血量增加使肾血流量增加，进一步使尿量增加的作用则是间接作用。间接作用还表现在药物直接作用后，机体整体所产生的反射性或生理性调节的结果，如去甲肾上腺素直接收缩血管升高血压，进而反射引起心率减慢。

药物被吸收入血之前直接在用药部位发挥的作用称为**局部作用（local action）**。如口服硫酸镁在肠道内产生的泻下作用。而药物被吸收入血并分布到机体各部位后产生的作用称为**全身作用**或**系统作用（general action or systemic action）**，如口服地高辛所产生的强心作用。

三、药物作用的特异性和选择性

药物作用的**特异性（specificity）**指药物在与作用部位的靶位结合发挥作用时，具有专一性的对应关系，它取决于药物和靶点的化学结构，是决定药物产生何种作用的关键；药物作用的**选择性（selectivity）**指药物对机体不同组织器官的作用有无或作用强弱有差异，不同药物的选择性可能有很大的差异，如洋地黄类药物对心脏有高度的选择性；但药物的选择性是相对的，同一药物的选择性往往随用药剂量的增加而降低。特异性强的药物不一定意味着药理作用的选择性高，二者不一定平行，例如特异性强的阿托品仅阻断M胆碱受体，但其选择性并不高，对心脏、血管、平滑肌、腺体及中枢神经系统都有作用，而且有的兴奋，有的抑制。作用特异性强和（或）选择性高的药物临床应用时针对性较好，反之，作用广泛的药物针对性差，临床应用时副作用较多。

四、药物作用的二重性

药物在发挥其治疗作用的同时，有时还会产生对机体不利的不良反应，这就是药物作用的二重性（**duality**），即药物既能治病，也可能致病。

（一）治疗作用

凡与用药目的相符，产生防治疾病效果的作用称为**治疗作用（therapeutic action）**。根据治疗的目的和效果，通常可将治疗作用分为对因治疗和对症治疗。

1. 对因治疗（etiological treatment） 又称治本，用药目的在于消除原发致病因子，彻底治愈疾病的药物治疗，如抗生素抑制或杀死体内的致病菌，复合维生素用以补充体内维生素不足等均属对因治疗。

2. 对症治疗（symptomatic treatment） 又称治标，指以改善疾病症状为用药目的的药物治疗，如以解热镇痛药降低高热患者过高的体温，以镇痛药解除患者疼痛，以抗高血压药控制患者的血压等均属对症治疗。

对症治疗不能根除病因，可是对诊断未明或病因明确但暂时无法根治的疾病却是必不可少的。在某些急危重症如休克、惊厥、心力衰竭、高热、剧痛时，对症治疗可消除患者痛苦、维持生命，为进一步对因治疗赢得时间，此时的对症治疗比对因治疗更为迫切。在临床实践中，应该坚持以“急则治其标，缓则治其本，标本俱急，标本同治”的治疗原则，合理处理对因和对症治疗，两者相得益彰，才能更好地服务于临床。

（二）不良反应

药物在治疗疾病过程中，出现不符合用药目的，并给患者带来不适或痛苦的反应统称为药物的**不良反应（adverse reaction）**。药物的不良反应多数是药物固有作用的延伸，在一般情况下是可以预知的，但不一定能避免。少数较严重的不良反应为机体组织、器官等结构或功能的损害，较难恢复，并伴有临床过程的疾病，称为**药源性疾病（drug induced disease）**，例如庆大霉素引起神经性耳聋，肼屈嗪引起红斑狼疮等。

药物不良反应的产生主要取决于药物的理化性质、剂型、剂量、给药速率和途径等，也有一些反应取决于患者的遗传、生理和病理变异等，还有一些不良反应是两者叠加的结果。根据不良反应的性质和特点，通常将不良反应分为副作用、毒性反应、后遗效应、继发反应、变态反应、特异质反应、药物依赖性等。

1. 副作用（side reaction） 指在治疗剂量下，药物产生的与治疗目的无关的不适反应，也称为副反应。副作用的症状一般较轻，不太严重，多可自行恢复，但是难以避免。药物产生副作用的原因主要是由于药物的选择性低，作用广泛，涉及多个效应器官，当某一效应用作治疗目的时，其他效应就成为了副作用；而且，药物的治疗作用与副作用可随着临床用药目的的不同而变化，例如阿托品阻断M胆碱受体，可松弛胃肠道平滑肌，用于解除胃肠痉挛，同时也可有抑制腺体分泌、兴奋心脏引起口干、心悸等副作用；当然，如在麻醉前应用阿托品，则抑制腺体分泌就是治疗作用，而胃肠道平滑肌松弛、兴奋心脏导致的便秘、心悸等反应就是副作用。

2. 毒性反应（toxic reaction） 毒性反应指药物用药剂量过大或蓄积过多时发生的机体损害

性反应，一般比较严重，危害性大。药物的毒性反应主要体现在对机体神经、消化、心血管、免疫等系统，特别是对肝、肾等组织器官的功能性或器质性损害，可危及生命。根据毒性反应产生的特点，毒性反应分为急性毒性、慢性毒性和特殊毒性反应，急性毒性主要指因剂量过大而立即发生的损害，大多损害循环、呼吸及神经系统功能；慢性毒性指长期用药后，药物在体内蓄积而逐渐发生的损害，大多是损害肝、肾、骨髓、血液和内分泌等系统；特殊毒性反应指用药后细胞的遗传基因发生改变所引起的反应，有**致癌（carcinogenesis）**、**致畸胎（teratogenesis）**、**致突变（mutagenesis）**等，如 20 世纪 60 年代德国应用沙利度胺（反应停）缓解妇女妊娠初期反应，结果造成众多胎儿畸形，后果极其严重。

企图增加剂量或延长疗程以达到药物的治疗目的是有限度的，过量或长期用药是十分危险的。毒性反应在性质上和程度上与副作用不同，毒性反应是可以预知，也是应该避免发生的，在临床用药时应当严格掌握用药剂量和疗程，定期监测，以防止毒性反应的出现。

3. *后遗效应*（residual effect） 指停药后血药浓度已降至阈浓度以下时残存的药理效应。例如服用异丙嗪等组胺 H_1 受体阻断药后，次日早晨仍有嗜睡、乏力等现象。

4. *继发反应*（secondary reaction） 是药物发挥治疗作用后所引起的不良后果，也称为治疗矛盾，有时也会出现在用药后期。如长期使用四环素导致的二重感染，就是在长期使用四环素等广谱抗生素后，可使一些敏感的细菌被抑制或杀灭，肠道菌群的共生环境被破坏，而另外一些对药物不敏感的细菌（包括真菌）就会乘机大量繁殖，造成新的感染。

5. *变态反应*（allergic reaction） 指少数人对某些药物产生的病理性免疫反应，为一类不正常的免疫反应，发生在少数过敏体质的患者，也称**过敏反应（hypersensitive reaction）**。药物变态反应的产生往往与药物的基本作用、使用剂量及疗程无关，即使在远远低于治疗量时也可发生严重的反应，药理拮抗药救治亦无效。

根据药物变态反应产生的部位、特征的不同，通常将变态反应分为四种类型：过敏反应、溶细胞反应、免疫复合物反应和迟发型变态反应。它们的临床反应严重程度差异很大，大多表现为药热、哮喘、皮疹、水肿、溶血性贫血等，严重时有造血系统抑制、肝肾功能损害，甚至还可引起休克死亡。变态反应可能只有一种症状，也可能同时出现多种症状；停药后反应逐渐消失，再用时可能再发；致敏物质可能是药物本身，也可能是其代谢物，或是药剂中的杂质；临床用药前常做皮肤过敏试验，但仍有少数假阳性或假阴性反应；可见这是一类非常复杂的药物反应。如青霉素作为半抗原在少数过敏体质患者体内可与机体蛋白结合成为全抗原，使体内产生相应的抗体，这种患者再次接触青霉素会产生严重的过敏性休克。

6. *特异质反应*（idiosyncratic reaction） 少数特异体质患者对某些药物反应特别敏感，反应性质也可能与常人不同，但与药物固有的药理作用相关，反应严重程度与剂量成比例，药理拮抗药救治可能有效。这种反应不是免疫反应，而是一类机体先天性遗传异常所致的反应，例如先天性血浆胆碱酯酶缺乏者在使用骨骼肌松弛药氯琥珀胆碱（司可林）时会出现呼吸肌麻痹、严重窒息的特异质反应。

7. *药物依赖性*（drug dependence） 指患者在连续使用某种药物以后，产生一种依附或不能停用的渴求现象，如果停药，患者会发生主观或肉体上的不适感觉，主观需要再次连续用药。根据药物对人体所产生的依赖和危害程度不同，可分为生理依赖性和精神依赖性。**生理依赖性（physical dependence）**，也称**成瘾性（addiction）**，主要指某些药物在反复使用后对机体产生的适应性改变，形成在药物作用下的新的平衡状态，一旦中断用药，机体可出现一系列严重反应，比如严重失眠、头晕、剧烈头痛，以及出现严重的生理功能紊乱等，使人感到非常痛苦，称为**戒断症状（abstinence syndrome）**。用药者为了避免戒断症状，就必须反复定时用药，并且不断加大剂量，使其终生离不开这类药物，为了获取这类药物，有时会不择手段，甚至可出现身不由己而走向严重犯罪。**心理依赖性**（**psychological dependence**），也称**习惯性**（**habituation**），主要指应用某些药物以后可产生快乐满足的感觉，并在精神上出现周期性不间断使用的欲望。心理依赖性仅只是精神上想再用，如果中断使用药物，一般不产生明显的戒断症状，不致对机体形成危害，但可出现能自制的多处身体不舒服的感觉。

导致生理或心理依赖，易产生成瘾性的药物称为**麻醉药品**（**narcotics**），注意与**麻醉药**（**narcotic**）区分。麻醉药品多是一些具有中枢作用的药物，如镇静催眠药、抗抑郁药、镇痛药、中枢兴奋药等药物，特别是其中的阿片类镇痛药，如吗啡、哌替啶等激动大脑皮质阿片受体，产生愉悦、欣快感，是众多成瘾患者使用这类药物的始因。目前，引起药物依赖性而导致**药物滥用**（**drug abuse**）已成为严重的社会问题，药物滥用指反复使用与治疗目的无关的依赖性药物或物质，引起生理或心理依赖性。麻醉药品的滥用不仅对用药者危害极大，对社会危害也大。吗啡、可卡因、印度大麻及其同类药都属于国际严格管制的麻醉药品。

第2节 药物剂量与剂量效应关系

一、药物剂量

药物剂量（**doses**）为药物的临床使用量，通常指药物每天的总用量，是决定血液中药物浓度和药理效应的主要因素，根据临床治疗需要可分次使用。各国药典都规定了常用药物剂量范围，生产非药典记载的药物的相关药厂在说明书上也会介绍药物剂量。药物剂量高低不同产生不同的药理效应，根据产生的效应不同通常将药物剂量分为无效量、最小有效量（最低有效浓度）、最大有效量（最高有效浓度）、治疗量、最小中毒量、致死量等剂量类型。

无效量（**no-effect dose**）指未达到产生药理效应的剂量。**最小有效量**（**minimum effective dose**）、**最低有效浓度**（**minimum effective concentration**）指刚引起药理效应的剂量（浓度），也称**阈剂量或阈浓度**（**threshold dose or concentration**）。**最大有效量**（**maximal effective dose**）、**最高有效浓度**（**highest effective concentration**）指产生最大药理效应而未出现中毒反应的剂量（浓度），药典对于剧药、毒药还规定了一般情况下临床使用药物的最大限量（包括单剂量、一日量及疗程量），称为**极量**（**polaris**），超限用药造成不良后果，医生应负法律责任。**治疗量**（**therapeutic dose**）指大于阈剂量但小于最大有效量之间的剂量，又称常用量，是临床上推荐使用的，对大多数患者有效而不出现中毒反应的剂量。**最小中毒量**（**minimum toxic dose**）指刚达到引起中毒反应的剂量。**致死量**（**lethal dose**）指使用后产生死亡的剂量。

二、药物的量效关系与量效曲线

药物剂量与临床上观察到的反应之间的关系往往比较复杂，因为进入人体的药物所产生的作用受机体内各种复杂的调节、代偿机制影响，而观察到的效应仅仅是一种外在表象。当然，体外研究通过严格控制外在环境，药物浓度与效应间的关系变得相对简单，通常可用数学方式来描述。当药物从很小的剂量开始使用时，起初不会出现任何反应，此时的剂量均为无效量；当剂量达到某个一定量时，开始出现反应，此时的剂量就是最小有效量；然后随着剂量的增大，反应逐渐增强，达到一定剂量时，再增加剂量，反应不再增加，此时的剂量就是最大有效量，这种药物剂量的大小或浓度高低与效应的强弱在一定范围内呈正比例关系，即药理效应与剂量在一定范围内成正比，称为药物的**剂量-效应关系**（**dose-effect relationship**），简称量效关系，认识药物的量效关系有助于了解药物剂量（或浓度）产生相应效应的规律，有助于阐明药物作用的性质，并为临床上安全应用药物提供依据。

由于药理效应与血药浓度的关系较为密切，故在药理学研究中更常用**浓度-效应关系**（**concentration-effect relationship**）。以药物效应强弱为纵坐标，以药物剂量或浓度为横坐标作图得到的曲线称为药物的量效曲线，如将药物浓度改用对数值作图则呈典型的对称S型曲线（图2-1）。

根据药物所产生的药理效应的性质不同，一般将药理效应分为两种类型：药理效应的强弱呈连续增减的量变，称为**量反应**（**graded response**），例如心率的快慢、血压的升降、平滑肌舒缩程度等，常用具体数量或最大反应的百分率表示。有些药理效应不随药物剂量或药物浓度的增减呈连续性量变化，不能具体计量，只能用发生或没发生、全或无、阳性或阴性表示，称为**质反应**（**all-or-none response 或 quantal response**），如死亡与生存、抽搐与不抽搐等，质反应必须用多个动物或多个实验标本以阳性率与阴性率或有效与无效表示。用质反应的累加阳性率与对数剂量（或浓度）作图也呈典型对称S型量效曲线（图2-2）。

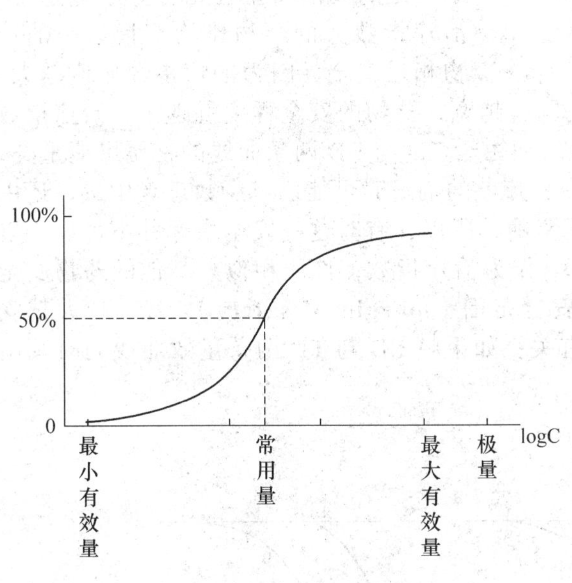

图2-1 药物作用的量效关系曲线

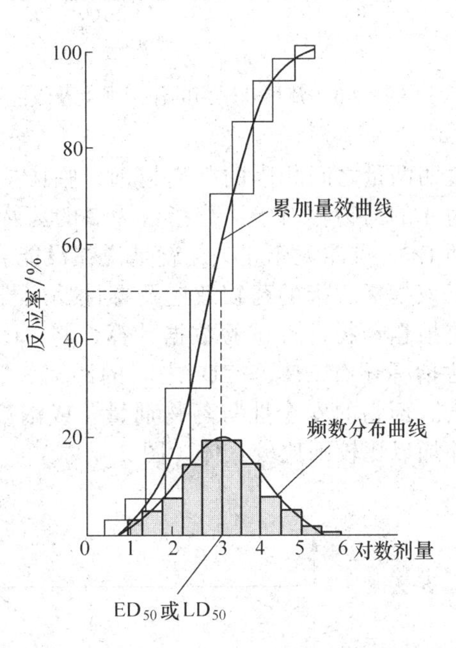

图2-2 质反应的频数分布曲线和累加量效曲线

频数分布曲线：100个有限剂量分布情况（常态分布）；

累加量效曲线：频数分布曲线中每个长方形的累加曲线

量效反应曲线中能引起50%阳性反应（质反应）或50%最大效应（量反应）的浓度或剂量，分别用**半数有效浓度**（**median effective concentration，EC_{50}**）或**半数有效量**（**median effective dose，ED_{50}**）表示。如果效应指标为中毒或死亡则可改用**半数中毒浓度**（**median toxic concentration，TC_{50}**）、**半数中毒量**（**median toxic dose，TD_{50}**）或**半数致死浓度**（**median lethal concentration，LC_{50}**）、**半数致死量**（**median lethal dose，LD_{50}**）表示。

在量反应中，当继续增加浓度或剂量而效应不再继续上升时，表明此时为药物所能产生的最大效应，称为**效能**（**efficacy**），在质反应中阳性反应率达100%时，再增加药量也不过如此，效能反映的是药物的**内在活性**（**intrinsic activity**）。而药物**效应强度**（**potency**）则指引起等效反应（一般采用50%效应量）时所需药物的相对浓度或剂量，反映药物与受体的**亲和力**（**affinity**），其值越小，则强度越大。药物的效能与效应强度含意完全不同，二者并不平行。例如利尿药以每日排钠量为效应指标进行比较时，氢氯噻嗪的效应强度大于呋塞米，而后者的

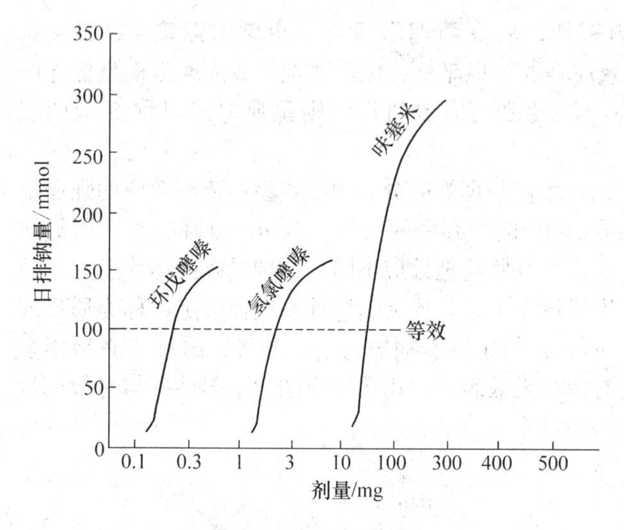

图 2-3 几种利尿药的作用强度及效能比较

最大效能却明显大于前者（图 2-3）。药物的最大效能值有较大实际意义，效能高的药物能取得更强的治疗效果。不区分最大效能与效应强度，只讲某药较另药强若干倍是易被误解的。

量效曲线中段斜率较陡的提示药效变化较明显，较平坦的提示药效变化较平缓，在质反应曲线中，斜率较陡的曲线还提示实验个体差异较小。

TD_{50}/ED_{50} 或 TC_{50}/EC_{50} 的比值称为**治疗指数（therapeutic index，TI）**，即药物的半数有效量和半数中毒量的间距，是药物的安全性指标。一般来说，治疗指数大的药物比治疗指数小的药物相对安全，因为治疗指数比值越大，说明两量之间相隔的距离越远，临床应用范围就越宽，药物的安全程度就越大，治疗指数为 4 的药物相对于治疗指数为 2 的药物安全。但由于 TD 与 ED 两条曲线的首尾可能重叠，即 ED_{95} 可能大于 TD_5，就是说在没能获得充分疗效的剂量时可能已有少数患者中毒，还由于该指标所指的药物效应及毒性反应性质不明确，所以，有时这一安全指标并不可靠。以前根据动物毒性试验数据计算，将 LD_{50}/ED_{50} 作为治疗指数，性质相似。其他的药物安全性指标还有 ED_{95}～TD_5 之间的距离，称为**安全范围（margin of safety）**，其值越大越安全。药物的安全性与药物剂量（或浓度）有关，如果将 ED 与 TD 两条量效曲线同时画出并加以比较则比较具体（图 2-4）。

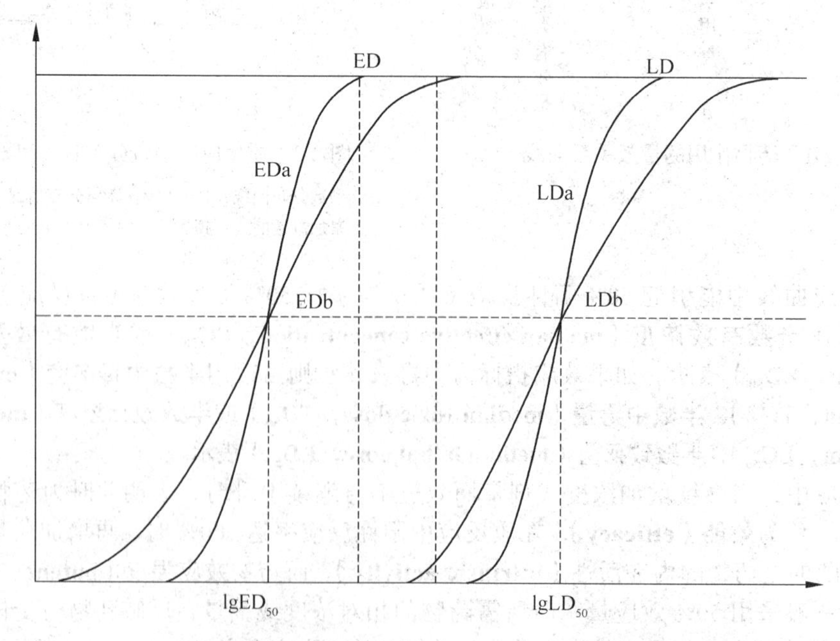

图 2-4 药物的安全性指标：治疗指数及安全范围

b 药的治疗指数与 a 药相同，但 b 药的安全范围比 a 药小。

第 3 节 药物的构效关系与作用机制

一、药物结构与效应的关系

药物效应多种多样，是不同药物分子与机体不同靶细胞相互作用的结果。药物作用的性质首先取决于药物的化学结构，包括其基本骨架、主体构型、活性基团、侧链长短及立体异构。一般而言，具有类似化学结构的药物通常作用于相同或近似的机体功能基团，因此产生相似的药物效应，结构相似但又有一定差别的药物也可能产生不同或完全相反的药物效应；再者，药物结构只要是发生了改变，就会直接影响药物的理化性质，从而改变药物的体内过程，也会影响药物的作用。以青霉素 G 为代表的 β- 内酰胺抗生素，药物数量很多，因为都具有 β- 内酰胺结构，因此都具有较强的抗菌作用，在青霉素 G 基本结构的基础上进行人工半合成获得的一些青霉素类药物可克服青霉素 G 口服无效、抗菌谱窄等缺点，扩大临床应用范围。

这种药物的结构与其药理活性之间的关系称为**构效关系**（**structure-activity relationship**），是药物化学研究的主要问题。明确药物的构效关系有助于深入认识和分析同类药物的作用，对研制开发新药有重大意义，也有助于增强临床医生对同类药物作用的理解。

二、药物作用的机制

药物的**作用机制**（**mechanism**）就是研究药物在机体何处起作用及如何发挥作用。从药理学角度来说，作用机制要从形态和功能两方面去探索。大多数药物的作用是由于药物与机体生物大分子间相互作用，从而使机体在分子、细胞、组织器官、系统水平上产生生理、生化功能的变化，药物通过这四个水平调节机体的病理、生理功能而出现不同的药物作用。分子水平主要是大多数药物通常把神经递质受体、酶、转运体、离子通道、核酸等分子结构当成特异性的靶点，通过调节分子结构的变化产生作用；细胞水平是指药物的作用体现与细胞功能和细胞信号转导过程的生化及其他成分相关；组织器官水平和系统水平是药物产生作用涉及组织器官或系统的形态结构、功能的变化，比如涉及心脏、胃、肾等组织器官和心血管系统、消化系统、泌尿系统等的功能等。

某一具体药物的作用机制十分复杂，尽管可以认为药物是从上述的四个水平影响机体的生理、生化功能，但是各水平间又相互交叉，机体的每个细胞都有非常复杂的生命过程，而药物的作用几乎涉及维持生命特征活动过程的所有环节。受体、酶、离子通道、载体、基因等方面都是药物作用的部位，其中有些药物并不与细胞直接作用也能产生细胞功能的变化。

1. *影响离子通道* 细胞膜上无机离子通道（除受体操作者外）控制 Na^+、Ca^{2+}、K^+、Cl^- 等离子跨膜转运，药物可以直接对其作用，进而影响细胞功能。

（1）阻断钙离子通道：使 Ca^{2+} 内流减少，即细胞外 Ca^{2+} 不能通过钙通道进入细胞内，使细胞内 Ca^{2+} 浓度降低而产生药理作用，如硝苯地平、维拉帕米等。

（2）阻断钠离子通道：使 Na^+ 内流减少，抑制细胞动作电位的产生，如普鲁卡因、利多卡因和苯妥英钠等。

（3）促进钾离子通道开放：使细胞内 K^+ 外流增加，细胞膜产生超极化，阻止电压依赖性通道的开放，降低细胞的兴奋性，如米诺地尔、二氮嗪等。

2. *影响物质转运* 神经递质、激素、代谢物、内在活性物质及无机离子等生理活性物质需要在体内转运发挥生理功能，药物通过影响这些物质的转运可产生明显的药理效应。如新斯的明可促进运动神经末梢释放乙酰胆碱产生拟胆碱样作用，麻黄碱可促进交感神经末梢释放去甲肾上腺素产生拟肾上腺素样作用。

3. 调节酶的活性　酶的种类很多，在体内分布极广，参与所有细胞生命活动，而且极易受各种因素的影响，是药物作用的一类主要对象。药物直接促进或抑制体内酶的活性，均可干扰生化代谢过程，发挥其药理效应，如新斯的明竞争性抑制胆碱酯酶，奥美拉唑不可逆性抑制胃黏膜 H^+-K^+-ATP 酶，尿激酶激活血浆溶纤酶原，苯巴比妥诱导肝微粒体酶，碘解磷定能使遭受有机磷酸酯抑制的胆碱酯酶复活；而有些药本身就是酶，如胃蛋白酶。

4. 影响物质代谢　核酸（DNA 和 RNA）是控制蛋白质合成及细胞分裂的重要生命物质，一些抗菌药物如喹诺酮类药物和利福平，可通过干扰细菌 DNA 或 RNA 的代谢过程而产生抑菌或杀菌作用；许多抗癌药通过干扰癌细胞 DNA 或 RNA 代谢过程而发挥疗效，如 5- 氟尿嘧啶通过取代尿嘧啶掺入肿瘤细胞 mRNA 中，影响蛋白质合成而发挥抗肿瘤作用。补充生命代谢物质以治疗相应缺乏症的药物也很多，如铁盐补血、胰岛素治糖尿病等。有些药物化学结构与正常代谢物非常相似，掺入代谢过程却往往不能引起正常代谢的生理效果，实际上导致抑制或阻断代谢的后果，例如磺胺类药物的结构与对氨基苯甲酸相似，掺入细菌的叶酸合成过程而抑制细菌的二氢叶酸合成，发挥抗菌作用。

5. 影响免疫功能　免疫反应是人体的一种生理功能，具有防御、稳定功能和免疫监视作用。药物可影响免疫反应过程发挥药理作用，如免疫增强药（如干扰素）或抗原和免疫抑制药（如环孢素）；某些药物本身就是抗体（如丙种球蛋白、疫苗等）。

6. 理化反应　有些药物是通过简单的理化性质发挥药理作用，比如氢氧化铝中和胃酸治疗溃疡病；甘露醇提高血液渗透压促进组织液进入血管，使脑水肿减轻；口服硫酸镁通过增加肠腔内渗透压，产生泻下作用。一些药物并无特异性作用机制，如消毒防腐药对蛋白质的变性作用，因此只能用于体外杀菌或防腐，不能内用。一些麻醉药对于细胞膜脂质结构的扰乱，因此对各种细胞均有抑制作用，尤其对中枢神经系统更为敏感；一些药物在于改变细胞膜兴奋性，阻止动作电位的产生及传导，但不影响其静息电位，如局部麻醉药、某些抗心律失常药等。

7. 基因治疗　基因治疗指通过基因转移方式将正常基因或有其他特定功能的基因导入体内，或恢复正常基因的表达功能，从而达到治疗作用的方法，是未来疑难病症的重要治疗手段。

8. 受体　药物通过作用于受体产生作用（详见下节）。

第 4 节　药物与受体

自从 Langley 提出**受体（receptor）**概念的 100 多年来，生物医学领域为此进行了广泛深入的探索研究，受体不再是一个空泛笼统的概念，而是被证实为客观存在的实体。它是在细胞进化过程中形成的，主要为糖蛋白或脂蛋白的生物大分子。受体的类型繁多，在细胞中虽然含量极微，但能识别周围环境中某种微量化学物质，并与之结合，通过中介的信息转导与放大系统，产生特定的生理反应或药理效应。

能与受体特异性结合的化学物质称为**配体（ligand）**。受体都有其内源性配体，如神经递质、激素、自体活性物质等。一些外源性的药物、毒物等也能与受体结合，为外源性配体。

一、受体的基本特性

受体都有相应的内源性配体，当然，由于技术和方法的局限，目前仍存在一些尚未发现内源性配体的受体，随着科学技术的进步，这些受体可能被找出对应的内源性配体，也可能成为未来药物作用的新靶点。总体来说，受体一般具备以下基本特征：

1. 特异性　受体仅是一个“感受器”，对相应配体有极高的识别能力，它只能与它特定的配体相结合。受体与配体的结合对双方均有严格的构象要求，包括空间构型、光学构象等。有些即使是分子大小、形状、电荷等相同的化合物，对映体不同同样不能相互结合产生特定的生理效应。

受体的某个部位能选择性正确识别并结合某些配体，具备结构上的高度特异性，表现的就是药物作用的特异性。

2. 高度亲和力　亲和力就是配体和受体相结合的能力。受体对其内、外源性配体均有高度亲和力，多数配体在 **1pmol/L** 至 **1nmol/L** 的浓度时即可引起细胞的明显效应。反应之所以如此灵敏主要是靠后续的信息转导系统，如细胞内**第二信使（second messenger）**的放大、分化及整合功能。同一结构、不同构象的配体与受体结合可表现结合能力的差异，改变药物化学结构的任何变化都有可能显著提高或降低它与不同类型受体的亲和力，从而产生治疗效应和毒性作用的变化。

3. 可逆性　配体与受体的结合，大多是可逆的。从配体 - 受体结合物中解离出来的配体、受体仍保留原先的形式，而且配体与受体结合后可被其他特异性配体所置换，这些特点说明，受体的拮抗剂与激动剂同时存在，且亲和力相仿时，可出现受体竞争性拮抗作用。也有少数情况是外源性的配体可与受体形成共价结合，不能解离，保留长时间的作用。

4. 饱和性　受体的数量是有限的，当配体浓度达到一定量时，可与受体全部结合并发挥最大效应，称为受体的饱和性。此时，即使不断增加配体浓度也不能增加与受体的结合量，发挥更大的作用。由于受体具有饱和性，作用于同一受体的配体之间存在竞争现象。

5. 多样性　多样性指同一受体可广泛分布在不同细胞，产生不同的生理效应。大多数情况下，同一受体具有二个或多个亚型，而不同亚型的相对分子质量、特征又不尽相同，说明受体的形式是多种多样的，如肾上腺素受体又分为 α_1、α_2、β_1 和 β_2 等亚型，其分布及功能都有不同。

6. 可调节性　受体的存在与生理功能密切相关。通过对受体的数量、敏感度、功能等方面的调节可改变受体的作用。反复使用外源性的配体（如药物）也可引起受体的调节，造成药物作用的变化。

（1）受体的向下调节和向上调节：受体的向下调节就是长期使用激动药后，组织或细胞上的受体数量减少或密度降低，对激动药的敏感性和反应性下降的现象。向上调节是组织或细胞上的受体数量增多或密度增加，对激动药的敏感性和反应性增强，这与激动药水平下降或长期应用拮抗药有关，如长期使用 β 受体拮抗药普萘洛尔，突然停药导致“反跳”现象，就与 β 受体的敏感性增高有关。

（2）同种调节和异种调节：配体作用于特异性受体，使其自身的受体数量和亲和力发生改变，称同种调节。如使用表皮生长因子（EGF）可引起 EGF 受体减少。若配体作用于特异性受体后，能调节另一种配体的受体，称异种调节。如 β 肾上腺素受体也可被甲状腺素、糖皮质激素等调节。

二、受体的命名和分类

目前已知的受体多达 100 多种，根据受体所在细胞的位置，受体可分为细胞膜受体、细胞质受体和细胞核受体三类，其中细胞膜受体是数量最多的受体，如肾上腺素受体、胰岛素受体、阿片受体等。根据与受体结合的配体不同进行命名，已知特异性内源性配体的受体通常以内源性配体命名，如肾上腺素受体、5- 羟色胺受体；目前尚未发现特异性内源性配体，但可以与外源性配体结合发挥作用，则以外源性配体命名，如大麻素受体；对受体及其亚型的分子结构清楚的受体，可依据结构类型或阿拉伯数字进行命名。如 G 蛋白偶联受体、M_1 受体等。

为了更好地理解受体 - 配体作用机制，根据受体的蛋白结构、分布位置、信号传导过程、效应性质等特点进行分类，包括以下几种类型。

1. 离子通道型受体　根据离子通道的性质和功能的不同，离子通道可分为配体门控离子通道和电压门控离子通道。它们存在于快速反应细胞的膜上，当受体激动时可促进离子通道开放，使细胞膜除极化或超极化，产生兴奋或抑制效应。属于离子通道型的受体有以下几种：① 钠通道：5-HT 受体；② 钙通道：NMDA 型谷氨酸受体；③ 钠、钾通道：非 NMDA 型谷氨酸受体；④ 氯通道：

甘氨酸受体。

2. G蛋白偶联受体　G蛋白即鸟苷酸结合调节蛋白，G蛋白偶联受体是由G蛋白介导生物效应的一大类膜蛋白受体组成的，是迄今发现最大的受体家族群，包括有1000多个家族成员，约40多种神经递质、激素及药物的受体都属于G蛋白偶联受体，例如肾上腺素、多巴胺、5-羟色胺、乙酰胆碱、阿片类、嘌呤类、前列腺素及一些多肽激素等的受体。

这类受体存在于细胞膜上，受体结构非常相似，都为单一肽链来回穿透细胞膜，N端在细胞外，C端在细胞内，这两段肽链氨基酸组成在各种受体差异很大，与其识别配体及转导信息各不相同有关。在跨膜的胞内环上均有核苷酸结合调节蛋白的结合位点；由三个亚单位组成，主要有两类：其一为兴奋性G蛋白（Gs），霍乱弧菌毒素能使之活化，激活腺苷酸环化酶；另一为抑制性G蛋白（Gi），百日咳杆菌素抑制它，抑制腺苷酸环化酶。G蛋白还介导心房钠尿肽及一氧化氮（NO）对鸟苷酸环化酶的激活作用。一个受体可激活多个G蛋白，一个G蛋白可以转导多个信息效应机制，调节许多细胞功能。G蛋白偶联受体感受细胞外信息后，激动上述细胞内信号通路，产生反应，发挥生理、药理效应。

3. 激酶偶联受体　激酶偶联受体包括酪氨酸激酶受体和其他酶类受体。酪氨酸激酶受体存在于细胞膜上，由细胞外、跨膜和细胞内三部分组成，属于跨膜糖蛋白。细胞外部分可结合配体，接受信息，传递到细胞内后，促进受体胞内部分的酪氨酸残基磷酸化，再激活胞内蛋白激酶，增加DNA及RNA合成，加速蛋白质合成，产生细胞生长、分化等效应。胰岛素、EGF、血小板衍生生长因子（PDGF）、生长因子等的受体都属于这一类型。

4. 细胞内受体　甾体激素受体存在于细胞质内，与相应甾体结合后分出一个磷酸化蛋白，暴露与DNA结合区段，进入细胞核并特异性地与细胞核内染色体附近的DNA结合，促进特定基因的表达，发挥生理、药理作用。甲状腺素受体存在于细胞核内，功能与细胞质内受体大致相同。这两类受体触发的细胞效应很慢，需若干小时。

5. 细胞因子受体　细胞因子受体是由细胞外和细胞内两部分共同组成聚合体，与配体结合后，可参与特异性基因表达的调节过程。如白介素受体、巨噬细胞集落刺激因子受体等都属于这一类。

三、药物与受体的相互作用

（一）药物与受体相互作用的学说

1. 占领学说（occupation theory）　受体占领学说是经典的受体学说，是由Clark于1926年和Gaddum于1937年分别提出。受体占领学说认为药物即配体，对受体具有特异性，受体只有与药物结合后才能被激活产生效应，药物的效应强度与被结合的受体的数量成正比。受体占领学说解释了药物与受体结合产生作用，以及最大效应的产生，但不能说明同类药物或活性物质具有相似的亲和力，却出现不同的最大效应。针对这一现象，Ariens于1954年对占领学说进行了修正，认为药物针对受体具有“内在活性”，药物在占领受体后，效应的产生不仅取决于药物与受体结合的亲和力大小，同时取决于药物对受体的内在活性。现在认为，药物不占领全部受体也能产生最大效应，未被占领的受体称为储备受体。

2. 速率学说（rate theory）　Paton于1961年提出速率学说，认为药物作用强度和药物占领的受体数量无关，主要取决于药物与受体的结合和解离速率的差异。激动药的结合和解离速率都较快；部分激动药则结合快，解离慢；拮抗药则表现结合快，解离极慢。当然，速率学说并不能说明药物与多种类型的受体相互作用的现象。

3. 二态学说（two-state theory）　又称变构学说。认为受体存在两种构象状态，即失活态（R）和活化态（R^*），失活态为无活性受体，而活化态为有活性受体，两者呈动态平衡。激动药可促进 R 向 R^* 转化，并与 R^* 结合产生效应；拮抗药则与 R 结合，并产生拮抗作用。当激动药和拮抗药同时存在时，作用则取决于激动药 -R^* 与拮抗药 -R 两种结合物存在数量的相对比例，前者多，激动作用强；后者多，则拮抗作用大。部分激动药与 R 及 R^* 均有一定的亲和力，既可和 R^* 结合产生激动受体的作用，又可与 R 结合产生部分阻断作用。

（二）作用于受体的药物分类

根据受体与药物相互作用的学说，可以认为药物的激动和拮抗作用的产生取决于药物与受体特异性结合的亲和力强弱，药物作用的性质和效应强度则决定于药物内在活性的大小。根据药物与受体结合后产生的不同效应，将作用受体的药物分为激动药、部分激动药和拮抗药。

一般以能产生最大效应的药物的内在活性定为 1，不产生效应的药物的内在活性定为 0。可知完全激动药的内在活性为 1，内在活性介于 1 和 0 之间是部分激动药，拮抗药的内在活性为 0。

1. 激动药（agonist） 是既对受体有亲和力又存在高内在活性的药物，能与受体结合并激活受体产生药物最大效应，又称完全激动药。

2. 部分激动药（partial agonist） 指药物与受体具有较强的亲和力，能与受体结合但内在活性弱，单独使用时表现为较弱的激动受体的作用，如果与激动药合用，药物浓度都较低时，部分激动药和激动药都发挥激动受体的效应，可随其浓度增大而增强，但达到一定浓度后，部分激动药表现出与竞争性拮抗药相似的拮抗作用，抵消激动药的作用，在量效反应曲线上可以使激动药的量效曲线下移，需增大激动药浓度才能达到最大效应。比如喷他佐辛是阿片受体的部分激动药，单独应用镇痛作用较强，但与吗啡合用时，又可减弱吗啡的镇痛作用，这充分显示部分激动药具有激动药和拮抗药的双重特性。因为大多数受体在体内都存在相应的对其有激动作用的内源性配体，因此，一般情况下，部分激动药主要表现为拮抗受体的作用。

3. 拮抗药（antagonist） 指对受体有较强的亲和力，但无内在活性的药物。药物能与受体特异性结合，但并不产生受体兴奋的效应。拮抗药与受体结合后，阻止了激动药与受体的结合，针对同一受体，激动药和拮抗药的作用完全相反，存在竞争性。比如阿托品与 M 胆碱受体结合后，可拮抗乙酰胆碱的作用，表现瞳孔扩大、口干、胃肠道平滑肌松弛等作用。根据拮抗药的作用性质分为竞争性拮抗药和非竞争性拮抗药。

（1）竞争性拮抗药（competitive antagonist）：与受体有亲和力，但不产生受体激动效应，但能与激动药竞争受体，拮抗激动药的作用。竞争性拮抗药的拮抗作用可随激动药浓度的增加而逐渐被取消，无限增加激动药的浓度，激动药仍可达到最大效应，说明两者的关系是相互竞争的。当存在一定量的竞争性拮抗药时，可以看出激动药的量效曲线只是平行右移，斜率和最大效应不变（图 2-5 A）。

（2）非竞争性拮抗药（noncompetitive antagonist）：可能与激动药作用于不同的受体或是同一受体但与受体的结合位点和激动药的结合位点不同，因而妨碍激动药与受体的结合，产生拮抗受体的作用。在外在表现上，其与竞争性拮抗药的差别在于无限增大激动药的浓度不能完全取消它的拮抗作用，不断提高激动药浓度也不能达到激动药的最大效应，非竞争性拮抗药存在时，激动药的量效曲线下移，斜率和最大效应都降低（图 2-5 B）。

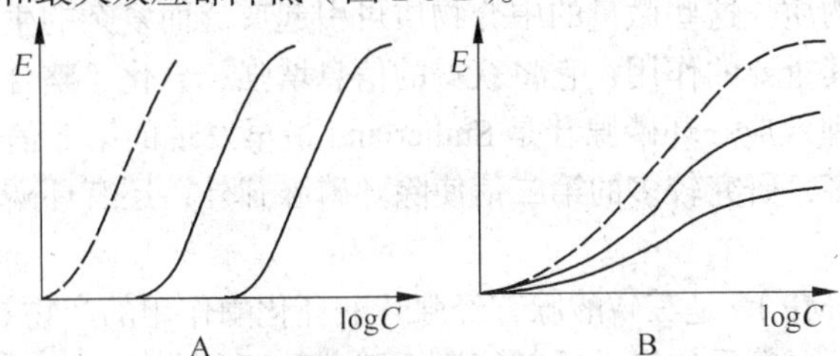

图 2-5 竞争性拮抗药和非竞争性拮抗药存在时激动药的量效曲线

A. 竞争性拮抗药存在时激动药的量效曲线；B. 非竞争性拮抗药存在时激动药的量效曲线

四、细胞内信号传导途径与第二信使

细胞外信号物质种类繁多，但已知细胞内传导系统以及效应器系统的种类却有限。大多数跨膜信号传导过程仅需几种不同的分子机制就可完成，可能多种细胞外信号物质都是通过有限的细胞内信使物质和效应体系发挥作用；也可能有多种介质、激素及调节物质与同一或几种细胞内信使物质相互作用。总之，受体在识别相应配体并与之结合后需要细胞内**第二信使（second messenger）**或第三信使将获得的信息增强、分化、整合并传递给效应机制才能发挥其特定的生理功能或药理效应，从分子生物学角度看，细胞信息传递是以一系列蛋白质的构型、功能发生改变，引发瀑布式反应的过程（图 2-6）。

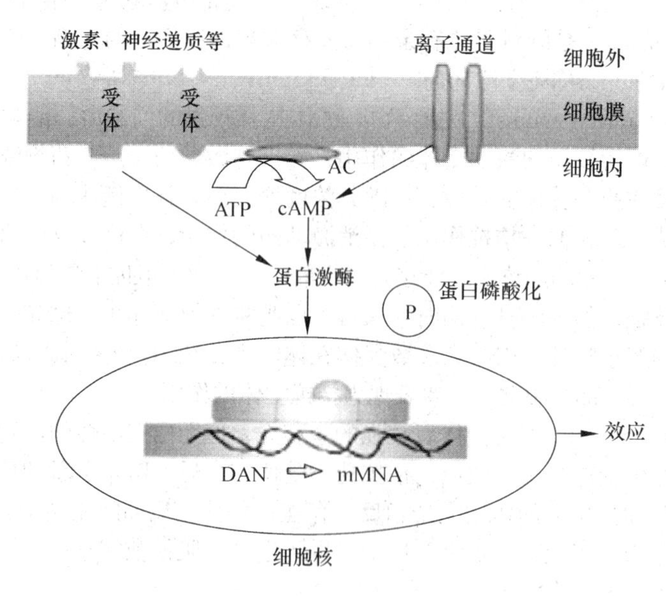

图 2-6　细胞内信号传导

（一）第一信使

第一信使指多肽类激素、神经递质及细胞因子等细胞外信使物质。大多数第一信使并不进入细胞，而是结合在靶细胞膜表面的特异受体上，通过改变受体的构象，激活受体效应，产生细胞膜对离子通透性或酶活性等的变化，调节细胞的功能。

（二）第二信使

第二信使指第一信使作用于靶细胞后，刺激细胞产生的信息分子，是细胞外信息与细胞内效应间必不可少的中介物质。这些微量的中介物质可引起广泛而复杂的生理效应，在信号传递、效应产生过程中发挥极其重要的作用，它将获得的信息增强、分化、整合，传递给效应机制，发挥特定的生理功能或药理效应。环磷腺苷是 Sutherland 最早发现的第二信使。目前已知参与细胞内信息传递的物质有很多，研究较多的第二信使除环磷腺苷外，还有环磷鸟苷、三磷酸肌醇、二酰甘油及钙离子等。

1. 环磷腺苷（cAMP） 是三磷酸腺苷经腺苷酸环化酶作用的产物。肾上腺素、胰高血糖素、组胺、多巴胺、前列环素等受体激动后都能激活腺苷酸环化酶使 cAMP 增加。cAMP 主要参与调节肝糖原分解、脂肪水解、心脏兴奋、血管舒张、钙通道开放等。

2. 环磷鸟苷（cGMP） 是三磷酸鸟苷经鸟苷酸环化酶作用的产物。在一般情况下 cGMP 与 cAMP 的作用相反。

3. 三磷酸肌醇（IP_3）、二酰甘油（DAG） 受体与配体结合后能激活膜磷脂酶 C，分解细胞膜内侧的磷脂酰肌醇 4，5- 二磷酸产生 IP_3 和 DAG。IP_3 可引起肌浆网等胞内钙池释放 Ca^{2+}，通过钙调蛋白激发多种细胞功能；DAG 则在 Ca^{2+} 协同作用下激活蛋白激酶 C，使许多靶蛋白磷酸化而产生效应。

4. 钙离子 细胞内 Ca^{2+} 浓度对细胞功能有重要的调节作用，如腺体分泌、肌肉收缩、血小板活化等。细胞内 Ca^{2+} 可激活胞内蛋白激酶 C，能促进信息传递蛋白及效应蛋白活化。

（三）第三信使

第三信使主要指细胞核内外信息传递的物质，包括生长因子、细胞因子等。第三信使通过蛋白质及某些癌基因产物的传递，调控基因表达，参与细胞增殖与分化、肿瘤的形成等过程。

思考题

1. 根据药物作用的基本规律，阐述影响药物作用的药效学因素。
2. 临床使用药物时，可能引起哪些不良反应？
3. 药物的结构或剂量变化，对药物作用会产生什么影响?
4. 药物可以通过哪些机制产生作用?
5. 作用于同一受体的不同药物，可能会产生哪些不同的后果?

第3章　药物代谢动力学

主要内容

药物跨膜转运的方式及其特点；

药物的吸收、分布、代谢、排泄及其影响因素，首关消除、生物利用度、血浆蛋白结合率、表观分布容积、肝药酶、肝肠循环、清除率的概念及其临床意义；

体内药物浓度随时间变化的规律，药时曲线、房室模型、药物消除动力学、半衰期、稳态血药浓度等概念和临床意义。

药物代谢动力学（**pharmacokinetics**），简称为药动学，是研究药物的体内过程及体内药物浓度随时间变化规律的一门学科。药物的体内过程包括吸收、分布、代谢和排泄，药物在体内虽然不一定集中分布于靶器官，但其药理效应的强弱与血浆药物浓度及到达作用部位的药物多少密切相关。血液或作用部位的药物浓度又取决于给药方案和药物的体内过程。药动学可在实验的基础上，通过建立数学模型，设置相应的参数，明确机体因素对药物作用的影响规律，为临床上针对特定药物确定具体的使用方法提供依据。

药物的吸收、分布和排泄统称为药物的**转运**（**transportation**），代谢和排泄统称为药物的**消除**（**elimination**）。

第1节　药物的体内过程

一、药物跨膜转运

体内各部位之间彼此有生物膜隔开，药物要进行吸收、分布和排泄，则必须跨膜转运，药物通过生物膜的方式有简单扩散、主动转运、易化扩散、膜孔滤过、胞饮和胞吐等。

药物跨膜转运的最主要方式是**简单扩散**（**simple diffusion**），又称脂溶扩散，指脂溶性物质直接溶解到脂质中并自由通过生物膜的被动转运过程。简单扩散不消耗能量，只能顺浓度差转运，转运过程不需要载体，转运速度不受载体数量有限等因素的影响，没有饱和现象，不同药物之间不存在相互竞争。简单扩散的转运动力是药物在膜两侧的浓度差或电位差，理论上其转运终点是药物在膜两侧的浓度差或电位差为零，即膜两侧的药物浓度相等。药物简单扩散的速度除取决于膜的性质、面积及膜两侧的浓度梯度外，还与药物的性质有关，相对分子质量小（200以下），脂溶性大，极性小的药物较易通过。药物多是弱酸性或弱碱性有机化合物，在体液环境下呈部分解离，其解离程度视其p*K*a（药物解离常数的负对数值）及其所在溶液的pH而定，这是影响药物简单扩散即影响药物吸收、分布、排泄的一个可变因素。解离型药物为水溶性，不能通过简单扩散的方式通过生物膜，其非解离型具有脂溶性，能自由通过生物膜，机体内环境的pH稍微改变，即可对药物的解离度产生明显影响，从而影响药物的转运。结果：在简单扩散转运达平衡时，药物主要存在于“性质相异”的一侧（弱酸性药物主要存在于偏碱性的一侧，反之亦然）。弱酸性药物在胃液中不易解离，非离子型多，有利于通过生物膜而吸收，弱碱性药物在酸性胃液中容易解离，离子型多，不利于吸收；碱性较强的药物如胍乙啶（p*K*a＝11.4）及酸性较强的药物如色甘酸钠（p*K*a＝2.0）在胃肠道基本都已离子化，吸收均较难；p*K*a 小于 4 的弱碱性药物如地西泮（p*K*a＝3.3）及 p*K*a 大于 7.5 的弱酸性药物如异戊巴比妥（p*K*a＝7.9）在胃肠道 pH 范围内基本都是非离子型，吸收都快而完全。

少数与正常代谢物相似的药物，如 5- 氟尿嘧啶、甲基多巴等的吸收是靠细胞中的载体**主动转运（active transport）**而吸收的，主动转运需要消耗能量，但可逆浓度差进行。**易化扩散（facilitated diffusion）**是依靠载体顺浓度梯度的跨膜转运方式，如葡萄糖的吸收，吸收速度较快。依靠载体的转运均有饱和现象，同一途径转运的药物之间存在着相互竞争。

二、药物的吸收

药物的**吸收（absorption）**指药物自给药部位进入血液循环的过程。

（一）胃肠道给药

药物经消化道吸收是最常见的一种药物吸收方式，其中的**口服（per os）**给药是最常用的给药途径。小肠内 pH 接近中性，黏膜吸收面广，缓慢蠕动增加药物与黏膜接触机会，是大多数药物的主要吸收部位。药物经胃肠吸收后通过门静脉进入肝，再进入下腔静脉，有些药物首次通过肝就发生转化，被代谢失活，减少了进入体循环量，叫做**首关消除（first pass elimination）**，又称首关效应。多数药物口服虽然方便有效，但其缺点是吸收较慢，欠完全，受胃肠内容物的影响较大。一般来说，饭前半小时空腹给药，药物在胃肠中的浓度高，有利于药物的吸收，是较理想的给药时间，但对胃肠刺激性大的药物、首关消除多的药物及昏迷患者不宜口服给药；对胃肠有刺激性的药物宜饭后服药或改变给药途径。

舌下（sublingual）及**直肠（per rectum）**给药虽可避免首关消除，吸收也较迅速，但吸收不规则，较少应用。舌下给药指药物经舌下静脉直接进入体循环的给药方式，舌下静脉血流丰富，吸收较快，而且舌下静脉吸收在进入血液循环前不通过肝，能有效避免首关消除，特别适用于需要快速吸收，而又易被破坏或首关消除明显的药物，如硝酸甘油等。直肠给药指药物直接通过痔静脉吸收后进入下腔静脉的一种给药方式，这种给药方式能有效防止药物对上消化道的刺激，但其吸收不如口服给药迅速、规则。在直肠给药时，若药物是通过下痔静脉和中痔静脉吸收后进入下腔静脉则可避开肝的首关消除，提高药物的生物利用度；但如果药物本身或栓剂插入过深，吸收后进入上痔静脉，则需通过门静脉入肝，也会产生首关消除。

（二）注射给药

药物的吸收与注射方式和注射部位密切相关，注射给药包括静脉、肌内、皮下、鞘内、关节腔内和动脉注射等数种给药方式。**静脉注射（intravenous injection，iv）**可使药物迅速而准确地进入体循环，没有吸收过程。**肌内注射（intramuscular injection, im）**及**皮下注射（subcutaneous injection，sc）**药物也可全部吸收，一般较口服快，吸收速度取决于给药局部的血液循环，局部热敷或按摩可加速吸收；注射液中加入少量缩血管药则可减少吸收并延长药物的局部作用时间；患者处于休克状态时，微循环障碍，不宜采用肌内注射或皮下注射。需要注意的是，有时少数药物注射给药的吸收速度或吸收量反而比口服差，原因是药物可能在注射部位发生理化性质的改变，导致吸收障碍及注射部位的不适，如地西泮、苯妥英钠等。**动脉注射（intra-arterial injection，ia）**可将药物输送至该动脉分布部位，发挥局部疗效以减少全身反应，例如直接用导管将纤维蛋白溶解药直接注入冠状动脉治疗心肌梗死。注射给药还可将药物注射至身体任何部位发挥作用，如局部麻醉。注射给药的操作有一定的技术要求，需要医护人员进行，如果计算剂量有误，过量注入将无法收回。

（三）呼吸道给药

药物通过气管、支气管、肺吸收入血的给药方式。肺泡表面积大（200m^2），与血液只隔肺泡上皮及毛细血管内皮各一层，而且血流量大，药物只要能到达肺泡，吸收极其迅速，吸收后的药物直接进入血液循环，没有口服给药时的首关消除。气体及挥发性药物可通过吸入直接进入肺泡，药物溶液需要经喷雾器分散为微粒才能吸入肺部，**气雾剂（aerosol）**可将药液雾化为直径5μm左右微粒并到达肺泡，如在雾化器及口鼻罩间加用一个气室，则效果更好，但2～5μm直径以下的微粒又可被呼出，10μm以下直径微粒可在小支气管沉积，较大雾粒的**喷雾剂（nebula）**只能用于鼻咽部的局部治疗，如通鼻塞等。

（四）经皮给药

经皮给药指药物渗透通过皮肤吸收进入血液循环，既可发挥保护皮肤和局部治疗作用，还能起到全身治疗作用。除汗腺外，皮肤不透水，但脂溶性强的药物可以缓慢通透，如许多杀虫药可以经皮吸收而导致中毒。近年来有许多促皮吸收剂如氮酮，可与药物制成贴皮剂，帮助药物吸收，如硝苯地平贴皮剂、芬太尼贴皮剂、硝酸甘油贴皮剂等。

（五）生物利用度

生物利用度（bioavailability，F）指不同的药物制剂被机体吸收利用的程度和速度，也常用于反映药物经肝首关消除后，被机体吸收进入体循环的药量，也称生物有效度，常用百分率表示。计算公式如下：

F＝吸收入体循环的药量 / 给药量 ×100%

生物利用度包括绝对生物利用度和相对生物利用度：绝对生物利用度指血管外给药和血管内（静脉注射）给药的比值；相对生物利用度则指供试药品与标准药品相同方式给药后血药浓度的比值，它是检测药物制剂质量的重要指标，不同的药物制剂生物利用度不同，与药物的颗粒大小、制备工艺等相关，直接影响药物作用强弱和起效快慢。

三、药物的分布

进入血液中的药物随着血液的运输到达全身各个组织器官的过程，称为**药物分布（distribution of drug）**。药物在体内的分布是不均匀的，受众多因素的影响；药物分布不仅关系到药物药理效应，还与药物毒性密切相关。药物药理作用的快慢和强弱，取决于药物分布到靶器官的速度和浓度；而药物消除的快慢，取决于药物进入代谢和排泄器官的速度。药物在体内的分布有明显的规律性：一是首先分布于血流量相对较大的组织器官，如心、肝、脑、肺、肾；二是分布具有一定的选择性，如碘集中在甲状腺。药物的分布主要取决于药物自身的理化性质、药物与血浆蛋白结合、组织器官血流量、药物与组织的亲和性以及生物膜的通透性等。

（一）药物的理化性质

药物的相对分子质量大小、脂溶性强弱、药物的酸碱性质等均能影响药物在体内的分布。相对分子质量小、脂溶性强的药物容易通过生物膜，有利于分布；药物的p*K*a及体液pH是决定药物分布的重要因素，在体液中，细胞内液pH为7.0，细胞外液pH为7.4，弱酸性药物在弱碱性环境下易解离，则不易跨膜进入细胞，通常在细胞外液中浓度高，弱碱性药物则相反。可见不同的药物性质有不同的分布特点，改变体液的pH会影响药物的分布，根据这一原理，弱酸性药物苯巴比妥中毒时用碳酸氢钠碱化血液及尿液可使脑中药物向血浆转移并加速随尿排泄，是药物过量时重要救治措施之一。

（二）药物与血浆蛋白结合

大多数药物进入血液后会与血浆蛋白可逆性结合，游离型药物与结合型药物处于动态平衡中。药物与血浆蛋白结合后，分子变大，极性增强，不能穿透血管壁细胞膜，只能在血液中流动，因而是影响药物分布的重要因素。结合型药物不能到达作用部位，无法产生药理作用，也不会到达肝或肾而不被消除，因此“储存”于血液中；没有与血浆蛋白结合的游离型药物能透过细胞膜分布至作用部位产生药理效应，也会到达肝和肾而被消除，当游离的药物浓度下降后，结合型的药物又可解离成游离状态，恢复其药理活性，也就是说结合型药物是暂时失去药理活性。血浆蛋白结合率指药物与血浆蛋白结合的比率，以结合型药物的浓度与总药物浓度的比值来表示：比值小于20%，表示药物与血浆蛋白结合少；比值大于90%，则表示药物与血浆蛋白结合多。药物与血浆蛋白的结合受药物浓度、解离常数及血浆蛋白的质和量影响，药理学书籍中收载的药物血浆蛋白结合率是在常用剂量范围内对正常人测定的数值。

一般来说，血浆蛋白结合率高的药物，在吸收分布过程中，游离药物穿过毛细管壁进入血液后，大量地与血浆蛋白结合，游离药物浓度低，有利于药物吸收，但药物起效慢、作用弱；在消除过程中，血中游离药物被除去，结合型药物就不断解离补充游离药物，可延长药物在体内的作用持续时间。反之，血浆蛋白结合率低的药物，往往作用强，维持时间短。由于体内的血浆蛋白的数量有限，药物与血浆蛋白的结合有一定的限度，若一个药物与血浆蛋白结合达到饱和，再稍微增加药物剂量，游离型药物就会迅速增加，药理作用将明显增强甚至会产生不良反应；但在临床实践中这种情况不易出现，因为大多数的药物治疗量达不到这种饱和状态。药物与血浆蛋白结合的特异性低，且血浆蛋白结合位点有限，如果多个不同药物对同一血浆蛋白结合部位发生相互竞争时，则出现亲和性较低的药物不能与血浆蛋白结合，游离型药物迅速增加，药理作用或不良反应可明显增强，比如解热镇痛药保泰松与抗凝血药物双香豆素均可与血浆蛋白结合，两药合用后保泰松与血浆蛋白的结合会减少双香豆素与血浆蛋白的结合，提高游离型双香豆素浓度，引发出血倾向。药物也可能与内源性代谢物竞争，与血浆蛋白结合，例如磺胺药置换胆红素与血浆蛋白结合，在新生儿可能导致核黄疸症；发生慢性肾炎、肝硬化等疾病时，血液中血浆蛋白过少，与药物结合的血浆蛋白下降，同样容易发生药物药理作用增强和中毒。

（三）组织器官血流量

吸收的药物通过血液循环迅速向全身组织输送，首先向血流量大的器官分布，如药物到达心、肝、肺、肾、脑等器官十分迅速，然后向血流量小的组织转移，某些药物甚至可以分布至脂肪、骨质等无生理活性组织形成储库，或结合于毛发指（趾）甲组织。其中，硫喷妥钠先到达血流量大的脑中发挥麻醉效应，然后向脂肪等组织转移，效应很快消失，这种现象称为药物的**再分布（redistribution）**。

（四）药物与组织的亲和性

经过一段时间后进入体内的药物血药浓度趋向“稳定”，分布达到“平衡”，但各组织中药物并不均等，血浆药物浓度与组织内浓度也不相等，这是由于某些组织对某些药物具有特殊的亲和力以及药物与不同组织蛋白的亲和力不同等因素所致。

（五）生理屏障

血脑屏障（blood-brain barrier）是血-脑、血-脑脊液及脑脊液-脑组成的三种屏障的总称，主要是前二者使药物较难穿透，因为脑毛细血管内皮细胞间紧密连接，有完整的由星状细胞组成的基膜。血脑屏障能阻止许多大分子、水溶性或解离型药物进入脑组织，脑脊液不含蛋白质，即使少量未与血浆蛋白结合的脂溶性药物穿透进入脑脊液，其后药物重新回到静脉的速度也较快，故脑脊液中药物浓度总是低于血浆浓度，这也是大脑的自我保护机制。所以，尽管脑是血流量较大的器官，但药物在脑组织中的浓度一般较低。治疗脑部疾病应该选用极性低的脂溶性药物，作用于中枢神经系统的药物都是脂溶性高的药物，如苯二氮䓬类、巴比妥类等。为了减少某些药物对中枢神经的不良反应，可将生物碱季铵化以增加其极性，例如将阿托品季铵化变为甲基阿托品后不能通过血脑屏障，即不致发生中枢兴奋反应。但血脑屏障的功能可被高血压、细菌感染、炎症等疾病，以及高渗溶液所破坏，降低其屏障功能。

胎盘屏障（placental barrier）是胎盘绒毛与子宫血窦间的屏障，是母亲与胎儿间进行营养成分、代谢产物交换的关键组织。由于母亲与胎儿间交换营养成分与代谢废物的需要，其通透性与一般毛细血管无显著差别，只是到达胎盘的母体血流量少，进入胎儿循环慢一些罢了，例如母亲注射磺胺嘧啶 2 小时后才能与胎儿达到平衡，利用这一原理可以在分娩前较短时间内使用镇痛药，不会影响婴儿。应该注意的是，几乎所有药物都能穿透胎盘屏障进入胚胎循环，在妊娠期间应禁用一切对胎儿发育有影响的药物。

另外，影响药物分布的生理屏障还有血 - 眼屏障、血 - 关节囊液屏障等，这些屏障阻止了药物进入眼和关节囊中，通常的给药方式很难达到有效浓度，临床上多采用局部直接注射给药的方式。

（六）表观分布容积

表观分布容积（apparent volume of distribution，*V*d）指药物在体内分布达平衡时，药物分布所需要的容积。表观分布容积是独立的药动学指标，不是实际的体液容积。*V*d 一般不因药量多少而变化，而是取决于药物在体内的分布，其计算依据体内药物总量与血浆中的浓度，得到的数据是体内药物按血中同样浓度分布所需要体液的总容积，事实上，药物是以不同浓度分布于血液和不同组织，现在是假想药物在各种体液中的分布是均匀的，故称其为“表观”，意义在于推测药物在体内的分布情况，计算达到期望血浆药物浓度时的给药剂量；*V*d 小的药物主要集中于血浆，在器官或组织中分布较少；*V*d 大的药物则可能主要分布于某些组织或器官的细胞内液及组织间液中，或是某个组织或器官有高浓度的聚集，而在血浆中分布较少。*V*d 的计算公式如下：

$$Vd\text{（L 或 L/kg）}=A\text{（mg）}/C\text{（mg/L）}$$

式中 A 为体内药物总量，C 为血浆中的药物浓度。

$$\text{或：}Vd\text{（L 或 L/kg）}=F\cdot D\text{（mg）}/C\text{（mg/L）}$$

式中 F 为生物利用度，D 为给药量，C 为血浆中的药物浓度。

四、药物的代谢

针对机体而言，药物是外来的活性物质，机体首先要将之灭活，同时还要促其自体内消除。能大量吸收进入体内的药物多数是极性低的脂溶性药物，在肾排泄的过程中易被再吸收，不易消除，药物的代谢就是药物在体内进行的**生物转化（biotransformation）**，出现化学结构的改变，并转化为极性高的水溶性代谢物而有利于肾排出体外。

体内药物代谢的主要场所是肝，部分肝外组织，如胃肠道、肾、肺、脑、肾上腺、卵巢等也有某些药物会不同程度的代谢。代谢过程通常分为两步：第一步是氧化、还原和水解反应；第二步是结合反应（表 3-1），主要是药物分子结构中的极性基团与体内的化学成分如葡萄糖醛酸、谷胱甘肽、甘氨酸、硫酸等经共价键结合，生成易溶于水且极性高的代谢物。通常来讲，第一步反应大多是使药物灭活，但也有少数例外，转化为仍有活性的代谢产物（如非那西汀被代谢为对乙酰氨基酚）或反而被活化（如抗癌药物环磷酰胺需经体内代谢将环打开才具有抗癌活性），因此药物代谢不能简单地称为解毒过程；第二步反应基本上是使药物活性降低或灭活。药物在体内的代谢过程各有不同，有的药物只经一步反应，有的药物会经多步反应，转化生成多个代谢产物，有的药物不经过代谢以原形经肾排出。

表 3-1 药物代谢类型举例

代谢类型	代谢反应式	酶系	药物
氧化			
脂肪族羟化	R → ROH	微粒体酶	巴比妥类
芳香族羟化	Ar → ArOH	微粒体酶	苯妥英钠
还原			
硝基还原	$ArNO_2 \rightarrow ArNH_2$	微粒体酶	氯硝西泮
偶氮还原	Ar（N）→ $ArNH_2$	非微粒体酶	百浪多息
水解			
酰胺键水解	$R_1-CONH-R_2 \rightarrow R_1COOH+R_2-NH_2$	微粒体酶	利多卡因
酯键水解	$R_1COOR_2 \rightarrow R_1COOH+R_2OH$	非微粒体酶	乙酰胆碱
结合			
葡萄糖醛酸	载体：UDP- 葡萄糖醛酸	微粒体酶	氯霉素
乙酰化	载体：乙酰辅酶 A	非微粒体酶	异烟肼

药物在体内的代谢过程必须有催化酶的催化。催化酶主要包括两类：一类是特异性酶，如胆碱酯酶、单胺氧化酶等，能专一性地转化乙酰胆碱和单胺类等特定的物质。另一类是非特异性酶，主要是位于肝细胞内质网的功能酶系统，又称为**肝药酶**（**liver drug enzyme**），能转化体内大约 200 种化合物；目前在人体已分离出 70 余种肝药酶，在肾上腺、胃肠黏膜、皮肤等肝外组织也发现少量的药物代谢酶。

肝微粒体的细胞色素 P_{450} 酶系统是促进药物生物转化的主要酶系统，此酶系是光面内质网上的一组混合功能氧化酶系，能催化许多结构不同的药物的氧化与还原过程，它参与内源性物质和包括药物、环境化合物在内的外源性物质的代谢。此酶系统含多种异构酶，特异性不高，活性有限，性质不稳定，个体差异大，且其活性易受影响，许多药物或其他化合物可以改变它的活性，能提高其活性的药物称为**药酶诱导药**（**enzyme inducer**），反之称为**药酶抑制剂**（**enzyme inhibitor**）（表 3-2）。例如苯巴比妥能使细胞色素 P_{450} 酶系统活性增加，加速药物生物转化，这也是其自身耐受性及与其他药物交叉耐受性产生的原因。西咪替丁能抑制细胞色素 P_{450} 酶系统活性，从而使其他药物代谢减慢，导致药理活性及毒副作用增加。

表 3-2 常见肝药酶的诱导剂和抑制剂

药物类型	药物名称	酶作用药物的名称
酶诱导剂	巴比妥类药物	巴比妥类、氯丙嗪、双香豆素类、雌二醇、地高辛、苯妥英钠等
	保泰松	氨基比林、可的松
	利福平	双香豆素类、地高辛、糖皮质激素等
	灰黄霉素	华法林
酶抑制剂	双香豆素类	苯妥英钠
	西咪替丁	地西泮
	异烟肼	安替比林、双香豆素类、丙磺舒
	去甲替林	安替比林

五、药物的排泄

药物及其代谢产物通过排泄器官排出体外的过程称为**排泄（excretion）**，排泄是药物从体内彻底消除的过程，主要是通过肾进行的，其他还包括胆汁、消化道、呼吸道和多种腺体等组织器官。

（一）肾

药物及其代谢产物经肾的排泄包括肾小球滤过和肾小管分泌等方式。游离的药物及其代谢产物通过肾小球滤过或肾小管分泌进入肾小管后，一些极性低、脂溶性大的药物会在肾小管远端以简单扩散的方式反向血浆扩散（重吸收），使排泄较少也较慢；只有那些经过生物转化的极性高、水溶性代谢物不被再吸收而顺利排出。药物在肾小管重吸收的程度不仅取决于药物的理化性质，如极性、p*K*a等，还受机体生理功能、尿量或尿液pH等的影响。药物的血浆蛋白结合率、肾小球滤过率等能影响药物的肾小球滤过。通常来说，结合型药物相对分子质量较大，不能从肾小球滤过，不被排泄；肾小球滤过率降低（如肾病患者、老年人等），从肾小球滤过的药物也相应减少，排泄减慢；碱化尿液使酸性药物在尿中离子化，酸化尿液使碱性药物在尿中离子化，均可减少药物的重吸收，加速其排泄，如等弱酸性药物出现中毒时，碱化尿液能加速药物的排泄而解毒，这是药物中毒常用的解毒方法（图3-1）。肾小管分泌的药物是在近曲小管由载体主动转运入肾小管，排泄较快，在该处有两个主动分泌通道，一是弱酸类通道，另一是弱碱类通道，分别由两类载体转运，同类药物间的转运会产生竞争性抑制。

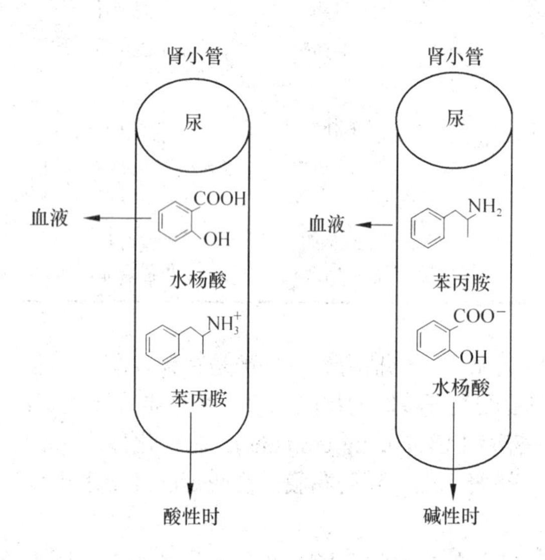

图3-1 尿液酸碱度对弱酸性（水杨酸）及弱碱性（苯丙胺）药物在肾小管内再吸收的影响

（二）胆汁及肠道

药物可自胆汁排泄，但不是药物排泄的主要途径。药物自胆排泄有酸性、碱性及中性三个主动排泄通道。有些药物在肝细胞与葡萄糖醛酸等结合后进入胆中，随胆汁到达小肠后被水解，游离药物会被再吸收。这种随胆汁分泌进入肠道的药物又被肠道吸收，经门静脉重新进入肝的过程称为**肝肠循环（hepato-enteral circulation）**。肝肠循环比率高的药物则能明显减慢药物的排泄，使药物作用时间延长。胆道引流患者这类药物的血浆$t_{1/2}$将显著缩短，如氯霉素、洋地黄毒苷等。

药物经肠道排泄也是常见的排泄方式，由胆汁排入十二指肠和由肠黏膜分泌到肠道的药物等均可随粪便排出体外。

（三）肺、腺体等其他途径

肺及气道是某些气体、挥发性药物的主要排泄器官，它们通过肺、支气管随呼气排出，如乙醚、乙醇等；检测呼出气中的乙醇量也是判断酒后驾车的快速简便的方法。

有些药物还可通过腺体（唾液、乳汁、汗液、泪液等）排泄。因为乳汁pH比血浆略低，弱碱性药物在乳汁分布的浓度可能高于血浆，弱酸性药物则相反，如吗啡、阿托品等碱性药物可较多地从乳汁排泄，婴儿可能受影响。胃液中酸度高，如吗啡等生物碱性药物即使是注射给药，也能在胃液中扩散，洗胃是这些药物中毒治疗和诊断的措施。药物也可自唾液及汗液排泄，临床上有时以唾液代替标本进行血药浓度的监测，就是因为某些药物能从唾液排泄，唾液与血液中的药物浓度相对平行。

（四）清除率（clearance，CL）

清除率是药物消除的一个重要指标，又称血浆清除率，是肝、肾和其他所有消除器官清除药物的总和，即单位时间内多少容积血浆中的药物被消除干净，它并不是药物的实际排泄量，但可反映肝、肾的功能状态，在肝、肾功能不良时，药物清除率会下降，此时应适当减少患者的用药剂量。清除率的计算公式如下：

$$CL\ (L/h 或 mL/h) = keVd$$

式中：*k*e 为清除速率常数，即单位时间内被机体清除的药量，*V*d 为表观分布容积。

药物体内过程示意图见图 3-2。

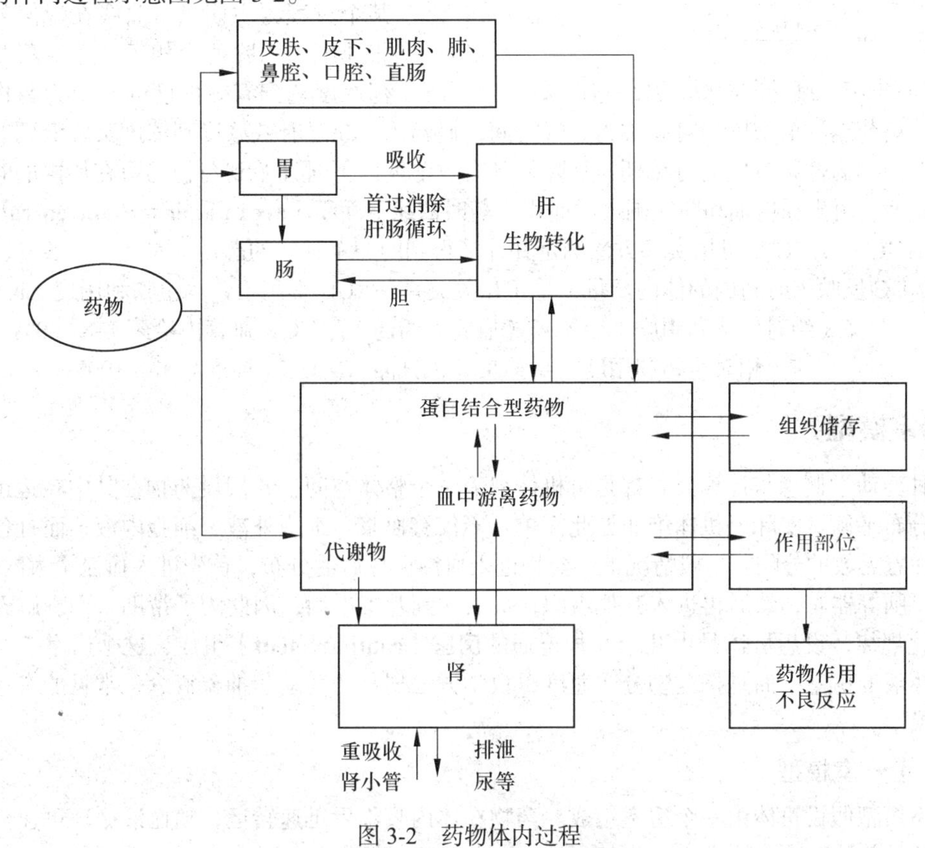

图 3-2 药物体内过程

第2节 体内药物浓度随时间变化的规律

体内药物浓度随时间而变化的过程是药动学研究的中心问题。药物通过吸收、分布、代谢和排泄使其在不同组织、器官或不同体液间的浓度不断发生有规律的动态变化，是机体对药物作用产生影响的基础。为了准确地反映机体对药物作用影响的规律，可建立相应的模型或数学方程，引入相关的指标和参数。

一、药时曲线

药物进入机体后，药物浓度随时间的变化而变化，以**药物浓度（concentration，*C*）**为纵坐

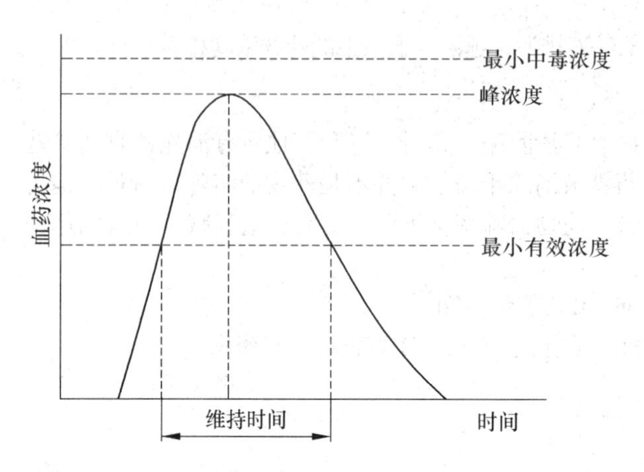

图 3-3 典型的单次给药药 - 时曲线

标，**时间（time，*T*）**为横坐标绘出的曲线称为**药物浓度 - 时间曲线（concentration-time curve，C-T）**，简称药 - 时曲线。最常用的药 - 时曲线如图 3-3 所示：

曲线升段主要反映的是药物的吸收分布过程，与此同时，少量药物的代谢和排泄已经开始；降段主要是药物的代谢和排泄过程。可见，吸收、分布、代谢和排泄没有严格的分界线，只是在某一段时间以某个过程为主而已，曲线在峰值浓度时吸收速度与消除速度相等。从给药开始到血药浓度达到有效浓度的时间为药物起效的潜伏期，给药至峰值浓度的时间称为达峰时间，血药浓度超过有效浓度到浓度又降低到有效浓度以下的时间称为药物效应的持续期，从降低到有效浓度以下时开始到药物仍留在体内的时间为药物的残留期。由坐标横轴和曲线围成的面积为**药时曲线下面积（area under the concentration-time curve，AUC）**，AUC 是可用实验方法测定并计算得到的一个独立的药动学参数，曲线某一时间区段下的 AUC 反映该时间内的体内药量，呈正相关关系。AUC 常用于计算生物利用度（F）。

F（绝对生物利用度）＝AUC（血管外给药）/AUC（血管内给药）×100%

F（相对生物利用度）＝AUC（供试品）/AUC（标准品）×100%

二、房室模型

各种药动学概念与计算公式都是将机体视为一个整体空间，并假设药物在其中转运迅速，瞬时达到分布平衡。实际上机体绝非如此简单，不仅有血浆、细胞外液、细胞内液，而且各组织细胞间存在着无数的分隔。一般情况下，药物进入血液循环后的分布，首先进入血流量大的肺、肝、肾、心、脑等器官，然后再进入其他组织，最后达到基本平衡，因此为了帮助人们理解药物在体内的变化规律，设想机体是由几个互相连通的**房室（compartment）**组成，这个房室不是解剖学上分隔体液的房室，而是按药物分布速度以数学方法划分的药动学抽象概念，常见的有一室模型和二室模型。

（一）一室模型

一室模型假设机体由一个房室组成。药物在体内吸收后迅速转运，随血液循环迅速分布到全身各部位，并瞬时达到整体分布动态平衡，并按一定速度被消除。

（二）二室模型

二室模型假设机体由中央室和周边室两个房室组成。药物进入体内后，首先在中央室分布达平衡，然后从中央室向周边室分布。从目前来看，多数药物是以二室模型转运的，中央室主要是血浆及那些血流量大的器官（能与血液取得瞬时分布的组织器官，有心、肺、肝、肾、脑等），周边室则是血流量相对较少的组织器官（如脂肪、肌肉、皮肤、骨骼等），两者之间没有明确的界定。

在二室模型药物单次快速静脉注射给药的药物消除时量曲线上，前一段迅速向下近似直线，血药浓度迅速下降，反映药物自中央室向周边室的分布过程，称为分布相（图 3-4 A），此时药物实际已开始消除；分布达平衡后，药物主要从中央室消除，曲线较为平缓，称为消除相（图 3-4 B）。

同一药物试验，在不同的机体会呈现不同的房室模型，而改变药物剂型也会出现不同的结

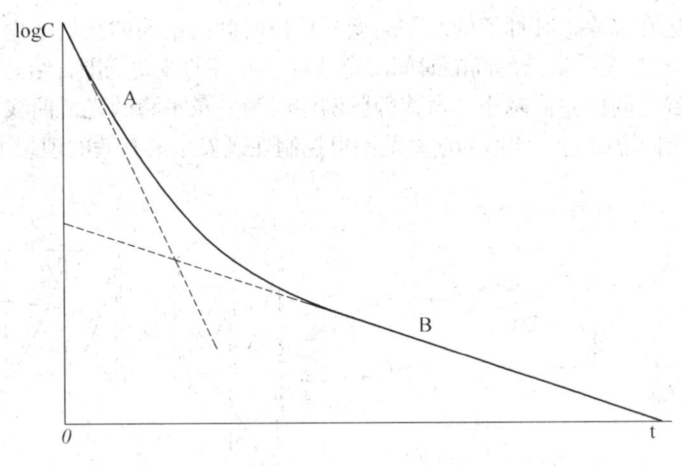

图 3-4 二室模型药物体内过程的时量曲线

果，如静脉注射时呈一室模型，而口服可能呈二室模型；因此，药物吸收分布的房室模型是虚拟的数学概念，问题比较复杂，临床实际应用也存在诸多不便。

三、药物消除动力学

药物在体内的消除（或转运、转化）呈现一定的规律，最常见的有两种类型。

1. 一级消除动力学（first-order elimination kinetics） 一级消除动力学又称恒比消除，指药物消除速率与血药浓度成正比，即单位时间内药物是以恒定的比例进行消除，与最初的血药浓度高低无关。大多数药物在临床常用剂量时的消除都是以一级动力学方式进行的消除，依据瞬时血药浓度以恒定的百分比进行消除，单位时间内药物的实际消除量随时间而递减。

2. 零级消除动力学（zero-order elimination kinetics） 零级消除动力学又称恒量消除，指单位时间内药物始终以恒定的数量进行消除。很多药物在超大剂量时，其消除能力达到饱和时，是以这种方式进行的，说明当体内药物过多时，机体是以最大能力消除药物。例如饮酒过量时，乙醇消除量大大超过机体最大消除能力，此时机体只能以零级动力学方式消除乙醇。

3. 半衰期（half-life time，$t_{1/2}$） $t_{1/2}$ 是血浆药物浓度下降一半所需要的时间，又称血浆 $t_{1/2}$。$t_{1/2}$ 是一个非常实用的药动学指标，反映药物消除的速度快慢，绝大多数药物的消除属于一级动力学方式，其 $t_{1/2}$ 是固定值，不随药物浓度变化而变化；若药物的消除为零级动力学方式，则其 $t_{1/2}$ 随药物浓度的高低而不同，药物浓度越高，$t_{1/2}$ 越长。

$t_{1/2}$ 是多次给药确定间隔时间的最重要参数，在临床上具有重要意义，一级动力学消除的药物一次用药后经过 4～6 个 $t_{1/2}$ 药物被基本消除干净。

四、多次给药及其药时曲线

临床上常需连续多次给药以维持有效血药浓度，才能取得理想的治疗效果，一般按一定剂量和一定的给药间隔时间给药就可以保证血药浓度在一定的范围内波动。对于按一级动力学方式转运的药物，若每隔一个 $t_{1/2}$ 给药一次，经过 4～6 个 $t_{1/2}$ 后，体内药物浓度在一个相对稳定的范围内波动，这个相对稳定的水平称为**稳态血药浓度（steady-state plasma concentration，*C*ss）**，又称**坪值（plateau）**，此时给药量与消除量达到相对的动态平衡。

不同的给药方式，其稳态血药浓度的水平高低和波峰、波谷的波动程度不同。开始给药时，药物吸收快于药物消除，体内药物逐步蓄积，血药浓度逐级提升。药物若是按零级动力学方式转运和消除，体内药量超过机体最大处理能力，则其血药浓度会无限增高。其实，大多数药物是按一级动力学方式转运和消除，其坪值的水平高低与单位时间内给药的剂量多少相关。达到坪值的时间主要与药物的 $t_{1/2}$ 相关；给药的间隔时间决定波峰、波谷的波动范围，给药间隔时间越短波动越小，其波峰、波谷之间的差值越小，恒速静脉滴注时为一条平稳的光滑曲线。通过调整单位时间的给药剂量和给药间隔时间，坪值的波动范围可控制在既安全又有效的理想水平（图 3-5）。

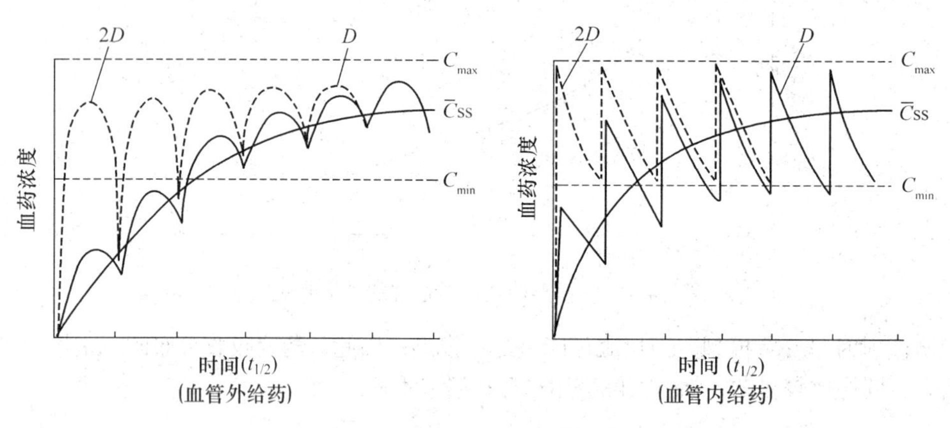

图 3-5　多次给药时的药时曲线

经 4～6 个 $t_{1/2}$ 血药浓度达到坪值；给药间隔时间越短，血药浓度波动越小；给药剂量越大，稳态血药浓度越高

临床用药可根据药动学参数如 Vd、Cl、$t_{1/2}$ 及 AUC 等计算用药剂量及设计给药方案以达到并维持有效血药浓度。除了少数 $t_{1/2}$ 特长或特短的药物，或零级动力学药物外，临床最常用的给药方式为等剂量等间隔时间给药，此时，药物剂量与稳态浓度的高低成正比。有时为了满足迅速达到临床疗效的需要，可将首次剂量加倍（可迅速达到坪值，称为负荷量法），也是一种安全、有效、快速的给药方法。

思考题

1. 根据药物的体内过程，阐述影响药物作用的药动学因素。
2. 简述生物利用度对药物制剂工艺改进的意义。
3. 分别分析血浆蛋白结合率和肝药酶在临床药物合用时的指导意义。
4. 结合临床，从剂量和间隔时间方面，设计既安全又有效的给药方案。

第4章 影响药物作用的因素

主要内容

药物方面的因素包括药物自身的结构、性质、剂量、剂型、给药途径、给药时间和次数、药物联合应用时的相互影响等；

机体方面的因素包括生理状况、生活习性、遗传异常、病理情况、精神与心理因素、机体对药物反应的变化等。

同等剂量同一药物，采用相同的给药方法，不同患者血药浓度不一定相等，即使血药浓度相等也不一定产生同样的效应，进而导致临床疗效不同，这种因人而异的药物反应差异称为**个体差异**（**interindividual variation**）。在绝大多数情况下，药物反应的个体差异表现为药物作用强弱或持续时间长短不同，但药物作用性质不会改变；在少数情况下，这种差异可能很大，甚至会出现质的变化，如有的患者可能会出现一般患者不会出现的异常或危害性反应。产生个体差异的原因可以存在于药物产生效应的任何一个环节，包括药物的药动学、药效学及临床治疗等诸多方面。

第1节 药物方面的因素

一、药物的结构与性质

药物所具有的特殊结构决定了它产生特定的药理作用，其结构或理化性质的逐步变化，除了对药效及其性质产生一定的影响外，还会带来制剂选择、给药方法、药效强弱、消除方式和作用持续时间长短等方面的改变。如强心苷类药物结构类同，均具有加强心肌收缩力的作用，但不同药物分子中的羟基数量不等，脂溶性强弱不同，则体内过程、作用强弱、持续时间等均有规律性变化，临床分别用于不同情况的慢性心功能不全患者；其脂溶性最强的洋地黄毒苷，口服容易吸收，口服给药则起效慢；血浆蛋白结合率高则游离浓度低，作用温和，维持时间长；消除方式以肝代谢为主，且在随胆汁外排时伴有一定的肝肠循环，更加延长了其体内维持时间；适于病情较轻的慢性患者。逐步变化直到脂溶性极低的毒毛花苷K，口服吸收不理想，只能注射给药，则起效快；血浆蛋白结合率低，则游离浓度高，作用强；消除方式为肾迅速排泄，维持时间短暂；适于急危重症患者的抢救。

二、药物的剂量

药物的量效关系表明，剂量愈大，作用愈强，而且药物的剂量不同对机体产生的作用也可能有一定的变化，如以苯巴比妥为代表的镇静催眠药，随着剂量的增加，依次产生镇静、催眠、抗惊厥、抗癫痫、麻醉等作用。

三、药物的剂型与给药途径

同一药物可有不同剂型，适用于不同给药途径。如供口服给药的有片剂、胶囊，供注射给药的有水剂、乳剂等。不同给药途径主要影响的是药物吸收进入血液循环的速度不同，静脉注射药物直接进入血液循环，其他给药方式药物进入血液循环快慢的一般规律：吸入＞肌内注射＞皮下注射＞口服＞经肛＞贴皮；不同给药途径还对药物的分布、转化和排泄都有一定影响，共同导致体内药物浓度及药效强弱不同。临床上适用于不同给药途径的药物制剂，其剂量相差很大，应用时应注意区分选择，如硝酸甘油治疗心绞痛时，舌下含片每片 0.2～0.4mg，口服片每片 2.5～5mg，贴皮制剂每片 10mg。有的药物给药途径不同甚至会改变药物作用的性质，如硫酸镁口服产生导泻作用，静脉注射则有降低血压和镇静的作用。

近年来，随着生物药学的发展，为临床用药提供了许多新的剂型。**缓释制剂（slow release preparation）**可利用无药理活性的基质或包衣阻止药物迅速溶出以达到比较稳定而持久的疗效。每日口服缓释片或胶囊一次，可维持有效血药浓度一天；肠外给药除一般油溶长效注射剂外，还有**控释制剂（controlled release preparation）**，可以控制药物按零级动力学恒速释放，恒速吸收。如匹鲁卡品眼片置结膜囊内每周一次；子宫内避孕剂每年放置一次，不仅保证长期疗效，也大大方便了患者。

四、给药时间、疗程及反复用药

确定适当的给药时间和次数，应综合考虑药物的性质、对胃肠道的刺激性、产生作用的时间、患者承受能力等，有时还需要根据药物的作用特点调整用药时间，如催眠药应当睡前服用。一般依据药物的 $t_{1/2}$ 选择给药间隔时间，同时要兼顾患者的病情和病程需要。若不按规定间隔时间给药，血药浓度会产生波动，过高易引起毒性反应，过低又无效。

根据一定的治疗目的连续反复多次用药是保证控制疾病的前提。连续用药的时间就是疗程，通常由病情、病程决定。一般疾病在症状消失后即可停药，某些慢性病、感染性疾病需要按规定的时间持续用药，以避免停药过快使疾病复发或加重。

长期使用某些药物后，机体对药物的敏感性有时会产生一定的变化，敏感性增强的称为**增敏性（increase the sensitivity）**，例如应用 β受体阻断药普萘洛尔治疗高血压，可使 β受体向上调节，对药物的敏感性增强，长期使用后若突然停药，可发生停药反应，出现血压反跳升高、快速型心律失常、急性心力衰竭等。敏感性降低的称为**耐受性（tolerance）**，表现为在药物的连续使用过程中，药效逐渐减弱，需加大剂量才能产生相同的药效，但有时在停药一段时间后，机体仍可恢复原先的敏感性；根据耐受性的产生时间或表现形式不同，还可见两种情况：**快速耐受性（rapid tolerance）**和**交叉耐受性（cross tolerance）**，前者指在短期内连续用药数次后较快发生的耐受现象，例如短期内反复使用麻黄碱、酪胺，由于囊泡内的去甲肾上腺素迅速耗竭而导致作用减弱；后者指机体对某药产生耐受性后，对同类的另一药敏感性也降低。药物的敏感性降低还见于化学治疗的过程中，此时称为**耐药性（resistance）**，表现为病原体或肿瘤细胞对药物的敏感性降低，需加大用药剂量或改用其他药物才能保证临床疗效。

五、联合用药和药物的相互作用

联合用药指根据临床需要同时或先后应用两种或两种以上药物以达到治疗目的。这时，药物与药物之间或药物与机体之间产生的相互影响称为药物**相互作用（interaction）**。在临床实践中，相互作用主要发生在体内，也可见于体外。

药物在体外配伍直接发生物理或化学性的相互作用而影响药物疗效或产生毒性反应统称为**配伍禁忌（incompatibility）**，如氨基糖苷类抗生素与 β- 内酰胺类抗生素混合于同一容器后，前者将失去抗菌活性。在静脉滴注时尤应注意配伍禁忌，若配伍的滴注液出现如混浊、沉淀、变色或产生有害物质等变化时应停止使用。

药物在体内的相互作用包括药动学和药效学两个方面，临床可利用药物间的相互协同以增加疗效或相互拮抗以减少不良反应。一般而言，用药种数越多，不良反应发生率也越高，如 2～5 种药物合用，不良反应发生率约为 4%，6～10 种药物合用时约为 10%。因此，不恰当的联合用药往往由于药物间相互作用而使疗效降低或出现意外的毒性反应，应尽量不要多药联用。固定剂量比例的复方制剂虽然应用方便，但针对性不强，较难解决个体差异问题。

（一）药动学过程中的相互作用

1. 影响吸收　一般来说，促进胃排空药如甲氧氯普胺能加速药物吸收，抑制胃排空药如阿托品能延缓药物吸收。但是，对于吸收缓慢的灰黄霉素加快胃排空，反而减少其吸收，而在胃中易被破坏的左旋多巴减慢胃排空，反而使吸收减少。食物对药物吸收总的来说影响不大，因此基本上没有特异性禁忌，但药物间相互作用影响吸收却不少见，如四环素与 Fe^{2+}、Ca^{2+} 等因络合互相减少吸收。

2. 影响分布　血浆蛋白结合率高的药物分布容积小，安全范围窄，消除 $t_{1/2}$ 较长，易受其他药物置换与血浆蛋白结合而致作用加强，如香豆素类抗凝药及口服降血糖药易受血浆蛋白结合力强的阿司匹林等的置换而增加游离浓度，作用增强。

3. 影响代谢　肝药酶诱导剂如苯巴比妥、利福平、苯妥英钠及香烟、酒等能增加在肝转化药物的代谢而使药效减弱；肝药酶抑制药如异烟肼、氯霉素、西咪替丁等能减慢在肝转化药物的代谢而使药效加强。有些药物通过影响非微粒体酶，而改变酶代谢药物的生物转化，如单胺氧化酶抑制药可延缓单胺类药物代谢，使其升压作用和毒性反应增强。

4. 影响排泄　改变尿液 pH，能影响药物的解离度而影响药物排泄，如碱化尿液可加速酸性药物的排泄，减慢碱性药物的排泄；反之，酸化尿液可加速碱性药物排泄，减慢酸性药物排泄。另外，水杨酸盐竞争性抑制甲氨蝶呤自肾小管的主动分泌排泄而增加后者的毒性反应。

（二）影响药效学的相互作用

1. 生理性协同或拮抗　指药物效应的协同或拮抗，如服用镇静催眠药后饮酒或喝浓茶和咖啡分别会加重或减轻其镇静催眠作用，影响疗效；抗凝血药华法林和抗血小板药阿司匹林合用则效应协同，可能导致出血。

2. 受体水平的协同与拮抗　指受体作用机制上的药物之间的相互影响，临床多见相互之间的拮抗，如受体阻断药可取消相应的受体激动药的作用，如吗啡过量中毒时选用阿片受体阻断药纳洛酮抢救。

3. 干扰神经递质转运　三环类抗抑郁药抑制儿茶酚胺再摄取，可增加肾上腺素及其拟似药如酪胺等的升压反应，而降低可乐定及甲基多巴的中枢降压作用。

药物相互作用而影响药物效应的实例不胜枚举，已有多本专著出版，在国外还有电脑检索系统，在此仅举几例，目的在于引起重视。

（三）药物相互作用结果

1. 协同作用（synergism）　指药物合用后原有作用或毒性增加。可分为 3 种情况：**相加作用（additive effect）**即两药合用后的作用是两药分别作用的代数和，如阿司匹林和对乙酰氨基酚合用，解热镇痛作用相加；链霉素、庆大霉素、卡那霉素联合用药时，听神经毒性和肾毒性反应相加。**增强作用（enhanced effect）**即两药合用后的作用大于它们分别作用的代数和，如磺胺嘧啶与甲氧苄啶合用，抗菌作用增加数倍至数十倍，甚至出现杀菌作用。**增敏作用（sensitization effect）**指一药可使组织或受体对另一药的敏感性增强，作用增强，如可卡因可抑制交感神经末梢对去甲肾上腺素的再摄取，使去甲肾上腺素或肾上腺素作用增强。

2. 拮抗作用（antagonism）　指药物合用后原有作用或毒性的降低或消失。如前所述的药物效应的对抗、受体水平的阻断、药酶的诱导等，另外还有通过化学或物理反应产生的拮抗，如重金属或类金属可与二巯基丙醇结合成络合物而排泄，前二者中毒时可用后者解救；带负电荷的肝素，过量可引起出血，此时静脉注射带正电荷的鱼精蛋白，两者形成稳定的复合物，使肝素的作用迅速消失。

第2节 机体方面的因素

一、生理状况

由于机体发育随着年龄的增长，其形态结构、生理功能，尤其是生长发育过程中伴随激素、酶活性的变化均可出现较大差异，从而影响药物与机体间的相互作用，包括药物吸收、分布、代谢和排泄等方面有差异，因此，不同年龄段的机体对药物的反应有一定的差异。儿童，特别是新生儿与早产儿，各种生理功能包括自身调节功能等尚未充分发育，对药物的反应一般比较敏感；成年人体质强壮，器官功能旺盛，对药物的吸收、排泄相对较快，作用显现和消失都快，对药物毒性作用的抵抗力也较强；老年人生理功能逐渐减退，血浆蛋白浓度降低，肝血流和肝药酶的活性降低，肾血流、肾小球滤过和肾小管功能减弱而使药物的消除减慢，虽然对药物的吸收功能也降低，但综合结果是血中的游离型药物浓度增多，作用或毒性增强。

一般来说，性别对药物的反应差异不大，但女性存在月经、妊娠、分娩、哺乳等特殊生理周期，使用药物时应当关注；胎盘及乳腺对药物的屏障作用都很弱，在妊娠及授乳期还应考虑药物通过胎盘及乳汁对胎儿及婴儿生长发育的影响。如月经期、妊娠期不可使用泻药、抗凝血药等，以免引起月经过多、流产、出血不止等；对于已知的致畸药物，如锂盐、乙醇、华法林、苯妥英钠及性激素等，在妊娠初期胎儿器官发育时，会影响胎儿生长发育、活动，甚至导致畸胎等，应严格禁用。20世纪50年代末期在西欧就因孕妇服用反应停（沙利度胺）而出现了1万多例畸形婴儿的恶性结果。妊娠期孕妇本身对药物反应也有其特殊情况需要注意，如产前应禁用影响子宫收缩的药物。

除了年龄、性别以外，患者的体型、胖瘦等，由于机体体液及脂肪含量的差别，也可能对药物作用产生一定的影响，如动物实验表明，体重相近、相对肥胖的狗的麻醉药用量要明显多于相对较瘦的狗。

二、生活习性

各种原因导致的患者生活习性不同，对药物的反应也不同。

不同人种或民族或不同居住环境的人群可能存在生理生化不同，药物反应会有一定差异，如麻黄碱对白种人的扩瞳作用强，而对黑种人很弱；生活在高原的人群，因为长期处在氧气稀薄地区，对氧的反应就比较敏感。

急性酒精中毒可改变肝血流或抑制肝药酶活性而抑制药物代谢，但长期饮酒、吸烟，以及生活、工作环境中如果存在巴比妥类、多环芳香烃、挥发性全身麻醉药等多种化学物质，均能诱导肝药酶，加速药物代谢。

油腻的食物会影响脂溶性物质的吸收，环境温度、湿度、噪声、运动或休息、通气条件等也可影响药物作用，如正常人卧床3天，可使药物代谢明显缩短。

三、遗传异常

先天性遗传异常（genetic polymorphism）对药物效应的影响近年来日益受到重视，至少已有一百余种与药物效应有关的遗传异常基因被发现。一些特异质反应多数已从遗传异常表型获得解释，现在已形成一个独立的药理学分支——**遗传药理学（genetic pharmacology）**。遗传异常主要表现在对药物代谢的异常，如不同机体对异烟肼的代谢有**快代谢型（extensive metabolizer，EM）**和**慢代谢型（poor metabolizer，PM）**，前者使药物快速灭活，后者使药物灭活较缓慢，因此影响药物血浆浓度及效应强弱持久。又如葡萄糖-6-磷酸脱氢酶缺乏者使用伯氨喹、磺胺、砜类、维生素K和对乙酰氨基酚等药物时易发生溶血性贫血。

四、病理情况

处于不同状态的机体对药物的反应有时有明显不同。有些药物只对处于疾病状态的患者有治疗作用而对正常人无明显影响，如解热镇痛药只对发热患者的体温有解热作用；强心苷类药物可明显加强慢性心功能不全患者心肌做功的效率；机体惊厥时能耐受较大剂量苯巴比妥，而巴比妥类中毒时能耐受较大剂量中枢兴奋药而不致惊厥；在抗菌治疗时，机体白细胞缺乏、细菌感染部位未引流的脓肿等都会影响有些药物疗效。另外还要注意，有一些潜在性疾病会因使用药物而诱发，例如氯丙嗪诱发癫痫，甾体和非甾体抗炎药均会诱发或加重胃肠溃疡，氢氯噻嗪加重糖尿病，抗 M 胆碱药诱发青光眼等。

在疾病情况下，机体的病理状态也明显影响药物的吸收、分布、代谢和排泄，最终影响药物的临床效果。如心功能不全时，心排血量减少，各组织器官供血不足，胃肠道的药物吸收减少，肝肾消除减慢；酸碱平衡失调或电解质紊乱时，可影响药物的转运；严重的肝或肾功能不全，分别影响在肝转化及自肾排泄药物的清除率，易致药物蓄积及持续时间延长。对于需要经肝转化才活化的药物则作用减弱，如可的松、泼尼松。

久病体弱、营养不良者不仅体重较轻，且蛋白质合成减少，使药物与血浆蛋白的结合量减少；肝微粒体酶活性降低，药物代谢减慢；脂肪组织减少，药物存储下降等；均可使药物的游离浓度增加或 $t_{1/2}$ 延长，药物效应增强，甚至引起毒性反应。

五、精神与心理因素

患者的精神状态与药物的疗效有一定的关系，患者对疾病如果存在思想负担，与医护人员不协作，往往会降低药物的疗效，如果医护人员能主动关心患者，并适当进行心理疏导，调动患者的主观能动性，正确对待疾病，能减轻患者痛苦，增强药物的疗效。比如不具药理活性的**安慰剂（placebo）**，在临床上对头痛、心绞痛、手术后痛、感冒咳嗽、神经官能症等能获得 30%～50% 的疗效，其实这是通过心理因素取得的。安慰剂一般是含乳糖或淀粉的片剂或含盐水的注射剂，对由心理因素控制的自主神经系统的功能影响较大，如血压、心率、胃分泌、呕吐、性功能等，它在患者信心不足时还会引起不良反应。由此可见，医生的任何医疗活动，包括一言一行等服务态度也都可能发挥安慰剂作用，医生要充分利用这一效应，但医生不能利用安慰剂去敷衍或欺骗患者，因为这样会延误疾病的诊治并可能破坏患者对医生的信心。安慰剂在新药临床研究的双盲对照中极其重要，可用以排除假阳性疗效或假阳性不良反应。安慰剂对任何患者都可能取得阳性效果，因此医生不可能单用安慰剂做出真病或假病（心理病）的鉴别诊断。

对于情绪不佳的患者尤应多加注意，氯丙嗪、利舍平、肾上腺皮质激素及一些中枢抑制性药物在抑郁患者可能引发悲观厌世倾向，用药时更应慎重。

药物和机体对药物作用的影响，不是彼此独立的，而是有着密切联系的。要熟悉各种影响药物效应的因素，临床使用药物时，结合患者具体情况，全面考虑，尽量做到用药个体化，选择合适的药物和使用方法，充分发挥药物的治疗作用，减少其不良反应。

思考题

1. 影响药物作用的因素主要包括哪些？
2. 不同个体使用相同药物，产生的作用可能会有哪些差异？为什么？
3. 药物联合使用时，有哪些因素会导致药理效应的增强？
4. 药物联合使用时，有哪些因素会导致药理效应的降低？

第 2 篇

作用于外周神经系统的药物

第5章 传出神经系统药理学概论

主要内容

传出神经的分类、功能；
传出神经系统的神经递质及受体的分布、效应；
传出神经系统药物的作用方式与药物分类。

传出神经指将神经冲动由中枢传向外周的神经，作用于传出神经系统的药物种类多，应用范围广。

第1节 传出神经系统分类

一、传出神经系统按解剖学分类

传出神经系统包括**自主神经系统**（**autonomic nervous system**）和**运动神经系统**（**somatic motor nervous system**）。自主神经系统包括交感神经和副交感神经两部分。交感神经和副交感神经从中枢发出后，都要经过神经节更换神经元，再到达所支配的器官，即效应器。因此，自主神经有节前纤维和节后纤维之分，交感神经的节后纤维长，而副交感神经的节后纤维很短。运动神经自中枢发出后，中途不更换神经元，直接到达骨骼肌终板，无节前和节后纤维之分（图5-1）。

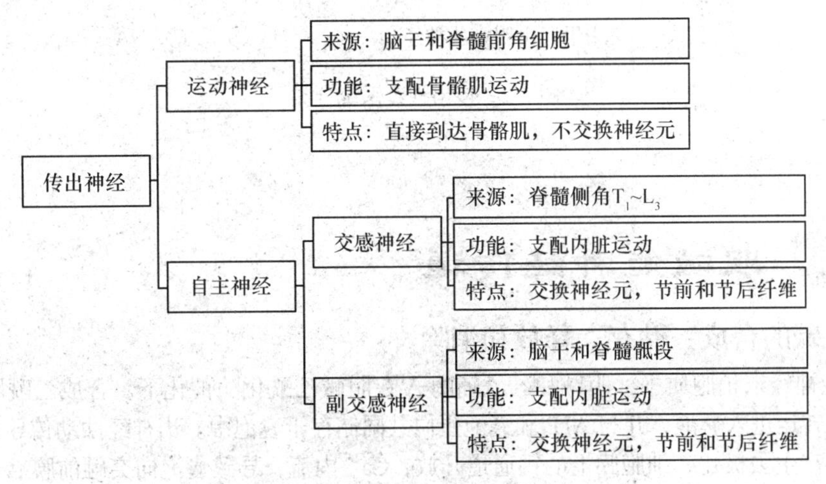

图5-1 传出神经分类、来源及功能特点

二、传出神经的突触结构

神经末梢与次一级神经元或效应器的连接结构称为突触，其中，运动神经与骨骼肌的接头处也称为运动终板。神经末梢与次一级神经元或效应器细胞之间存在的间隙，称为突触间隙。靠近突触间隙的神经末梢细胞膜称为突触前膜，靠近突触间隙的次一级神经元或效应器细胞膜称为突触后膜，突触前膜、突触间隙和突触后膜共同组成突触结构。神经冲动在突触部位的传递是以其末梢释放化学物质来实现的。

三、传出神经系统按递质分类

根据其末梢释放的递质不同，传出神经可分为**胆碱能神经（cholinergic nerve）**和**去甲肾上腺素能神经（noradrenergic nerve）**，前者释放**乙酰胆碱（acetylcholine，ACh）**，后者主要释放**去甲肾上腺素（noradrenaline，NA）**和少量的**多巴胺（dopamine，DA）（图 5-2）**。胆碱能神经主要包括：① 全部交感神经和副交感神经的节前纤维。② 全部副交感神经节后纤维。③ 少数交感神经节后纤维（支配汗腺分泌和骨骼肌血管舒张神经）。④ 运动神经。⑤ 支配肾上腺髓质的交感神经。去甲肾上腺素能神经则包括几乎全部交感神经节后纤维。

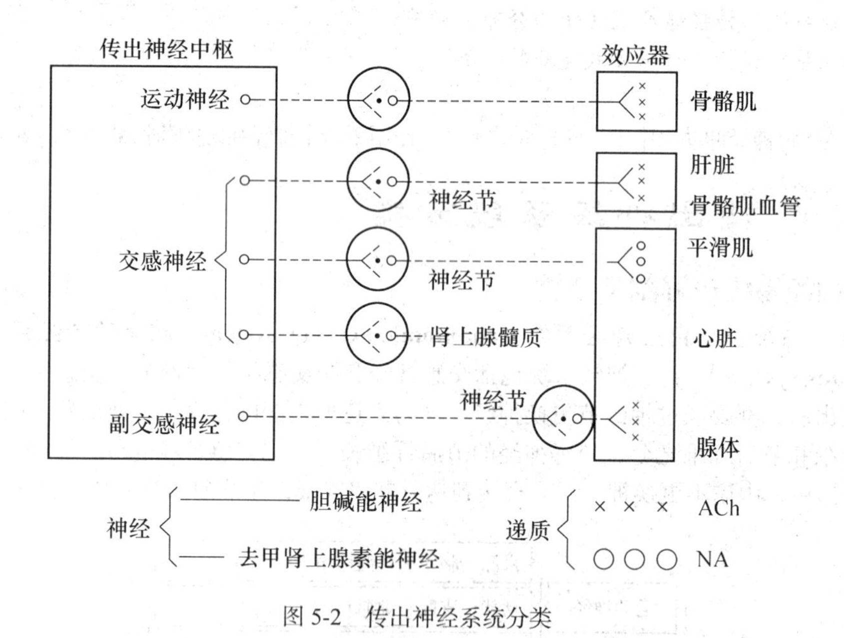

图 5-2 传出神经系统分类

第 2 节 胆碱能神经传递

一、乙酰胆碱的合成、储存、释放和消除

在胆碱能神经末梢胞质中，胆碱和乙酰辅酶 A 在胆碱乙酰化酶催化下，合成乙酰胆碱。乙酰胆碱形成后，转运进入囊泡，并与 ATP 和囊泡蛋白共同储存于囊泡中。当神经冲动传导到神经末梢时，神经末梢产生去极化，细胞膜上的钙通道开放，Ca^{2+} 内流，导致囊泡向突触前膜靠近，并与突触前膜融合形成裂孔，囊泡中的递质及内容物排入突触间隙，此过程称为**胞裂外排（exocytosis）**。

释放入突触间隙的乙酰胆碱一方面作用于相应的受体产生效应，另一方面被突触间隙中的**胆碱酯酶（acetylcholinesterase，AChE）**水解，形成乙酸和胆碱，作用消失。部分胆碱被神经末梢再摄取，并重新合成新的乙酰胆碱（图 5-3）。

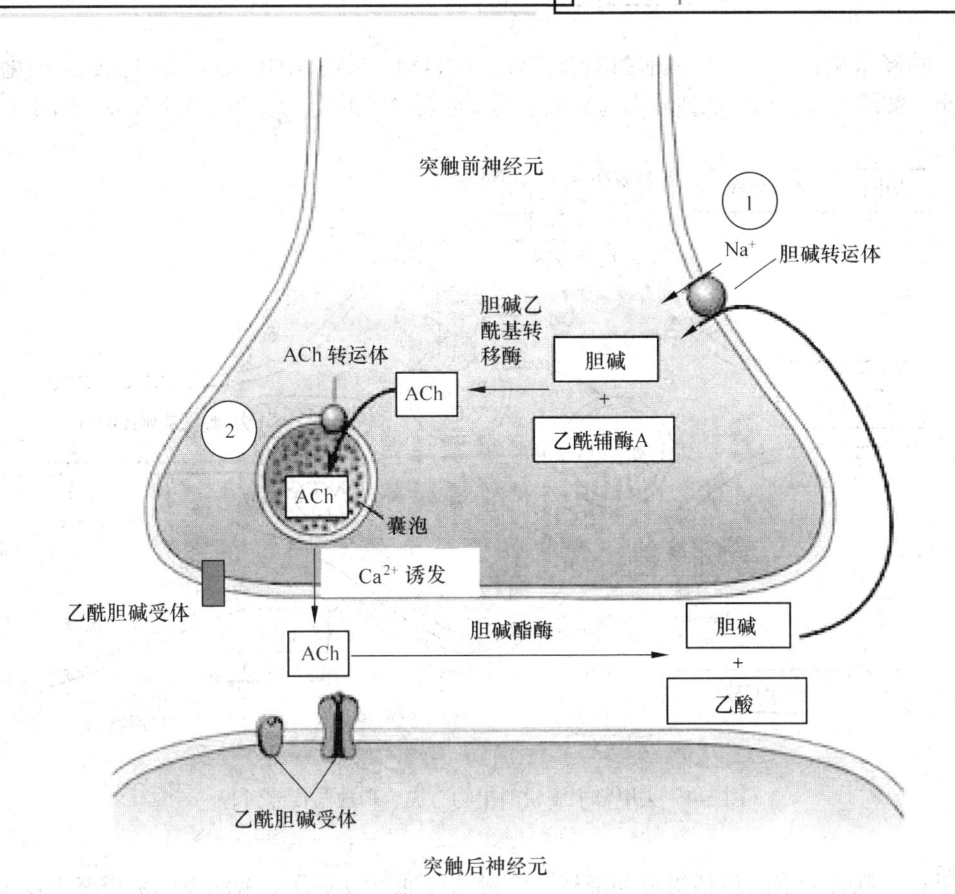

图 5-3 突触结构与乙酰胆碱的合成、储存、释放和消除过程

① 胆碱以 Na^+ 梯度为能量转入神经末梢；② 乙酰胆碱通过以质子外流为能量的载体转入储存囊泡中

二、胆碱受体的分类及分布

与乙酰胆碱结合的受体称为胆碱受体。胆碱受体分为两大类：毒蕈碱型胆碱受体（M 型受体）和烟碱型受体（N 型受体）。

对**毒蕈碱（muscarine）**敏感的受体为 M 型受体，又分为 M_1、M_2、M_3 三种亚型。M_1 受体主要分布于胃壁细胞、神经节和中枢神经系统；M_2 受体主要分布于心脏、脑、自主神经节和平滑肌；M_3 受体主要分布于外分泌腺、平滑肌、血管内皮、脑和自主神经节。

对**烟碱（nicotine）**敏感的受体为 N 型受体，又分为 N_1（N_n）受体和 N_2（N_m）受体两种亚型。N_1 受体分布于神经节，N_2 受体分布于神经肌肉接头（骨骼肌细胞膜）。

第 3 节 去甲肾上腺素能神经传递

一、去甲肾上腺素的合成、储存、释放和消除

去甲肾上腺素主要在神经末梢部位合成，酪氨酸在胞质中经酪氨酸羟化酶催化生成多巴，再经多巴脱羧酶催化生成多巴胺。多巴胺进入囊泡后，经多巴胺 β- 羟化酶催化，生成去甲肾上腺素。在肾上腺髓质嗜铬细胞中，去甲肾上腺素在苯乙醇胺 -*N*- 甲基转移酶催化下，进一步生成**肾上腺素（adrenaline，Adr）**。酪氨酸羟化酶是儿茶酚胺递质生物合成过程中的限速酶。

去甲肾上腺素形成后，与 ATP 和嗜铬颗粒蛋白结合储存于囊泡中。当神经冲动到达末梢时，

Ca^{2+} 进入神经末梢，囊泡与突触前膜融合，囊泡内容物（NA、ATP、DA、多巴胺β-羟化酶等）一并排出至突触间隙。释放的递质即与突触后膜（或前膜）的受体结合，产生效应（图 5-4）。

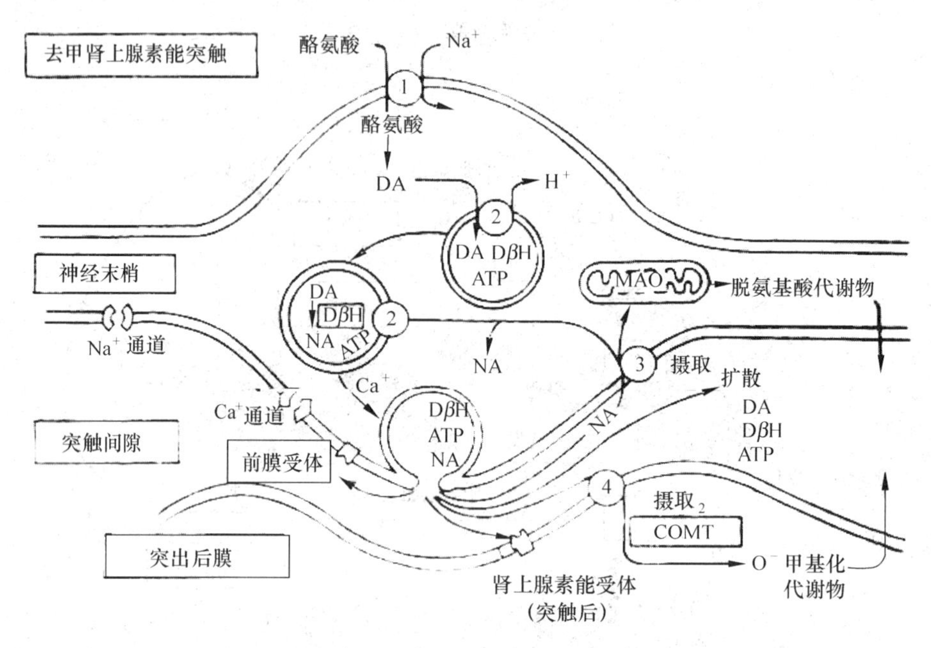

图 5-4 去甲肾上腺素的生物合成、释放与代谢过程

去甲肾上腺素的消除包括摄取和降解。突触前膜通过胺泵将突触间隙的去甲肾上腺素主动转运至神经末梢，使之作用消失，称为摄取 1，其摄取量为释放量的 75%～95%。摄入神经末梢的去甲肾上腺素尚可进入囊泡储存，以供再次释放。胞质内部分未进入囊泡的去甲肾上腺素可被线粒体膜上的**单胺氧化酶（MAO）**破坏。非神经组织如心肌、平滑肌等也能摄取去甲肾上腺素，称为摄取 2，摄入的去甲肾上腺素被细胞内的**儿茶酚氧位甲基转移酶（COMT）**和 MAO 所破坏。此外，尚有少部分去甲肾上腺素释放后从突触间隙扩散到血液中，被肝、肾等组织的 **COMT** 降解。

二、肾上腺素受体分类及分布

与去甲肾上腺素结合的受体称为肾上腺素受体。肾上腺素受体分为 α 型和 β 型。α 型受体又分为 α_1 和 α_2 型受体，α_1 受体存在于突触后膜，如皮肤、黏膜、内脏血管、瞳孔开大肌及腺体等处；α_2 受体则位于突触前膜上。β 型受体分为 β_1、β_2、β_3 三种亚型，β_1 型受体主要分布于心脏、肾小球旁细胞；β_2 型受体主要分布于平滑肌、骨骼肌和肝；β_3 受体主要分布于脂肪细胞。

三、多巴胺受体分类及分布

多巴胺受体又分为 D_1 和 D_2 两种亚型。D_1 受体主要分布于肠系膜、肾、心、脑等处血管；D_2 受体主要分布在延髓催吐化学感受区、中脑边缘系统、黑质纹状体、下丘脑和垂体。

四、突触前膜受体分类及分布

受体不仅存在于突触后膜，也存在于突触前膜。去甲肾上腺素能神经突触前膜 β_2 和 N 受体激动时，产生正反馈，促进 NA 释放；α_2 和 M 受体激动时，产生负反馈，抑制 NA 释放。

第 4 节 传出神经系统的生理功能

递质与受体结合后可以激动受体而产生生理效应，不同的递质通过激动不同的受体而呈现不同的生理效应（表 5-1）。

机体的多数器官都同时接受胆碱能神经和去甲肾上腺素能神经的双重支配。多数情况下，这两类神经兴奋时所产生的效应是拮抗的，当两类神经同时兴奋时，则占优势的神经的效应通常会显现出来。

表 5-1 自主神经系统的受体分布及激动效应

分类	受体		分布	效应
胆碱受体	M	M_1	自主神经节、中枢神经系统（皮质、海马）、胃壁细胞	中枢兴奋、胃酸分泌及胃肠活动增加
		M_2	心脏	心率、传导减慢，收缩力减弱
			血管平滑肌	扩张
		M_3	内脏平滑肌	收缩
			外分泌腺	分泌增加
		M	瞳孔括约肌、睫状肌	缩瞳
	N	N_1	神经节	兴奋
			肾上腺髓质	肾上腺素分泌
		N_2	骨骼肌运动终板	骨骼肌收缩
肾上腺素受体	α	α_1	皮肤、黏膜、内脏血管平滑肌	收缩，血流减少
			瞳孔开大肌	扩瞳
		α_2	突触前膜	负反馈调节，抑制 NA 释放
	β	β_1	心脏、肾小球旁细胞	心率、传导加快，收缩力增强；肾素释放
			支气管平滑肌	舒张
		β_2	冠状动脉、骨骼肌血管	舒张
			肥大细胞	过敏介质释放
		β_3	肝	肝糖原分解增加，促糖异生
			脂肪细胞	脂肪分解

第 5 节 传出神经系统药物的作用方式与药物分类

一、传出神经系统药物的作用方式

传出神经系统药物主要通过直接作用于受体产生作用或影响递质而间接发挥作用。

（一）作用于受体

许多传出神经系统药物可直接与胆碱受体或肾上腺素受体结合，如结合后产生的效应与神经末梢释放的递质效应相似，称为拟似药，也称之为受体**激动药**（**agonist**）。如结合后不产生或较少产生拟似递质的作用，就称为受体**阻断药**（**blocker**）；对激动药而言，则称为受体**拮抗药**（**antagonist**）。

（二）影响递质

1. 影响递质的生物合成　甲酪氨酸抑制酪氨酸羟化酶，抑制去甲肾上腺素的合成。

2. 影响递质释放　胍乙啶、溴苄铵稳定去甲肾上腺素能神经末梢细胞膜，抑制去甲肾上腺素的释放；麻黄碱、间羟胺可促进去甲肾上腺素释放，有间接拟交感作用。

3. 影响递质储存　利舍平影响去甲肾上腺素在囊泡内储存，使囊泡递质耗竭。

4. 影响递质再摄取　三环类抗抑郁药为非选择性单胺摄取抑制药，阻断去甲肾上腺素及5-羟色胺的再摄取，使突触间隙递质浓度增加。

5. 影响递质的消除　新斯的明和有机磷酸酯类抑制胆碱酯酶，减少突触部位乙酰胆碱的破坏，发挥间接的拟胆碱作用。

二、传出神经系统药物分类

根据传出神经系统药物的作用方式和受体选择性，将传出神经系统药物分类如表5-2。

表5-2　传出神经系统药物分类

拟似药	拮抗药
（一）胆碱受体激动药	（一）胆碱受体阻断药
1. M、N受体激动药（氨甲酰胆碱）	1. M受体阻断药
2. M受体激动药（毛果芸香碱）	（1）非选择性M受体阻断药（阿托品）
3. N受体激动药（烟碱）	（2）M_1受体阻断药（哌仑西平）
（二）抗胆碱酯酶药（新斯的明）	2. N受体阻断药
（三）肾上腺素受体激动药	（1）N_1受体阻断药（樟磺咪芬）
1. α受体激动药	（2）N_2受体阻断药（琥珀胆碱）
（1）α_1、α_2受体激动药（去甲肾上腺素）	（二）胆碱酯酶复活药（碘解磷定）
（2）α_1受体激动药（去氧肾上腺素）	（三）肾上腺素受体阻断药
（3）α_2受体激动药（可乐定）	1. α受体阻断药
2. α、β受体激动药（肾上腺素）	（1）α_1、α_2受体阻断药（酚妥拉明）
3. β受体激动药	（2）α_1受体阻断药（哌唑嗪）
（1）β_1、β_2受体激动药（异丙肾上腺素）	（3）α_2受体阻断药（育亨宾）
（2）β_1受体激动药（多巴酚丁胺）	2. β受体阻断药
（3）β_2受体激动药（沙丁胺醇）	（1）β_1、β_2受体阻断药（普萘洛尔）
	（2）β_1受体阻断药（阿替洛尔）
	（3）β_2受体阻断药（布他沙明）
	3. α_1、α_2、β_1、β_2受体阻断药（拉贝洛尔）

思考题

1. 近年来，肉毒杆菌毒素瘦脸瘦身在美容行业被广泛使用，请根据本章所学内容，试分析肉毒杆菌毒素产生此作用的原因是什么？是通过何种途径产生的？又有什么不良后果？

2. 试举例说明突触前膜受体与突触后膜受体兴奋后产生效应的异同。

3. 简述传出神经系统α受体的分布。激动受体的代表药物及临床用途有哪些？

4. 简述传出神经系统β受体的分布。激动受体的代表药物及临床用途有哪些？

5. 简述突触前阻断与突触后阻断的机制异同。

6. 激动α受体的主要药物有哪些？阻断药物有哪些？

7. 激动β受体的主要药物有哪些？阻断药物有哪些？

8. 除常见的α、β、N、M受体外，机体内存在的主要受体还有哪些？代表性的激动药及阻断药有哪些？主要的临床用途是什么？

第6章　胆碱受体激动药和作用于胆碱酯酶的药物

主要内容

胆碱受体激动药共同的药理作用、作用机制、作用特点及常用药物的分类；
毛果芸香碱的体内过程、药理作用、用途、主要不良反应和用药注意事项；
新斯的明的体内过程、药理作用、用途、主要不良反应和用药注意事项；
有机磷酸酯类引起中毒的原理、特征和解救措施等。

胆碱受体激动药（cholinoceptor agonists），是一类直接激动胆碱受体，作用与胆碱能神经递质乙酰胆碱相似的药物；作用于胆碱酯酶的药物又分为抗胆碱酯酶药和胆碱酯酶复活药。

第1节　胆碱受体激动药

根据胆碱受体激动药对胆碱受体亚型的选择性，将胆碱受体激动药分为M、N胆碱受体激动药，M胆碱受体激动药和N胆碱受体激动药。

一、M、N胆碱受体激动药

本类药物作用于胆碱能神经节后纤维所支配的效应器上的M受体和神经节、骨骼肌上的N受体。

乙酰胆碱

【体内过程】

乙酰胆碱是胆碱能神经递质，药用的乙酰胆碱化学性质不稳定，遇水分解，脂溶性低，口服不易吸收，也不易透过血脑屏障，在体内被胆碱酯酶迅速水解而失效，故仅作为药理学研究的工具药。

【药理作用】

乙酰胆碱可直接激动M受体和N受体，产生M样作用和N样作用。

1. M样作用　静脉注射小剂量乙酰胆碱即可激动M受体，产生与兴奋胆碱能神经节后纤维相似的效应。

（1）心血管系统：激动心脏M_2受体，产生负性肌力、负性频率和负性传导作用。

（2）平滑肌：对胃肠道、泌尿道、支气管和子宫等平滑肌均有兴奋作用，增加平滑肌的收缩频率、收缩幅度和张力。

（3）腺体：促进泪腺、气管和支气管腺体、唾液腺、消化道腺体和汗腺等腺体的分泌。

（4）眼：使瞳孔括约肌收缩，瞳孔缩小，眼压下降，睫状肌收缩，晶状体变凸，调节痉挛。

2. N样作用　大剂量乙酰胆碱可激动神经节N受体，产生全部自主神经兴奋的效应，即节后胆碱能神经和去甲肾上腺素能神经都兴奋，结果通常由占支配地位的神经决定。乙酰胆碱兴奋肾上腺髓质嗜铬细胞的N_1受体，可引起肾上腺素释放。此外，乙酰胆碱还能激动运动神经终板上

N_2 受体，表现为骨骼肌收缩。

二、M 胆碱受体激动药

毛果芸香碱

毛果芸香碱（**pilocarpine**，匹鲁卡品），是从毛果芸香属植物中提取的生物碱，水溶液稳定，现已人工合成。

【药理作用】

毛果芸香碱能直接激动 M 受体，对眼和腺体的作用最明显。

1. 眼　滴眼后可引起缩瞳，降低眼压和调节痉挛等作用。

（1）缩瞳：虹膜上有瞳孔括约肌和瞳孔开大肌两种平滑肌，瞳孔括约肌受动眼神经（图 6-1）支配，M 受体兴奋可使瞳孔缩小；瞳孔开大肌受去甲肾上腺素能神经支配，α 受体兴奋可使瞳孔扩大。毛果芸香碱可激动瞳孔括约肌上的 M 受体，使瞳孔括约肌收缩，瞳孔缩小。

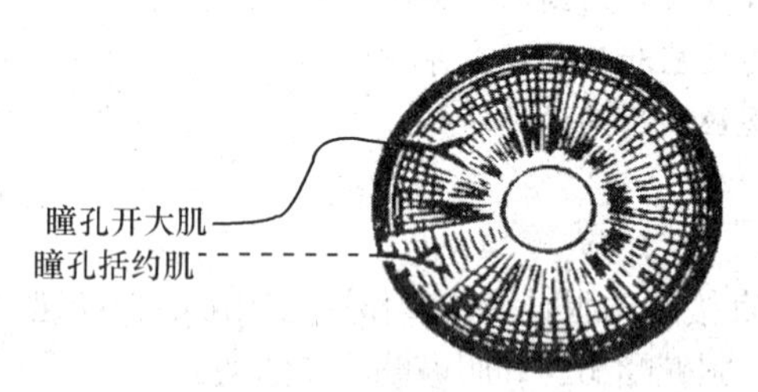

图 6-1　眼睛虹膜平滑肌及神经支配

- - - - - - -　胆碱能神经支配括约肌（M受体）

————　去甲肾上腺素能神经支配开大肌（α_1受体）

（2）降低眼内压：毛果芸香碱的缩瞳作用使虹膜向中心拉紧，虹膜根部变薄，虹膜角膜角间隙扩大，房水易于通过虹膜静脉窦而进入血液循环，使眼内压降低。房水生成和房水循环见图 6-2 和图 6-3。

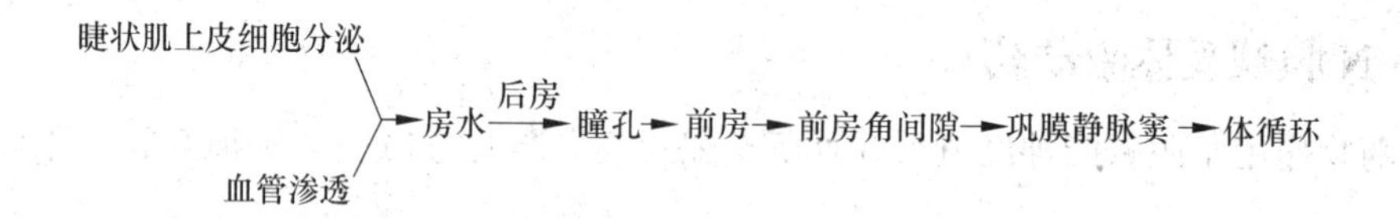

图 6-2　房水生成途径

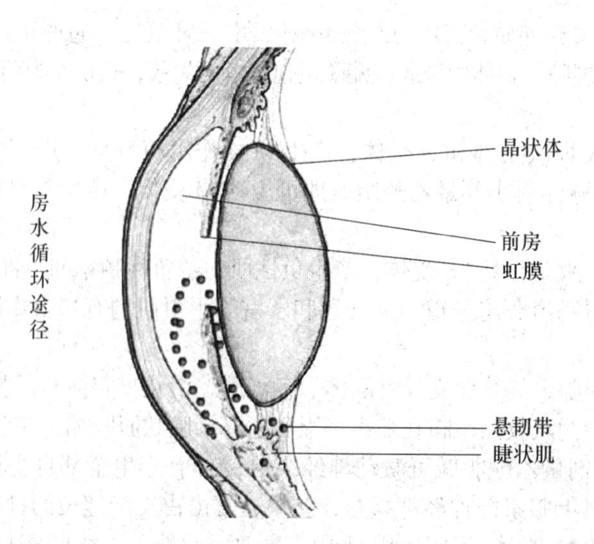

图 6-3　房水循环途径

（3）调节痉挛：毛果芸香碱兴奋睫状肌上的 M 受体，使括约肌的环形纤维向虹膜中心方向收缩，悬韧带松弛，晶状体变凸，屈光度增加，使远距离物体不能成像于视网膜上，而只能视近物，这一作用称为调节痉挛（图 6-4）。

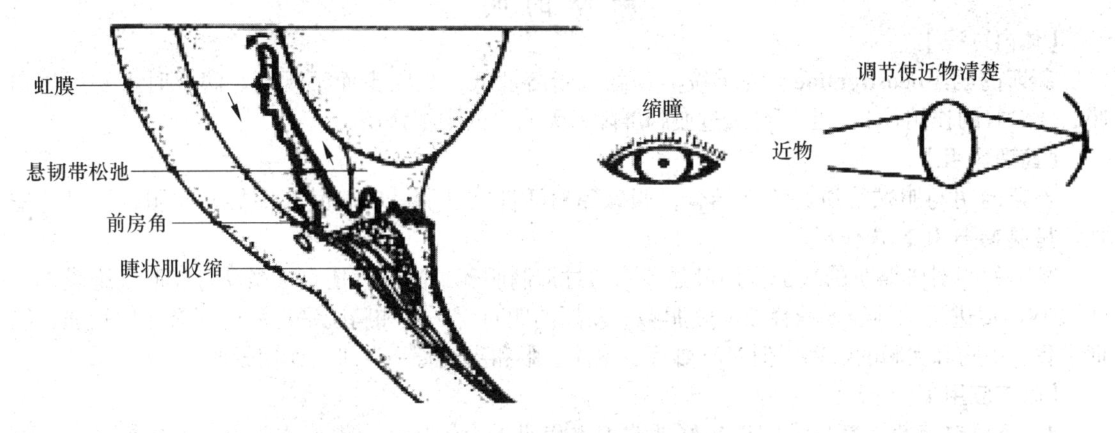

图 6-4　毛果芸香碱调节痉挛作用

2. 腺体　激动腺体上的 M 受体，使腺体分泌增加，以汗腺和唾液腺分泌增加最为明显，也可增加泪腺、胃腺、胰腺、小肠腺体和呼吸道腺体的分泌。

【临床应用】

1. 青光眼　青光眼分为闭角型和开角型两种，表现为眼压增高、头痛、视力减退等，严重时可致失明。毛果芸香碱对闭角型青光眼疗效较好，用药后虹膜角膜角间隙扩大，房水易于回流，眼压迅速下降，从而缓解或消除青光眼的各种症状。毛果芸香碱对开角型青光眼早期也有一定疗效，可能是由于扩张巩膜静脉窦周围的小血管及睫状肌后，使小梁网结构改变而导致眼压降低。

2. 虹膜炎　与扩瞳药交替应用，可防止虹膜与晶状体粘连。禁用于急性虹膜炎。

【不良反应】

全身给药或滴眼吸收入血后可引起全身 M 胆碱受体过度兴奋的中毒症状，如发汗、流涎、哮喘、恶心、呕吐、视力模糊、头痛等，可用阿托品对抗。

三、N 胆碱受体激动药

N 胆碱受体激动药有烟碱、洛贝林（lobeline）等。烟碱为烟草叶中的主要成分，又称尼古丁，与自主神经节 N_1 或骨骼肌 N_2 胆碱受体结合，出现先短暂兴奋后抑制的双相作用。

第 2 节　抗胆碱酯酶药和胆碱酯酶复活药

胆碱酯酶以多种同工酶的形式存在于体内，属糖蛋白类。胆碱酯酶可分为两类：一类为乙酰胆碱酯酶，特异性高，是水解乙酰胆碱所必需的酶，又称真性胆碱酯酶；另一类为假性胆碱酯酶，特异性较低，水解乙酰胆碱的作用较弱，但可水解其他胆碱酯类，如琥珀胆碱。

一、抗胆碱酯酶药

抗胆碱酯酶药又称胆碱酯酶抑制药，能与胆碱酯酶结合，形成的复合物裂解、水解慢，使胆碱酯酶活性受到抑制，从而导致胆碱能神经末梢释放的乙酰胆碱不能被及时水解，突触部位的乙酰胆碱增多而产生拟胆碱作用。

抗胆碱酯酶药分为两类：一类是易逆性抗胆碱酯酶药，如新斯的明；另一类为难逆性抗胆碱酯酶药，如有机磷酸酯类。

（一）易逆性抗胆碱酯酶药

新 斯 的 明

【体内过程】

新斯的明（neostigmine）为季铵类药物，脂溶性低，吸收少而不规则。滴眼时不易透过角膜，故对眼的作用较弱，也不易透过血脑屏障，无明显的中枢作用。

【药理作用】

新斯的明与胆碱酯酶竞争性结合，胆碱酯酶活性被抑制，突触间隙中的乙酰胆碱量显著增加，呈现M样和N样作用。

新斯的明对骨骼肌的兴奋作用最强，除通过抑制胆碱酯酶外，还直接激动骨骼肌细胞膜上的N_2受体、促进运动神经末梢释放乙酰胆碱。新斯的明对胃肠道和膀胱平滑肌的兴奋作用较强，能促进胃、小肠和大肠的蠕动，但对心血管、腺体、眼和支气管平滑肌的作用较弱。

【临床应用】

1. *重症肌无力* 新斯的明能较好地改善重症肌无力的症状，皮下或肌内注射作用迅速，除严重和紧急情况需注射给药外，一般多采用口服给药。本药过量中毒可致"胆碱能危象"，表现出M样和N样作用，并使肌无力加重，此时应停药。

2. *术后腹胀气和尿潴留* 新斯的明能兴奋胃肠道平滑肌及膀胱逼尿肌，促进排气和排尿。

3. *肌松药过量中毒的解救* 用于非去极化型骨骼肌松弛药如筒箭毒碱过量中毒的解救。

4. *其他应用* 阵发性室上性心动过速、青光眼。

【不良反应】

治疗量不良反应较少，过量会产生恶心、呕吐、腹痛、腹泻等消化道症状，甚至出现"胆碱能危象"，临床表现瞳孔缩小、大小便失禁、出汗、心动过缓，亦可见低血压、肌无力、心悸、呼吸困难等，或可见共济失调、惊厥、焦虑不安、恐惧等中枢症状。

禁用于机械性肠梗阻、尿路梗阻和支气管哮喘患者。

（二）难逆性抗胆碱酯酶药

该类药物主要为有机磷酸酯类，如农药甲拌磷、对硫磷、内吸磷、乐果、敌敌畏等及化学毒气塔崩、沙林、梭曼等。本类药物与胆碱酯酶结合后难以水解，使胆碱酯酶持久被抑制而出现乙酰胆碱堆积，引起明显的毒性反应，称为难逆性抗胆碱酯酶药。

【中毒途径】

本类药物可经消化道、呼吸道以及完整的皮肤吸收而引起中毒。农业生产使用过程中，经皮肤吸收是主要的中毒途径。

【中毒机制】

有机磷酸酯类与胆碱酯酶的结合比易逆性抗胆碱酯酶药更为牢固，其结合点在胆碱酯酶的丝氨酸羟基部位。此羟基的氧原子和有机磷酸酯类分子中的磷原子间以共价键形式结合，生成难以水解的磷酰化胆碱酯酶，使水解乙酰胆碱的能力降低，造成乙酰胆碱在体内积聚，引起一系列拟胆碱样中毒症状。如抢救不及时，胆碱酯酶会在短时间内（一般在几分钟或几小时内）迅速"老化"，即胆碱酯酶的磷酰化基团上的一个烷氧基断裂，生成更稳定的单烷氧基磷酰化胆碱酯酶。此时胆碱酯酶的活性很难恢复，即使使用胆碱酯酶复活药，也不能恢复，须等待新合成的胆碱酯酶出现，才可水解乙酰胆碱，此过程为15～30天。因此一旦发生中毒，迅速及时抢救是关键。

【急性中毒】

有机磷酸酯类急性中毒时会表现出多种拟胆碱样症状，轻度中毒以M样症状为主，中度中毒表现M样和N样症状，重度中毒除M样和N样症状外，还出现中枢神经系统症状。

1. *M样症状* 是出现最早的一组症状，临床表现为腺体分泌增加和平滑肌兴奋的一系列症状，如流泪、流涕、流涎、多汗、恶心、呕吐、腹泻、腹痛、尿频、大小便失禁，重者可口吐白沫，大汗淋漓，睫状肌痉挛，视物模糊，眼痛，呼吸道症状尚有支气管痉挛、分泌物增加、咳嗽、呼吸困难。轻度中毒会出现心率减慢和血压下降。

2. *N样症状* 乙酰胆碱在神经节及神经肌肉接头处蓄积，会出现骨骼肌兴奋，造成面、舌、四肢、眼睑和全身横纹肌出现不自主的肌震颤，严重时出现全身肌肉强直性痉挛。患者有全身紧束和压迫感，随之出现肌无力和瘫痪。呼吸肌麻痹导致呼吸衰竭。神经节兴奋，主要表现为平滑肌、眼睛、腺体部位的M样症状，心血管方面则出现血压增高、心率加快，甚至引起心律失常。

3. *中枢症状* 中枢胆碱酯酶被抑制，乙酰胆碱增多，临床表现为头晕、头痛、烦躁不安、谵妄、抽搐等中枢兴奋症状，后可转为抑制，表现为反射消失、意识模糊、共济失调、昏迷、中枢性呼吸麻痹等症状。血管运动中枢抑制引起心率减慢、血压下降，甚至循环衰竭。

【慢性中毒】

多发生于长期接触农药的人员，由于体内胆碱酯酶长期受到抑制，突出表现为血中胆碱酯酶活性显著而持久地下降，主要临床表现为神经衰弱症候群和腹胀、多汗，偶见肌束颤动及瞳孔缩小。因职业接触而致慢性中毒者，应及时脱离与有机磷酸酯类接触。

【中毒防治】

1. *预防* 有机磷酸酯类多为剧毒的杀虫剂，因此严格执行农药的管理制度，加强生产及使用农药人员的劳动保护措施及安全知识教育。

2. *急性中毒的治疗*

（1）清除毒物：发现中毒患者时，应立即将患者移到安全场所。经皮肤中毒者，应用温水或肥皂水清洗；经口中毒者，用2%碳酸氢钠或生理盐水反复洗胃，直至洗出液不再有农药的特殊气味为止，然后导泻。口服敌百虫中毒时，不能用碱性溶液洗胃，因为药在碱性溶液中可转变成毒性更强的敌敌畏。对硫磷中毒者忌用高锰酸钾洗胃，否则氧化成毒性更强的对氧磷。眼部染毒，可用2%碳酸氢钠溶液或生理盐水冲洗数分钟。

（2）对症治疗：如吸氧、人工呼吸、补充体液，维持血压，抗休克，抗惊厥等。

（3）使用特异性解救药：在对症治疗的同时须及早、足量、反复地注射阿托品以缓解中毒症状，轻度中毒者可肌内注射0.5～1.0mg，每日2～3次；中度中毒者，可肌内注射或静脉注射，每次1～2mg，每半小时至2小时一次；重度中毒者，一般可静脉注射1～3mg，每15～30分钟一次，直至M样中毒症状缓解出现轻度阿托品化，如散瞳、颜面潮红、心率加快、口干、轻度躁动不安等。阿托品为有机磷酸酯类急性中毒的特异性、高效解毒药，能迅速解除有机磷酸酯类中毒的M样症状。阿托品也能部分解除中枢神经系统中毒症状，使患者苏醒。此外，大剂量阿托品还能阻断神经节的N受体，对抗有机磷酸酯类的神经节兴奋作用。对中度和重度中毒患者，阿托品应和胆碱酯酶复活药合用，在胆碱酯酶复活后，由于机体对阿托品的敏感性恢复，会发生阿托品中毒，故合用时，应减小阿托品的剂量。

二、胆碱酯酶复活药

胆碱酯酶复活药是一类能使已被有机磷酸酯类抑制的胆碱酯酶恢复活性的药物，属肟类(-NOH）化合物。常用药有碘解磷定、氯解磷定等。

碘 解 磷 定

【体内过程】

碘解磷定（pralidoxime iodide，PAM）静脉注射后在肝、肾、脾、心等器官的含量较高，骨骼肌、血、肺中次之，少量透过血脑屏障进入脑内。本药主要经肾排泄，部分在肝代谢，$t_{1/2}$ 不到1小时，6小时内约排出80%。

【药理作用】

碘解磷定带正电荷的季铵氮与磷酰化胆碱酯酶的阴离子部位以静电引力结合，肟基（=N-OH）以共价键形式与磷酰化胆碱酯酶的磷酰基结合，生成碘解磷定和磷酰化胆碱酯酶复合物，复合物进一步裂解成磷酰化碘解磷定由尿排出，胆碱酯酶同时游离出来，恢复水解乙酰胆碱活性。此外，碘解磷定也能与体内游离的有机磷酸酯类直接结合，形成无毒的磷酰化碘解磷定经肾排出体外，从而阻止游离有机磷酸酯类进一步与胆碱酯酶结合，阻止中毒的发展。碘解磷定对M样症状作用较弱，但可迅速消除中毒所致的肌束颤动，并有一定的改善中枢症状的作用，使昏迷患者停止抽搐，迅速苏醒。

【临床应用】

有机磷酸酯类中毒患者应及时反复使用，轻度者缓慢静脉注射0.5～1g，中度者缓慢静脉注射1～2g，重度中毒，可缓慢静脉注射2～3g，0.5～1小时后根据情况重复注射1～1.5g。碘解磷定无对抗已积聚的乙酰胆碱的作用，故应与阿托品合用。

因有机磷酸酯类种类不同，碘解磷定复活胆碱酯酶疗效差异明显，内吸磷、马拉硫磷和对硫磷中毒时疗效较好，敌百虫、敌敌畏中毒时疗效稍差，乐果中毒无效。因此，抢救乐果中毒以阿托品为主。

【不良反应】

不良反应较少见，若剂量超过2g或静脉注射速度过快（每分钟超过500mg时），可产生轻度乏力、视物模糊、眩晕等症状，偶见恶心、呕吐和心率加快等反应，亦可引起口苦、咽痛及其他碘反应。碘解磷定本身对胆碱酯酶亦有抑制作用，高浓度时可产生神经肌肉阻滞，加重有机磷酸酯类的中毒。

氯解磷定

氯解磷定（Pralidoxime chloride，PAM-C1）的作用和用途与碘解磷定相似，但复活胆碱酯酶的作用强于碘解磷定，且水溶性高，溶液较稳定，可肌内或静脉给药。肌内注射1～2分钟即可生效，适用于农村基层使用和初步急救使用，氯解磷定较快经肾排泄，$t_{1/2}$ 约1.5小时。不良反应比碘解磷定轻，偶见轻度头痛、头晕、恶心、呕吐等，且价格低廉，因此已成为胆碱酯酶复活药中的首选药。

思考题

1. 某患者腹腔手术后，为了促进排气，用了毛果芸香碱，后出现恶心、呕吐等症状，试分析毛果芸香碱的药理作用及出现该症状的原因。

2. 某重症肌无力患者，口服新斯的明治疗，效果不明显，加大剂量后出现病情加重的现象，试分析原因并阐明新斯的明的药理作用。

3. 简述有机磷酸酯类引起中毒时的M样症状、N样症状及中枢神经系统症状及解救措施。

4. 对口服有机磷中毒的患者洗胃时应注意哪些问题？如果该患者口服敌百虫中毒是否可用碱性溶液洗胃？

5. 非传出神经系统的N受体有哪些？激动受体的主要代表药及临床用途是什么？与传出神经系统代表药的异同点是什么？

6. 非传出神经系统的M受体有哪些？激动受体的主要代表药及临床用途是什么？与传出神经系统代表药的异同点有哪些？

7. 非传出神经系统的胆碱酯酶存在部位是哪里？主要调控药物有哪些？与传出神经系统代表药的异同点是什么？

第7章 胆碱受体阻断药

主要内容

胆碱受体阻断药共同的药理作用、作用机制和常用药物的分类；
阿托品的体内过程、药理作用、临床应用、不良反应和用药注意事项；
骨骼肌松弛药的药理作用、临床应用、不良反应及中毒的解救。

胆碱受体阻断药（cholinoceptor blocking drugs）指能与胆碱受体结合并阻断内源性乙酰胆碱或胆碱受体激动剂与之结合的化合物，产生与乙酰胆碱相反的生理效应。按其阻断受体的不同，可分为M受体阻断药和N受体阻断药。

第1节 M受体阻断药

M受体阻断药可分为天然生物碱及合成药两类。天然生物碱包括阿托品、山莨菪碱、东莨菪碱和樟柳碱（表7-1）。合成药又分为解痉药（表7-2）、扩瞳药（表7-3）。

表7-1 常用阿托品类生物碱

药物	来源	作用	应用	不良反应
东莨菪碱	洋金花等植物提取的生物碱	外周作用和阿托品相似，仅在作用强度上略有不同。对中枢神经的抑制作用较强，小剂量主要表现为镇静，较大剂量时，则致催眠作用	麻醉前给药；抗晕动病和抗震颤麻痹，对震颤麻痹症有缓解流涎、震颤和肌肉强直的效果；也可代替洋金花作为中药麻醉剂	口干、头晕、视物模糊、面红、疲乏、暂时性黄视、意识模糊、排尿困难
山莨菪碱	茄科植物唐古特莨菪中提取的生物碱	与阿托品相似而稍弱，松弛平滑肌、解除血管痉挛、改善微循环的作用突出；抑制唾液分泌和扩瞳作用仅为阿托品的1/20～1/10，还因不易穿透血脑屏障，中枢兴奋作用很少	感染性休克、内脏平滑肌绞痛	副作用与阿托品相似。青光眼者禁用

表7-2 几种合成代用品的特点比较

药物	结构	作用	应用	不良反应
溴丙胺太林	季铵类	又名普鲁本辛，对胃肠道M胆碱受体的选择性较高，治疗剂量时抑制胃肠道平滑肌的作用较强和持久，并能不同程度地减少胃液分泌	胃、十二指肠溃疡，胃肠痉挛和妊娠呕吐等	口干、视物模糊。排尿困难、心悸、便秘、头痛等

续表

药物	结构	作用	应用	不良反应
贝那替嗪	叔胺类	又名胃复康，同溴丙胺太林，并有安定作用	兼有焦虑症的溃疡病、胃酸过多、肠蠕动亢进或膀胱刺激等	口干、头晕、恶心、感觉迟钝
后马托品	叔胺类	扩瞳和调节麻痹作用比阿托品快、短暂。但调节麻痹作用不如阿托品完全	眼科检查、验光	比阿托品轻

表 7-3　几种合成扩瞳药滴眼作用的比较

药物	浓度（%）	扩瞳作用		调节麻痹作用	
		高峰（分）	消退（日）	高峰（小时）	消退（日）
硫酸阿托品	1.0	30～40	7～10	1～3	7～12
氢溴酸后马托品	1.0	40～60	1～2	0.5～1	1～2
托吡卡胺	1.0	20～40	0.25	0.5	＜0.25
环喷托酯	0.5	30～50	1	1	0.25～1

阿　托　品

阿托品（atropine）是从茄科植物颠茄、曼陀罗和莨菪中提取的生物碱，现已能人工合成。

【体内过程】

口服吸收迅速，1 小时后血药浓度即达峰值，生物利用度为 50%，$t_{1/2}$ 为 4 小时。吸收后很快分布于全身组织，可透过血脑屏障，也能通过胎盘进入胎儿循环。肌内注射后 12 小时内有 85%～88% 经尿排出，其中原形阿托品约占 1/3，其余为水解和与葡萄糖醛酸结合的代谢物，在粪及其他分泌物包括乳汁中仅发现少量阿托品。局部滴眼，作用维持时间长，可达数天至 2 周，可能是从眼结膜吸收较少，通过房水循环排出缓慢之故。

【药理作用】

机体各组织器官的 M 受体对阿托品的敏感性不一，随着剂量的增加，腺体、瞳孔、膀胱、胃肠道平滑肌和心脏将依次出现相应的生理效应。

1. 腺体　阿托品可抑制多种腺体，对唾液腺和汗腺的作用最强，很小的剂量（0.5mg）就能明显地抑制其分泌，引起口干、皮肤干燥。也抑制泪腺和支气管腺体分泌。由于胃液受到组胺和胃泌素等多种因素的调节，阿托品对胃液的分泌影响不大。

2. 眼睛

（1）扩瞳：阿托品能阻断虹膜括约肌上的 M 受体，使括约肌松弛，而瞳孔开大肌上的肾上腺素能神经作用占优势，故瞳孔扩大。

（2）升高眼压：由于扩瞳，虹膜退向周边，使虹膜根部变厚，导致前房角间隙变窄，阻碍房水流入巩膜静脉窦，使房水蓄积，引起眼压升高。

（3）调节麻痹：阿托品阻断睫状肌上的 M 受体，使睫状肌松弛而退向边缘，则悬韧带拉紧，晶状体固定于扁平状态，屈光度降低，使近物成像于视网膜后，故视近物模糊，只能视远物，此作用称为调节麻痹。

3. 平滑肌　阿托品可松弛多种平滑肌，对处于痉挛状态的平滑肌作用尤其显著。对胃肠道、膀胱平滑肌松弛作用较好，对胆道、输尿管、支气管和子宫平滑肌的作用较弱。

4. 心血管系统

(1)心脏：阿托品对心脏的作用具有两重性，治疗量（0.5mg）使患者出现轻度心率减慢；较大剂量（1～2mg）又能阻断心脏上的M受体，解除迷走神经对心脏的抑制，使心率加快，传导加速。

(2)血管与血压：治疗量的阿托品对血管和血压无显著影响，主要原因为许多血管床缺乏胆碱能神经支配。大剂量可扩张皮肤血管，表现为面色潮红。其作用可能是由于汗腺受抑、体温升高、血管被动扩张造成的，也可能是直接扩张血管造成的。

5. 中枢神经系统　较大剂量（1～2mg）可轻度兴奋延脑和大脑，5mg时中枢兴奋明显加强，严重中毒时（10mg以上）则由兴奋转为抑制，表现为昏迷、呼吸麻痹。

【临床应用】

1. 解除平滑肌痉挛　适用于各种内脏绞痛，对胃肠绞痛和膀胱刺激症状（尿频、尿急等）疗效较好；对胆绞痛和肾绞痛的疗效较差，与镇痛药（如哌替啶）合用疗效增强。

2. 抑制腺体分泌　用于全身麻醉药可刺激呼吸道腺体分泌，避免阻塞呼吸道及吸入性肺炎的发生。还可用于严重的盗汗和流涎症。

3. 眼科

(1)虹膜睫状体炎：使虹膜括约肌和睫状肌松弛，有利于炎症的恢复，与缩瞳药交替使用，可防止虹膜与晶状体发生粘连。

(2)检查眼底：阿托品扩瞳可以观察眼底血管的变化，帮助诊断疾病。

(3)验光配镜：阿托品调节麻痹作用强，使晶状体固定，能准确测出屈光度。但扩瞳作用可持续1～2周，调节麻痹可维持2～3天，视力恢复较慢，临床现已少用。主要用于儿童验光。

4. 抗缓慢型心律失常　用于治疗迷走神经过度兴奋所致的窦性心动过缓、房室传导阻滞等缓慢型心律失常。

5. 抗休克　主要用于感染中毒性休克，如中毒性菌痢、暴发型流行性脑脊髓膜炎、中毒性肺炎等所致的休克。大剂量阿托品有解除小血管痉挛，扩张血管，降低外周阻力与改善微循环的功能。可在补充血容量的基础上用药，恢复重要器官供血，缓解组织缺氧状态，有利于休克的好转。对伴有高热或心动过速的休克患者，不能使用本品。

6. 解救有机磷酸酯类中毒　见第6章。

【不良反应】

阿托品选择性低，常见的不良反应有口干、视力模糊、心悸、皮肤干燥潮红、排尿困难等。阿托品剂量过大（5mg以上）易中毒。中毒表现出高热、呼吸加快、烦躁不安、谵妄、幻觉、惊厥等症状，严重时出现中枢抑制，最终呼吸麻痹而死亡。此外，误服过量的颠茄果、曼陀罗果、洋金花或莨菪根茎等也可出现中毒症状。阿托品的最低致死量成人为80～130mg，儿童约为10mg。

中毒的解救主要采取对症处理。口服中毒，应立即洗胃、导泻，以促进毒物排出；外周症状可注射拟胆碱药对抗其外周M受体阻滞作用，但治疗有机磷酸酯类中毒用阿托品过量时，不能再用抗胆碱酯酶药解救；中枢兴奋症状明显时，可给予地西泮或短效巴比妥类，但不能过量，以免与阿托品导致的中枢抑制作用产生协同作用。呼吸抑制时应给氧及进行人工呼吸。此外，还可用冰袋及乙醇擦浴，以降低患者的体温，这点对儿童中毒尤为重要。

【禁忌证】

前列腺肥大、青光眼患者禁用。

第2节 N_1 胆碱受体阻断药

【药理作用】

N_1 胆碱受体阻断药能与 ACh 竞争结合神经节细胞的 N_1 胆碱受体，使 ACh 不能引起节细胞的去极化，从而阻断了神经冲动在神经节中的传递，故也称神经节阻断药。

神经节阻断药选择性低，对交感神经节和副交感神经节都有阻断作用，它对效应器的具体效应则视两类神经对该器官的支配以何者占优势而定。交感神经对血管的支配占优势，用药后可见小动脉扩张，外周阻力下降，静脉扩张，回心血量减少，结果血压显著下降。副交感神经对胃肠道、眼、膀胱等平滑肌和腺体的支配占优势，用药后常出现便秘、扩瞳、尿潴留、口干和少汗等症状。

【临床应用】

常用的神经节阻断药有六甲双铵、美卡拉明、咪噻吩等。本类药在过去曾用于治疗高血压，但由于其作用过于广泛，不良反应多，故现已少用或不用。

第3节 N_2 胆碱受体阻断药

N_2 胆碱受体阻断药能与 ACh 竞争结合神经 - 骨骼肌细胞膜上的 N_2 受体，妨碍神经冲动的传递，使骨骼肌松弛，故也称骨骼肌松弛药。根据其作用方式的特点，可分为去极化型和非去极化型两类。

一、去极化型肌松药

这类药物与运动终板膜上的 N_2 胆碱受体相结合，产生与乙酰胆碱相似激动 N_2 受体的作用。本类药不易被胆碱酯酶破坏，故能够较长时间作用于受体，使细胞膜持久去极化而对 ACh 不产生反应。本类药的特点：① 用药后常见短时的肌束颤动。② 连续用药可产生快速耐受性。③ 抗胆碱酯酶药不仅不能拮抗这类药的肌松作用，却反能加强之。④ 在临床用量时，并无神经节阻断作用。

琥 珀 胆 碱

琥珀胆碱（succinylcholine），又称琥珀酰胆碱，由琥珀酸和两分子胆碱组成。

【体内过程】

琥珀胆碱在血液中迅速被血浆假性胆碱酯酶水解成琥珀单胆碱，肌松作用大为减弱，然后又缓慢水解成为琥珀酸和胆碱，肌松作用消失。仅有不到 2% 琥珀胆碱以原形从肾排泄。新斯的明能抑制血浆假性胆碱酯酶，从而加强和延长琥珀胆碱的作用。

【药理作用】

琥珀胆碱的肌松作用出现快，静脉注射即可见短暂肌束颤动，1 分钟内即转为松弛，约在 2 分钟时肌松作用最明显，在 5 分钟后作用消失。肌松作用出现时，四肢和颈部肌肉所受影响最大，而舌、咽、喉部肌肉次之，呼吸肌松弛作用不明显。

【临床应用】

用于气管内插管、气管镜、食管镜等短时检查；亦可用于外科麻醉辅助用药。

【不良反应】

1. 窒息　过量可引起呼吸肌麻痹，用药时应备有人工呼吸机及其他抢救器材。
2. 肌酸痛　由于肌束颤动损伤肌梭，易引起肌酸痛，用小量地西泮可防治。
3. 血钾升高　肌细胞持久除极化，释放钾离子，使血钾升高。

4. 眼压升高　因短暂收缩眼球外骨骼肌，可升高眼压。

【禁忌证】

血钾偏高的患者，如烧伤、广泛软组织损伤、偏瘫及脑血管意外的患者禁用；青光眼患者禁用。

二、非去极化型肌松药

此类药物与 ACh 竞争结合骨骼肌细胞膜上的 N_2 胆碱受体，阻断 ACh 的去极化作用，使骨骼肌松弛，故又称竞争型肌松药（表 7-4）。

竞争型肌松药的作用特点：① 肌松前无肌束颤动。② 与抗胆碱酯酶药有拮抗作用，故过量时可用适量的新斯的明解毒。③ 吸入性全麻药和氨基糖苷类抗生素能加强和延长此类药物的肌松作用，同类阻断药之间有相加作用。④ 有程度不等的神经节阻断作用，可使血压下降。

表 7-4　非去极化型肌松药作用特点对比

药物	来源	作　用	应用	不良反应
筒箭毒碱	南美洲防己科植物中提取的生物碱	口服难吸收，静脉注射后 2～4 分钟即产生肌松作用，5 分钟左右达高峰，可持续半小时左右。其肌松作用从头颈部小肌肉开始，然后波及四肢、躯干和颈部的其他肌肉，最后是肋间肌松弛，出现腹式呼吸	外科麻醉时的辅助用药	毒性较大，不良反应很多
加拉碘铵	含有三个季铵基团的人工合成品	肌松作用和筒箭毒碱相似，但无阻断神经节和释放组胺的作用，却有较强的阿托品样作用，能明显解除迷走神经的张力，使心率加快，血压轻度升高，心排血量增加	静脉给药大部分经肾排出	重症肌无力、心动过速、高血压及肾功能不全者忌用

思考题

1. 历史上的“蒙汗药”中所含有效成分为曼陀罗花，含有莨菪碱、东莨菪碱和微量的阿托品，请根据所学内容，分析蒙汗药的作用机制。

2. 某患者体检发现窦性心律为每分钟 55 次，诊断为缓慢型心律失常，假如医生用阿托品救治，患者服药后出现瞳孔散大，体温升高、心率增至每分钟 90 次等症状，那么请问阿托品治疗缓慢型心律失常的原因是什么？患者服药后为什么会出现该类症状？

3. 某人由于有机磷中毒需要解救，在反复使用阿托品的过程中出现了阿托品中毒症状，用新斯的明解救，出现中毒症状加重，改用毛果芸香碱解救，症状好转，请分析原因。

4. 阻断非传出神经系统 N 受体的主要代表药及临床用途是什么？与传出神经系统代表药的异同点有哪些？

5. 阻断非传出神经系统 M 受体的主要代表药及临床用途是什么？与传出神经系统代表药的异同点有哪些？

第 8 章　肾上腺素受体激动药

主要内容

肾上腺素受体激动药的分类；

去甲肾上腺素、肾上腺素、异丙肾上腺素、多巴胺等的体内过程、药理作用、临床用途、主要不良反应和用药注意事项；

临床常用的其他肾上腺素受体激动药的药理作用与临床应用特点。

肾上腺素受体激动药（**adrenoceptor agonists**）又称**拟肾上腺素药**（**adrenomimetic drugs**），是指一类化学结构和药理作用与肾上腺素、去甲肾上腺素相似，能与肾上腺素受体结合并激动相应受体，产生肾上腺素样作用的药物。

肾上腺素受体激动药的基本化学结构为β-苯乙胺，作用与兴奋交感神经的效应相似，故又称**拟交感胺类药**（**sympathomimetic amines**）。其中苯环上有邻二酚羟基者为**儿茶酚胺类**（**catecholamines，CA**），无邻二酚羟基者为**非儿茶酚胺类**。后者作用强度减弱，但不易被COMT代谢破坏，作用时间延长。通过对α位和β位碳原子上取代基团的改造，已经人工合成了许多种肾上腺素受体激动药。这些药物的作用相似，仅作用强度、作用时间和对受体的选择性不同。根据药物对肾上腺素受体选择性的不同可分为：α受体激动药，α、β受体激动药，β受体激动药。

第 1 节　α受体激动药

α受体激动药指对α受体具有较强的选择性，能够激动α受体引起相应药理作用的药物。根据其对α受体各亚型选择性的不同，可分为α_1、α_2受体激动药，α_1受体激动药和α_2受体激动药。

一、代表药物

去甲肾上腺素

去甲肾上腺素（noradrenaline，NA；norepinephrine，NE；正肾上腺素）为哺乳类动物去甲肾上腺素能神经末梢释放的主要递质，肾上腺髓质也可少量分泌，临床用其人工合成品。其性质不稳定，见光遇热易氧化分解；在中性尤其在碱性环境中易氧化变色而失效；在酸性环境下比较稳定，临床多用重酒石酸去甲肾上腺素。

【体内过程】

口服无效，因其对胃黏膜血管有收缩作用，在碱性肠溶液中易被破坏，余者还会被肠黏膜和肝代谢。皮下或肌内注射因剧烈的局部血管收缩，吸收很少，故主要静脉滴注给药。外源性的去甲肾上腺素不易透过血脑屏障，难以到达脑组织。在体内被去甲肾上腺素能神经摄取后，在肝等组织中被COMT和MAO代谢失活，经肾排泄。尿中儿茶酚胺的代谢产物以VMA为主，正常人静脉给药 24 小时约占儿茶酚胺代谢物总量的 90%。

【药理作用】

对 α 受体激动作用强大，且对 α_1、α_2 无选择性，对 β_1 受体激动作用较弱，对 β_2 受体几乎无作用。

1. 血管　能激动血管 α_1 受体，使血管，特别是小动脉和小静脉收缩。以皮肤黏膜血管收缩最明显，其次是肾血管，对脑、肝、肠系膜，甚至骨骼肌血管也有收缩作用。

但可使冠状血管舒张，血流量增加，主要原因：① 心脏兴奋，心肌的代谢产物（如腺苷等）促使冠状血管舒张；② 血压升高，导致冠状动脉的灌注压提高；③ 激动突触前膜的 α_2 受体，抑制递质释放。

2. 心脏　激动心脏 β_1 受体，加强心肌收缩力，加快心率，加速传导，提高心肌的兴奋性，使心排血量增加。对心脏的兴奋效应比肾上腺素弱。

在整体，由于血压升高反射性兴奋迷走神经使心率减慢；同时由于该药具有强烈的缩血管效应，导致总外周阻力增加，心脏射血阻力也随之增加，导致心排血量不变或减少。剂量过大、静脉注射过快可引起心律失常，但较肾上腺素少见。

3. 血压　有较强的升压作用。小剂量静脉滴注可兴奋心脏的 β_1 受体，心排血量增加，收缩压升高，此时对血管的收缩作用还不十分强烈，舒张压升高不多，脉压稍加大。较大剂量时兴奋 α_1 受体，血管强烈收缩，外周阻力明显增高，收缩压升高的同时舒张压也明显升高，脉压变小，导致包括肾、肝等组织的血液灌注量减少。

4. 其他　其他作用均不显著，对机体的代谢影响较弱，仅在大剂量时才出现血糖升高；由于难以通过血脑屏障，对中枢神经系统几无作用。

【临床应用】

目前，去甲肾上腺素仅限于早期神经源性休克以及嗜铬细胞瘤切除后或药物中毒时的低血压。用于上消化道出血，稀释后口服使食管和胃内血管收缩，产生局部止血作用。

【不良反应】

静脉滴注时间过长，浓度过高或药液漏出血管外，可引起局部缺血坏死；剂量过大或滴注时间过长可使肾血管强烈收缩，引起少尿、无尿和肾实质损伤而致肾衰竭，用药期间尿量应保持在 25ml/h 以上；长期静脉滴注突然停药，可引起血压骤降，应逐渐减少滴注剂量后再停药。

【禁忌证】

禁用于高血压、动脉粥样硬化、器质性心脏病、少尿无尿、严重微循环障碍的患者和孕妇。

二、其他常用 α 受体激动药（表 8-1）

表 8-1　其他常用 α 受体激动药及其特点

药物	药理作用	作用受体	临床应用	不良反应	备注
间羟胺	收缩血管、升高血压	α_1 α_2	早期休克或其他低血压状态		
萘甲唑啉	收缩血管	α_1 α_2	过敏性及炎症性鼻充血、急慢性鼻炎、眼充血、细菌性和过敏性结膜炎等	过量和长期用药可引起眼部和全身副作用	

续表

药物	药理作用	作用受体	临床应用	不良反应	备注
去氧肾上腺素、甲氧明	收缩血管、升高血压	α_1	抗休克、防治脊髓麻醉或全身麻醉引起的低血压阵发性室上性心动过速		去氧肾上腺素还可用于眼底检查
米多君	升高血压	α_1	各种原因引起的低血压、压力性尿失禁、射精功能障碍	严重心脏病、急性肾病、尿潴留、嗜铬细胞瘤、甲状腺毒症	
阿可乐定	降低眼压	α_2	青光眼短期辅助治疗，预防眼压回升		
羟甲唑啉	收缩血管	α_2	鼻黏膜充血、鼻炎	局部刺激症状、小儿用后可见中枢神经系统症状	2岁以下儿童禁用

第2节 α、β受体激动药

α、β受体激动药指对α、β受体均具有较强激动作用的药物。

一、代表药物

肾上腺素

肾上腺素（adrenaline，AD；epinephrine，副肾素）为肾上腺髓质分泌的主要神经递质之一，是由去甲肾上腺素甲基化而成。药用肾上腺素多是从家畜肾上腺提取或人工合成。理化性质与去甲肾上腺素相似，极不稳定，临床常用盐酸肾上腺素。

【体内过程】

口服无效，因在碱性肠液、肠黏膜和肝内被氧化破坏，吸收少，达不到有效血药浓度；皮下注射局部血管收缩，吸收缓慢，作用维持时间较长，约1小时；肌内注射吸收快，作用强，但维持时间短，为10～30分钟。临床用药多采用皮下注射给药。在体内的摄取、代谢途径与去甲肾上腺素类似。

【药理作用】

同时激动α和β受体，产生较强的α和β受体激动效应。

1. *心脏* 作用于心肌、传导系统和窦房结的β_1、β_2受体，加强心肌收缩力、加速心率、促进传导，提高心肌的兴奋性，增加心排血量；舒张冠状动脉血管，增加心肌血液供应，且作用迅速，为快速而强效的心脏兴奋药。由于明显增加心肌代谢和耗氧量，对缺血缺氧心肌尤为不利，因此不能用于慢性心功能不全的治疗。剂量过大或静注过快，还会引起心律失常，出现期前收缩，甚至心室颤动。

2. *血管* 既可激动血管平滑肌上的α受体，引起血管收缩，也可激动β_2受体，导致血管扩张。由于肾上腺素受体在体内各部位血管的分布种类、密度不同，因此对肾上腺素的反应性也不同。小动脉和毛细血管前括约肌血管壁的肾上腺素受体密度高，血管收缩效应明显；静脉和大动脉血管的肾上腺素受体密度低，血管收缩效应较弱。皮肤、黏膜、肾和胃肠道等器官的血管平滑肌α受体在数量上占优势，故在这些部位能产生强烈的缩血管效应；骨骼肌和肝的血管平滑肌β_2受体在数量上占优，小剂量的肾上腺素往往就能引起这些部位血管舒张。肾上腺素还能舒张冠状动脉血管，可能与以下原因有关：① 兴奋冠状血管上的 β_2 受体；② 使心脏的收缩期缩短，舒张期相对延长；③ 兴奋心脏，促使心肌细胞释放扩血管的代谢产物（如腺苷等）；④ 升高血压，提高冠状动脉灌注压，冠状动脉血流量增加；⑤ 激动神经突触前膜的 α_2 受体，抑制递质的释放等。

3. 血压　肾上腺素可升高血压，作用较强，并呈现以下特点：① 与给药剂量相关：小剂量和治疗量使心肌收缩力增强，心率和心排血量增加，皮肤黏膜血管收缩，可使收缩压和舒张压均升高。但同时舒张骨骼肌血管，可以抵消或超过对皮肤黏膜血管的收缩作用，而使舒张压不变或下降，脉压增大，有利于血液对各组织器官的灌注。大剂量除强烈兴奋心脏外，还可使血管平滑肌的 α_1 受体兴奋占优势，使皮肤、黏膜、肾和肠系膜血管强烈收缩，外周阻力显著增高，收缩压和舒张压均升高，脉压趋向缩小。② 双向反应：大剂量一次性静脉注射后，血压急剧上升，继之下降，表现为先升后降，这是由于 α_1 受体对高浓度肾上腺素敏感，而 β_2 受体对低浓度肾上腺素敏感的缘故。③ 翻转作用：在使用肾上腺素前给予 α 受体阻断药如酚妥拉明等，只体现出肾上腺素对血管 β_2 受体的激动作用，使其升压作用转为降压作用。因此，氯丙嗪等引起的直立性低血压不能用肾上腺素纠正。

4. 平滑肌

（1）支气管平滑肌：激动支气管平滑肌 β_2 受体，舒张支气管平滑肌；激动支气管黏膜血管的 α_1 受体，使血管收缩，降低毛细血管的通透性，有利于消除支气管黏膜水肿；抑制肥大细胞释放组胺和其他过敏性物质。故对急性支气管哮喘有良好的效果。

（2）胃肠平滑肌：激动 β_1 受体，降低胃肠平滑肌张力，自发性收缩频率和幅度减小，松弛胃肠平滑肌。

（3）膀胱逼尿肌和括约肌：激动 β_2 受体，使膀胱逼尿肌舒张；激动 α_1 受体，使膀胱括约肌收缩。引起排尿困难和尿潴留。

（4）子宫平滑肌：与子宫的性周期、充盈状态、药物剂量等有关，在妊娠末期和临产期，对子宫张力和收缩均有抑制作用。

5. 代谢

（1）升高血糖：激动肝的 α 和 β_2 受体，促进肝糖原分解；降低外周组织对葡萄糖的摄取；抑制胰岛素的释放。

（2）促进脂肪分解：激动脂肪细胞的 β 受体，激活三酰甘油酶，加速脂肪分解，使血中游离脂肪酸增加。治疗剂量下可使整体耗氧量升高 20%～30%。

6. 中枢神经系统　不易透过血脑屏障，治疗剂量时无明显中枢效应；大剂量时可出现中枢兴奋症状，如呕吐、激动、肌强直，甚至惊厥等。

【临床应用】

1. 心脏骤停

（1）溺水、麻醉和手术意外、房室传导阻滞、药物中毒、传染病等所致心脏骤停：一般首选肾上腺素做心室内注射（左锁骨中线与第 4、5 肋间之间的交点，用 10～12cm 的针头注入左心室内），同时必须进行有效的人工呼吸、心脏按压和纠正酸中毒等措施。

（2）电击所致的心脏骤停：使用肾上腺素的同时配合心脏电除颤器或利多卡因等药物进行除颤。

2. 过敏性休克　肾上腺素为首选药。

（1）过敏性休克病理基础：心肌收缩力减弱，小血管扩张和毛细血管通透性增加，导致血压下降；因支气管平滑肌痉挛及黏膜充血水肿、分泌物增多，引起呼吸困难。

（2）治疗过敏性休克的药理学基础：兴奋 α_1 和 β_1 受体，使血压升高；兴奋 β_2 受体，使支气管平滑肌松弛，减少组胺等炎性介质的释放；兴奋 α_1 受体，使支气管黏膜血管收缩，消除水肿，有效缓解过敏性休克引起的呼吸困难症状。

肾上腺素在治疗休克时多肌内或皮下注射给药，严重者可用10倍生理盐水稀释后缓慢静脉滴注，注意控制滴注速度和剂量，以防血压骤升和心律失常等不良反应的发生。

3. 支气管哮喘急性发作　兴奋 β_2 受体，使支气管平滑肌松弛，减少组胺等炎性介质的释放；兴奋 α_1 受体，使支气管黏膜血管收缩，消除水肿；作用快而强，但维持时间短，不良反应严重。

4. 牙龈、鼻及手术出血　局部与局麻药合用（一般肾上腺素与局麻药的浓度比为1 ： 250 000，一次用量不超过0.3mg），可减慢局麻药的吸收，延长作用时间，减少不良反应。但在手指、脚趾等肢体末端进行手术时，局麻药中最好不要加入肾上腺素，以防局部组织缺血坏死。

5. 青光眼　肾上腺素能促进房水流出和使β受体介导的眼内反应脱敏感化，降低眼内压。

【不良反应】

常见不良反应有心悸不安、面色苍白、头痛、震颤、血压升高等。剂量大或注射过快，可致心律失常甚至室颤或脑出血的危险。

【禁忌证】

禁用于器质性心脏病、高血压、糖尿病、冠状动脉病变、甲状腺功能亢进患者。慎用于老年和糖尿病患者。

多 巴 胺

多巴胺（dopamine，DA）为去甲肾上腺素生物合成的前体化合物，药用多为人工合成品，临床常用盐酸多巴胺。

【体内过程】

口服无效，因在肠和肝中易被破坏；主要静脉给药，可迅速被COMT和MAO代谢，$t_{1/2}$ 约为2分钟，故作用时间短暂；外源性多巴胺不易透过血脑屏障，无明显中枢作用。

【药理作用】

不仅能激动α和β受体，还能激动外周的DA受体。作用与剂量或浓度有关，还取决于靶器官中各受体亚型的分布和药物受体选择性的高低。

1. 血管　低浓度多巴胺静脉滴注，主要激动血管的 D_1 受体，激活腺苷酸环化酶，细胞内cAMP水平升高，血管舒张，特别表现在肾、肠系膜和冠状血管，使肾血流量和肾小球滤过率增加，同时还有排钠利尿作用。

2. 心脏　高浓度多巴胺静脉滴注，可直接和间接地激动 β_1 受体，使心肌收缩力加强，心排血量增加。一般剂量对心率影响不大，大剂量会导致心率加快。

3. 血压　高浓度多巴胺可激动心脏 β_1 受体，升高收缩压；激动肾、肠系膜及冠状血管等部位的 D_1 受体，血管扩张，致舒张压升高不明显，因此脉压增大。继续增加多巴胺的浓度，可激动皮肤、黏膜及肾等部位血管的 α_1 受体，血管收缩，外周阻力增加，血压升高。此作用可被 α_1 受体阻断药拮抗。

【临床应用】

1. 休克　可用于各种休克，如感染性中毒性休克、心源性休克和出血性休克等。对伴有心收缩力减弱及尿量减少者较为适宜，治疗时应注意补充血容量及纠正酸中毒。

2. 急性肾衰竭　可激动 D_1 受体，导致肾血管扩张，肾血流增加，肾小球滤过滤增加，与利尿药联合应用可治疗急性肾衰竭。

【不良反应】

较轻微，偶见恶心、呕吐；如剂量过大或滴注过快可出现呼吸困难，心动过速、心律失常和肾血管收缩引起的肾功能下降等。一旦发生，应减慢滴注速度或停药，反应可消失，必要时用酚妥拉明拮抗。

二、其他常用 α、β 受体激动药（表 8-2）

表 8-2 其他常用 α、β 受体激动药及其特点

药物	药理作用	作用受体	临床应用	不良反应	备注
麻黄碱	兴奋心血管、松弛支气管	α、β	支气管哮喘、鼻塞、低血压、皮肤瘙痒	中枢兴奋、快速耐受性	
美芬丁胺	与麻黄碱相似	α、β	腰麻时预防血压下降、心源性休克或其他低血压、鼻炎	中枢兴奋	失血性休克者慎用、甲状腺功能亢进者禁用

第 3 节 β 受体激动药

β 受体激动药指对 β 受体具有较强的选择性，能够激动 β 受体引起相应药理作用的药物。根据其对 β 受体各亚型选择性的不同，可分为 β_1、β_2 受体激动药，β_1 受体激动药，β_2 受体激动药。

一、代表药物

异丙肾上腺素

异丙肾上腺素（isoprenaline）为人工合成品，是去甲肾上腺素氨基上的氢原子被异丙基取代所得，临床常用硫酸或盐酸异丙肾上腺素。

【体内过程】

口服无效，因其在肠黏膜可与硫酸结合而失效；多采用气雾吸入、舌下或注射给药。其中舌下给药因能扩张局部黏膜血管，吸收迅速，起效较快。主要在肝等组织中被 COMT 代谢，少量被 MAO 代谢，不易被神经末梢摄取，因此作用时间比肾上腺素长。

【药理作用】

对 β_1、β_2 受体的选择性低，作用强，对 α 受体无作用。

1. 心脏　对心肌 β_1 受体有强大的激动作用，表现为正性肌力作用、正性频率和正性传导作用，可使心肌收缩力加强，心率加快，传导加速，心排血量增加，心肌耗氧量增加。与肾上腺素比较，异丙肾上腺素加速心率和加速传导的作用较强，对心脏正位起搏点有显著兴奋作用，对异位起搏点没有影响（肾上腺素对正位和异位起搏点均有兴奋作用），较少引起心律失常，更不易引起室颤。

2. 血管和血压　可激动 β_2 受体而舒张血管，主要是舒张骨骼肌血管和冠状动脉，对肾血管和肠系膜血管的舒张作用较弱。由于心脏兴奋和血管舒张，收缩压升高或不变，舒张压略下降，故脉压增大。静脉注射给药时，可引起舒张压明显下降，脉压增大，冠状血管的灌注压降低，有效血流量不增加。

3. 支气管平滑肌　激动 β_2 受体，使支气管平滑肌松弛，作用比肾上腺素强，还可抑制组胺等炎症介质的释放。由于对 α_1 受体无作用，不能使支气管黏膜血管收缩，因此不能消除支气管黏膜水肿。

4. 其他　与肾上腺素相比，增加组织的耗氧量，升高血中游离脂肪酸的作用相似；升高血糖、兴奋中枢的作用较弱。

【临床应用】

1. 支气管哮喘 用于控制支气管哮喘的急性发作，起效快而强。可采用舌下含服或气雾吸入给药等。

2. 房室传导阻滞 用于中、重度房室传导阻滞的治疗。可采用舌下含服或静脉滴注给药。

3. 心脏骤停 可用于抢救心室自身节律缓慢、高度房室传导阻滞或窦房结功能衰竭而并发的心脏骤停。常与α受体激动药如去甲肾上腺素或间羟胺合用，进行心室内注射给药。

4. 休克 主要用于中心静脉压高、心排血量低的感染性休克。用药时注意补液和心脏毒性。目前临床较少使用。

【不良反应】

常见不良反应有心悸、头晕、口腔和咽部发干、皮肤潮红、睡眠障碍等，因此在用药过程中必须控制好心率，以防发生心动过速或室颤；过多反复使用气雾剂会产生耐受性，降低疗效，甚至可导致死亡。

【禁忌证】

禁用于冠心病、心肌炎、甲状腺功能亢进及嗜铬细胞瘤患者等。

二、其他常用β受体激动药（表8-3）

表8-3 其他常用β受体激动药及其特点

药物	药理作用	作用受体	临床应用	不良反应	备注
多巴酚丁胺	兴奋心脏	β_1	心肌梗死并发心力衰竭	血压升高、心悸、头痛、气短等，偶致心律失常	心房颤动、心肌梗死和高血压慎用，梗阻型肥厚性心肌病者禁用
沙丁胺醇	松弛支气管平滑肌	β_2	支气管哮喘	骨骼肌震颤、心律失常、代谢紊乱	本品缓释片不能咀嚼，应整片吞服
特布他林	松弛支气管平滑肌	β_2	支气管哮喘	手指震颤、头痛、头晕、失眠、心悸、胃肠障碍、低血糖、血乳酸升高等	高血压、冠心病、糖尿病、甲状腺功能亢进、癫痫患者，妊娠妇女等慎用

思考题

1. 肾上腺素和强心苷类药物均有正性肌力作用，对慢性心功能不全的治疗为什么不能用肾上腺素而可用强心苷类药物？

2. 根据肾上腺素受体激动药特点的不同可用于不同休克（或低血压）的治疗，请阐述肾上腺素、去甲肾上腺素、异丙肾上腺素和多巴胺分别适合哪种休克的治疗？并说明理由及需要注意的事项。

3. 去甲肾上腺素、肾上腺素和异丙肾上腺素可以采用什么样的药效学实验方法来进行鉴别？

第9章　肾上腺素受体阻断药

主要内容

肾上腺素受体阻断药的分类；
酚妥拉明、普萘洛尔、拉贝洛尔的药理作用、不良反应。

肾上腺素受体阻断药（adrenoceptor blocking drugs）又称**抗肾上腺素药（adrenoceptor antagonists）**，是一类能与肾上腺素受体结合，阻断去甲肾上腺素能神经递质或肾上腺素受体激动药与受体结合，产生拮抗作用的药物。

根据对肾上腺素受体选择性的不同，可分为：α 受体阻断药，β 受体阻断药，α、β 受体阻断药。

第1节　α 受体阻断药

α 受体阻断药（α-adrenoceptor blockers）指对 α 受体具有较强的选择性，能够阻断相应的递质或激动药与 α 受体结合，拮抗其生理或药理效应的药物。根据其对 α 受体各亚型选择性的不同，可分为非选择性 α 受体阻断药、选择性 α_1 受体阻断药、选择性 α_2 受体阻断药。其中非选择性 α 受体阻断药又可分为短效类和长效类。短效类与 α 受体结合力弱且较疏松，易于解离，可被大量儿茶酚胺类药物竞争性拮抗，故又称竞争性 α 受体阻断药；长效类与 α 受体可形成牢固的共价键结合，不易解离，即使用高浓度的儿茶酚胺类药物也难以与之竞争，故称为非竞争性 α 受体阻断药。

一、代表药物

酚 妥 拉 明

酚妥拉明（phentolamine）又称立其丁（regitine），为人工合成药物，临床常用甲磺酸酚妥拉明。为竞争性 α 受体阻断药。

【体内过程】

口服给药 30 分钟血药浓度达峰值，可维持 3～6 小时；肌内注射可维持 30～45 分钟；静脉注射 2～5 分钟起效，可维持 10～15 分钟。口服生物利用度低，效果仅为注射给药的 20%。大多数以无活性的代谢产物从尿中排泄。

【药理作用】

可阻断突触后膜的 α_1 受体和前膜的 α_2 受体。

1. 血管　阻断突触后膜的 α_1 受体，也可直接舒张血管，致血压降低，肺动脉压降低尤为明显。对小动脉和小静脉均有扩张作用，导致外周阻力降低，回心血量减少，从而减轻心脏前后负荷。

2. 心脏　对心脏有兴奋作用，使心肌收缩力加强、心率加快、心排血量增加。一方面阻断

突触后膜的 α_1 受体，使血管舒张，血压下降，反射性地引起交感神经兴奋；另一方面阻断突触前膜的 α_2 受体，减轻对去甲肾上腺素能神经的负反馈性抑制，促进递质的释放。酚妥拉明有时可致心律失常及翻转肾上腺素的升压作用。

3. 其他　拟胆碱样作用，兴奋胃肠平滑肌上的 M 受体，使胃肠平滑肌张力增加，蠕动加强，这一作用可被阿托品拮抗；拟组胺样作用，可激动 H_1、H_2 受体，促进肥大细胞释放组胺，导致胃酸分泌增加；还可引起皮肤潮红。

【临床应用】

1. 外周血管痉挛性疾病　如治疗肢端动脉痉挛性疾病和血栓闭塞性脉管炎等。

2. 静脉滴注去甲肾上腺素药液外漏　当静脉注射去甲肾上腺素发生药液外漏致皮肤缺血、苍白和剧烈疼痛时，可以用酚妥拉明 5mg 溶入 10～20ml 生理盐水中，做局部浸润注射，防止血管强烈收缩，避免局部组织发生缺血性坏死。

3. 休克　可用于感染性、心源性和神经源性休克的治疗，但在用药前应先补足血容量。酚妥拉明通过扩张血管、降低外周阻力、增加心排血量，使机体的血液重新分布，改善内脏组织血流灌注和改善微循环障碍。明显降低肺血管阻力，对肺水肿有较好的治疗作用。与去甲肾上腺素联合应用，对抗去甲肾上腺素收缩血管的 α 样作用，保留兴奋 β_1 受体的作用。通常用酚妥拉明 2～5mg 和去甲肾上腺素 1～2mg，加入生理盐水 500ml，静脉滴注。

4. 急性心肌梗死和顽固性充血性心力衰竭　酚妥拉明用于治疗其他药物无效的急性心肌梗死和顽固性充血性心力衰竭。主要机制是解除心功能不全时小动脉和小静脉的反射性收缩，外周血管阻力降低，心脏前后负荷及左心室充盈压降低，心排血量增加，从而改善心功能不全、肺水肿以及全身性水肿等症状。

5. 嗜铬细胞瘤及阳痿　肾上腺嗜铬细胞瘤能大量分泌肾上腺素，导致血压急剧升高和高血压危象。因此，可通过静脉注射酚妥拉明来鉴别诊断该病。但有报道出现假阳性和造成死亡的现象，已较少采用。酚妥拉明直接注入阴茎海绵体内可以诊断和治疗阳痿。

【不良反应】

常见胃肠道反应，故溃疡病患者慎用；大剂量酚妥拉明可引起直立性低血压，注射给药可产生心动过速、心律失常和诱发或加剧心绞痛。

【禁忌证】

低血压、心脏器质性损坏、严重动脉粥样硬化和肾功能不全者禁用。冠心病、胃炎和胃十二指肠溃疡患者慎用。

二、其他常用 α 受体阻断药（表 9-1）

表 9-1　其他常用 α 受体阻断药及其特点

药物	药理作用	作用受体	临床应用	不良反应	备注
妥拉唑林	舒张血管、降低血压	α_1 α_2	外周血管痉挛性疾病	潮红、寒冷感、心动过速、恶心、上腹疼痛、直立性低血压等	胃溃疡、冠状动脉疾病者禁用
酚苄明	舒张血管、兴奋心脏	α_1 α_2	周围血管疾病、休克、嗜铬细胞瘤引起的高血压、早泄	直立性低血压、心动过速、瞳孔缩小、鼻塞、口干等	肾、冠状动脉功能不全及脑血管病者慎用
异克舒令	舒张血管、兴奋心脏、松弛平滑肌	α_1 α_2	脑血管及外周血管痉挛性疾病、防止早产	皮肤潮红、胃肠功能失常、心率加快、低血压、皮疹	激动 β 受体；心脏病及贫血者不宜注射给药；不宜用于伴有感染的早产

续表

药物	药理作用	作用受体	临床应用	不良反应	备注
莫西赛利	舒张血管、抗血栓形成	α_1 α_2	脑血管及外周血管痉挛性疾病，改善脑梗死或脑出血后遗症各种症状	恶心、呕吐、腹泻、头痛、头晕、皮肤潮红等	近期心肌梗死、糖尿病、心绞痛者慎用
吲哚拉明	舒张血管、降低血压	α_1 α_2	轻中度高血压、偏头痛	镇静、口干、鼻塞、眩晕、抑郁、射精困难、皮疹	肝肾功能不全、帕金森病者慎用
哌唑嗪	舒张血管、降低血压	α_1	轻中度高血压	首剂现象（恶心、眩晕、头痛、直立性低血压等）、皮疹、多发性关节炎	严重的心脏病、精神病者慎用
坦洛新	拮抗前列腺平滑肌	α_1	良性前列腺肥大	恶心、呕吐、食欲不振、头晕、直立性低血压、心动过速、血清转氨酶升高、虹膜松弛综合征	肾功能不全者禁用
育亨宾	促进NA的释放	α_2	功能性阴茎勃起障碍	恶心、呕吐、皮肤潮红、心悸、失眠、眩晕等	

第2节 β受体阻断药

β受体阻断药（β-adrenoceptor blockers）指对β受体具有较强的选择性，能够阻断相应的递质或激动药与β受体结合，拮抗其生理或药理效应的药物。根据其对β受体各亚型选择性的不同，可分为非选择性β受体阻断药和选择性β_1受体阻断药。根据内在拟交感活性的不同，非选择性β受体阻断药又可分为无内在活性型（1A类）和有内在活性型（1B类），选择性β_1受体阻断药也可分为无内在活性型（2A类）和有内在活性型（2B类）。

一、共同药理作用、临床应用及不良反应

【药理作用】

1. β受体阻断作用　通过竞争性阻断β受体，对心脏、支气管平滑肌、血压、代谢等产生以下效应。

（1）心血管：阻断心肌β_1受体，对心脏产生抑制作用，导致心率减慢，心肌收缩力减弱，心排血量减少，心肌耗氧量减少，心房和房室结的传导减慢，血压稍降低。还能阻断血管β_2受体，使α受体的作用占优势，再加上心脏抑制引起反射性交感神经兴奋，导致血管收缩，外周阻力增加，肝、肾、骨骼肌等血流量减少。同时这一作用还将导致冠状动脉血管收缩，血流量减少，所以对冠心病患者有一定危险性。

（2）支气管平滑肌：阻断支气管平滑肌上的β_2受体，使支气管平滑肌收缩，呼吸道阻力增加。这种作用较弱，对正常人影响较小；对支气管哮喘患者，有时可诱发或加重哮喘的急性发作。

（3）肾素：阻断肾小球球旁细胞（juxtaglomerular cells）的 β_1 受体，减少交感神经兴奋所致肾素的释放，可能是其降低血压作用的机制之一。

（4）甲状腺素：抑制甲状腺素（T_4）向三碘甲状腺原氨酸（T_3）的转化并降低机体对儿茶酚胺的敏感性，从而有效控制甲状腺功能亢进的症状。

（5）代谢：人体脂肪的分解与激动 α_2 和 β 受体密切相关，糖原的分解与激动 α_1 和 β_2 受体密切相关。通过阻断 β 受体，抑制交感神经的兴奋，抑制脂肪分解，使血中的游离脂肪酸下降，但对饮食所致的高脂血症无效。还可降低糖代谢，与 α 受体阻断药合用，可拮抗肾上腺素所致的高血糖反应。

（6）眼：部分药物可阻断睫状肌的 β 受体，减少 cAMP 生成，进而减少房水的生成，降低眼内压，治疗青光眼。

2. 内在拟交感活性　有些 β 受体阻断药在阻断 β 受体的同时也能够在一定程度上部分激动 β 受体，这一作用被称为**内在拟交感活性**（intrinsic sympathomimetic activity，ISA）。其激动作用一般相对较弱，可被其 β 受体阻断作用掩盖。具有内在拟交感活性的 β 受体阻断药有以下特点：对心脏抑制作用和对支气管平滑肌收缩作用较弱；增加药物剂量或体内儿茶酚胺处于低水平状态时，可产生心率加快和心排血量增加等作用。

3. 膜稳定作用　部分药物能降低细胞膜对离子的通透性，产生膜稳定作用。稳定心肌细胞膜，产生抗心律失常作用。但是这种膜稳定作用需要在药物高浓度时才能产生，所以临床实际应用价值不大。

【临床应用】

1. 心律失常　用于多种原因引起的室性和室上性心律失常的治疗，尤其是运动、情绪紧张、激动等导致的心律失常，以及因心肌缺血、强心苷中毒所导致的心律失常。

2. 心绞痛和心肌梗死　对心绞痛有良好的疗效，减少心绞痛的发作，提高运动耐量。早期应用普萘洛尔、噻吗洛尔等可降低心肌梗死患者的复发和猝死率。

3. 高血压　为治疗高血压的基础性药物，对慢性高血压有良好疗效。

4. 甲状腺功能亢进　用于甲状腺功能亢进的辅助治疗，尤其普萘洛尔可用于控制甲状腺功能亢进症状，也可作为甲状腺手术前准备用药。

5. 其他　用于充血性心力衰竭、青光眼、嗜铬细胞瘤、偏头痛、酒精中毒等的治疗。

【不良反应】

常见不良反应有恶心、呕吐、轻度腹泻等消化道症状，偶见过敏性皮疹和血小板减少等；应用不当，可引起较严重的不良反应，如诱发或加重支气管哮喘、抑制心脏功能、外周血管收缩和痉挛、反跳现象等。

二、代表药物

普 萘 洛 尔

普萘洛尔（propranolol），又称心得安，是最早用于临床的 β 受体阻断药，有旋光性，左旋体才有 β 受体阻断作用，临床应用的药物为等量的左旋体和右旋体的消旋品。

【体内过程】

口服易吸收，但首关消除效应明显，生物利用度低，仅为 30%；血浆蛋白结合率可达 90%，脂溶性高，易透过血脑屏障和胎盘屏障；经肝代谢，代谢产物为 4- 羟普萘洛尔，仍具 β 受体阻断活性，$t_{1/2}$ 为 2～5 小时；主要从肾排泄，也可经乳汁排泄。

由于口服个体差异较大，同剂量的不同个体间血药浓度可相差 25 倍，可能是每个个体肝消除功能不同所致，因此临床用药应个体化，并从小剂量开始逐渐增加到适当剂量。

【药理作用】

对 β_1 和 β_2 受体均有较强的阻断作用，没有内在拟交感活性，有膜稳定作用。

1. 心脏 能阻断心肌 β_1 受体，使心肌收缩力减弱、心率减慢、心排血量减少，心肌耗氧量减少。窦房结自律性降低，心肌传导速度减慢。

2. 血压 能阻断β受体及相关机制，降低血压（详细内容见高血压章节）。

3. 肾素 能阻断肾小球球旁细胞的 β_1 受体，抑制肾素的释放，降低血浆肾素浓度。

4. 甲状腺激素 既阻断 β_1 受体，使心率和房室传导减慢，改善甲状腺功能亢进患者心率加快等交感神经兴奋的临床症状；也可抑制5-脱碘酶，使外周的 T_4 不能转化为 T_3，从而降低甲状腺激素水平。

【临床应用】

1. 心绞痛 对伴有快速性心律失常或高血压患者尤为适宜。

2. 心律失常 用于快速性心律失常的治疗。

3. 高血压 用于轻中度患者，尤其适用于伴有心绞痛、心律失常、肾素活性偏高者。

4. 甲状腺功能亢进 可以控制甲状腺功能亢进症状，也可以作为甲状腺手术前准备用药。

【禁忌证】

禁用于严重左心功能不全、窦性心动过缓、重度房室传导阻滞、支气管哮喘等患者。

三、其他常用β受体阻断药（表9-2）

表9-2 其他常用β受体阻断药及其特点

药物	药理作用	作用受体	临床应用	不良反应	备注
噻吗洛尔	减少房水生成	β_1 β_2	青光眼及眼压高	心动过缓，支气管痉挛	心功能不全、窦性心动过缓、房室传导阻滞、哮喘者禁用
纳多洛尔	抑制心脏、降低血压、降低肾素活性	β_1 β_2	高血压、心绞痛、心律失常、甲状腺功能亢进、偏头痛	同普萘洛尔	肾功能减退者慎用
索他洛尔	同普萘洛尔，但作用弱	β_1 β_2	高血压、心绞痛、心律失常	同普萘洛尔	
卡替洛尔	拮抗作用为普萘洛尔的30倍，对血浆肾素无影响	β_1 β_2（+）	高血压、心绞痛、开角型青光眼	参见普萘洛尔和噻吗洛尔	
氧烯洛尔	拮抗作用同普萘洛尔，还可降低肾素活性，减少肾血流量及肾小球滤过率	β_1 β_2（+）	高血压、心绞痛、心律失常	同普萘洛尔，偶见血小板降低	
吲哚洛尔	同普萘洛尔，作用更强；降低肾素作用比其弱	β_1 β_2（++）	高血压、心绞痛、心律失常、心肌梗死、甲状腺功能亢进	同普萘洛尔	
阿普洛尔	拮抗作用较普萘洛尔弱，内在活性较吲哚洛尔弱	β_1 β_2（+）	高血压、心绞痛、心律失常	同普萘洛尔	

续表

药物	药理作用	作用受体	临床应用	不良反应	备注
阿替洛尔	降低血压和眼内压	β_1	高血压、心绞痛、心律失常、青光眼	心动过缓	严重窦性心动过缓、房室传导阻滞、心力衰竭者及孕妇禁用
美托洛尔	抑制心脏、降低血压	β_1	高血压、心绞痛、心律失常	胃部不适、眩晕、头痛、疲倦、失眠、噩梦等	哮喘患者注意给药剂量

注：(+)(++) 表示药物有无内在拟交感活性及其强度。

第3节 α、β受体阻断药

α、β受体阻断药（α、β-**adrenoceptor blockers**）指对α和β受体不具有较强的选择性，能够阻断相应的递质或激动药与α和β受体结合，拮抗其生理或药理效应的药物。此类药物对β受体的阻断作用强于对α受体的阻断作用。

一、代表药物

拉 贝 洛 尔

拉贝洛尔（labetalol），又称柳氨苄心定，是4种立体异构体的消旋混合物，其中（R、R）-型主要阻断β受体，（S、R）-型几乎没有β受体阻断作用，但对α受体的阻断作用较强，（R、S）-型几乎没有α和β受体阻断作用，（S、S）-型缺乏β受体阻断作用，（R、R）-型对β_2受体有内在拟交感活性。

【体内过程】

口服可吸收，但存在首关消除效应，生物利用度仅为20%～40%，口服个体差异较大，易受肠道内容物的影响。血浆蛋白结合率为50%，约99%在肝代谢，$t_{1/2}$为4～6小时，少量以原型形式从肾排出。

【药理作用】

阻断α和β受体，对β受体的阻断作用无选择性，比对α受体的阻断作用强4～16倍，有膜稳定作用。

1. 心脏　阻断心脏β_1受体，使心肌收缩力减弱，心肌耗氧量降低。

2. 血压　选择性阻断突触后膜的α_1受体，对β_2受体有弱的内在拟交感活性，从而使外周血管扩张，血压降低。

【临床应用】

用于中、重度高血压和心绞痛的治疗，静脉注射也可用于高血压危象的治疗。

【不良反应】

直立性低血压，表现为眩晕、乏力、恶心等。

【禁忌证】

心功能不全、支气管哮喘患者禁用。

二、其他常用α、β受体阻断药（表9-3）

表9-3 其他常用α、β受体阻断药及其特点

药物	药理作用	作用受体	临床应用	不良反应	备注
布新洛尔	舒张血管	α β	高血压、心力衰竭	头痛、头晕、恶心、疲倦、胃肠道反应、低血压	哮喘患者禁用
卡维地洛	舒张血管	α β	原发性高血压及心绞痛	头晕、头痛、乏力、心动过缓	慢性阻塞性肺病、糖尿病、肝功能低下患者，妊娠及哺乳期妇女禁用
阿罗洛尔	抑制心脏、降低血压	α β	高血压、心绞痛及阵发性室上性心动过速，高血压合并冠心病疗效佳、原发性震颤	乏力、胸痛、头晕、稀便、肝转氨酶升高；心悸、心动过缓、心力衰竭加重、周微循环障碍、消化不良、皮疹、荨麻疹	孕妇及哺乳期妇女禁用
氨磺洛尔	降低血压	α β	原发性、嗜铬细胞瘤性高血压	直立性头晕、头痛、胃肠道反应	孕妇及哺乳期妇女禁用

思考题

1. 什么是停药反应？长期应用β受体阻断药为什么会出现停药反应？在临床上可以采用何种措施预防这一反应的产生？

2. β受体阻断药在心血管疾病的治疗中多有应用，请阐述在高血压、心绞痛、心律失常和心功能不全的治疗中可分别选用哪些典型的β受体阻断药，并简述其与其他相关药物联合应用的情况。

3. 给动物静脉注射某药后可引起血压升高，如预先给予酚妥拉明后再静脉注射该药则引起血压明显下降，如预先给予普萘洛尔则引起血压的上升，请问该药是哪一种药物？并解释产生此种现象的原因。

第 10 章　局部麻醉药

主要内容

局部麻醉药的分类、药理作用及临床应用；
临床常用局部麻醉药的药理作用与临床应用特点。

局部麻醉药（local anaesthetics）简称局麻药，是一类应用于局部神经末梢或神经干周围，能暂时、完全和可逆性地阻断感觉神经冲动的产生和传导，在意识清醒的条件下使局部痛觉等感觉暂时消失的药物。在局麻作用消失后，神经功能可完全恢复，对各类组织无损伤性影响。

常用局麻药在化学结构上由芳香族环、中间链和胺基团三部分组成，芳香族环为亲脂性基团，胺基团为亲水性基团，中间链可为酯链或酰胺链。根据中间链结构不同，可将常用局麻药分为酯类和酰胺类。在酯类局麻药结构中含有 -COO- 基团，如普鲁卡因、丁卡因等；在酰胺类结构中含有 -CONH- 基团，如利多卡因，丁哌卡因等。其中酯类局麻药的毒性相对较大，治疗指数低，变态反应的发生率较多。

一、局麻药的药理作用与机制、临床应用及不良反应

【药理作用】

局麻药对所有神经均有阻断作用，包括外周和中枢、传出和传入、轴索和胞体、末梢和突触部位的神经。提高兴奋阈，降低动作电位，减慢传导速度，延长不应期，直至兴奋性和传导性完全丧失。局麻药的作用与神经细胞或神经纤维的直径大小及神经组织的解剖特点有关。其规律是神经纤维末梢、神经节及中枢神经系统的突触部位对局麻药最为敏感，细神经纤维比粗神经纤维更易被阻断；对无髓鞘的交感、副交感神经节后纤维在低浓度时可显效，对有髓鞘的感觉和运动神经纤维则需高浓度才能产生作用；对混合神经产生作用时，首先消失的是持续性钝痛（如压痛），其次是短暂性锐痛，继之依次为冷觉，温觉，触觉，压觉消失，最后发生运动麻痹。进行蛛网膜下隙麻醉时，首先阻断自主神经，继而按上述顺序产生麻醉作用。神经冲动传导的恢复则按相反的顺序进行。

【作用机制】

神经动作电位的产生是由于神经受刺激时引起膜通透性改变，随之导致 Na^+ 内流和 K^+ 外流所致。局麻药通过阻止这种通透性的改变，使 Na^+ 不能进入细胞内，膜不能产生除极化，神经传导受阻而产生局麻作用。亲脂性、非解离型是局麻药能透入神经的必要条件，而透入神经后则必须转变为解离型带电的阳离子才能发挥作用。不同局麻药的解离型 / 非解离型的比例各不相同，局麻作用也各不相同。局麻药的解离速率、解离常数（p*K*a）及体液 pH 与局麻作用密切相关。局麻药的作用还具有频率和电压依赖性。

【临床应用】

1. *表面麻醉（surface anaesthesia）* 将穿透性强的局麻药涂于黏膜表面，使黏膜下神经末梢麻醉。主要用于眼、鼻、口腔、咽喉、气管和泌尿生殖道黏膜的浅表手术。如耳鼻喉科手术前咽

喉喷雾法麻醉，常选用丁卡因。

2. *浸润麻醉*（infiltration anaesthesia） 将局麻药注入皮下或手术视野附近的组织，使局部神经末梢麻醉。根据需要在药液中加少量肾上腺素，减缓局麻药的吸收，延长作用时间。其优点为麻醉效果好，对机体的正常功能无影响。缺点是用量较大，麻醉区域较小，在做较大的手术时，易产生全身毒性反应。可选用利多卡因、普鲁卡因。

3. *传导麻醉*（conduction anaesthesia） 将局麻药注射到外周神经干附近，阻断神经冲动传导，使该神经所分布的区域麻醉。阻断神经干所需的局麻药浓度较麻醉神经末梢所需的浓度高，但用量较小，麻醉区域较大。可选用利多卡因、普鲁卡因和丁哌卡因。为延长麻醉时间，也可将丁哌卡因和利多卡因合用。

4. *蛛网膜下隙麻醉*（subarachnoidal anaesthesia） 又称脊髓麻醉或腰麻（spinal anaesthesia），将麻醉药注入腰椎蛛网膜下隙，麻醉该部位的脊神经根。首先被阻断的是交感神经纤维，其次是感觉纤维，最后是运动纤维。常用于下腹部和下肢手术。常用药物为利多卡因、丁卡因和普鲁卡因。

5. *硬膜外麻醉*（epidural anaesthesia） 将药液注入硬膜外腔，麻醉药沿着神经鞘扩散，穿过椎间孔阻断神经根。硬膜外腔终止于枕骨大孔，不与颅腔相通，药液不扩散至脑组织，无腰麻时头痛或脑脊液膜刺激现象。但硬膜外麻醉用药量较腰麻大5～10倍，如误入蛛网膜下隙，可引起严重的毒性反应。硬膜外麻醉也可引起外周血管扩张、血压下降及心脏抑制，可应用麻黄碱防治。常用药物为利多卡因、丁哌卡因及罗哌卡因等。

6. *区域镇痛*（regional analgesia） 近年来，外周神经阻滞技术及局麻药的发展为患者提供了更理想的围术期镇痛的有效方法，通常与阿片类药物联合应用，可减少阿片类药物的用量。酰胺类局麻药如丁哌卡因、左旋丁哌卡因及罗哌卡因在区域镇痛中运用最为广泛，尤其是罗哌卡因，具有感觉和运动阻滞分离的特点，使其成为区域镇痛的首选药。

【不良反应】

1. *毒性反应* 局麻药的剂量或浓度过高或误将药物注入血管时引起的全身作用，主要表现为中枢神经和心血管系统的毒性。

（1）中枢神经系统：局麻药对中枢神经系统的作用是先兴奋后抑制。初期表现为眩晕、惊恐不安、多言、震颤和焦虑，甚至发生神志错乱和阵挛性惊厥。中枢过度兴奋可转为抑制，之后患者可进入昏迷和呼吸衰竭状态。中枢抑制性神经元对局麻药比较敏感，由于中枢神经系统兴奋、抑制的不平衡，中枢神经系统脱抑制而出现兴奋症状。局麻药引起的惊厥是边缘系统兴奋灶向外周扩散所致，静脉注射地西泮可加强边缘系统GABA能神经元的抑制作用，可防止惊厥发作。中毒晚期维持呼吸是很重要的。普鲁卡因易影响中枢神经系统，因此常被利多卡因取代。可卡因可引起欣快和一定程度的情绪及行为异常。

（2）心血管系统：局麻药对心肌细胞膜有膜稳定作用，可降低心肌兴奋性，使心肌收缩力减弱，传导减慢，不应期延长。多数局麻药使小动脉扩张，血压下降，因此在血药浓度过高时可引起血压下降，甚至休克等心血管反应，特别是药物误入血管内更易发生，高浓度局麻药对心血管的作用常发生在对中枢神经系统的作用之后，偶有少数人应用小剂量突发心室颤动导致死亡。丁哌卡因较易发生室性心动过速和心室颤动，而利多卡因则具有抗室性心律失常作用。

防治：应以预防为主，掌握药物浓度和一次允许的极量，采用分次小剂量注射的方法。小儿、孕妇、肾功能不全患者应适当减量。

2. *变态反应* 较为少见，在少量用药后立即发生类似过量中毒的症状，出现荨麻疹、支气管痉挛及喉头水肿等症状。一般认为酯类局麻药比酰胺类局麻药发生变态反应多，如普鲁卡因可引起过敏反应。

防治：询问变态反应史和家庭史，麻醉前做过敏试验，用药时可先给予小剂量，若患者无特殊反应和异常再给予适当剂量。另外局麻前给以适当巴比妥类药物，使局麻药分解加快，一旦发生变态反应，应立即停药，并抢救。

二、常用局部麻醉药（表 10-1）

表 10-1 其他常用局部麻醉药及其特点

类别	药物	药理作用	临床应用	不良反应	备注
酯类	普鲁卡因	局部麻醉	浸润麻醉、蛛网膜下隙麻醉、阻滞麻醉；不用于表面麻醉	偶见过敏反应	不与磺胺类药物合用
	丁卡因	比普鲁卡因强	表面麻醉、阻滞麻醉、硬膜外麻醉、蛛网膜下隙麻醉		
	丙美卡因	略大于丁卡因	眼科局部麻醉	偶有短暂的刺痛、灼痛、结膜发红或急性角膜炎	毒性大，不做注射用药
	奥布卡因	局部麻醉	眼科局麻、耳鼻喉科表面麻醉		过敏者禁用；心脏疾病、甲状腺功能亢进或溃疡症患者慎用
	苯佐卡因	比普鲁卡因弱	不用于浸润麻醉	用于创伤、烧伤、擦裂皮肤等的止痛、止痒	
酰胺类	利多卡因	比普鲁卡因强	阻滞麻醉、硬膜外麻醉、室性心律失常	快速耐受性、误入静脉可致心脏停搏	中重度房室传导阻滞、癫痫大发作、肝功能不全、休克患者禁用
	丁哌卡因	强于利多卡因	浸润麻醉、阻滞麻醉	偶见低血压、精神兴奋等	
	辛可卡因	持续时间较普鲁卡因持久	硬膜外麻醉、蛛网膜下隙麻醉、表面麻醉，少用于浸润麻醉		
	甲哌卡因	局麻作用强、迅速、持久	腹部手术、四肢及会阴部手术等的局部麻醉	较少	妊娠期妇女禁用
	依替卡因	比丁卡因持续时间长，强度为利多卡因 4 倍	硬膜外麻醉、浸润麻醉、阻滞麻醉		
	罗哌卡因	强度为普鲁卡因的 8 倍	阻滞麻醉、硬膜外麻醉、区域镇痛	浓度过高对中枢神经系统有抑制和兴奋双重作用；对心血管系统有抑制传导和心肌收缩力作用	

思考题

1. 在临床中做蛛网膜下隙麻醉和硬膜外麻醉时常合用麻黄碱，其目的是什么？
2. 普鲁卡因为什么不能用于表面麻醉？丁卡因为什么不能用于浸润麻醉？

第3篇

作用中枢神经系统的药物

第11章 中枢神经系统药理学概论

主要内容

中枢神经递质和受体；
中枢神经系统药理学特点。

中枢神经系统（central nervous system，CNS）是机体生命活动过程中复杂而精细生理功能的两大调节系统之一，在维持机体内环境的稳定和对外环境变化作出反应中起主导和协调作用。CNS含有大量神经元、神经元间的多形式突触联系，由多种神经递质传递信息，通过激活相应受体或离子通道和逐级放大细胞内信号转导途径耦合而介导繁杂的调节功能。大多数药物能影响CNS功能，产生相应的中枢作用，或为治疗作用或为不良反应，甚至导致依赖性。作用于CNS药物主要通过影响中枢递质传导的某些环节而影响机体的生理功能。

一、中枢神经系统的细胞学基础

1. 神经元　神经元是CNS基本结构和功能单位，传递信息是神经元的最主要功能，而突触是实现传递的中心部位。丝状结构是构成神经元的细胞骨架，用以支持延长的神经元突起，调节神经元的形状，参与神经元内物质的运输。病理状态如阿尔茨海默病（Alzheimer's disease）时，累及神经元微管异常磷酸化，形成神经纤维缠结，构成其特征性病理改变之一。

2. 神经胶质细胞　脑内90%左右的细胞是神经胶质细胞，CNS神经元间隙几乎全由胶质细胞填充。胶质细胞除支持、营养、绝缘作用外，也是神经元微环境的重要组成部分，几乎参与了所有的神经功能。星形胶质细胞能够释放谷氨酸、ATP和D-丝氨酸等胶质递质，通过胶质递质传递对脑微环境和功能的维持、突触信息的传递和整合、突触可塑性等发挥调控作用。

3. 神经环路　神经环路是神经元参与神经调节、处理和整合大量信息的重要解剖学基础。突触是神经环路中能传递信息的关键部位。聚合和辐射是神经环路信息处理和整合的关键形式。CNS中各种不同神经环路均包含着多次的聚合、辐射形式，使信息处理呈现聚合或扩散、时空模式的叠加，构成复杂的神经网络，使信息加工、整合更为精细，调节活动更为准确、协调。神经元的树突、轴突和其他神经元各个部分均可建立突触联系，构成具有各种特殊功能的微环路。人脑存在约占神经元总数99%的中间神经元，其参与脑内各核团或核团内局部神经环路的构成。神经环路的多样性决定了CNS活动的复杂性。

4. 突触与信息传递　突触是神经元传递信息的关键结构。突触分为化学突触、电突触和混合突触。哺乳动物脑内绝大部分突触为化学突触，CNS中神经元间的联系是依靠化学突触完成的。突触前神经元兴奋，神经递质以钙依赖的胞裂外排方式释放到突触间隙，与突触后膜的受体结合，触发突触后一系列生理生化或膜电位变化，产生突触后效应，完成突触间信息传递。释放的神经递质的消除主要通过酶解或突触前膜及神经胶质细胞的摄取完成。脑内存在交互突触，突触信息传递可以从突触前到突触后，也可以从突触后到突触前。此外，ATP、NO、花生四烯酸等均可以作为逆行信使分子，应答突触前传递的信息而逆行弥散至突触前神经元调节突触前神经元活动和递质的合成及释放。

二、中枢神经递质及其受体

神经递质具有传递信息快、选择性高、作用强等特点。神经调质虽由神经末梢释放，但本身不具备递质活性，多与G蛋白偶联受体结合，不直接引起突触后生物学效应，但能调节神经递质的释放和兴奋性，调制突触后细胞对递质的反应，如NO、花生四烯酸等，具有作用范围广，起效慢而持久的特点。神经激素也是神经末梢释放的，主要是神经肽类。神经激素释放后，通过血液循环，到达远隔的靶器官发挥作用。氨基酸类递质、乙酰胆碱（acetylcholine, ACh）和单胺类既是递质也是调质，主要由作用何处受体而定。肽类少数是递质，多数是调质或神经激素。此外，一些由非神经元释放的神经营养因子则通过作用于与酪氨酸蛋白激酶偶联的受体而调节基因表达，控制神经元的表型特征和生长。一些化学因子、生长因子、细胞因子、类固醇激素等则通过影响基因转录而调控脑内一些长时程的变化，如突触的可塑性和重构等。

1. *乙酰胆碱* 脑内ACh的生物学过程与外周胆碱能神经元相同。在脑内胆碱能神经元存在两种类型，一是胆碱能投射神经元，组成了胆碱能基底前脑复合体和胆碱能脑桥-中脑-被盖复合体，前者神经元的丢失是阿尔茨海默病病理改变的重要特征之一；二是局部分布的中间神经元，参与局部神经回路的组成。M受体是脑内胆碱能受体的主体，N受体不到10%。脑内ACh功能主要涉及觉醒、学习、记忆和运动调节。脑干上行激动系统（包含胆碱能纤维）激活对维持觉醒具有重要作用。阿尔茨海默病的突出症状为学习和记忆功能的障碍，并伴有基底核胆碱能神经元丢失，且丢失程度与学习记忆障碍程度成正相关。纹状体是人类椎体外系运动的最高级中枢。多巴胺和ACh两个系统功能间的平衡失调则会导致严重的神经系统疾患。多巴胺功能亢进时，ACh系统功能相对低下，则出现亨廷顿舞蹈病症状，相反，则出现帕金森病症状。

2. *去甲肾上腺素（noradrenaline,NA）* 脑内去甲肾上腺素能神经元胞体分布相对集中在脑桥和延髓。蓝斑核是最密集的脑区，从蓝斑核向前脑方向发出3束投射纤维，分别是中央被盖束、中央灰质背纵束和腹侧被盖-内侧前脑束。3束纤维主要通过同侧上行支配大脑皮质各区和边缘系统，包括杏仁核、海马、扣带回、蓝斑核、中脑背核和下丘脑等核团，另发出透射纤维到小脑，终止于小脑皮质和中央核群。蓝斑核下行NA能纤维投射到延髓和脊髓。除蓝斑核外，在脑桥延脑外侧大脑脚被盖网状结构中较松散聚集着一些NA能神经元核团，它们发出的投射纤维混合在蓝斑核的上述投射束投射到不同脑区。基底前脑和隔区的NA能纤维主要来源于非蓝斑核NA能神经元。

3. *多巴胺（dopamine,DA）* 多巴胺神经元在CNS分布相对集中，投射范围清晰，支配范围局限，在大脑的运动控制、情感思维和神经内分泌等方面发挥着重要的生理作用，与帕金森病、精神分裂症、药物依赖与成瘾性的发生发展密切相关。脑内DA能神经纤维主要投射到广泛的边缘系统、纹状体和新皮质。人类脑内存在4条DA神经通路，即中脑-边缘通路、中脑-皮质通路、黑质-纹状体通路和结节-漏斗通路，前两条通路主要控制人类的精神活动，中脑-边缘通路主要调控情绪反应，中脑-皮质通路主要参与认知、思维、感觉和推理能力的调控。目前认为Ⅰ型精神分裂症主要与这两个通路的功能亢进有关；黑质-纹状体通路是锥体外系运动功能的高级中枢，DA功能减弱导致帕金森病，亢进则导致多动症。中脑-边缘通路和中脑-皮质通路主要是D_2样受体（D_2、D_3和D_4亚型），D_4亚型受体特异性存在于这两条通路上，与精神分裂症的发生有关，目前仅发现氯氮平对其有高亲和力；黑质-纹状体通路主要存在D_1样受体（D_1和D_5亚型）和D_2样受体（D_2和D_3亚型），其中D_3亚型主要为突触前DA受体，参与DA神经元自身功能的负反馈调控；结节-漏斗通路主要存在D_2样受体中的D_2亚型，是研究D_2亚型受体的理想生物材料。突触前膜存在DA转运体，DA的灭活主要依赖转运体的再摄取。DA转运体与许多神经精神疾病的发生发展有关，如 DA 转运体功能减退是帕金森病早期的重要病理机制之一，该转运体的抑制在可卡因成瘾中具有重要作用。因此，DA 转运体是研发神经精神疾病治疗药物的重要靶标。

4. 5-羟色胺（5-Hydroxytryptamine，5-HT） 5-羟色胺能神经元分布与 NA 能神经元分布相似，主要集中分布在延髓中线旁的中缝核群、脑群，组成 9 个 5-HT 能神经核团（B_1-B_9），中脑核群含量最高，黑质、丘脑及丘脑下部、杏仁核、壳核、尾核、红核和海马含量较低。5-HT 转运体是抗抑郁药的主要作用靶标。脑内 5-HT 具有广泛功能，参与觉醒 - 睡眠周期、心血管活动、精神情感活动、痛觉和下丘脑 - 垂体的神经内分泌活动的调节。5-HT_1 受体又分为 5-HT_{1A} 和 5-HT_{1B} 两个亚型，前者主要分布在边缘系统和 5-HT 神经元，后者主要分布在基底神经节和黑质，可作为突触前膜受体，负反馈调节递质释放。

5. γ-氨基丁酸（γ-aminoburyric acid，GABA） γ-氨基丁酸是脑内最重要的抑制性神经递质，约 30% 左右的突触是以 GABA 为神经递质，通过谷氨酸经谷氨酸脱羧酶脱羧而成。GABA 神经元主要分布在大脑皮质、海马和小脑，靠突触前膜和胶质细胞摄取 GABA 而终止释放至突触间隙的 GABA 的作用。GABA 受体分为 $GABA_A$、$GABA_B$ 和 $GABA_C$ 三型。$GABA_A$ 受体是脑内 GABA 的主要受体，脑内 $GABA_B$ 受体较少，而 $GABA_C$ 受体目前仅发现在视网膜。$GABA_A$ 受体是镇静催眠药的作用靶点，该受体为化学门控离子通道受体家族成员。

此外，中枢神经的神经递质尚有兴奋性氨基酸、组胺和神经肽等。

三、中枢神经系统药理学特点

根据药物作用的基本表现形式，CNS 药物分为中枢抑制药和中枢兴奋药两大类。从抑制水平看，中枢抑制时，从弱到强表现为镇静、催眠、睡眠、昏迷等，反之，中枢兴奋时表现依次为欣快、失眠、不安、幻觉、妄想、躁狂、惊觉等。药物的敏感性与进化程度相关，进化程度高的脑组织对药物的敏感性高，大脑皮质的抑制作用又比兴奋功能敏感，容易受药物的影响。延髓的生命中枢较为稳定，只有在极度抑制状态时才出现血压下降、呼吸停止。药物对中枢的某些特殊功能产生选择性作用，如镇痛、抗精神失常、解热等。绝大多数中枢药物的作用方式是通过影响突触化学传递的某一环节，引起相应的功能改变。因此，研究药物对递质和受体的影响是阐明中枢药物作用复杂性的关键环节，对离子通道和细胞内信使及其基因调控的研究则可进一步揭示药物的作用机制。少数中枢药物一般只影响神经细胞能量代谢或膜的稳定性。药物的效应除随剂量增加外，还表现为作用范围的扩大。因其无竞争性拮抗药或特效解毒药，故称非特异性作用药物，如全身麻醉药等。

作用 CNS 药物的作用方式与作用传出神经的药物相似，也可按其对递质和受体的作用进行分类（表 11-1）。

表 11-1 作用于中枢神经系统的药物安作用机制分类

作用靶点	作用机制	代表性药物	主要药理作用或应用
ACh 受体	激动 M_1 受体	毛果芸香碱	觉醒
	阻断 M_1 受体	哌仑西平、东莨菪碱	中枢抑制、抗帕金森病
	激动 M_2 受体	6-β-乙酰氧基去甲托烷	中枢抑制
	阻断 M_2 受体	阿托品	中枢兴奋
	激动 N 受体	烟碱	惊厥
	抑制胆碱酯酶	毒扁豆碱、他克林	催醒、抗阿尔茨海默病

续表

作用靶点	作用机制	代表性药物	主要药理作用或应用
NA 受体	促进 NA 释放	苯丙胺	中枢兴奋
	抑制 NA 释放	锂盐	抗躁狂
	抑制 NA 摄取	可卡因、丙咪嗪	欣快、抗抑郁
	抑制 NA 灭活	单胺氧化酶抑制剂	抗抑郁
	耗竭 NA 贮存	利舍平	安定、抑郁
	激动 α 受体	去甲肾上腺素	兴奋
	激动 α_2 受体	可乐定	镇静、降血压
	阻断 α_2 受体	育亨宾	兴奋、升血压
	阻断 β 受体	普萘洛尔	降血压、恶梦、幻觉
DA 受体	合成 DA	左旋多巴	抗帕金森病
	激动 DA 受体	去水吗啡	催吐
	阻断 DA 受体	氯丙嗪、舒必利	安定、抗精神病、镇吐
5-HT 受体	激动 5-HT 受体	麦角酸二乙胺	精神紊乱、欣快、幻觉
	阻断 5-HT 受体	二甲麦角新碱	中枢抑制
GABA 受体	激动 GABA 受体	蝇蕈醇	精神紊乱、抑制兴奋、阵挛抽搐、抗焦虑、镇静、催眠、抗惊厥
	阻断 GABA 受体	荷包牡丹碱	
	增强 GABA 作用	苯二氮䓬类	
H 受体	阻断 H_1 受体	苯海拉明	抑制、抗运动、抗过敏
	阻断 H_2 受体	西咪替丁	精神紊乱
Gly 受体	阻断 Gly 受体	士的宁	兴奋、强直痉挛
阿片受体	激动阿片受体	阿片类	镇痛、镇静、呼吸抑制
	阻断阿片受体	纳洛酮	吗啡中毒
细胞膜	稳定	乙醚类	全身麻醉

思考题

1. 神经系统是生命活动的重要调节机制，试述中枢神经系统药理与外周神经系统药理的差异。

第 12 章　全身麻醉药

主要内容

吸入麻醉药的药动学特点、药理作用、常用药物及临床应用；
常用静脉麻醉药物的临床应用及主要不良反应；
复合麻醉的概念及临床运用。

全身麻醉药（general anesthetic）简称全麻药，是一类具有麻醉作用，能可逆性抑制中枢神经系统，引起暂时性意识、感觉、反射消失和骨骼肌松弛，以便进行外科手术的药物。全身麻醉药根据给药途径的不同分为**吸入麻醉药（inhalational anesthetics）**和**静脉麻醉药（intravenous anesthetics）**两类。

第 1 节　吸入麻醉药

吸入麻醉药是一类经呼吸道吸入给药、通过肺泡毛细血管膜弥散入血而产生全身麻醉作用的药物，可用于全身麻醉的诱导与维持，以满足手术需要。常用吸入麻醉药为化学性质稳定的挥发性液体或气体。前者如乙醚（ether）、氟烷（halothane）、异氟烷（isoflurane）等，后者如氧化亚氮（nitrous oxide）。乙醚易燃易爆且毒性反应大，临床已不使用。

一、吸入麻醉药的体内过程、药理作用及作用机制

【体内过程】

吸入麻醉药大都是脂溶性高的挥发性液体或气体，容易通过肺泡吸收入血到达脑组织而产生全身麻醉作用，麻醉深度具有明显量效关系。吸入麻醉药在脑中的分压（浓度）与麻醉深度、不良反应密切相关。

1. 吸收　吸入麻醉药经肺泡扩散入血，吸收速度受药物的脂溶性、吸入气体内药物浓度、肺通气量、血 / 气分配系数等的影响。通常用最小肺泡浓度（minimal alveolar concentration，MAC）来反映吸入麻醉药作用强度。MAC 指在一个大气压下，引起 50% 患者痛觉消失的肺泡气体中药物的浓度（v/v%）。各种吸入麻醉药都有恒定的 MAC 值，数值越小，麻醉作用越强。血 / 气分配系数指血中药物浓度与吸入气体中药物浓度达到平衡时的比值。血 / 气分配系数大的药物在血中溶解度大，血中药物分压升高慢，到达血 / 气分压平衡状态较慢，故麻醉诱导期长；提高吸入气中药物浓度可缩短诱导期。

2. 分布　吸入麻醉药在体内的分布首先与局部组织血流量有关。如脑、心、肺等器官血流量大，药物分布就快。而最终分布取决于药物与局部组织的亲和力。脑 / 血分配系数可反映吸入性麻醉药与脑组织的亲和力，该系数是指脑中药物浓度与血中药物浓度达到平衡时的比值。该系数越大，表示药物越易进入脑组织，麻醉作用也越强且麻醉诱导期短。

3. 消除　吸入麻醉药极少被肝代谢或肾排泄，主要以原形通过气体交换从肺泡排出而被消除。脑/血和血/气分配系数对消除的影响与吸收和分布过程刚好相反，这些系数数值越小的药物易被血液带走，消除越快，麻醉苏醒快。

常用吸入麻醉药的特性比较（表 12-1）。

表 12-1　常用吸入麻醉药的特性比较

	氟烷	恩氟烷	异氟烷	地氟烷	七氟烷	氧化亚氮
血/气分配系数	2.30	1.80	1.40	0.42	0.69	0.47
脑/血分配系数	2.00	1.45	1.60	1.30	1.70	1.06
最小肺泡浓度（%）	0.75	1.68	1.15	6.00	2.05	100.00
诱导期	短	短	短	短	短	短
恢复期苏醒	迅速	非常迅速	非常迅速	迅速	迅速	迅速
骨骼肌松弛	差	好	好	好	好	很差

【药理作用】

吸入麻醉药对中枢神经系统的抑制作用从大脑皮质开始，最后是延脑。随着麻醉逐渐加深，依次出现各种神经功能受抑制的症状。麻醉深度与给药剂量有明显量效关系，并呈现相应特征性表现。为掌控麻醉的深度，临床常以麻醉分期最明显的乙醚麻醉为代表，将麻醉深度分成四期。

1. 第一期（镇痛期）　指从麻醉给药开始到意识完全消失，出现镇痛、健忘的一段时间，此时大脑皮质和网状结构上行激活系统受到抑制。

2. 第二期（兴奋期）　指从意识和感觉消失到第三期即外科麻醉期开始。出现兴奋躁动，呼吸不规则，血压及心率不稳定，是皮质下中枢脱抑制的表现。

第一、二期合称为麻醉诱导期，易出现喉头痉挛、心脏停搏等麻醉意外，不宜做任何手术或外科检查。

3. 第三期（外科麻醉期）　以兴奋转为安静，呼吸、血压平稳标志着本期开始。皮质下中枢（间脑、中脑、脑桥）自上而下逐渐受到抑制，脊髓则自下而上被抑制。此期又可细分为四级，一般手术都在二、三级进行，在临近第四级时呼吸明显抑制，发绀，血压下降，表明延髓生命中枢开始受抑制，应立即减量或停药。

4. 第四期（延髓麻痹期）　延髓生命中枢，特别是呼吸中枢被抑制，血压剧降，瞳孔散大，呼吸停止。

临床多采用复合麻醉，按上述分期掌握麻醉已不适宜。临床一般根据患者呼吸形式、血压变化、痛觉反应、瞳孔变化、各种反射及肌张力变化等指征掌握麻醉深度。神经组织对吸入麻醉药敏感性有较大差异，可出现抑制或兴奋等多种反应。延髓呼吸中枢和血管运动中枢对吸入麻醉药最不敏感，高浓度才会导致呼吸和循环衰竭。除氧化亚氮外，各药可不同程度地降低脑代谢，扩张脑血管，增加脑血流和升高颅内压。

【作用机制】

吸入麻醉药的作用机制目前尚无定论。早期的脂溶性假说认为，吸入麻醉药的麻醉强度与脂溶性高低呈正相关。吸入麻醉药进入中枢神经系统神经细胞膜的脂质层内，药物分子与蛋白质分子的疏水部分相结合，扰乱了双层脂质分子排列，使膜蛋白变构，阻断了神经冲动的传递，造成中枢神经系统广泛抑制，导致全身麻醉。近年的脂蛋白质假说认为，绝大多数吸入麻醉药可干扰神经细胞膜配体门控离子通道的功能，如γ-氨基丁酸（GABA）受体和甘氨酸受体等，增强抑制性突触传递功能和（或）抑制兴奋性突触传递功能，使神经细胞膜超极化而产生中枢神经系统的广泛抑制作用，导致全身麻醉。

二、常用吸入麻醉药

目前临床上常用的吸入麻醉药有异氟烷、恩氟烷、地氟烷、七氟烷及氧化亚氮等，各药物的药理作用、临床应用及不良反应特点见表 12-2。

表 12-2　临床常用吸入麻醉药及其特点

药物	药理作用	临床应用	不良反应
恩氟烷 异氟烷	两药互为同分异构体。麻醉效能强，诱导快、苏醒较慢	麻醉诱导和维持，是目前临床常用吸入麻醉药	中枢神经和循环抑制
地氟烷	麻醉效能较低，诱导快、苏醒快	成人全麻的诱导与维持	中枢神经和循环抑制，呼吸道刺激反应
七氟烷	麻醉效能强，诱导快、苏醒快	儿童及成人麻醉诱导和维持	中枢神经和循环抑制
氧化亚氮	麻醉效能极低，但镇痛作用较强，麻醉诱导快、苏醒快	诱导麻醉或与其他全身麻醉药配伍使用	安全性较高，对心肌略有抑制作用

第 2 节　静脉麻醉药

静脉麻醉药是指将麻醉药直接输入血液循环而产生全身麻醉作用的药物。与吸入麻醉药相比，静脉麻醉药无诱导期的不适，起效快，作用消失也快，不刺激呼吸道，术后并发症较少，麻醉方法简便易行。但静脉麻醉药多数镇痛作用不强，肌松作用不完全，不易调节麻醉深度，排除较慢，长时间应用有一定蓄积作用。因此多作为其他麻醉药的辅助用药，或单独用于短时小手术及某些外科处置，如清创、处理烧伤等。

目前临床常用静脉麻醉药主要有丙泊酚（propofol）、硫喷妥钠（thiopental sodium）、氯胺酮（ketamine）、依托咪酯（etomidate）、咪达唑仑（midazolam）等，各药物的药理作用、临床应用及不良反应见表 12-3。

表 12-3　临床常用静脉麻醉药及其特点

药物	药理作用	临床应用	不良反应
丙泊酚	快速、短效麻醉，可连续静脉输注维持麻醉，可降低脑代谢率和颅内压	短小手术的麻醉诱导和维持	呼吸和循环抑制
硫喷妥钠	快速、短效麻醉，镇痛、肌松作用弱	麻醉诱导、基础麻醉和短时手术	呼吸抑制，诱发喉头和支气管痉挛，哮喘患者禁用
氯胺酮	麻醉迅速、短暂，镇痛作用强，痛觉消失而意识部分存在（分离麻醉）	短时体表小手术麻醉，烧伤患者清创、换敷料	呼吸抑制，心血管系统兴奋
依托咪酯	强效超短时催眠性静脉麻醉药	全麻诱导	诱发阵挛性肌收缩，易出现恶心、呕吐
咪达唑仑	抗焦虑、镇静、顺行性遗忘作用，无镇痛作用	心血管与颅脑手术麻醉	呼吸抑制，血压下降

第3节 复合麻醉

复合麻醉（combined anethesia）是指同时或先后应用两种或两种以上麻醉药物或其他辅助药物，以达到完善的手术中和手术后镇痛效果及满意的外科手术条件。目前各类全麻药单独应用都不理想。为克服其不足，常采用联合用药或辅以其他药物，此即复合麻醉（表12-4）。

表12-4 常见复合麻醉用药

用药目的	常用药物
镇静、消除精神紧张	巴比妥类、地西泮
基础麻醉	巴比妥类、水合氯醛
诱导麻醉	硫喷妥钠、氧化亚氮
镇痛	阿片类
骨骼肌松弛	琥珀胆碱、筒箭毒碱类
短暂记忆缺失	苯二氮䓬类、氯胺酮、东莨菪碱
抑制迷走神经反射	阿托品类
降温	氯丙嗪
控制性降压	硝普钠、钙拮抗药

【临床应用】

1. 麻醉前给药（preanesthetic medication） 为减轻患者术前精神负担、改善麻醉效果。麻醉前预先使用镇静、镇痛等药物。如服用地西泮或巴比妥类药物以消除患者紧张情绪，注射阿片类镇痛药增强麻醉效果，注射阿托品预防唾液及支气管分泌所致的吸入性肺炎。

2. 基础麻醉（basal anesthesia） 进入手术室前给予患者大剂量催眠药，如巴比妥类等，使患者达深睡状态，在此基础上进行麻醉，可减少药量，麻醉平稳。常用于小儿或极度紧张不能自控的患者。

3. 诱导麻醉（induction of anesthesia） 用诱导期短的硫喷妥钠或氧化亚氮，使患者迅速进入外科麻醉期，以避免诱导期的不良反应，然后再改用他药维持麻醉。

4. 合用肌松药 在麻醉同时注射琥珀胆碱或筒箭毒碱类，以满足手术时肌肉松弛的要求。

5. 低温麻醉（hypothermic anesthesia） 合用氯丙嗪使体温在物理降温时下降至较低水平（28～30℃），降低心、脑等生命器官的耗氧量，以便于进行心脑血管手术。

6. 控制性降压（controlled hypotension） 加用短效的血管扩张药硝普钠或钙拮抗药使血压适度适时下降，并抬高手术部位，以减少出血。常用于止血困难的颅脑手术。

7. 神经安定镇痛术（neuroleptanalgesia） 是一种复合镇痛方法，常用氟哌利多及芬太尼按50∶1制成的合剂做静脉注射，使患者处于意识蒙胧，自主动作停止，痛觉消失，适用于外科小手术。如同时加用氧化亚氮及肌松药则可达满意的外科麻醉，称为神经安定麻醉。氟哌利多作用时间较长，芬太尼作用时间短，后者需反复追加，现已不主张两者制成合剂使用，而采取分别应用的方法。

思考题

1. 简述吸入麻醉药的作用机制。
2. 与吸入麻醉药相比，静脉麻醉药有什么优、缺点？
3. 举例说明复合麻醉的用药目的。

第 13 章　镇静催眠药

主要内容

苯二氮䓬类药物的药理作用、作用机制、临床应用和主要不良反应；
临床其他镇静催眠药的作用特点与应用。

镇静催眠药（sedative-hypnotics）是一类对中枢神经系统具有抑制作用，能引起镇静和近似生理性睡眠的药物。镇静药和催眠药之间并无明显的界限，其作用主要取决于药物使用的剂量。小剂量服用时可产生镇静作用，缓解或消除兴奋不安，较大剂量则引起催眠作用。部分镇静催眠药随着剂量的增加还会产生抗惊厥和抗癫痫作用，过量的镇静催眠药会导致呼吸麻痹，甚至引起死亡。

一、睡眠与睡眠障碍

睡眠与觉醒是人类维持中枢神经系统功能正常的一种生理现象。根据睡眠时脑电图（electroencephalogram，EEG）及眼球活动变化特点，生理性睡眠包括非快动眼睡眠（non-rapid-eye movement sleep，NREMS）和快动眼睡眠（rapid-eye movement sleep，REMS）两个时相。NREMS 又可分为浅睡期和深睡期，深睡期也称慢波睡眠（slow wave sleep，SWS）。NREMS，特别是在 SWS 期间，大脑皮质高度抑制，生长激素分泌达高峰，有利于大脑皮质休息、躯体生长发育及消耗物质的补充。REMS 的主要特点为眼球快速运动、呼吸和心率加快、血压增高、骨骼肌极度松弛等，此时脑电波呈去同步化快波，故又称为快波睡眠（fast wave sleep，FWS）。REMS 对脑和智力的发育与维持有着重要作用，且与梦境有关。NREMS 和 REMS 是两个交替进行的睡眠时相。入睡后首先进入 NREMS，经 60～90 分钟后进入 REMS，REMS 一般持续 20～30 分钟，再次进入 NREMS。成人一夜睡眠两个时相交替 4～6 次。

睡眠障碍可分为 4 类：① 入睡及睡眠困难，是最常见睡眠障碍，又称为失眠，包括入睡障碍、中途觉醒、过早觉醒和缺乏睡眠满足感等；② 睡眠觉醒障碍；③ 睡眠过剩；④ 阶段性睡眠或与部分性觉醒有关的功能障碍。

现有镇静催眠药所引起的药物性睡眠与生理性睡眠有所不同，主要延长浅睡眠，且或多或少缩短快动眼睡眠和（或）深睡眠，因此会不同程度引起某些不良反应，如停药后出现快动眼时相反跳性延长，引起多梦、焦虑不安和加重心血管疾病症状等。应用长效催眠药物，翌日出现头晕、乏力、嗜睡等。理想的镇静催眠药应能依需要纠正各种类型的失眠（难入睡、易醒、早醒等），引起完全类似生理性的睡眠，从而改善睡眠（包括加速入睡、延长睡眠时间及提高睡眠质量等）。

二、常用镇静催眠药的分类

该类药物按化学结构分为苯二氮䓬类、巴比妥类及其他类镇静催眠药。其中苯二氮䓬类临床疗效较好、成瘾性小，且安全范围较大，目前临床上几乎已取代了巴比妥类等传统的镇静催眠药，成为临床最常用镇静催眠药。

三、代表药物

苯二氮䓬类药物

苯二氮䓬类（benzodiazepines，BDZ）药物的基本化学结构为1，4-苯并二氮䓬。目前在临床常用的有20多种，其药理学特性基本相似。根据各个药物及其活性代谢物的消除$t_{1/2}$长短可分为三类：长效类如地西泮（diazepam，安定）、氟西泮（flurazepam，氟安定）、氯氮䓬（chlordiazepoxide，利眠宁）；中效类如劳拉西泮（lorazepam）、氯硝西泮（clonazepam）；短效类如三唑仑（triazolam）等。

【体内过程】

苯二氮䓬类药物口服吸收迅速而完全，约1小时达血药浓度峰值，其中三唑仑吸收最快，但硝西泮、奥沙西泮等口服与肌内注射均吸收较缓慢，且不规则。临床上亟须发挥疗效时应静脉注射给药。苯二氮䓬类与蛋白结合率较高，如地西泮血浆蛋白结合率高达99%，但因其脂溶性很高，易透过血脑屏障和胎盘屏障，故静脉注射后可迅速分布于脑组织，随后进行再分布而蓄积于脂肪和肌肉组织。药物主要在肝经肝药酶代谢，多数药物的代谢产物具有与母体药物相似的活性，但$t_{1/2}$延长，如氟西泮的血浆$t_{1/2}$为2～3小时，而其主要活性代谢产物去烷基氟西泮的$t_{1/2}$约50小时。如长时间使用长效类药物，要防止药物及其活性代谢物在体内蓄积，而发生不良反应。苯二氮䓬类代谢产物最终与葡萄糖醛酸结合为无活性产物，经肾排泄。苯二氮䓬类药物在体内的氧化代谢易受肝功能、年龄影响，同时饮酒可使其$t_{1/2}$延长。

【药理作用】

1. 抗焦虑　焦虑是多种精神失常的常见症状，患者多有精神紧张、恐惧、忧虑、失眠并伴心悸、出汗、震颤等症状。苯二氮䓬类在小于镇静剂量时就可产生良好的抗焦虑作用，不会或较少影响意识和高级精神活动。

2. 镇静催眠　苯二氮䓬类药物随着剂量增大，出现镇静、催眠作用。能明显缩短患者入睡时间，延长睡眠持续时间，减少觉醒次数。由于缩短NREMS时相的深睡眠期，故可减少发生于此期的夜惊和夜游症。苯二氮䓬类药催眠作用优于巴比妥类，具有以下优点：①对REMS时相则影响小，停药后反跳现象较轻，可减少噩梦发生。②治疗指数高，对呼吸影响小，安全范围大。③对肝药酶几乎无诱导作用，不影响其他药物的代谢。④依赖性和成瘾性低，戒断症状发生较迟、较轻。

3. 抗惊厥和抗癫痫　较大剂量苯二氮䓬类药物具有抗惊厥作用。苯二氮䓬类药不能阻止癫痫病灶异常放电，但可抑制异常放电的扩散，表现出明显抗癫痫作用。

4. 中枢性肌肉松弛　苯二氮䓬类药有较强的肌肉松弛作用和降低肌张力作用，能明显缓解大脑损伤所致肌肉僵直，该作用与其抑制脊髓多突触反射有关。

【临床应用】

1. 各种原因引起的焦虑症　常选用地西泮、三唑仑。对持续性焦虑状态宜选用长效类药物如地西泮和氟西泮，对间歇性严重焦虑患者则宜选用短效类如三唑仑和奥沙西泮或中效类如硝西泮。

2. 失眠、麻醉前给药等　临床上用于失眠、麻醉前给药和心脏电击复律或内镜检查前给药，特别是苯二氮䓬类药如地西泮较大剂量会导致暂时性记忆缺失，在临床常用作麻醉前给药、心脏电击复律及各种内镜检查前用药，可缓解患者对手术的恐惧，减少麻醉药用量，增加其安全性，同时使患者对手术的不良刺激在术后不复记忆，多用地西泮静脉注射。

3. 惊厥、癫痫、肌肉痉挛等　临床上辅助用于小儿高热惊厥、子痫、破伤风及药物中毒性惊厥。地西泮是治疗癫痫持续状态的首选药，硝西泮和氯硝西泮对其他类型的癫痫发作有良好疗效。还可治疗脊髓损伤、脑血管意外等中枢神经病变引起的肌僵直，用于缓解腰肌劳损等局部病变引起的肌肉痉挛。

【作用机制】

研究表明，苯二氮䓬类药对中枢的抑制作用主要与药物影响中枢抑制性神经递质γ-氨基丁酸（GABA）的功能及其脑内 $GABA_A$ 受体密切相关（图 13-1）。$GABA_A$ 受体是一个由不同亚基构成的环状五聚体，为神经元上的配体 - 门控型 Cl^- 通道。在 Cl^- 通道周围含有 5 个结合位点，包括 GABA、苯二氮䓬类、巴比妥类和印防己毒素等。$GABA_A$ 受体有 16 种不同的亚单位，按其氨基酸排列次序可分为 7 个亚家族（α、β、γ、δ、ε、θ 和 ρ），不同类型的亚单位间组合可形成不同的 $GABA_A$ 受体亚型。苯二氮䓬类药结合点位于 α 亚单位，而 α、β 和 γ 亚单位的集合是产生对 BDZ 类药物高度亲和的基本要求。苯二氮䓬类药在中枢各水平均能增强 GABA 能神经传递功能和突触的抑制作用，包括下丘脑、海马、黑质、小脑皮质、大脑皮质和脊髓。苯二氮䓬类药与 $GABA_A$ 受体结合后，促进 GABA 与 $GABA_A$ 受体结合，导致 Cl^- 离子通道开放的频率增加，大量 Cl^- 内流引起细胞膜超极化，加强了 GABA 对神经系统的抑制效应。

一般理论认为苯二氮䓬类药抗焦虑作用部位主要在边缘系统，低剂量地西泮抑制边缘系统中海马和杏仁核神经元电活动的发放及传递。镇静催眠是作用于脑干核团内受体的结果。抗惊厥与抗癫痫作用与促进中枢抑制性递质 GABA 的功能有关。地西泮小剂量抑制脑干网状结构下行系统对神经元的易化作用，较大剂量则增强脊髓神经元的突触前抑制，抑制多突触反射，引起中枢性肌肉松弛。

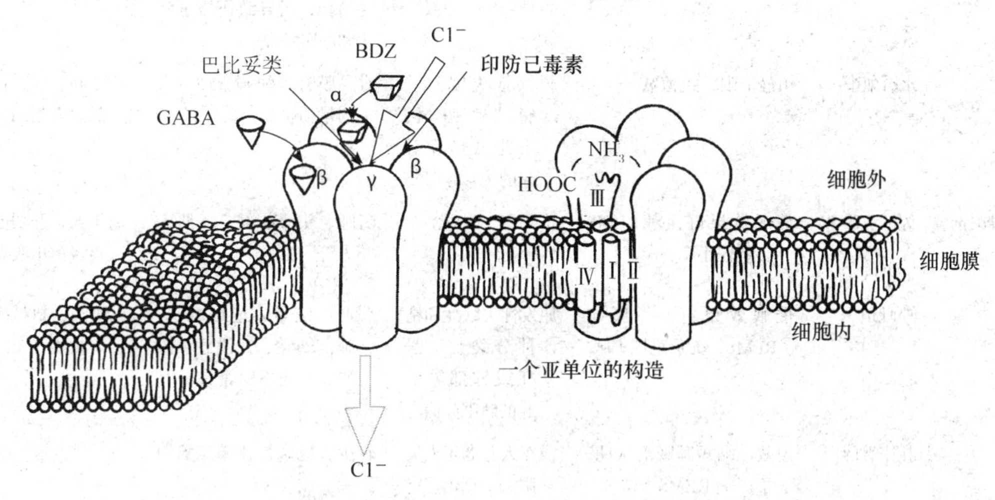

图 13-1 苯二氮䓬类药对 GABA 受体的作用

【不良反应】

苯二氮䓬类药物毒性较小，安全范围大。最常见不良反应有嗜睡、头晕、乏力和记忆力下降，尤以长效类较明显，从事技巧工作、驾驶员、高空作业者等慎用。大剂量时偶见共济失调。静脉注射过快可引起呼吸及循环功能抑制，严重者可致呼吸、心跳停止。与其他中枢抑制药、乙醇合用，中枢抑制作用增强，导致嗜睡、昏睡、呼吸抑制、昏迷，严重者可致死。长期应用可产生耐受性，需增加剂量。久服也可产生依赖性和成瘾性，突然停用可出现反跳现象和戒断症状，表现为头晕、焦虑、失眠、心动过速、呕吐、出汗及震颤，甚至惊厥。

苯二氮䓬类药物过量中毒可用氟马西尼（flumazenil）进行鉴别诊断和治疗。氟马西尼是苯二氮䓬结合位点拮抗药，能特异性地与苯二氮䓬类药物竞争 $GABA_A$ 受体上的结合位点，但对巴比妥及其他中枢抑制药引起的中毒无效。

四、其他镇静催眠药

除苯二氮䓬类药物外，临床常用镇静催眠药还包括巴比妥类药物如苯巴比妥（phenobarbital）、戊巴比妥（pentobarbital）、硫喷妥钠（thiopental sodium）、水合氯醛（chloral hydrate），及非苯二氮䓬类新型镇静催眠药佐匹克隆（zopiclone）、唑吡坦（zolpidem）、扎来普隆（zaleplon）等，这些药物的作用及特点见表 13-1。

表 13-1　临床其他镇静催眠药及其特点

种类	药物	药理作用	临床应用	不良反应	备注
巴比妥类	苯巴比妥	镇静催眠、抗惊厥、抗癫痫，作用于 $GABA_A$ 受体，延长 Cl^- 通道开放时间，使细胞膜超极化	失眠、惊厥、癫痫大发作	中枢抑制，大剂量可引起严重呼吸抑制，久用可产生耐受性和依赖性	现已少用于镇静催眠；诱导肝药酶
	戊巴比妥	镇静、催眠、抗惊厥	惊厥、麻醉前给药	不良反应与苯巴比妥相似但较轻，大剂量可致急性中毒	肝、肾功能不良患者慎用或禁用
	硫喷妥钠	麻醉、抗惊厥	短小手术麻醉、诱导麻醉、惊厥	静脉注射过快或反复多次给药，可导致血压下降和呼吸抑制	速效、短效静脉麻醉药
其他类	水合氯醛	镇静催眠、抗惊厥	顽固性失眠，子痫、破伤风、小儿高热等引起的惊厥	对黏膜有较强刺激性，大剂量损害心、肝、肾	严重心、肝、肾疾病患者禁用
新型催眠剂	佐匹克隆	催眠效果好，对 REMS 影响较小	主要用于失眠症	嗜睡、头晕、健忘、肌无力等	老年人、肝功能不良者慎用或减量
	唑吡坦	催眠效果好，不影响 REMS，无反跳性失眠	原发性失眠症和精神分裂症、躁狂或抑郁等引起的睡眠障碍	恶心、眩晕、记忆减退、睡前幻觉、片段意识障碍、步履不稳等	驾驶员、机械操作者慎用
	扎来普隆	速效，缩短睡眠潜伏期，不影响 REMS	成年人及老年人失眠的短期治疗	较少，成瘾性比苯二氮䓬类药弱	

思考题

1. 某人患有慢性胃肠道疾病，长期焦虑紧张、失眠，为改善其睡眠障碍，可首选何种药物治疗？试分析该药物的药理作用与作用机制。

2. 某长期失眠患者，每天服用苯巴比妥钠，已有半年，出现药物耐受和迫切需求现象，试分析出现该症状的原因是什么。与苯巴比妥钠相比，选择地西泮治疗失眠有什么优点？

第14章 抗癫痫药与抗惊厥药

主要内容

癫痫的分类、临床表现及治疗药物；
苯妥英钠的体内过程、药理作用、临床应用及不良反应；
临床其他抗癫痫药的药理作用与临床应用特点，抗惊厥药硫酸镁的药理作用与临床应用。

第1节 抗癫痫药

癫痫（epilepsy）是由多种病因引起大脑神经元异常放电所致的短暂中枢神经系统功能失常为特征的慢性脑部疾病，具有发作性、复发性、自然缓解性的特点。其病理基础是大脑皮质病灶神经元异常高频放电，并向周围扩散而出现大脑功能短暂失调。由于病灶部位与放电扩散范围的不同，临床表现也不尽相同，表现为感觉、运动、意识、行为和自主神经等各种功能紊乱症状，发作时多伴有异常的脑电图（EEG）。癫痫发作分型复杂，临床常见类型见表14-1。

表14-1 癫痫分类、临床表现及治疗药物

类型		临床表现	首选药物	可选药物
部分性发作	1. 单纯部分性发作	不影响意识，仅局部肢体感觉或运动异常，发作持续20～60秒	卡马西平	苯妥英钠、苯巴比妥、丙戊酸钠、托吡酯
	2. 复杂部分性发作	影响意识，常伴无意识活动，如摇头、唇抽动等，发作持续30秒至2分钟	卡马西平	苯妥英钠、苯巴比妥、丙戊酸钠、非氨酯
	3. 部分性发作继发全面性强直-阵挛性发作	局限性发作发展为伴有意识丧失的强直-阵挛性发作，然后进入阵挛状态，可持续1～2分钟	苯妥英钠	卡马西平、苯巴比妥、丙戊酸钠、非氨酯
全身性发作	1. 强直-阵挛性发作（大发作）	突然意识丧失伴剧烈强直性痉挛，后转为阵挛性抽搐及较长时间中枢抑制，持续数分钟	苯妥英钠	卡马西平、苯巴比妥、丙戊酸钠、氯硝西泮
	2. 失神性发作（小发作）	多见于儿童，表现为短暂意识丧失，静止、无语、凝视，持续5～30秒，EEG有特征性3Hz棘慢波	乙琥胺	丙戊酸钠、氯硝西泮
	3. 肌阵挛性发作	突然短暂而快速的肌肉收缩，可发生于局部或全身肌群	氯硝西泮	丙戊酸钠
	4. 癫痫持续状态	大发作频繁，持续昏迷，持续昏迷30分钟以上，须立即抢救	地西泮	苯妥英钠、苯巴比妥（均静脉注射）

癫痫发作的病因复杂，除原发性遗传性疾病外，继发性癫痫中最常见的是颅脑外伤、脑血管

病、颅内感染、脑肿瘤和脑寄生虫等。癫痫发病机制至今尚未阐明，目前还不能根治。药物治疗是控制癫痫发作的主要手段，在于减少或防止发作。因此，癫痫的药物治疗需长期甚至终身服药。

抗癫痫药（antiepileptic drugs）的作用方式主要有两种：一是直接抑制癫痫病灶区神经元的过度放电；二是作用于病灶周围正常脑组织，遏制异常放电的扩散。其作用机制主要通过三个方面：① 增强抑制性γ-氨基丁酸（GABA）能神经的传导；② 减弱兴奋性谷氨酸能神经的传导；③ 干扰神经细胞膜 Na^+、Ca^{2+} 等离子通道的功能，从而降低神经细胞膜的兴奋性。临床常用的抗癫痫药物有苯妥英钠、卡马西平、苯巴比妥、扑米酮、乙琥胺和苯二氮䓬类等，近年来许多新型抗癫痫药如奥卡西平、拉莫三嗪、托吡酯、加巴喷丁等已在国内上市。

一、代表药物

苯妥英钠

苯妥英钠（phenytoin sodium）又称大仑丁（dilantin），为二苯乙内酰脲的钠盐。苯妥英钠于1908年合成，1938年首先用于临床，抗癫痫作用强而有效。

【体内过程】

苯妥英钠呈强碱性（pH＝10.4），刺激性大，不宜做肌内注射。口服吸收慢且不规则，其剂型、颗粒大小及添加剂均可影响其吸收，需连服数日才开始出现疗效，血药浓度达稳态时间为5～14天，平均有效血药浓度为10～20μg/ml。苯妥英钠脂溶性高，吸收后可迅速分布至脑组织中。血浆蛋白结合率为85%～90%。60%～70%在肝内质网中经肝药酶代谢为无活性的对羟基苯衍生物，以原形经肾排出者不足5%。消除速度与血药浓度密切相关，血药浓度低于10μg/ml时，按一级动力学消除，$t_{1/2}$ 约20小时；高于此浓度时，则按零级动力学消除，$t_{1/2}$ 可延至60小时，易发生蓄积中毒。苯妥英钠在常用剂量下个体血浆浓度的差异较大，制剂不同，生物利用度也不同，临床应注意剂量个体化。当血药浓度为10μg/ml时可控制癫痫发作，20μg/ml则出现轻度毒性反应，故监测血药浓度，能指导临床合理用药。

【药理作用】

苯妥英钠抗癫痫作用的机制较复杂。苯妥英钠不能抑制癫痫病灶异常放电，但可阻止异常放电向病灶周围的正常脑组织扩散。机制可能与其抑制突触传递的强直后增强（post tetanic potentiation，PTP）有关。PTP是指反复高频电刺激突触前神经纤维，引起突触传递易化，使突触后纤维反应增强的现象。PTP在癫痫病灶异常放电的扩散过程中起易化作用。治疗浓度的苯妥英钠能选择性地阻断PTP的形成，阻止病灶高频放电的扩散。

苯妥英钠对细胞膜有稳定作用，降低细胞膜的兴奋性，使动作电位不易产生。这种作用除与抗癫痫有关外，也是治疗外周神经痛和抗心律失常的药理学作用基础。苯妥英钠与失活状态的电压依赖性 Na^+ 通道结合，阻断 Na^+ 内流，能阻止癫痫病灶异常放电的扩散，但对病灶异常高频放电无抑制作用；选择性阻断L-型和N-型钙通道，阻止 Ca^{2+} 内流，降低神经细胞膜的兴奋性，但对哺乳动物丘脑神经元的T型 Ca^{2+} 通道无阻断作用，这可能是治疗失神性发作无效的原因；抑制钙调素激酶的活性，减少 Ca^{2+} 依赖的兴奋性递质的释放和突触后膜的除极化；大剂量苯妥英钠还能抑制 K^+ 内流，延长动作电位时程与不应期。

【临床应用】

1. *癫痫* 苯妥英钠是治疗癫痫强直阵挛性发作的首选药，对复杂部分性发作和单纯部分性发作有一定疗效，对肌阵挛发作效果较差，对小发作（失神性发作）无效，甚至使病情恶化。静脉注射可治疗癫痫持续状态。

2. *神经疼痛综合征* 三叉神经痛、舌咽神经痛和坐骨神经痛等发病机制与癫痫相似的疾病，苯妥英钠能使发作次数减少，疼痛减轻。

3. 心律失常　主要用于室性心律失常，为强心苷中毒所致的室性心律失常的首选药。

【不良反应】

除胃肠道刺激外，其他不良反应都与血药浓度相关，也与患者特异质有关。

1. 局部刺激　本药碱性较强，对胃黏膜有刺激性，口服易引起食欲减退、恶心、呕吐、腹痛等症状，宜饭后服用。静脉注射易引起静脉炎。

2. 齿龈增生　长期应用可引起齿龈增生，发生率约为 20%，多见于儿童和青少年，是药物从唾液排出刺激胶原组织增生的结果。应注意口腔卫生，防止齿龈炎，经常按摩牙龈可以减轻。一般停药 3～6 个月后可自行消退，服用维生素 C 有一定预防作用。

3. 神经系统反应　口服过量会引起急性中毒，表现为复视、眼球震颤、共济失调等；严重者可出现精神错乱、语言障碍，甚至昏睡、昏迷等。

4. 造血系统反应　抑制二氢叶酸还原酶，可致叶酸吸收和代谢障碍，用药 1～3 周后常出现巨幼红细胞性贫血，可用甲酰四氢叶酸治疗。

5. 过敏反应　可见皮疹、皮肤瘙痒、粒细胞缺乏、血小板减少、再生障碍性贫血和肝损害。长期用药者必须定期检查血常规和肝功能，如有异常应及早停药。

6. 骨骼系统反应　苯妥英钠为肝药酶诱导剂，可加速维生素 D 代谢，长期应用可致低钙血症。儿童易发生佝偻病样改变，少数成年患者可出现骨软化症，维生素 D 可用于预防。

7. 致畸反应　妊娠早期服用偶致畸胎，如智能障碍、小头症、斜视、眼距过宽、腭裂等，称为“胎儿苯妥英钠综合征”，故孕妇禁用。

8. 其他反应　偶见男性乳房增大、女性多毛、淋巴结肿大等。静脉注射过快可引起心律失常，血压下降，心脏停搏。久服突然停药可使癫痫发作加剧，甚至诱发癫痫持续状态。

【药物相互作用】

苯妥英钠为肝药酶诱导剂，能加速多种药物代谢如皮质激素、避孕药、口服抗凝药等，使其药效降低。水杨酸类、保泰松、磺胺类、苯二氮䓬类、口服抗凝血药等可与苯妥英钠竞争血浆蛋白结合部位，使后者游离型血药浓度增加。苯妥英钠被肝药酶代谢，与氯霉素、异烟肼等肝药酶抑制剂合用时，血药浓度升高，疗效增强；与苯巴比妥、卡马西平等肝药酶诱导剂合用时，血药浓度降低，疗效减弱。

二、其他抗癫痫药

临床常用的抗癫痫药物除苯妥英钠外，还有苯巴比妥（phenobarbital）、卡马西平（carbamazepine）、丙戊酸钠（sodium valproate）、扑米酮（primidone）、乙琥胺（ethosuximide）和苯二氮䓬类（benzodiazepines）等，及一些新型抗癫痫药如奥卡西平（oxcarbazepine）、拉莫三嗪（lamotrigine）、托吡酯（topiramate）、加巴喷丁（gabapentin）、氟桂利嗪（flunarizine）等，这些药物的作用及特点见表 14-2。

表 14-2　临床其他抗癫痫药及其特点

药物	药理作用	临床应用	不良反应
苯巴比妥	作用于 $GABA_A$ 受体，增加 Cl^- 内流	预防和治疗癫痫大发作、单纯部分性发作、小发作、癫痫持续状态等	剂量过大易引起毒性反应
卡马西平	降低神经细胞膜对 Na^+ 的通透性，增强 GABA 神经元突触传递功能	治疗大发作、复杂部分发作、单纯部分发作；对三叉神经痛和舌咽神经痛疗效优于苯妥英钠	中枢抑制、胃肠及心血管反应等

续表

药物	药理作用	临床应用	不良反应
丙戊酸钠	抑制电压敏感性 Na^+ 通道，影响脑内 GABA 的代谢	对癫痫大发作的疗效不及苯妥英钠、苯巴比妥，对小发作疗效优于乙琥胺	胃肠反应、脱发、嗜睡乏力、共济失调、肝毒性等
乙琥胺	选择性抑制丘脑神经元 T 型 Ca^{2+} 通道	治疗小发作（失神性发作）首选药；也用于肌阵挛和幼儿肌阵挛发作	少数患者出现乏力、嗜睡、眩晕、头痛、恶心、呕吐等
奥卡西平	阻滞电压依赖性 Na^+ 通道，增加 K^+ 内流	用于癫痫部分性及全身强直 - 阵挛性发作，顽固性三叉神经痛	较少
苯二氮䓬类	增强 GABA 能神经的传递功能，抑制强直刺激后增强现象（PTP）及突触的传递	地西泮是癫痫持续状态首选药；硝西泮主要用于失神性发作；氯硝西泮为广谱抗癫痫药	较少
托吡酯	阻断电压依赖性 Na^+ 通道，增强 GABA 介导的抑制作用	用于癫痫部分性发作的辅助治疗	注意力受损、共济失调、意识模糊、嗜睡等
氟桂利嗪	强效 Ca^{2+} 通道阻断药，还可选择性阻断电压依赖型 Na^+ 通道	广谱抗癫痫药	安全有效，毒性小

三、抗癫痫药应用注意事项

癫痫是一种慢性反复发作性疾病，需长期用药。抗癫痫药应具有高效、低毒、广谱及价廉等优点，应用时需注意以下几点：① 根据发作类型合理选择抗癫痫药物（表 14-1）。② 单纯型癫痫最好选用一种有效药物，剂量从小开始逐渐加量，直至获得理想治疗效果后维持用药。若一种药物难以发挥疗效或混合型癫痫患者常需联合用药，目的在于提高疗效，减少不良反应，联合用药时还应注意药物间相互作用引起的不良反应。③ 治疗中不可突然停药，需待症状消失两年后逐渐进行，整个停药时间需在半年以上，否则会导致病症复发。治疗过程中亦不可随便更换药物，如需更换药物，则应采用过渡用药方法，即在原药基础上加用新药，待其发挥作用后，再逐渐停用原药。④ 长期用药应注意药物的毒副作用，特别是肝功能、血常规等应定期检查。⑤ 抗癫痫药物致畸胎、死胎的几率较高，孕妇需慎用。

第 2 节 抗惊厥药

惊厥是由各种原因引起的中枢神经系统过度兴奋的一种症状，表现为全身骨骼肌不自主地强烈收缩，症状呈现强直性或痉挛性抽搐，多见于小儿高热、破伤风、癫痫强直 - 阵挛性发作、子痫和中枢兴奋药中毒等。常用抗惊厥药包括苯二氮䓬类、巴比妥类、水合氯醛、硫酸镁等。

硫 酸 镁

硫酸镁（magnesium sulfate）因给药途径不同而产生不同的药理作用。口服给药有导泻、利胆作用，外用热敷可消炎散肿，注射给药则产生降血压、抗惊厥作用。

【药理作用】

Mg^{2+} 主要存在于细胞内液，细胞外液仅占 5%。Mg^{2+} 参与多种酶活性的调节，影响神经冲动的传递。注射硫酸镁抑制中枢神经系统，使骨骼肌松弛，还可抑制心肌以及舒张外周血管平滑肌，发挥降压作用。作用机制可能由于 Mg^{2+} 和 Ca^{2+} 化学性质相似，特异性竞争 Ca^{2+} 受体。如运动神经末梢 ACh 的释放过程需要 Ca^{2+} 参与，而 Mg^{2+} 竞争拮抗 Ca^{2+} 的这种作用，干扰 ACh 释放，使神经肌肉接头处 ACh 减少，导致骨骼肌松弛。

【临床应用】

1. 惊厥　注射给药可缓解各种原因所致的惊厥，尤其对子痫、破伤风所致惊厥有良好的疗效。

2. 高血压危象和高血压脑病　肌内或静脉注射可迅速降低血压。

【不良反应】

硫酸镁注射给药安全范围窄，Mg^{2+} 过高可抑制延髓呼吸中枢和血管运动中枢，引起呼吸抑制、血压骤降及心搏骤停。肌腱反射消失是呼吸抑制的先兆，连续注射过程中应反复检查肌腱反射。若出现中毒反应需立即给予人工呼吸，缓慢注射氯化钙或葡萄糖酸钙以对抗。

思考题

1. 某癫痫患者，突然意识丧失，口吐白沫，全身强直性痉挛，随后进入沉睡状态。试分析可能为哪种类型癫痫，首选何药治疗？其药理机制是什么？如何防治其可能产生的不良反应？

2. 某妊娠晚期孕妇，突然昏不知人，两目上视，手足抽搐，全身强直、少顷即醒，醒后复发，可选择何药治疗？选药的原理是什么？如何给药？

第15章 治疗中枢神经退行性疾病的药物

主要内容

左旋多巴和他克林的药理作用、临床应用和不良反应；
卡比多巴、司来吉兰、托卡朋、溴隐亭、金刚烷胺、苯海索的药理作用和临床应用；
治疗阿尔茨海默病药的分类及各药的特点。

中枢神经退行性疾病是一组因慢性进行性中枢神经组织退行性变性而产生的中枢神经疾病。主要包括帕金森病（Parkinson's disease，PD）、阿尔茨海默病（Alzheimer's disease，AD）、亨廷顿病（Huntington disease，HD）、肌萎缩性脊髓侧索硬化症（amyotrophic lateral sclerosis，ALS）等。虽然各种疾病的病因和病变的部位各不相同，但神经细胞发生退行性病理学改变是共同的特征。

流行病学调查结果显示，帕金森病和阿尔茨海默病主要发生于中老年。随着社会发展，人口老龄化问题日益突出，发病率仅次于心血管疾病和癌症，也是65岁以上人群致死的第五位病因。目前除帕金森病患者通过合理用药可延长寿命和提高生活质量外，其余疾病的治疗效果还难以令人满意。本章重点介绍治疗帕金森病和阿尔茨海默病药。

第1节 抗帕金森病药

帕金森病是神经系统常见的慢性、进行性、退变性疾病。典型临床症状为静止震颤、肌肉僵直、运动迟缓和共济失调，严重患者伴有记忆障碍和阿尔茨海默病等症状。如不进行及时有效的治疗，病情呈进行性加重，晚期全身僵硬，活动受限，严重影响生活质量。临床上根据病因不同，分为原发性、动脉硬化性、老年性、脑炎后遗症及化学药物中毒五类，均表现类似原发性帕金森病的症状，又称帕金森综合征（Parkinsonism）。

一、帕金森病的药理学基础

帕金森病发病原因和机制尚不清楚。学界曾提出多种发病机制假说，如多巴胺缺失学说、兴奋性神经毒性学说、氧化应激学说、线粒体功能障碍学说等，到目前为止，只有氧化应激学说比较肯定。一般情况下，多巴胺（dopamine，DA）通过单胺氧化酶（monoamine oxidase，MAO）催化氧化脱胺代谢，所产生的H_2O_2能被抗氧化酶系统清除，但在氧化应激时，多巴胺的氧化代谢是多途径的，产生大量的超氧阴离子（O^{2-}）和H_2O_2，在黑质部位Fe^{2+}催化下生成毒性更大的羟自由基（OH•），线粒体呼吸链的复合物Ⅰ活性下降，抗氧化物（特别是谷胱甘肽）消失，无法清除自由基。传统经典的学说是多巴胺缺失学说，认为帕金森病是因纹状体内缺乏多巴胺所致。黑质多巴胺能神经元发出上行纤维到达纹状体的尾核及壳核组成多巴胺能神经通路，对脊髓前角运动神经元起抑制作用；同时尾核中还有胆碱能神经通路，对脊髓前角运动神经元起兴奋作用。正常时多巴胺和乙酰胆碱处于平衡状态，共同调节运动功能。帕金森病患者因黑质有病变，多巴胺合成减少，造成多巴胺能神经功能减弱，胆碱能神经功能则相对占优势，出现肌张力增高症状。

二、抗帕金森病药物分类

经典的抗帕金森病药主要包括拟多巴胺类药和抗胆碱药两类。前者通过直接补充多巴胺前体物或抑制多巴胺降解而产生作用；后者通过拮抗相对过亢的胆碱能神经功能而缓解症状。二者合用可增加疗效，其总体目标是恢复多巴胺能和胆碱能神经系统功能的平衡状态。

1. 拟多巴胺类药

（1）多巴胺前体药：左旋多巴。

（2）左旋多巴增效药：包括① 氨基酸脱羧酶（amino acid decarboxylase，AADC）抑制药，如卡比多巴、苄丝肼。② MAO-B 抑制药，如司来吉兰。③儿茶酚氧位甲基转移酶（catechol-o-methyltransferase，COMT）抑制药，如硝替卡朋、托卡朋、恩他卡朋等。

（3）DA 受体激动药：溴隐亭。

（4）促多巴胺释放药：金刚烷胺。

2. 中枢抗胆碱药　苯海索、苯扎托品。

三、代表药

左 旋 多 巴

左旋多巴（levodopa）是多巴胺递质合成的前提物质，是酪氨酸形成儿茶酚胺的中间产物，现已人工合成。

【体内过程】

左旋多巴口服易吸收，经小肠芳香族氨基酸转运体主动转运迅速吸收，0.5～2 小时达峰值，$t_{1/2}$ 为 1～3 小时。吸收后，迅速在外周被多巴脱羧酶脱羧转化为多巴胺，加上肝的首关效应，仅约 1% 的左旋多巴进入中枢发挥作用。大量蓄积在外周的多巴胺可引起不良反应，主要表现为恶心、呕吐。药物的吸收与胃排空时间、胃液 pH 值有关。胃排空延缓和酸度增加，均可降低生物利用度。食物中其他氨基酸可以与左旋多巴竞争同一载体，减少药物的吸收。若能同时服用 AADC 抑制剂，左旋多巴在外周的转化减少，进入脑内的左旋多巴增加 3～4 倍。

【药理作用】

左旋多巴通过血脑屏障进入脑组织，在脑内脱羧酶的作用下生成多巴胺，补充纹状体多巴胺的不足，治疗帕金森病。

【临床应用】

1. 用于各种类型帕金森病的治疗　其作用特点是：① 疗效与黑质纹状体病损程度相关，轻症或年轻体壮患者疗效好，重症或年老体弱者疗效较差。② 对肌肉强直和运动困难的疗效好，对肌肉震颤的疗效差。③ 起效慢，用药 2～3 周出现症状明显改善，用药 1～6 个月后疗效最强，随着用药时间的延长，疗效逐渐下降，3～5 年后疗效已不显著。左旋多巴对约 80% 的帕金森病患者有效，尤其是用药初期疗效显著，约 20% 的患者可恢复到正常运动状态。通常先改善肌肉强直和运动迟缓，后改善肌肉震颤，对其他运动如姿态、步态联合动作、面部表情、言语、书写、吞咽、呼吸均可改善；也能使患者情绪好转，抑郁和淡漠症状改善，关心周围环境等，但对吩噻嗪类抗精神病药引起的锥体外系反应等症状无效。

2. 其他　用于急性肝衰竭所致的肝昏迷辅助治疗。

【不良反应】

左旋多巴的不良反应大多是左旋多巴在外周生成多巴胺引起，分为早期和长期两大类。

1. 早期反应

（1）胃肠道反应：80% 的患者在治疗早期出现厌食、恶心、呕吐或上腹部不适，主要是多巴胺刺激延髓催吐化学感受区所致。偶见消化性溃疡出血和穿孔，合用 AADC 抑制药或吗丁啉可消除恶心、呕吐等反应。

（2）心血管反应：部分患者（约占 1/3）出现轻度直立性低血压，继续用药可产生耐受性。另外还可兴奋 β 受体，引起心律失常，用 β 受体阻断药能拮抗。

2. 长期反应

（1）异常不随意运动：或称运动过多症，长期用药的患者（约占 50%）可出现异常的不随意运动，表现为面舌抽搐、怪相、摇头、双臂双腿或躯干各种各样的摇摆运动，偶见喘息样呼吸。服药两年以上者发生率达 90%，主要是多巴胺受体过度兴奋所致。

（2）症状波动：又称疗效减退，服药 3～5 年后，40%～80% 患者可出现有效作用时间缩短，运动或非运动症状的复现或加重，症状随血药浓度发生规律性波动。重则出现"开 - 关现象"（on-off phenomenon），表现为突然出现多动不安（开），而后又肌强直性运动不能（关）。与帕金森病发展导致多巴胺的储存能力下降有关。增加服药次数或剂量，或改用缓释剂，或合用 MAO-B 抑制药、COMT 抑制药、多巴胺受体激动药能改善症状。

（3）精神障碍：部分患者出现焦虑、失眠、噩梦、幻觉、妄想、抑郁以及轻度躁狂等。10%～15% 病例出现精神错乱，可能与多巴胺作用边缘系统有关。

【药物相互作用】

维生素 B_6 为多巴脱羧酶的辅基，可增加左旋多巴在外周合成多巴胺产生副作用，故应用左旋多巴时应禁用维生素 B_6。抗精神病药如吩噻嗪类和丁酰苯类均能阻滞黑质 - 纹状体多巴胺神经通路，利舍平能耗竭多巴胺，降低左旋多巴的疗效。

四、其他抗帕金森病药（表 15-1）

表 15-1 其他抗帕金森病药物比较

种类	药物	药理作用	临床应用	不良反应	备注
左旋多巴增效剂	卡比多巴（carbidopa）	外周氨基酸脱羧酶抑制剂	帕金森病辅助药，单独使用无效	不良反应少，症状波动轻	与 L-DOPA 合用增效，如复方制剂心宁美
	苄丝肼（benserazide）	外周氨基酸脱羧酶抑制剂	帕金森病辅助药，单独使用无效	不良反应少，症状波动轻	如复方制剂美多巴
	司来吉米（selegiline）	MAO-B 抑制剂，降低黑质 - 纹状体内多巴胺的降解代谢	早期帕金森病	大剂量可抑制 MAO-A，可引起焦虑、失眠、幻觉等精神症状	L-DOPA 合用增效，可消除 L-DOPA 的开 - 关反应。运动员慎用
	硝替卡朋（nitecapone）	COMT 抑制剂	帕金森病辅助药	无明显不良反应	不易通过血脑屏障，可合用卡巴多巴
	托卡朋（tolcapone）	COMT 抑制剂	帕金森病辅助药	肝损害	须严密监测肝功能
	恩他卡朋（entacapone）	COMT 抑制剂	帕金森病辅助药	腹泻、头痛、多汗、口干、氨基转移酶升高等	

续表

种类	药物	药理作用	临床应用	不良反应	备注
多巴胺受体激动剂	溴隐亭（bromocriptine）	D_2受体强激动剂，D_1受体部分拮抗剂	泌乳闭经综合征、肢端肥大症、帕金森病辅助药	不良反应多，多系统可见。精神系统症状比左旋多巴严重	与L-DOPA合用减少波动症状
	利修来得（lisuride）	D_2受体激动剂，D_1受体弱拮抗剂	帕金森病辅助药		与L-DOPA合用改善运动障碍，减少开-关反应和运动过多症
	普拉克索（pramipexole）	选择性D_2受体激动剂	帕金森病	拟多巴胺类不良反应，容易引起幻觉和精神错乱及突发性睡眠	具有疗效快、作用持久、用药较为安全、毒副作用小的特点
	罗匹尼罗（ropinirole）	选择性D_2受体激动剂	帕金森病	拟多巴胺类不良反应，容易引起幻觉和精神错乱及突发性睡眠	具有疗效快、作用持久、用药较为安全、毒副作用小的特点
	阿扑吗啡（apomorphine）	多巴胺受体激动剂	帕金森病	会引起QT间期延长、肾功能损害和精神症状	仅用于其他药对“开-关反应”无效时
促多巴胺释放药	金刚烷胺（amantadine）	促进多巴胺释放和拮抗NMDA受体	帕金森病、AD预防与治疗甲型流感	长期使用下肢皮肤可见网状青斑，也可引起精神不安、失眠和运动失调等	起效快、作用持续时间短，但6～8周后疗效减弱。优于抗胆碱药，但不及L-DOPA
抗胆碱药	苯海索（benzhexol）	阻断中枢胆碱受体	早期轻症PD、不耐受或禁用L-DOPA的PD、抗精神病药物所致的PD	诱发青光眼、前列腺肥大	
	苯扎托品（benzatropine）	抗胆碱和抗组胺	早期轻症PD、不耐受或禁用L-DOPA的PD、抗精神病药物所致的PD	诱发青光眼、前列腺肥大	

第2节 治疗阿尔茨海默病药

阿尔茨海默病（Alzheimer’s disease，AD）是一种与年龄高度相关、以进行性认知障碍和记忆力损害为主的中枢神经系统退行性疾病。表现为记忆力、判断力、抽象思维、空间定位等一般智力的丧失，但视力、运动能力等不受影响。阿尔茨海默病包括原发性、血管性和两者的混合型。其中以原发性最为常见，约占70%。阿尔茨海默病的病因尚不明，但一般认为是多病因疾病，可能与遗传、中毒、病毒感染、自身免疫等有关，或由于脑动脉硬化、酒精中毒、脑梗死、内分泌代谢紊乱等。阿尔茨海默病的主要病理特征为：大脑萎缩、脑组织内出现老年斑、脑血管淀粉样蛋白沉淀和神经元纤维缠结；认知和记忆的主要解剖部位——海马组织结构萎缩；胆碱能神经兴奋传递障碍和中枢神经系统内乙酰胆碱受体变性及神经元数目减少等。阿尔茨海默病发病机制至今不清楚，有多种假说，比较认可的有胆碱能学说、β- 淀粉样蛋白毒性学说、Tau 蛋白过度磷酸化学说、氧化应激学说等。阿尔茨海默病患者大脑胆碱能神经元明显减少、胆碱能活性降低被认为与其认知症状有关。

一、治疗阿尔茨海默病药物分类

目前阿尔茨海默病尚无十分有效的治疗方法。增加中枢胆碱能神经的功能，其中胆碱酯酶抑制药效果相对肯定，M 受体激动药正在临床试验中。此外，其他如 β- 分泌酶抑制剂、阿尔茨海默病疫苗、非甾体抗炎药、氧自由基清除剂、雌激素、神经生长因子增强药及神经保护药等亦在研究开发中。目前临床使用的药主要分为以下几类。

1. 增强中枢胆碱能神经的药物

（1）胆碱酯酶抑制剂：多奈哌齐、利凡斯的明等。

（2）M_1 受体激动药：占诺美林、沙可美林等。

2. N- 甲基 -D- 天冬氨酸（NMDA）受体非竞争性阻断药　美金刚。

3. MAO-B 抑制药　丙炔苯丙胺。

4. 抗氧化剂　维生素 E、艾地苯醌等。

5. 神经生长因子增强药和神经保护药　AIT-082。

6. 钙离子拮抗药　尼莫地平、盐酸氟桂利嗪等。

二、代表药

他克林

他克林（tacrine）是 1993 年美国 FDA 批准上市的第一个治疗阿尔茨海默病的药物，也是第一代胆碱酯酶抑制药。因其严重不良反应，特别是肝毒性，现已很少使用。

【体内过程】

他克林口服个体差异大，食物可明显影响其吸收。他克林脂溶性高，口服易透过血脑屏障，$t_{1/2}$ 为 3.5 小时。体内分布广泛，肝、脑、肾中浓度较高，通过肝代谢失活。

【药理作用】

通过抑制乙酰胆碱酯酶（acetylcholine esterase,AChE）而增加 Ach 的含量，既可抑制血浆中的 AChE，又可抑制组织中的 AChE。作用机制是：① 抑制脑内相关部位的胆碱酯酶，增加脑内相关部位乙酰胆碱的含量。② 通过脑内 M_1 受体促进相关部位乙酰胆碱的释放。③ 直接激动 M 受体和 N 受体，对前者的亲和力是后者的 100 倍。④ 增加大脑皮质和海马的 N 型胆碱受体密度。⑤ 间接增加 NDMA、5-HT 的浓度。⑥ 促进脑组织对葡萄糖的利用。

【临床应用】

主要用于轻、中度阿尔茨海默病患者的治疗。多与卵磷脂合用，可延缓病程 6～12 个月，提高患者的认知能力和自理能力。

【不良反应】

肝毒性是中止治疗的主要原因。约 50% 患者在治疗后 12 周出现谷丙转氨酶升高，多数患者停药后 3 周内可以恢复，但再次治疗又可出现反跳，且发生更快，约 75% 的患者可耐受再次治疗。因此用药初期需要每周测血清转氨酶一次，以后每 3 个月测 1 次。1/3 患者可出现胃肠道反应，如恶心、呕吐、腹泻、消化不良等；大剂量应用可出现尿频、流涎、多汗、眩晕等胆碱综合征。

【药物相互作用】

与茶碱合用，使茶碱的消除 $t_{1/2}$ 大幅延长，血药浓度上升；与磷脂类合用，能增强他克林的药效。与西咪替丁合用，可升高他克林的血浆浓度。

三、其他治疗阿尔茨海默病药物（表 15-2）

表 15-2 其他治疗阿尔茨海默病药物比较

种类	药物	药理作用	临床应用	不良反应	备注
胆碱酯酶抑制剂	多奈哌齐（donepezil）	第二代可逆性中枢胆碱酯酶抑制剂	轻、中度阿尔茨海默病患者	外周拟胆碱作用	$t_{1/2}$ 长，中枢选择性比第一代高
	利凡斯的明（rivastigmine，卡巴拉汀）	第二代可逆性中枢胆碱酯酶抑制剂	伴有心脏、肝及肾等疾病的阿尔茨海默病患者	消化道不良反应比多奈哌齐高	
	加兰他敏（galanthamine）	第二代可逆性中枢胆碱酯酶抑制剂	轻、中度阿尔茨海默病患者	早期（2～3 周）有胃肠道反应，无肝毒性	胆碱能高度不足的区域活性最大
	石杉碱甲（huperzine A）	竞争性和非竞争性混合型胆碱酯酶抑制剂	轻、中度阿尔茨海默病患者	拟胆碱作用	自千层塔提取的生物碱
	美曲磷脂（metrifonate，敌百虫）	竞争性和非竞争性混合型胆碱酯酶抑制剂	轻、中度阿尔茨海默病患者	不良反应较少、轻且短暂	唯一以无活性前体药形式存在的 AChE 抑制药
M_1 受体激动药	占诺美林（xanomeline）	M_1 受体选择性激动剂	阿尔茨海默病患者	消化道和心血管不良反应	目前发现选择性最高的 M_1 受体激动剂
	沙可美林（sabcomeline）	相对选择性 M_1 受体激动剂	阿尔茨海默病患者	轻微出汗	
NMDA 受体阻断药	美金刚（memantine）	依赖性非竞争性 NMDA 受体阻断药	帕金森病、AD 预防与治疗甲型流感	服后又轻微眩晕不安、头痛、口干等	饮酒可能加重其不良反应
MAO-B 抑制剂	丙炔苯丙胺（selegiline）	MAO-B 抑制剂，抗氧化和神经保护作用	帕金森病和阿尔茨海默病	直立性低血压	

思考题

1. 近年帕金森罹患人群呈增多趋势，左旋多巴是临床最常用的抗帕金森病药之一，但部分患者临床疗效不理想，甚至随着用药时间延长，疗效更不为稳定，严重者可出现“开 - 关”现象，请结合本章所学，试述产生上述现象的原因，并分析帕金森病选择性用药方案。

2. 胆碱酯酶抑制药是目前临床抗阿尔茨海默病药物的主要用药，试述其作用机制。结合本章所学和其他相关知识，分析其潜在的不良反应。

第16章　抗精神失常药

主要内容

氯丙嗪的药理作用、临床应用、不良反应；
抗抑郁症药的分类及作用特点；
抗躁狂药和抗焦虑症药的特点。

精神失常（psychiatric disorders）是由多种原因引起的精神活动障碍的一类疾病，包括精神分裂症、躁狂抑郁症和焦虑症等。临床表现为精神活动异常，如认知、情感、意志、行为等精神活动异常。临床根据药物的作用，将抗精神失常药分为三类：抗精神病药（antipsychotic drugs）、抗躁狂抑郁症药（antimanic and antidepressive drugs）和抗焦虑药（antianxiety drugs）。

第1节　抗精神病药

一、基本概念及分类

抗精神病药主要用于治疗精神分裂症和其他精神失常的症状，又称神经安定药（neuroleptic drugs）。精神分裂症病因复杂，以精神活动的不协调或脱离现实为特征，根据临床症状分为Ⅰ型和Ⅱ型，Ⅰ型以阳性症状（妄想、幻觉、思维障碍、行为异常）为主，Ⅱ型以阴性症状（情感淡漠、主动性缺乏等）为主。多巴胺假说对精神分裂症发病机制有一定启示，同时也是合理用药的依据。

根据临床应用特点，抗精神病药分为第一代和第二代。第一代抗精神病药又称典型抗精神病药，主要对阳性症状有效，但锥体外系不良反应严重。第二代又称非典型性抗精神病药，为新型抗精神病药，对阳性和阴性症状都有效，锥体外系不良反应较轻。

根据药物的化学结构特征，抗精神病药又分为吩噻嗪类（phenothiazines）、硫杂蒽类（thioxanthenes）、丁酰苯类（butyrophenones）及其他药物。吩噻嗪类根据侧链取代基团的不同，分为二甲胺类、哌嗪类和哌啶类。其中，哌嗪类药物抗精神病作用最强，其次是二甲胺类，哌啶类最弱。

二、抗精神病药的相关药理学基础

20世纪50年代早期，从萝芙木属（*rauwol fia*）植物中提取抗精神病作用药物，得到了利舍平。1949—1950年，在异丙嗪类、吩噻嗪类化合物的合成过程中，Charpentier合成了氯丙嗪；Laborit阐明氯丙嗪不会造成知觉丧失，可降低兴奋性和能动性，诱导睡眠；1952年法国Delay和Deniker将氯丙嗪应用于抗精神病的治疗取得成效。至此，开创了现代精神病药物治疗的新纪元，新型抗精神病药氯氮平在20世纪70年代初开始应用于临床。

精神病的发病机制有众多的假说，其中较为认可的多巴胺假说认为，精神分裂症的发生与脑内多巴胺神经通路功能亢进有关。多巴胺与脑内相应的神经构成4条经典的多巴胺通路（图16-1），即黑质-纹状体通路（主要与锥体外系活动有关）、中脑-边缘系统通路（主要与情

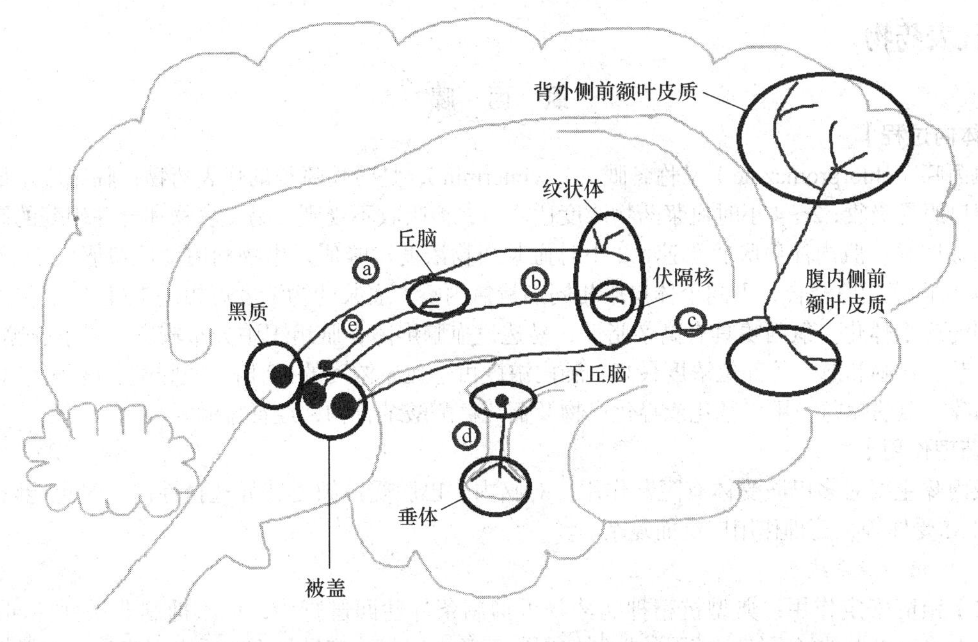

图 16-1　脑内的 5 条多巴胺通路

a. 黑质纹状体多巴胺通路，从黑质致密区（A9）发出投射至纹状体或基底神经节，是锥体外系功能的高级中枢，控制着运动神经的功能和运动；b. 中脑边缘多巴胺通路，从中脑顶盖腹侧区（A10）发出投射至伏隔核、嗅结节，是大脑边缘系统的一部分，主要调控着情绪和精神活动，如快感、药物滥用的强烈欣快感以及精神病的妄想和幻觉；c. 中脑皮质多巴胺通路，从中脑顶盖腹侧区（A10）发出投射至颞叶和前额叶皮质区，主要调控认知、思维、感觉、理解和推理能力，可能起着介导精神分裂症认知症状（背外侧前额叶皮质）和情感症状（腹内侧前额叶皮质）的作用；d. 结节漏斗多巴胺通路，从下丘脑发出投射至腺垂体，控制垂体内分泌的分泌；e. 第 5 条通路出现于多个位点，包括导水管周围灰质、腹侧中脑、下丘脑核群以及臂旁核，发出投射至丘脑。其功能目前还不清楚。

绪和精神活动等有关）、中脑 - 皮质系统通路（主要与认知、思维、感觉、理解和推理能力的控制有关）、结节 - 漏斗通路（主要与内分泌功能有关），还有 1 条通路与下丘脑有关，具体还有待进一步研究。脑内存在 5 种多巴胺亚型受体（D_1、D_2、D_3、D_4 和 D_5），根据生化反应、信号传导途径等性质的不同，又将 D_1 和 D_5 统称为 D_1 样受体，D_2、D_3 和 D_4 统称为 D_2 样受体。黑质 - 纹状体通路主要为 D_1 样受体和 D_2 样受体，中脑 - 边缘系统和中脑 - 皮质系统通路主要为 D_2 样受体，而结节 - 漏斗通路主要为 D_2 样受体中的 D_2 亚型。精神分裂症的发生与中脑 - 边缘系统和中脑 - 皮质系统通路的 D_2 样受体功能亢进有关。大多数抗精神病药物都抑制中枢神经系统突触后 D_2 受体；增加多巴胺能活性的药物会引起精神分裂症患者病情恶化或诱发发病，如多巴胺前体药物左旋多巴、促进多巴胺释放的苯丙胺等；未经治疗的 Ⅰ 型患者病理检查发现壳核和伏隔核多巴胺受体（尤其是 D_2 样受体）数目显著增加；经治疗的患者，脑脊液、血液和尿液中高香草酸（多巴胺的代谢产物）含量明显改变。目前认为，抗精神病药物通过阻断中脑 - 边缘系统和中脑 - 皮质系统多巴胺通路的 D_2 样受体发挥作用，但大多数药物对脑内多巴胺通路的选择性不高，可阻断其他多巴胺通路而产生相应的不良反应。

典型的抗精神病药仅对部分患者有效，因为脑内的 5- 羟色胺能、谷氨酸能和胆碱能神经系统同样也参与精神分裂症的病理过程，所以目前对其药物的研究也关注了影响其他多种神经递质受体的相关药物。5-HT 是中枢神经系统中控制觉醒水平和睡眠 - 觉醒周期的递质，与心境抑郁、自杀行为有关，氯氮平、利培酮等新型抗精神病药主要是通过阻断 5-HT_2 受体而实现的。

三、代表药物

氯 丙 嗪

【体内过程】

氯丙嗪（chlorpromazine）又称冬眠灵（wintermin），是吩噻嗪类的代表药物，临床应用最广。氯丙嗪口服易吸收，2～4 小时血浆药物浓度达峰值，但吸收不规则，易受食物和合并用药的影响，首关消除明显；肌内注射吸收迅速，2 小时血浆药物浓度达峰值，生物利用度比口服大 3～4 倍。约 90% 与血浆蛋白结合，不同个体口服相同剂量氯丙嗪，血浆药物浓度可相差 10 倍以上，因此，临床用药应个体化。氯丙嗪具有高亲脂性，易透过血脑屏障，脑组织中分布较广，以下丘脑、基底神经节、丘脑和海马等部位浓度最高，脑内浓度可达血浆浓度的 10 倍。经肝微粒体酶代谢成去甲氯丙嗪、氯吩噻嗪、甲氧基化或羟化产物及葡萄糖醛酸结合物，经肾排泄。

【药理作用】

氯丙嗪主要对多巴胺受体有阻断作用，对脑内多巴胺受体缺乏特异选择性；同时也能阻断 α 受体和 M 受体等，药理作用广泛而复杂。

1. 中枢神经系统

（1）镇静安定作用：典型抗精神病药物可抑制条件性回避行为，但不抑制非条件性回避行为。氯丙嗪对中枢神经系统有较强的抑制作用，正常人口服治疗量氯丙嗪后出现安定、镇静作用，注意力下降、感情淡漠，对周围事物不感兴趣，在安静环境中易诱导入睡，但易唤醒，醒后神志清醒。氯丙嗪的安定作用具有耐受性，反复用药作用逐渐减弱。一般认为，氯丙嗪的镇静安定作用与抑制中枢 α_1 受体和 H_1 受体有关，使用抗胆碱药能阻断氯丙嗪的镇静安定作用。

（2）抗精神病作用：氯丙嗪能在不引起过分镇静的情况下，迅速控制精神病患者兴奋、躁动症状。使幻觉、妄想、躁狂及精神运动性兴奋逐渐消失，理智恢复，情绪安定，生活自理，对Ⅰ型急性期起效快，对慢性患者效果较差，对Ⅱ型精神分裂症患者（表现抑郁、淡漠）无效甚至加重病情。氯丙嗪抗精神病作用可连续用药半年以上，无耐受性。

（3）镇吐作用：氯丙嗪阻断延脑第四脑室底部催吐化学感受区（chemoreceptor trigger zone，CTZ）的 D_2 受体而发挥镇吐作用；大剂量直接抑制呕吐中枢，但氯丙嗪对刺激前庭引起的呕吐无效。

（4）对体温调节的影响：氯丙嗪抑制下丘脑体温调节中枢，使体温调节失灵，体温随环境温度而变化。故氯丙嗪不仅能降低发热体温，也能降低正常体温。

（5）加强中枢抑制药的作用：氯丙嗪可加强麻醉药、镇静催眠药、镇痛药及乙醇的中枢抑制作用，与上述药物合用时，应适当减量，以避免对中枢神经系统的过度抑制。

（6）对锥体外系的影响：氯丙嗪阻断黑质 - 纹状体通路的 D_2 受体，胆碱能神经功能相对亢进，出现锥体外系反应。

2. 自主神经系统作用　氯丙嗪阻断 α 受体，可翻转肾上腺素的升压效应，同时抑制血管运动中枢，直接舒张血管平滑肌，具有扩张血管、降低血压的作用，因此，氯丙嗪引起的低血压不可使用肾上腺素治疗。反复使用氯丙嗪则其降压作用减弱，不适于原发性高血压的治疗。氯丙嗪也阻断 M 胆碱受体，呈现阿托品样作用，出现口干、视物模糊、尿潴留及便秘等。

3. 内分泌系统　氯丙嗪阻断结节 - 漏斗处通路的 D_2 受体，减少下丘脑释放催乳素抑制因子，使催乳素分泌增加，引起乳房肿大和泌乳。此外抑制促性腺释放激素的分泌，减少卵泡刺激素和黄体生成素释放，引起排卵延迟；抑制促皮质激素和生长激素的分泌。

【临床应用】

1. 精神分裂症　氯丙嗪是治疗精神分裂症的首选药物之一，用于缓解症状。主要应用于治疗Ⅰ型精神分裂症，对急性患者疗效较好，须长期服用以维持疗效，减少复发。也可用于治疗其他精神病伴有的兴奋、躁动、紧张、幻觉和妄想等症状。首次发病需要连续用药半年以上；再次发病则需连续治疗 2～3 年；多次发病者则需长期服药维持疗效。

2. 呕吐及顽固性呃逆　用于治疗药物（吗啡、洋地黄和四环素等）及多种疾病（如癌症、放射病、尿毒症等）引起的呕吐；对顽固性呃逆也有效。

3. 低温麻醉及人工冬眠　配合物理降温（如冰袋、冰浴等）用于低温麻醉。也可用于人工冬眠疗法，与异丙嗪、哌替啶组成冬眠合剂，使患者基础代谢降低，对外界的病理刺激反应也降低。人工冬眠疗法主要用于严重创伤、感染、高热惊厥、甲状腺危象、妊娠中毒及休克等病症的辅助治疗。

【不良反应】

氯丙嗪药理作用广泛，但长期大量应用，不良反应较多。

1. 一般不良反应　中枢抑制症状（嗜睡、无力、淡漠）；阻断 M 受体的抗胆碱作用（视力模糊、心动过速、口干、便秘、无汗、眼压升高等）；阻断 α 受体的症状（鼻塞、血压下降、直立性低血压等）；结节 - 漏斗通路阻断症状（乳房肿大、闭经及生长减慢等）。氯丙嗪局部刺激性较强，不应做皮下注射，宜深部注射。静脉注射可引起血栓性静脉炎，应以生理盐水或葡萄糖溶液稀释后缓慢注射。服药后卧床 1～2 小时后方可缓慢起立，可减少直立性低血压发生。氯丙嗪引起的低血压可使用去甲肾上腺素治疗，不能使用肾上腺素，因为能阻断 α 受体，可能引起肾上腺素升压作用的翻转。

2. 锥体外系反应　是长期大量应用氯丙嗪治疗精神分裂症时最常见的副作用，表现为以下症状。

（1）帕金森综合征：肌张力增高、面容呆板（面具脸）、动作迟缓、肌肉震颤、流涎等症状。

（2）急性肌张力障碍：多出现于用药后 1～5 天，由于舌、面、颈及背部肌肉痉挛，患者出现强迫性张口、伸舌、斜颈、呼吸运动障碍及吞咽困难等症状。

（3）静坐不能：患者出现坐立不安，反复徘徊等症状。

以上三种症状都是阻断中枢黑质 - 纹状体通路，多巴胺功能减弱，乙酰胆碱功能相对增强所致，用中枢抗胆碱药盐酸苯海索或促多巴胺释放药金刚烷胺可缓解。

此外还可引起迟发性运动障碍（tardive dyskinesia）或迟发性多动症，多见于用药数月后，表现为不自主、有节律的刻板运动，口 - 舌 - 颊三联症，如吸吮、舔舌、咀嚼等。早期发现及时停药可恢复，但也有停药仍难恢复，应用抗胆碱药反而加重的。造成迟发性运动障碍的原因可能与氯丙嗪长期阻断突触后多巴胺受体，受体上调有关，氯氮平可使症状减轻（图 16-2）。

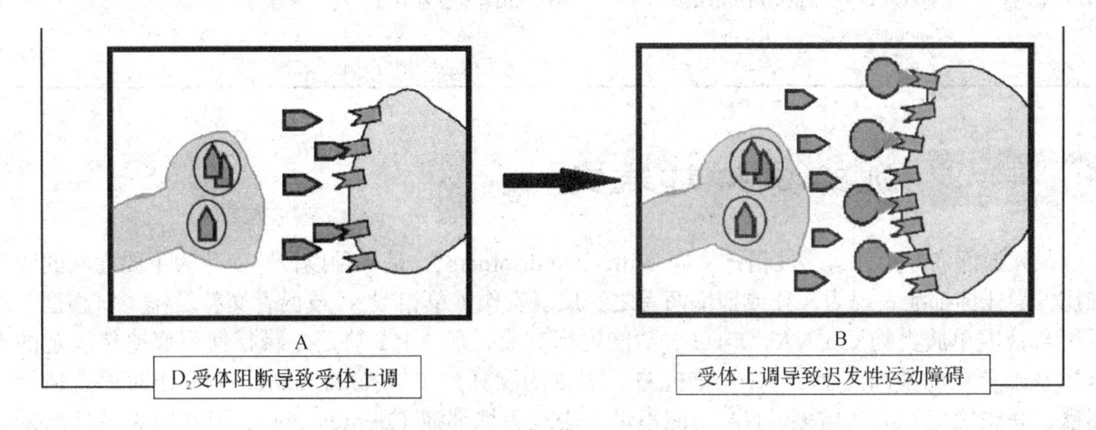

图 16-2　迟发性运动障碍

氯丙嗪长期阻断黑质 - 纹状体多巴胺通路 D_2 受体，导致这些受体水平上调，进而导致运动过度的现象。

3. *其他* 引起内分泌紊乱和过敏反应，常见皮疹、光敏性皮炎等。少数患者出现肝细胞内微胆管阻塞性黄疸。也有患者出现急性粒细胞缺乏，应立即停药，并用抗生素预防感染。

4. *急性中毒* 一次吞服超大剂量（1～2g）氯丙嗪，可发生急性中毒，出现昏睡、血压下降、休克，并出现心动过速、心电图异常（P-R 间期或 Q-T 间期延长，T 波低平或倒置），应立即进行对症治疗，用去甲肾上腺素升高血压。

【禁忌证】

昏迷患者（特别是应用中枢抑制药后）、乳腺癌、冠心病、严重肝功能损害者。惊厥或癫痫史及伴有心血管疾病的老年患者。

四、其他抗精神病药（表 16-1）

表 16-1 其他常用抗精神病药及其特点

种类	药物	药理作用	临床应用	不良反应	备注
第一代抗精神病药物					
硫杂蒽类	氯普噻吨（chlorprothixene）	抗精神病、抗抑郁	带有强迫症状或伴有焦虑或焦虑性抑郁的精神分裂症、焦虑性神经官能症、更年期抑郁症等	锥体外系、镇静、低血压	
丁酰苯类	氟哌啶醇（haloperidol）	很强的抗精神病作用	Ⅰ型精神分裂症及躁狂症	锥体外系反应强，镇静、降压作用弱，可致心肌损伤	
	氟哌利多（droperidol）	增强镇痛药作用、控制攻击	常与镇痛药芬太尼合用作神经阻滞镇痛术		
二苯基丁酰哌啶类	五氟利多（penfluridol）	抗精神病作用较强	急慢性精神分裂症，尤适用于慢性患者维持与巩固疗效	锥体外系反应常见，无明显镇静作用	
第二代抗精神病药					
苯二氮䓬类	氯氮平（clozapine）	抗精神病作用较强	阴性和阳性症状都有效	没有锥体外系反应，不影响内分泌，粒细胞减少	
苯异噁唑类	利培酮（risperidone）	抗精神病作用较强，改善认知功能和抑郁	阴性和阳性症状都有效	锥体外系作用弱	
苯甲酰胺类	舒必利（sulpiride）	抗精神病作用较强	阴性和阳性症状都有效，改善紧张型精神分裂症；其他药物无效的难治性病例	锥体外系作用少	

第 2 节 抗躁狂抑郁症药

躁狂抑郁症，又称情感性精神障碍（affective disorders），是一种以情感变化为主要症状的精神病。躁狂抑郁症表现为躁狂或抑郁两者之一反复发作（单相型），或两者交替发作（双相型）。可能与脑内单胺类物质（NA，5-HT）功能失衡有关，但 5-HT 缺乏是躁狂抑郁症遗传决定的素质基础。在此基础之上，NA 功能亢进，表现为躁狂症（Vesania/mania），发作时患者情绪高涨，联想敏捷，活动增多。NA 功能不足，表现为抑郁症（depression），发作时患者情绪低落，言语减少，精神、运动迟缓，常自责自罪，甚至企图自杀。抗躁狂抑郁症药又分为抗躁狂症药和抗抑郁症药。

一、抗抑郁症药

抑郁症（depression）是一类临床上常见的情感障碍性疾病。典型的抑郁症以持续的心境低落、思维迟缓和意志活动减退为主要临床表现，还伴有食欲低下、失眠及自主神经系统症状。抑郁症的病因不明确，可能与大脑内神经递质（如 NA、5-HT、DA、GABA）功能紊乱有关，与心理、社会等诸多因素也有关联。抗抑郁药是用于治疗抑郁症或其他精神障碍中抑郁症状的一类药物，通过增加脑内神经末梢突触间隙的 5-HT 或 NA 水平产生抗抑郁作用。

目前临床抗抑郁药物主要包括：三环类抗抑郁药（tricyclic antidepressant，TCA）、单胺氧化酶抑制药（monoamine oxidase inhibitors，MAOIs）、选择性 5-HT 再摄取抑制药（serotonin selective reuptake inhibitors，SSRIs）、选择性 NA 再摄取抑制药（norepinephrine and dopamine reuptake inhibitor，NDRI）、5-HT 和 NE 再摄取抑制药（dual serotonin and norepinephrine reuptake inhibitor，SNRIs）、NA 及特异性 5-HT 能抗抑郁药（noradrenergic and specific serotonergic antidepressant，NaSSAs）以及天然药物（表 16-2）。

1. *三环类抗抑郁药* 结构中有 2 个苯环和 1 个杂环，故称为三环类抗抑郁药。常用药物包括丙咪嗪（米帕明）、多虑平等。本类药物为非选择性单胺摄取抑制剂，阻断 NA、5-HT 的再摄取，增加突触间隙的递质浓度，发挥抗抑郁作用，几小时达到高峰，可认为是直接作用。但临床上需要 2～3 周才能起效，说明是长期作用的效果。长期作用是增强单胺递质浓度，使突触受体下调、基因表达和神经元再生而产生作用。本类药物大多有抗胆碱作用，阻断 α_1 受体和 H_1 受体引起镇静作用。

2. *选择性 NA 再摄取抑制药* 选择性地抑制 NA 的再摄取，对 5-HT 的再摄取影响很小或无影响，更适用于以脑内 NA 缺乏为主的抑郁症，发挥疗效快。镇静、抗胆碱、降低血压等作用则比较弱。药物包括去甲米帕明、去甲替林、马普替林、阿莫沙平等。马普替林（maprotiline）为四环类抗抑郁药，抑制外周和中枢神经对 NA 的再摄取，对 5-HT 再摄取无影响。长期应用突触前膜 α_2 受体下调，突触后膜肾上腺素受体的敏感性降低，可能与抗抑郁作用有关。

3. *选择性 5-HT 再摄取抑制药*（selective serotonin reuptake inhibitors，SSRIs） 包括氟西汀、帕罗西汀、舍曲林、氟伏沙明等，选择性阻断 5-HT 再摄取，对其他神经递质功能影响较小，不良反应较少。适用于脑内 5-HT 不足引起的抑郁症，或其他抗抑郁药物疗效不佳，或不能耐受的患者。

4. *单胺氧化酶抑制药* 抑制单胺氧化酶（MAO）可提高脑内 NA 和 5-HT 浓度，发挥抗抑郁作用。由于 MAOIs 涉及面广，毒副作用比较严重，因此，MAOIs 目前临床已不常应用。

表 16-2 常用抗抑郁药及其特点

种类	药物	临床应用	不良反应	备注
三环类抗抑郁药	丙咪嗪	各种原因引起的抑郁，对精神分裂症伴发的抑郁状态无效；伴有焦虑的抑郁症、恐惧症；遗尿症	失眠；抗胆碱反应；心律失常；皮疹；低血压等	
	阿莫沙平	各种原因引起的抑郁，对精神分裂症伴发的抑郁状态差	少，心脏毒性低，抗胆碱作用弱	第二代

续表

种类	药物	临床应用	不良反应	备注
选择性 5-HT 再摄取抑制药	氟西汀	各型抑郁症，尤其老年抑郁症；强迫症、恐惧症、惊恐发作或神经性贪食症	未发现潜在心脏毒性，可引起性功能障碍	与 MAOIs、氯米帕明、色氨酸合用可引起 5-HT 综合征
$5\text{-}HT_{2A}$ 拮抗药及 5-HT 再摄取抑制药	曲唑酮	抑郁症，尤其睡眠障碍者，可用于伴有抑郁症的精神分裂症患者	镇静和直立性低血压	
选择性 NE 再摄取抑制药	瑞波西汀	抑郁状态，对重症抑郁有效	口干、便秘、多汗、排尿困难、心率加快、直立性低血压等	
5-HT 和 NA 再摄取抑制药	艾拉法辛	抑郁和焦虑障碍，强迫症和慢性疼痛，重症或难治性抑郁有效	胃肠道不适、中枢神经异常、视觉异常、性功能异常	起效快
单胺氧化酶抑制剂	吗氯贝胺	非内源性抑郁	严重，高血压危象，中毒性肝损害等	不宜与 TCAs 和 SSRIs 合用
NA 能与特异性 5-HT 抗抑郁药	米氮平	各种抑郁，尤其重度和明显焦虑、激越及失眠的患者；惊恐发作等	镇静，无明显的心脏毒性	
NE 与 DA 再摄取抑制药	安非他酮	重症抑郁，戒烟，注意力缺陷多动障碍，肥胖	无镇静、抗胆碱作用、不影响心血管和血压	较少引起双相抑郁时转躁狂
α_2 拮抗和 $5\text{-}HT_2$、$5\text{-}HT_3$ 拮抗药	米安色林	各型抑郁症，尤其有焦虑、失眠的抑郁症	镇静作用明显，无抗胆碱能作用	低血压、白细胞计数低禁用

二、抗躁狂药

躁狂症属于情感性精神障碍，表现为兴奋、多话、多动，直至发生躁狂行为等中枢兴奋性症状。氯丙嗪、氟哌啶醇、氯普噻吨、苯二氮䓬类、巴比妥类等都有一定的抗躁狂作用。单纯的抗躁狂药主要是锂盐，至今仍为首选药。此外，某些抗癫痫药（丙戊酸、卡马西平）、钙拮抗药也有较好的抗躁狂作用。

碳酸锂（lithium carbonate）

【体内过程】

以锂离子形式发挥作用。锂盐口服 30 分钟后血药浓度达到峰值，体液中均匀分布，缓慢进入细胞内，不与蛋白结合，不经过代谢，全部经肾排泄。

【药理作用】

治疗量锂盐对正常人精神活动几无影响，但对躁狂症发作者有显著疗效，使言语、行为恢复正常。锂盐能抑制脑内 NA 及 DA 的释放，并促进再摄取，使突触间隙 NA 浓度降低。近年发现，锂盐能抑制肌醇磷酸酶，此酶催化磷脂酰肌醇（phosphatidylinositol，PI）系统中三磷酸肌醇（inositol triphosphate，IP_3）的脱磷酸化反应，阻止肌醇生成。由于锂离子吸收后先分布于细胞外液，然后逐渐蓄积于细胞内，所以显效较慢。

【临床应用】

用于治疗躁狂症。对精神分裂症的兴奋躁动也有效，与抗精神病药合用疗效较好，可减少抗精神病药的剂量；同时抗精神病药还可缓解锂盐所致恶心、呕吐等副作用。

【不良反应】

锂盐不良反应较多。每日测定血锂浓度，当血锂高至 1.5～2.0mmol/L，应立即减量或停药。

第 3 节 抗焦虑药

抗焦虑药是一种缓解焦虑和紧张的药物。焦虑是多种精神病的常见症状，焦虑症则是一种以急性焦虑反复发作为特征的神经官能症，并伴有自主神经功能紊乱。发作时，患者多自觉恐惧、紧张、忧虑、心悸、出冷汗、震颤及睡眠障碍等。

抗焦虑药以苯二氮䓬类药物为主，包括氯氮䓬、地西泮及其衍生物。此类药物治疗效果好，安全度大，副作用小，兼具抗焦虑、松弛肌紧张、抗癫痫及镇静安眠等作用。丁螺环酮是目前最理想的抗焦虑药物，口服吸收完全。血浆蛋白结合率高，能部分激动 5-HT_{1A} 受体，降低背脊及海马神经元的传导兴奋性，升高蓝斑核神经元的传导兴奋性，兴奋交感神经，提高多巴胺神经元的兴奋性而抗焦虑。

思考题

1. 分析氯丙嗪对不同多巴胺通路的作用与药效、不良反应的关系。
2. 以氯丙嗪为例阐释“副作用”的特点。
3. 以氯丙嗪的副作用为例阐释受体调节的特点。

第17章 镇 痛 药

主要内容

镇痛药的概念，镇痛药作用机制；
吗啡的药理作用、作用机制、体内过程、临床应用与不良反应；
镇痛药的分类，阿片受体的分类与功能。

镇痛药（analgesics）是主要作用于中枢神经系统，选择性地消除或缓解痛觉的药物。

一、镇痛药的药理学基础

疼痛（pain）是临床上最常见的症状之一，是一种复杂的生理心理活动。疼痛是伤害性刺激作用于机体所引起的保护性反应，常伴有不愉快的情绪反应和（或）内脏植物性反应。剧烈疼痛引起人体痛苦，还可能引起生理功能紊乱，甚至休克。因此，合理应用药物缓解疼痛是有必要的。按药理作用及作用机制，临床上使用的镇痛药物分为两大类：一是作用于中枢神经系统，选择性地消除或缓解痛觉的药物，能减轻疼痛引起的紧张、焦虑、恐惧等情绪反应，但不影响意识及其他感觉，称为**镇痛药**，多用于剧痛，属本章叙述范围；二是具有镇痛、解热、抗炎作用的药物，对各种钝痛（如头痛、牙痛等）有效，称为解热镇痛抗炎药（见第18章）。疼痛的性质与部位往往是诊断疾病的重要依据，因此，对诊断未明的疼痛不宜先用药物止痛，以免掩盖病情，贻误诊断。

镇痛药通过激动中枢神经系统的阿片受体发挥镇痛作用，易产生药物依赖性或成瘾性，又称成瘾性镇痛药，在使用和保管上必须严格控制。按照药物来源，镇痛药分为阿片生物碱类镇痛药，如吗啡和可待因、人工合成镇痛药如哌替啶和美沙酮；其他镇痛药，如罗痛定等。

二、代表药物

吗 啡

阿片生物碱类镇痛药来自于阿片（opium），阿片为罂粟科植物罂粟（*papaver somniferum*）未成熟蒴果浆汁的干燥物，含20余种生物碱，根据药物的化学结构不同分为菲类和异喹啉类，菲类包括吗啡（morphine）和可待因等，其中吗啡是阿片类中主要的生物碱，1806年由德国药师Seturner首先提纯获得，有强大的镇痛作用；异喹啉类包括罂粟碱（papaverine）等，有松弛平滑肌的作用。

【体内过程】

1. 吸收　吗啡皮下注射、肌内注射、口服、口鼻黏膜处给药均可吸收。口服吸收快，但首关消除明显，生物利用度低（25%），故常用注射给药。皮下注射30分钟可有60%吸收。

2. 分布　吗啡的血浆蛋白结合率超过30%，游离药物随血液分布于血流量丰富的组织，较少通过血脑屏障；吗啡可通过胎盘进入胎儿体内，导致胎儿呼吸抑制等，孕妇禁用。

3. 消除　吗啡在肝与葡萄糖醛酸发生结合反应，生成极性代谢产物。吗啡原形及代谢物易由肾排泄，小部分经胆汁排泄，极性代谢产物中的吗啡-6-葡萄糖苷酸有比吗啡更强的镇痛作用，

吗啡 -3- 葡萄糖苷酸也有较弱的镇痛作用。肾功能低下的患者，吗啡的作用时间延长，故应减少给药剂量。吗啡有少量经乳腺分泌，随乳汁排泄，哺乳期妇女慎用。

全身给药，吗啡镇痛作用持续 4～6 小时，24 小时内大部分自肾排泄。血浆 $t_{1/2}$ 2.5～3 小时。

【药理作用】

1. 中枢神经系统

（1）镇痛作用：吗啡有强大的选择性镇痛作用，且不影响意识和其他感觉。皮下注射 5～10mg 能明显减轻或消除疼痛，维持 4～5 小时。吗啡还有明显的镇静作用，消除因疼痛引起的焦虑、紧张等不愉快的情绪反应，并可产生欣快感，有利于提高患者对疼痛的耐受力。吗啡对各种疼痛有效，但对持续性慢性钝痛的效力大于间断性锐痛，对组织损伤、炎症或肿瘤引起的疼痛效果优于神经性疼痛。吗啡镇痛作用的部位主要在脊髓胶质区和中脑导水管周围灰质。

（2）抑制呼吸：通过直接抑制脑干呼吸中枢而发生呼吸抑制作用。通常在不影响意识的剂量下就能产生，随着剂量加大逐渐加重，甚至引起呼吸停止而死亡。治疗量吗啡引起呼吸频率、分钟通气量和潮气量减少，并引起不规则和周期性呼吸。中毒剂量时呼吸频率可减慢至每分钟 3～4 次。特别是和部分中枢抑制药（如镇静催眠药、全身麻醉药等）合用可能会增加呼吸抑制发生。

（3）镇咳：抑制延脑咳嗽中枢产生咳嗽反射抑制，与抑制呼吸无相关性，可能是激动延脑孤束核阿片受体所致。吗啡止咳作用强大，但因成瘾性强，临床上一般不用于咳嗽治疗。

（4）其他：由于直接兴奋延脑呕吐化学感受区引起恶心和呕吐反应。激动中脑顶盖前核 μ 受体和 κ 受体，兴奋动眼神经副核（缩瞳核），引起瞳孔缩小。缩瞳反应是吗啡的作用特征，针尖样瞳孔是诊断吗啡过量中毒的重要依据（其他原因引起的昏迷和呼吸抑制常伴有瞳孔散大）。作用于下丘脑，抑制促性腺激素和促肾上腺皮质激素释放激素的释放，使垂体的黄体生成素、卵泡刺激素和促肾上腺皮质激素释放减少，血液中睾酮和皮质醇水平降低。

2. 兴奋平滑肌

（1）胃肠道：激动脑干极后区迷走神经背核及胃肠道的阿片受体，兴奋胃肠道平滑肌和括约肌，使胃窦、小肠静息张力和结肠张力增加，胃肠蠕动减弱；抑制消化液分泌；以及抑制中枢使便意迟钝。最终导致肠内容物排出受阻，引起便秘。

（2）胆道：治疗量吗啡引起胆道平滑肌和括约肌收缩，使胆道排空受阻，胆道、胆囊内压增高，引起上腹部不适甚至胆绞痛；也可引起胆汁和胰液反流，造成血淀粉酶和脂肪酶水平升高。

（3）其他平滑肌：吗啡抑制子宫平滑肌的收缩力，减慢子宫收缩频率，延长产程。增强膀胱括约肌张力，导致尿潴留。大剂量还能收缩支气管。

3. 心血管系统　对卧床患者，不引起血压、心率、节律的改变。但可引起直立性低血压，主要是由于吗啡引起外周血管扩张。吗啡扩张小血管的机制复杂，可能是组胺释放、降低二氧化碳分压引起的血管收缩反射，也可能与抑制血管运动中枢有关。吗啡可模拟缺血的预适应现象对心脏发挥保护作用。吗啡对脑循环没有直接作用，但可抑制呼吸致二氧化碳积聚，扩张脑血管，使颅内压增高。

4. 免疫系统　吗啡对细胞免疫和体液免疫均有抑制作用，易致感染和增加肿瘤扩散。吗啡能抑制人类免疫缺陷病毒（HIV）蛋白诱导的免疫反应，可能是吗啡吸食者易感 HIV 病毒的主要原因。阿片类药物通过影响淋巴细胞的增殖、抗体产生和趋化性而调节免疫系统，阿片类药物具有独特的免疫调节特性。

【作用机制】

内源性阿片肽神经元、内源性阿片肽及阿片受体共同组成抗痛系统。伤害性刺激使痛觉传入神经兴奋，释放 P 物质，与接受神经元上的 P 物质受体结合，将痛觉冲动传入中枢。当痛觉传入神经兴奋时，可刺激内源性阿片肽神经元，引起内源性阿片肽的释放，激动痛觉传入神经的阿片受体，抑制P物质释放，从而抑制痛觉的传导。在正常情况下有20%～30%的阿片受体与内源性阿片肽结合，调控疼痛感觉，维持正常痛阈，发挥生理性止痛功能。镇痛药激动阿片受体，激活脑内“抗痛系统”，阻断痛觉传导，产生中枢性镇痛作用。

目前发现丘脑内侧、脑室及导水管周围灰质和脊髓胶质区阿片受体密度高，与疼痛刺激传入的整合有关；在边缘系统、蓝斑核阿片受体密度最高，与情绪及精神活动有关；延脑孤束核阿片受体与呼吸、咳嗽有关；脑干极后区及迷走神经背核等部位的阿片受体与胃肠活动有关。阿片受体也存在于初级感觉传入神经的伤害性感受器、肠道和输精管等组织。采用受体DNA克隆技术，研究了阿片受体各亚型的基因和蛋白质结构。阿片受体主要有μ、δ、κ三种，均属G蛋白偶联受体，每种受体又有不同的亚型，如μ_1、μ_2、δ_1、δ_2、κ_1、κ_2、κ_3亚型。阿片受体分类及生理效应见表17-1。

1975年科学家们成功地从脑内分离出两种五肽，即甲硫氨酸脑啡肽（M-enkephalin）和亮氨酸脑啡肽（L-enkephalin），具有吗啡样作用，在脑内分布也与阿片受体的分布近似，并能被吗啡拮抗药纳洛酮所拮抗。到现在已经有20多种内源性阿片肽被发现。

表17-1 阿片受体分类及其效应

受体类型		μ	δ	κ
效应	镇痛作用部位	脑、脊髓、外周	脊髓	外周、脊髓
	呼吸抑制	+++	++	+
	缩瞳	++	−	+
	抑制胃肠蠕动	++	++	+
	欣快	+++	−	−
	镇静	++	−	++烦躁
	躯体依赖	+++	−	+
配体的受体选择性	β内啡肽	+++	+++	+++
	亮氨酸脑啡肽	+	+++	−
	强啡肽	++	+	+++
	吗啡	+++	+	++

【临床应用】

1. *疼痛* 用于各种原因引起的疼痛，但由于成瘾性问题，一般仅用于短期或其他镇痛药无效的剧痛，如骨折、严重创伤、烧伤、手术后、晚期恶性肿瘤疼痛等。吗啡也用于心肌梗死血压正常者，除镇痛外，可减轻患者的焦虑，减轻心脏负担；对胆绞痛和肾绞痛，由于其可能诱发平滑肌痉挛，需加用解痉药，如阿托品等；但对神经压迫性疼痛疗效较差。

2. *心源性哮喘* 心源性哮喘是因左心衰竭，引起突发性的急性肺水肿导致的呼吸困难、气促和窒息感。临床常需进行综合性治疗，除了强心、利尿、扩张血管外，静脉注射吗啡也可产生良好效果：①吗啡通过镇静可迅速缓解患者的紧张、恐惧和焦虑情绪。②吗啡抑制呼吸，由浅而快变得深而慢，缓解急促的呼吸，并使呼吸过程中气体的交换得以进行。③吗啡扩张外周血管，降低外周阻力，减少回心血量，有利于缓解左心衰竭和消除肺水肿。但若患者伴有休克、昏迷、严重肺部疾患或痰液过多应禁用。

3. *腹泻* 用于急、慢性消耗性腹泻。一般含少量吗啡的阿片酊配成复方制剂用于严重单纯性腹泻。

【不良反应】

1. *一般反应* 包括呼吸抑制、恶心、呕吐、嗜睡、眩晕、便秘、尿潴留、直立性低血压（低血容量者加重）和免疫功能下降等。

2. *耐受性及依赖性* 阿片类物质易致耐受性和依赖性：耐受性产生；戒断症状出现；药物渴求现象。耐受性是指阿片类药物长期反复使用后，药效逐渐减弱，需增加剂量和缩短给药间隔才可获得原来的作用。耐受性在大剂量短周期给药容易发生，而小剂量长期给药可减小。依赖性又分为躯体依赖性（即成瘾性）和精神依赖性（即习惯性）。躯体依赖性表现为机体对药物产生适应性改变，一旦停药则可出现戒断症状，如兴奋、失眠、流泪、流涕、出汗、震颤、呕吐、腹泻、痛觉增敏、甚至虚脱、意识丧失等。戒断症状通常在停药后 6～10 小时开始出现，36～48 小时症状最严重。精神依赖性是使患者产生一种持续用药的需求心理。成瘾者为追求吗啡的欣快感及避免停药所致戒断症状的痛苦，产生“强迫性觅药行为”，可能导致快感产生所需的剂量和中毒剂量非常接近，残害躯体，也会对社会和家庭造成极大的危害。

吗啡耐受性与依赖性的机制尚未阐明。生理情况下，中枢阿片受体部分被内源性阿片肽占领，应用吗啡类药物后，与未被占领的阿片受体结合，产生镇痛作用。反复给予吗啡类药物后，通过负反馈机制使内源性阿片肽释放减少或停止，所以必须应用较大剂量的吗啡进行补偿，产生耐受性。一旦停用药物，阿片受体既无外源性吗啡占领，又无内源性阿片肽结合，则出现戒断症状。阿片受体拮抗药，如纳洛酮，能促进阿片依赖者出现戒断症状。研究还发现，吗啡和内源性阿片肽都能抑制蓝斑核放电。当对吗啡耐受或成瘾后，蓝斑核放电也出现耐受，一旦停用吗啡，去甲肾上腺素能神经元活动增强，放电加速，出现戒断症状。肾上腺素 α_2 受体激动药可乐定能抑制蓝斑核放电，减轻戒断时自主神经功能过度活跃的症状，可用于脱毒治疗。

阿片类药物成瘾治疗一般分为三个阶段：脱毒治疗、防复吸治疗及社会心理康复治疗。脱毒治疗常用替代疗法，采用长效阿片受体激动剂或阿片受体部分激动剂来替代阿片受体激动剂，以减轻戒断症状，使患者较舒服地渡过停药期；其后逐渐减少替代药物的用量，直至最终彻底停用阿片类药物。目前临床常用的替代药有美沙酮和丁丙诺啡。后期出现戒断症状可用地西泮、东莨菪碱和可乐定等对症治疗。阿片受体拮抗药纳曲酮、美沙酮等还可防复吸。

3. *急性中毒* 表现为昏迷、针尖样瞳孔、呼吸高度抑制、血压降低，甚至休克。呼吸麻痹是中毒致死的主要原因，需采用人工呼吸、适量吸氧和阿片受体阻断药纳洛酮抢救。静脉注射纳洛酮 0.2～0.4mg，可显著翻转阿片类过量的中毒，而对其他中枢抑制药的昏迷无效。

三、其他镇痛药（表 17-2）

表 17-2 其他常用镇痛药及其特点

种类		药物	药理作用	临床应用	不良反应	备注
阿片生物碱类镇痛药	阿片受体激动药	可待因（codeine）	镇痛作用比吗啡弱，成瘾性小，镇咳作用强	无痰干咳及剧烈频繁的咳嗽	引起便秘	
	阿片受体部分激动药	丁丙诺啡（buprenorphine）	镇痛作用强	含片用于阿片类成瘾的脱毒和维持治疗注射给药可用于中、重度疼痛	头晕、恶心、呕吐、耐受性与成瘾性	
		烯丙吗啡（nalorphine）	吗啡拮抗药，作用长于纳洛酮	吗啡类药物是否成瘾的诊断		以注射途径（静脉、肌内或皮下）给药

续表

种类		药物	药理作用	临床应用	不良反应	备注
人工合成镇痛药	阿片受体激动药	哌替啶（pethidine）	镇痛作用为吗啡1/10，不引起便秘	急性锐痛；心源性哮喘；人工冬眠	头晕、出汗、口干、直立性低血压等；用量过大可抑制呼吸中枢	中枢兴奋中毒患者，可用纳洛酮和地西泮解毒
		芬太尼（fentanyl）	镇痛作用强大	各种剧痛		
		美沙酮（methadone）	作用和性质同吗啡，但耐受性和成瘾性发生缓慢	吗啡或海洛因成瘾者的脱毒治疗	头晕、出汗、口干、直立性低血压、呼吸抑制	禁用于分娩止痛
		曲马朵（tramadol）	镇痛作用	多种剧痛	成瘾性强	
	阿片受体部分激动药	喷他佐辛（pentazocine）	作用类似于吗啡，但较弱	各种慢性剧痛	无成瘾性	
其他镇痛药		罗痛定（rotundine）	镇痛、镇静及催眠	慢性持续性钝痛	久用不成瘾，偶见眩晕、乏力、恶心	阻断脑内多巴胺受体；促进脑啡肽和内啡肽的释放
		高乌甲素（lappaconitine）	镇痛作用维持时间较长，有解热、抗炎、局部麻醉等作用	轻度和中度癌症疼痛的备选药物	偶见荨麻疹、心悸和头晕	
		氟吡汀（flupirtine）	新型中枢性镇痛药，镇痛强度与喷他佐辛相当	外伤、烧伤、术后及癌症晚期疼痛		
		齐考诺肽（ziconotide）	强效镇痛药	鞘内注射给药治疗其他药物不能耐受或疗效不佳的严重慢性疼痛	认知障碍、幻觉、情绪或意识改变	N型钙通道阻断药
		布桂嗪（bucinnazine）	中等强度的镇痛药	偏头痛、三叉神经痛、牙痛等	不良反应少	与激动中枢阿片受体以及干扰中枢单胺递质代谢有关
阿片受体拮抗药		纳洛酮（naloxone）		阿片类药物过量致昏迷及呼吸抑制		
		纳曲酮（naltrexone）		与可乐定或丁丙诺啡合用治疗阿片类快速脱瘾		肝毒性

思考题

1. 吗啡与阿司匹林镇痛作用有何异同?
2. 简述吗啡滥用的危害及治疗。

第18章 解热镇痛抗炎药与抗痛风药

主要内容

解热镇痛抗炎药共同的药理作用、作用机制、作用特点及常用药物的分类；
阿司匹林的体内过程、药理作用、用途、主要不良反应和用药注意事项；
临床常用的其他解热镇痛抗炎药的药理作用与临床应用特点，抗痛风药的药理作用与临床应用。

解热镇痛抗炎药是一类具有解热、镇痛作用的药物，且绝大多数药物（苯胺类药物除外）同时还有抗炎、抗风湿作用，其中有些药物还具有抗痛风作用，因此，本章在介绍解热镇痛抗炎药的同时还介绍抗痛风药。

第1节 解热镇痛抗炎药

解热镇痛抗炎药（antipyretic-analgesic and anti-inflammatory drugs）在化学结构上不同，但多数是有机酸类化合物，有着共同的药理作用和作用机制，其中大多数药物与糖皮质激素一样具有抗炎作用，但其化学结构与含甾体结构的糖皮质激素（甾体抗炎药）不同，因此这些药物又称为**非甾体抗炎药（non-steroidal anti-inflammatory drugs，NSAIDs）**。

一、药理作用、作用机制和应用注意

（一）解热作用

主要抑制下丘脑体温调节中枢部位的环氧酶，使中枢**前列腺素（prostaglandin，PG）**减少，能有效降低发热患者的体温，发挥较强的解热作用。解热镇痛抗炎药能降低发热者的体温，而对正常体温者几乎无影响，这与直接抑制体温中枢的氯丙嗪作用不同。

下丘脑体温调节中枢通过对产热和散热过程的精细调节，使人体体温维持在37℃左右相对恒定的水平。但是在某些病理状态下，病原微生物（病毒、真菌、细菌）、非微生物抗原、炎症渗出物、致热性类固醇等，刺激血液中的单核细胞和组织巨噬细胞产生并释放出内生性致热原，如白介素1（IL-1）、白介素6（IL-6）、干扰素、肿瘤坏死因子（TNF-α）等。内生性致热原透过血脑屏障，使中枢部位PGE_2合成与释放增多，刺激下丘脑体温调节中枢，使体温调节中枢调定点升高至37℃以上，引起产热增加而致发热。

本类药物对脑室内直接注射PGE_2引起的发热无效，但对细胞因子性的内热原引起的发热有解热作用。因此可以证明，其解热作用是通过抑制**中枢环氧酶（cyclo-oxygenase，COX）**，减少中枢部位的PGE_2，使下丘脑体温调节中枢恢复正常；通过引起皮肤血管扩张、血流量增加、出汗增多等散热过程，从而发挥解热作用。

【作用机制】

本类药物的作用机制主要是通过抑制体内**花生四烯酸（arachidonic acid，AA）**代谢过程中的环氧酶，使PG合成减少（图18-1），根据作用部位的不同，发挥解热、镇痛、抗炎等药理作用。

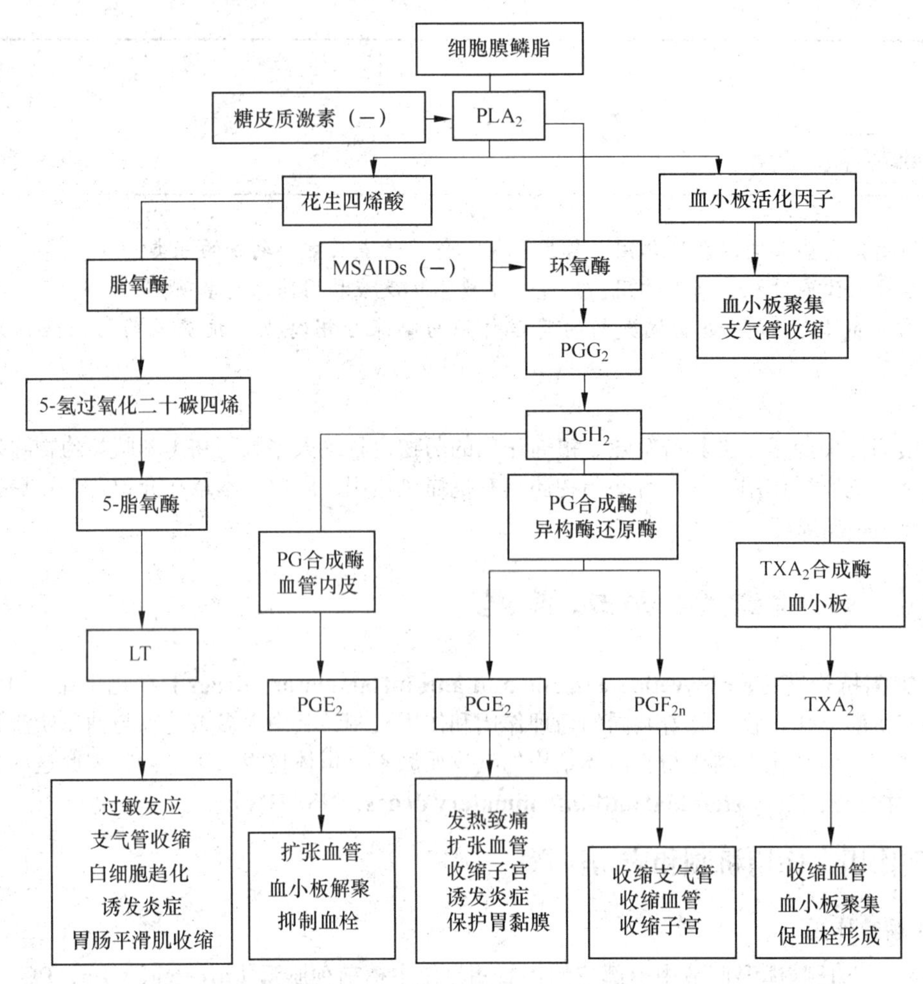

图18-1　花生四烯酸的代谢过程和抗炎药物的作用部位

PGI_2. 前列环素；PGH_2. 前列腺素 H_2；PGG_2. 前列腺素 G_2；TXA_2. 血栓素 A_2；LT. 白三烯；PGE_2. 前列腺素 G_2；PGF_2. 前列腺素 F_2

COX分为COX-1和COX-2两种同工酶，最近在人和犬脑组织中发现一种新的同工酶COX-3，其特征尚在研究中。COX-1是结构固有型，存在于血管、胃、肾和血小板等组织器官中，主要催化产生各类PG，具有维持正常生理功能的作用，如调节血流动力学、维持胃血流量，保护胃黏膜、调节血小板的聚集与黏附等。COX-2为诱导型，化学、物理、生物因子等各种损伤因子均可激活位于细胞膜上的**磷脂酶 A_2（phospholipase，PLA_2）**，使细胞膜磷脂水解成AA，AA在COX-2催化下生成各种PG，PG能致血管扩张、组织水肿等。另外，炎症损伤可通过刺激单核细胞、巨噬细胞等，诱导COX-2，产生IL-1、IL-6、TNF-α等。总之，COX-1和COX2在功能上有重叠性和互补性，对机体起共同保护作用。

PG并不是唯一的致热源，解热镇痛抗炎药可能还通过其他途径发挥解热作用。

另外，发热是机体正常的防御反应，也是疾病诊断的重要依据之一，过早使用降温药物容易导致病情掩盖。但高热或发热时间过久会消耗体力，引起头痛、失眠、肌肉关节酸痛，甚至惊厥、抽搐、昏迷，严重者可危及生命，此时应合理使用解热镇痛抗炎药以缓解症状。解热镇痛抗炎药的解热作用只是对症治疗，对引起发热的原因无作用，体内药物消除后体温将继续上升，故在应用解热镇痛抗炎药的同时应着重病因治疗。

（二）镇痛作用

抑制外周部位的环氧酶，使外周部位的 PG 减少，有效地降低因 PG 分泌增加刺激周围神经末梢引起的疼痛。

在组织损伤或发炎时，局部可产生并释放致痛物质（也是致炎物质）如 PG、5-HT 和缓激肽等，直接作用于痛觉感受器引起疼痛，PGE_1、PGE_2 及 PGF_{2a} 还可提高痛觉感受器对致痛物质的敏感性。解热镇痛抗炎药通过抑制外周病变部位的 COX，减少 PGs 合成而发挥镇痛作用。此外，还可能部分通过影响皮下感觉传递而发挥镇痛作用。

与吗啡类镇痛作用不同的是，解热镇痛抗炎药仅有中等度镇痛作用，对创伤性剧痛及内脏平滑肌绞痛无效，对临床头痛、牙痛、肌肉痛、关节痛、痛经等慢性钝痛有良好的效果，对一些小手术后的疼痛也有镇痛作用，对轻度癌症疼痛也有较好的镇痛作用，是 WHO 和国家卫生和计划生育委员会推荐的“癌症三梯度治疗方案”轻度疼痛的主要药物和替代药物。解热镇痛抗炎药在镇痛时不抑制呼吸、不产生欣快感和成瘾性。

（三）抗炎、抗风湿作用

抑制外周各部位的环氧酶，使外周部位的 PG 减少，发挥较强的抗炎、抗风湿作用，其强度一般随剂量增大而增强。

在炎症反应早期，炎症局部在炎症介质的作用下表现为血管扩张，毛细血管通透性增加，白细胞和巨噬细胞游走至炎性区域；在炎症反应晚期则表现为成纤维细胞增生和肉芽组织的形成。PG（E_1、E_2）具有强致炎作用，不仅能使血管扩张，使血管通透性增加，引起局部充血、水肿和疼痛。还与缓激肽、组胺、5-HT 等的致炎因子产生协同效应。

解热镇痛抗炎药有抗炎作用，通过抑制炎症局部 COX，使 PG 合成减少，减轻炎症反应早期的红、热、肿、痛等症状，但对炎症后期的增生过程影响不明显，对于引起炎症反应的原因亦无作用。另外，解热镇痛抗炎药的抗炎作用还可能与抑制多种细胞黏附分子的表达及白细胞与血小板的黏附有关。

二、临床常用解热镇痛抗炎药的分类

解热镇痛抗炎药通常按化学结构不同主要分为水杨酸类、苯胺类、吡唑酮类及吲哚乙酸等有机酸类。其中水杨酸类药物主要包括水杨酸钠（sodium salicylate）和阿司匹林。水杨酸钠因刺激性大，仅作外用。阿司匹林是最常见的药物，也是本章的代表药物。

解热镇痛抗炎药作为主要的感冒治疗药物，在临床上为增强疗效和减少不良反应，通常还与小剂量兴奋药（如咖啡因）、抗组胺药、镇咳药、祛痰药等药物联合使用，治疗感冒所伴有的疲倦、嗜睡、咳嗽、痰多等症状。

三、代表药物

阿司匹林

阿司匹林（aspirin）为水杨酸类（salicylates）药物，又名为乙酰水杨酸，是最古老最常用的解热镇痛抗炎药物。

【体内过程】

阿司匹林主要吸收部位在小肠上段，吸收度和溶解度与胃肠 pH 有关。吸收速度快，0.5～2 小时血药浓度达峰值，血浆 $t_{1/2}$ 仅为 15 分钟。阿司匹林水解生成的水杨酸仍具有药理活性，可分布全身组织，也能进入关节腔、脑脊液、乳汁和胎盘。根据生物膜具有离子障的特性，弱酸性的阿司匹林在碱性尿液时可排出 85%，在酸性尿液时仅为 5%。当水杨酸盐急性中毒时，可用碳酸氢钠碱化尿液，使解离型的水杨酸盐增多，肾小管对其再吸收减少，以加速其排出，降低其血药浓度。

【药理作用】

1. *解热、镇痛、抗炎抗风湿作用* 阿司匹林及其代谢产物水杨酸均具有解热、镇痛和抗炎抗风湿作用，是临床上应用最多的解热镇痛抗炎药。

2. *干扰血栓形成* 血栓的形成与血小板的聚集有关。**血栓素 A_2**（thromboxane A_2，TXA_2）能诱导血小板释放 ADP 和聚集，但是**前列环素（prostacyclin，PGI_2）**是 TXA_2 的生理对抗剂，能诱导抑制血小板聚集。在血小板内 AA 在 COX-1 和 TXA_2 合成酶催化下生成 PGH_2，生成 TXA_2。在血管内膜中，AA 在 COX-1 及 PGI_2 合成酶催化下生成 PGH_2，进而也形成 PGI_2。小剂量阿司匹林（40～80mg/d）能抑制血小板中 TXA_2 合成酶，使 TXA_2 生成减少，而对血管内皮中 PGI_2 合成无影响，从而抑制血小板聚集，防止血栓形成。而使用大剂量阿司匹林可同时抑制血管内皮 PGI_2 合成酶，使 PGI_2 生成减少，TXA_2 抑制减少，促进了 TXA_2 的功能发挥，能促进血小板聚集，促进血栓形成。

【临床用途】

1. *临床常用于感冒发热、炎症疼痛和风湿性疾病* 阿司匹林常用剂量（0.5mg/d）即有较强而持久的解热镇痛作用。临床常用于感冒发热、头痛、牙痛、肌肉痛、神经痛、关节痛、月经等。

大剂量阿司匹林（3～4g/d）有明显的抗炎抗风湿作用，用药后 24～48 小时即可使急性风湿热患者退热，关节红、肿、痛明显缓解，是目前临床治疗风湿、类风湿关节炎的首选药，还同时可用作风湿热的鉴别诊断。

2. *血栓疾病* 小剂量（40～50mg/d）阿司匹林可用于预防冠状动脉及脑血管血栓形成，治疗缺血性心脏病和心肌梗死。

3. *其他* 口服用 100mg/d 对阿尔茨海默病发生有阻遏作用（因脑内 COX-2 过度表达与阿尔茨海默病有关）。也有报道服用阿司匹林 40～100mg/d 可降低妊娠高血压和子痫的发生率（孕妇血中 TXA_2/ PGI_2 的升高与妊娠高血压的发生有关）。另外，阿司匹林口服还可治疗胆道蛔虫病，粉末可外用治足癣。

【不良反应】

短期应用于解热镇痛不良反应少，长期大剂量使用则不良反应较多。

1. *胃肠道反应* 最为常见。主要表现为恶心、呕吐、上腹部不适等。通常是大剂量阿司匹林刺激延髓**催吐化学感受区（CTZ）**引起。因为内源性 PG 有抑制胃酸分泌及增强胃黏膜屏障保护作用，长期服用阿司匹林可致胃黏膜不同程度损伤，如糜烂性胃炎、出血，诱发或加重溃疡病，严重者致溃疡穿孔。

2. *出、凝血障碍* 阿司匹林小剂量长期应用，可抑制血小板聚集，导致出血时间延长。长期、大剂量应用阿司匹林可抑制肝合成凝血酶原，引起凝血障碍而致出血，可用维生素 K 预防或对抗。为防治出血不止，手术前应当停用阿司匹林。

3. *水杨酸反应* 阿司匹林敏感者或是阿司匹林使用剂量过大（5g/d 以上）可表现出头痛、眩晕、恶心、呕吐、耳鸣以及视力和听力下降等症状，严重者出现高热、脱水、惊厥、精神错乱、昏迷等反应，称水杨酸反应，是水杨酸中毒的表现。一旦出现应立即停药，并静脉滴注碳酸氢钠以碱化尿液，加速其排出。

4. *过敏反应* 偶见皮疹、荨麻疹、血管神经性水肿和过敏性休克。部分哮喘患者服用阿司匹林后可诱发支气管哮喘，称为“阿司匹林哮喘”。其发病机制可能与白三烯类（LTs）合成增多有关。用肾上腺素治疗“阿司匹林哮喘”无效，可选用糖皮质激素和抗组胺药物。

5. 瑞氏综合征（Reye’s syndrome） 病毒感染性疾病伴有发热的儿童和青少年服用阿司匹林后，偶致瑞氏综合征，表现为肝损害和脑病，严重可致死。

四、其他解热镇痛抗炎药（表 18-1）

表 18-1 常用解热镇痛抗炎药

种类	药物	药理作用	临床应用	不良反应	备注
水杨酸类	氟苯水杨酸（diflunisal，二氟尼柳）	抗炎镇痛作用为阿司匹林4倍，解热作用为其1.5倍	轻、中度疼痛如术后痛、骨骼肌痛等；骨关节炎、类风湿关节炎	胃肠道反应少；中毒时常见嗜睡、定向力障碍	过量不易造成酸碱不平衡
	双水杨酯（salsalate，水杨酰水杨酸）	抗炎镇痛作用似阿司匹林	慢性钝痛，感冒发热，急慢性风湿性关节炎，痛风	少见。对胃几乎无刺激性	肾功能不全者慎用
苯胺类	对乙酰氨基酚（acetaminophen，扑热息痛，paracetamol）	解热镇痛作用缓和持久，解热作用与阿司匹林相似，镇痛作用较强，对血小板和血液的影响弱，抗炎作用很弱	感冒发热、头痛、牙痛、神经痛、肌肉痛、关节痛、痛经等	过量（成人10～15g）急性中毒致肝坏死，久用致肾损害	其前体物非那西丁也曾被广泛使用，但其毒性大，现在仅用于复方制剂
吡唑酮类	保泰松（phenylbutazone）	抗炎抗风湿作用强而持久，解热镇痛作用较弱，促尿酸排泄	风湿性及类风湿关节炎，强直性脊柱炎，急性痛风	毒性较大。胃肠道反应，水钠潴留，肝肾损害，长用可抑制骨髓造血功能	诱导肝药酶；增强口服降血糖药、抗凝药、皮质激素作用。现少用
	羟基保泰松（oxyphenbutazone）	无排尿酸作用	风湿性及类风湿关节炎，强直性脊柱炎	对胃肠道刺激比保泰松略轻	为保泰松活性代谢物现少用
有机酸类	布洛芬（brufen）	抗炎抗风湿及解热镇痛作用较阿司匹林强	主要用于风湿性、类风湿关节炎和骨关节炎，也可用于一般解热镇痛	胃肠道不良反应较阿司匹林轻，患者较易耐受，偶见头痛、眩晕和视物模糊	孕妇、哺乳期妇女及哮喘患者禁用
	吲哚美辛（indometacin，消炎痛）	为目前最强的PG合成酶抑制药之一，对COX-1和COX-2都有强大的抑制作用，亦有PLA_2抑制作用。具有显著的抗炎抗风湿和解热镇痛作用。抗炎作用可达阿司匹林10～40倍	仅用于其他NSAIDs药物无效或不耐受的急性风湿及类风湿关节炎、强直性关节炎、骨关节炎、急性痛风性关节炎、癌性发热及其他顽固性发热	较多且较严重，常见的有消化道反应，如恶心、呕吐、腹痛、腹泻，甚至胃溃疡、出血、穿孔（饭后服用可减少胃肠反应）。其他的有中枢神经反应、肝肾功能及造血功能损害、皮疹、哮喘等过敏反应等	与水杨酸盐类合用时不良反应增强，不宜合用。儿童、过敏性体质患者慎用，消化性溃疡、肝肾功能不全者、出血性疾病患者忌用。癫痫、精神失常患者禁用。孕妇忌用，尤其是妊娠后3个月忌用

续表

种类	药物	药理作用	临床应用	不良反应	备注
有机酸类	舒林酸（sulindac，硫茚酸）	似吲哚美辛，作用强度为其 1/2	风湿病、滑囊炎、急性痛风性关节炎	少而轻，多见胃肠道反应	代谢产物硫化物作用为原药的 500 倍
	甲灭酸（mefenamiccid）	抗炎镇痛作用较阿司匹林强	风湿性及类风湿关节炎	较多。嗜睡、眩晕、头痛、恶心、腹泻	连续用药一般不超过 1 周
	双氯芬酸（diclofenac）	新型的强效消炎镇痛药，镇痛、消炎及解热作用强大，为阿司匹林的 26～50 倍	主要用于类风湿关节炎、骨关节炎、强直性脊柱炎、痛风性关节炎和肩痛、腱鞘痛、滑囊炎、肌痛	常见有胃肠道反应，其次有头痛、眩晕、嗜睡、失眠、视、听障碍等中枢神经系统反应	活动性消化性溃疡、过敏性鼻炎或荨麻疹等患者、哺乳期妇女慎用
其他类	塞来昔布（celecoxib）	镇痛、解热、抗炎作用较强	风湿性、类风湿关节炎和骨关节炎，手术后疼痛、牙痛、痛经等	不良反应发生率远较其他非选择性 COX 抑制药低，常见有腹痛、腹泻和消化不良	但仍可能有其他非甾体抗炎药引起的水肿、多尿和肾损害，对有血栓形成倾向的患者需慎用，应遵循最小剂量和最短疗程的原则
	吡罗昔康（piroxicam，炎痛喜康）	长效、强抗炎镇痛药，对 COX 有强大的抑制作用	风湿性及类风湿关节炎、强直性脊柱炎及急性痛风	不良反应较轻，易耐受。较大剂量长期服用时胃肠道溃疡发生率明显上升	
	尼美舒利（nimesulide）	有抗炎、镇痛和解热作用，对 COX-2 的选择性抑制作用较强	用于类风湿关节炎和骨关节炎、腰腿痛、牙痛、痛经	胃肠道不良反应少而轻微，但可致急性肝炎、重症肝炎和重症肝损害	对阿司匹林及其他非甾体抗炎药物过敏者禁用
	美洛昔康（meloxicam）	较强的消炎、止痛和退热作用	类风湿关节炎、疼痛性骨关节炎（关节病、退行性骨关节病）的症状治疗	与一般非甾体抗炎药物相似	

第 2 节 抗痛风药

痛风是体内嘌呤代谢紊乱引起的一种疾病，因血液中嘌呤代谢终产物尿酸浓度过高，沉积于关节、结缔组织和肾，以急性关节炎反复发作为特征的代谢性疾病。急性痛风发作时外周关节（常为大趾关节）出现红、肿、热和剧烈疼痛，慢性痛风则由痛风反复间歇发作造成，尿酸盐析出结晶沉积在组织中形成痛风结石，在关节形成结石，可导致关节畸形和功能障碍，大多同时伴有高尿酸血症。

抗痛风药主要包括抑制尿酸的生成、加速尿酸排泄或抑制粒细胞浸润等作用，迅速终止急性关节炎，减少反复间歇发作，防止关节和肾损害。治疗急性痛风和慢性痛风的药物有所不同。代表药物主要有秋水仙碱、别嘌醇等（表 18-2）。

表 18-2 常用抗痛风药

药物	药理作用	临床应用	不良反应	备注
秋水仙碱（colchicine）	抑制急性发作时粒细胞浸润及吞噬功能；抑制细胞有丝分裂，有一定的抗肿瘤作用	急性痛风性关节炎；对非痛风性疼痛及其他类型关节炎无效	胃肠道反应，中毒时出现水样便、血便、骨髓抑制等	静脉注射比口服好，胃肠反应减少
丙磺舒（probenecid）	抑制肾小管对尿酸的再吸收，促进尿酸排泄	慢性痛风；无镇痛、抗炎作用，对急性痛风无效	较少，磺胺类过敏及肾功能不全者禁用，孕妇慎用	用药时大量饮水或碱化尿液，以避免大量尿酸排泄时在泌尿道形成结石
磺吡酮（sulfinpyrazone）	抑制肾小管对尿酸的再吸收，减少尿酸盐在组织中沉积；抗血栓	尿酸结石性痛风；不适于急性痛风	胃肠道反应，偶见骨髓抑制、肾功能损害	
别嘌醇（allopurinol）	次黄嘌呤的异构体，抑制黄嘌呤氧化酶，阻止黄嘌呤等转化为尿酸，减少尿酸生成。代谢物奥昔嘌醇可抑制黄嘌呤氧化酶，且在组织中停留时间较长	慢性痛风，防止尿酸盐在骨、关节及肾形成结石；也用于其他疾病或药物及肿瘤放、化疗引起的继发性高尿酸血症	偶见皮疹、白细胞减少、胃肠道反应、转氨酶增高等	用药期间定期进行血象和肝功能检查

一、急性痛风药

有秋水仙碱类、非甾体类抗炎药。其中秋水仙碱能迅速控制急性痛风性关节炎，是治疗急性痛风的经典药物。非甾体类抗炎药，如吲哚美辛、布洛芬等，能缓解急性痛风和痛风反复间歇发作的炎症和疼痛，部分药物保泰松等也有促进尿酸排泄的作用。

二、慢性痛风药

抑制尿酸生成药有别嘌醇、奥昔嘌醇、巯异嘌呤等。促尿酸排泄药有丙磺舒、乙磺舒、苯溴马隆等。本类药物通过抑制尿酸生成或促进尿酸排泄，从而控制慢性痛风的复发性发作。促尿酸排泄药主要抑制尿酸吸收，加速排泄。总之，抑制尿酸生成药与促尿酸排泄药适当的联合应用可提高疗效。

思考题

1. 简述解热镇痛抗炎药共同的药理作用及其作用特点。
2. 阿司匹林的药理作用、临床用途及其主要不良反应有哪些？
3. 临床常用的解热镇痛抗炎药分为哪几类？各举一例并简述其作用及其临床应用特点。

第19章 中枢兴奋药

主要内容

中枢兴奋药的分类；
咖啡因的药理作用、作用机制、体内过程、临床应用与不良反应。

中枢兴奋药（central stimulants）是兴奋中枢神经系统并提高其功能活动的一类药物。根据药物对中枢部位兴奋作用的选择性可分为三类：① 主要兴奋大脑皮质的药物，如咖啡因等。② 主要兴奋延脑呼吸中枢的药物，又称呼吸兴奋药，如尼可刹米等。③ 主要兴奋脊髓的药物，如士的宁等，这类药因毒性较大，无临床应用价值，多作为工具药物使用。以上分类是相对的，随着剂量增加，其中枢作用部位也随之扩大，过量可引起中枢各部位广泛兴奋而导致惊厥，尤其是兴奋延髓呼吸中枢或脊髓的药物剂量过大时，更易引起惊厥。

第1节 主要兴奋大脑皮质药

一、代表药物

咖 啡 因

咖啡因（caffeine）属黄嘌呤类，为甲基黄嘌呤衍生物，为可可、咖啡豆和茶叶的主要生物碱。纯的咖啡因是具有强烈苦味的白色粉状物。

【体内过程】

咖啡因口服易吸收，也易由直肠或非肠道部位吸收，临床常用其苯甲酸钠制剂皮下或肌内注射。生物利用度高，分布全身。因脂溶性高，能迅速透过血脑屏障到达中枢神经系统，口服后30分钟脑内浓度可以达到高峰。可通过胎盘进入胎儿体内，也可随乳汁分泌。主要在肝代谢，代谢物及少部分原形药物（1%～5%）经肾排出。中间代谢产物副黄嘌呤有和咖啡因相似的药理活性。当有严重的肝疾病时，$t_{1/2}$ 延长至96小时以上。吸烟能缩短咖啡因的 $t_{1/2}$。

【药理作用】

1. 中枢作用　咖啡因小剂量（低于200mg）即兴奋大脑皮质，可消除睡意，使精神兴奋，思维活跃，减轻疲劳，提高工作效率。较大剂量（300～500mg）则可直接兴奋延髓呼吸中枢和血管运动中枢，加深加快呼吸、升高血压，特别在中枢处于抑制状态时兴奋作用更明显。中毒剂量（$>$ 3g/d）可兴奋脊髓，引起强直、惊厥甚至死亡。

2. 心血管系统　咖啡因小剂量兴奋迷走神经，引起心率减慢；大剂量直接兴奋心脏，引起心肌收缩力增强、心率加快、心排血量增加。咖啡因能直接扩张外周血管及冠状血管，而对脑血管却是收缩作用，临床上制成麦角胺咖啡因，治疗血管过度扩张引起的偏头痛。

3. 其他作用　咖啡因还可舒张支气管平滑肌和胆道平滑肌；增加肾小球的滤过率，减少肾小管对钠离子的重吸收而产生利尿作用；刺激胃酸分泌，诱发或加重溃疡。还能增加基础代谢。

【临床应用】

1. 中枢抑制状态　咖啡因主要用于解除中枢抑制状态，如严重传染病、中枢抑制药过量引起的中枢抑制状态，如镇静催眠药引起的昏睡、呼吸和循环抑制等，可肌内注射苯甲酸钠咖啡因。

2. 头痛　临床上常和麦角胺合用，制成麦角胺咖啡因，治疗偏头痛。也可与镇痛抗炎药配伍制成复方制剂，治疗一般性头痛。

3. 神经官能症　与溴化物合用，组成咖溴合剂或巴氏合剂，调节大脑皮质的兴奋与抑制过程。

【不良反应】

少且较轻；但剂量较大时因过度兴奋大脑皮质可致恶心、呕吐、激动、不安、失眠、心悸、头痛；剂量过大也可引起惊厥。婴儿高热时易发生惊厥，应选用不含咖啡因的解热复方制剂。因能增加胃酸分泌，消化性溃疡病患者不宜久用。少数人用药后出现耐受，停用后可出现沮丧、易激、头痛等戒断症状。

二、其他主要兴奋大脑皮质的药物（表19-1）

表19-1　其他常用兴奋大脑皮质及其特点

药物	药理作用	临床应用	不良反应	备注
哌甲酯（methylphenidate）	兴奋大脑皮质，改善精神活动，解除轻度中枢抑制及疲乏感	小儿遗尿症；儿童多动综合征；对抗中枢抑制药中毒	较少，大剂量时可使血压升高、头疼、眩晕甚至惊厥	作用出现缓慢，需反复用药
匹莫林（pemoline）	作用与哌醋甲酯相似	用途与哌醋甲酯相似	失眠	
甲氯芬酯（mec1ofenoxate）	能促进脑细胞代谢，增强糖类的利用；中枢抑制状态的患者有兴奋作用	颅脑外伤后昏迷、脑动脉硬化及中毒所致意识障碍、儿童精神迟钝、小儿遗尿	高血压者慎用、精神过度兴奋及锥体外系患者禁用	
吡拉西坦（piracetam）	能促进大脑皮质细胞代谢；提高脑组织对葡萄糖的利用率；促进儿童大脑发育及智力发展	脑外伤后遗症；老年人脑功能不全综合征；儿童行为障碍	兴奋、失眠、易激、头晕头痛	

第2节　主要兴奋延脑呼吸中枢的药物

本类药物主要用于各种原因引起的呼吸中枢抑制，如严重疾病或药物中毒引起的呼吸衰竭。因本类药物能增加脑组织的耗氧量，在呼吸不良状态下会加重缺氧状态，如循环衰竭、心搏骤停引起的呼吸功能不全者，应少用或者不用。对呼吸肌麻痹引起的呼吸功能不全，中枢兴奋药往往无效，宜用新斯的明解救。常用安全范围较大的是尼可刹米和洛贝林（表19-2）。

表19-2　常用兴奋延髓呼吸中枢的药物

药物	药理作用	临床应用	不良反应	备注
尼可刹米（nikethamide）	提高对二氧化碳的敏感性；刺激颈动脉体和主动脉体化学感受器	各种原因引起的呼吸抑制。对肺心病引起的呼吸衰竭及吗啡中毒引起的呼吸抑制疗效较好	不良反应少，常见有恶心、呕吐、烦躁不安	作用温和，起效快

续表

药物	药理作用	临床应用	不良反应	备注
洛贝林（lobeline）	兴奋颈动脉体和主动脉体的化学感受器，兴奋延髓呼吸中枢	新生儿窒息、小儿感染性疾病，以及一氧化碳、阿片类药物中毒引起的呼吸衰竭	大剂量可致心动过速，甚至可引起惊厥	作用短暂，安全范围大
二甲弗林（dimefline）	使呼吸加深加快，使肺换气量提高	各种原因引起的中枢性呼吸抑制	恶心、呕吐等不良反应。过量可引起抽搐和惊厥	
贝美格（bemegride）	呼吸增强，血压微升	中枢抑制药过量中毒的解救		

第 3 节 兴奋脊髓药

本类药物选择性兴奋脊髓，中毒剂量兴奋整个中枢系统，导致骨骼肌过度痉挛，出现肌肉强直等惊厥表现，临床已少用，主要作为实验工具药（表 19-3）。

表 19-3 常用兴奋延髓呼吸中枢的药物

药物	药理作用	临床应用	不良反应	备注
士的宁（strychnine）	兴奋脊髓，使神经冲动在脊髓中容易传导；对延髓呼吸中枢和心血管中枢也有一定的兴奋作用	巴比妥类药物中毒；瘫痪、注射链霉素引起的骨骼肌松弛及弱视	安全范围窄，过量易引起强直型惊厥	甘氨酸拮抗药。中毒可用戊巴比妥钠、水合氯醛解救
一叶萩碱（securinine）	兴奋脊髓，但较士的宁弱；兴奋脑干增强呼吸；增强心肌收缩力、升高血压	脊髓灰白质炎后遗症（小儿麻痹症）、面神经麻痹	偶有心悸、头痛、肌肉震颤、手足麻木；过量引起惊厥	

思考题

1. 简述中枢兴奋药物的分类。
2. 试述咖啡因和甲氯芬酯的临床应用。

第4篇

作用于循环和血液系统的药物

第20章 钙通道阻滞药

主要内容

钙通道阻滞药共同的药理作用和临床应用；

硝苯地平的药理作用、临床应用及不良反应。

钙离子是细胞内重要的第二信使，参与机体多种功能的调节，包括心脏起搏、肌肉收缩、神经递质释放、腺体分泌等。细胞膜钙通道的开放是钙离子内流最重要的途径，对维持细胞和器官的正常生理功能起着极为重要的作用。

钙通道阻滞药（calcium channel blockers,CCB），又称**钙拮抗药（calcium antagonists）**，是一类选择性阻滞钙通道，抑制细胞外 Ca^{2+} 内流，影响细胞功能的药物。20世纪60年代初，Fleckenstein 和 Godfraind 在离体豚鼠乳头肌实验中发现普尼拉明和维拉帕米降低心肌收缩力而不影响动作电位，类似心肌细胞脱钙现象，使兴奋 - 收缩脱偶联，这种作用可被 Ca^{2+} 逆转，其机制是阻滞或减少 Ca^{2+} 自细胞外内流。

第1节 钙通道的类型及钙通道阻滞药的分类和作用方式

一、钙通道的类型

钙通道包括**电压依赖性钙通道（voltage-dependent calcium channel，VDC）**和**受体操纵性钙通道（receptor-operated calcium channel，ROC）**。目前已克隆出6种电压依赖的钙通道，根据电生理和药理学特性的不同，分为L、T、N、P、Q和R型，与心血管系统相关的主要是L型和T型。

1. L型钙通道（long-lasting calcium channel） L型钙通道即长程型钙通道，广泛分布于心肌、骨骼肌、神经元、内分泌等细胞中，功能上与兴奋 - 收缩偶联及兴奋 - 分泌偶联有密切关系。因能被二氢吡啶类（dihydropyridines，DHPs）选择性阻滞，又称DHPs敏感的钙通道。维拉帕米、地尔硫䓬等药物也能阻断L型钙通道。因L型钙通道激活所需的膜电压阈值较高，又称高电压激活的钙通道，电导较大，作用持续时间长，是细胞兴奋过程中外 Ca^{2+} 内流的主要途径。

2. T型钙通道（transient calcium channel） T型钙通道即临时通道，激活电压低，电导小，作用持续时间短。主要分布在心肌、神经元和血管平滑肌细胞中，参加窦房结与神经元的起步活动及重复发放，并调节细胞增殖。

二、钙通道阻滞药的分类

根据钙通道阻滞药对钙通道的选择性，通常将其分为两类：

1. 选择性作用于L型钙通道的阻滞药　根据其化学结构又分为3亚类：

（1）二氢吡啶类（DHPs）：硝苯地平（nifedipine）、尼卡地平（nicardipine）、尼索地平（nisoldipine）、尼群地平（nitredipine）、尼莫地平（nimodipine）、非洛地平（felodipine）、氨氯地平（amlodipine）等。

（2）苯烷胺类（phenylalkylamines，PAAs）：维拉帕米（verapamil）、戈洛帕米（gallopamil）、噻帕米（tiapamil）等。

（3）地尔硫䓬类（benzothiazepines，BTZs）：地尔硫䓬（diltiazem）、克仑硫䓬（clentiazem）等。

2. 非选择性钙通道调节药　普尼拉明（prenvlamine）、苄普地尔（bepridil）、卡罗维林（caroverine）和氟桂利嗪（flunarizine）等。

三、钙通道阻滞药的作用方式

L型钙通道由5个亚单位所组成，即α_1、α_2、β、γ、δ。其中，α_1亚单位是主要功能单位，能单独发挥钙通道的作用，钙拮抗药硝苯地平、维拉帕米的结合位点在α_1上。α_1亚单位有4个重复结构域，每个结构域含6个疏水性跨膜片段，分别是S_1、S_2、S_3、S_4、S_5、S_6，S_4含5～6个带正电荷精氨酸，对膜电位变化极为敏感，是钙通道的电压传感器。S_5与S_6间形成小孔供Ca^{2+}通透，其邻近部位常是钙拮抗药的结合部位。

硝苯地平主要与L型钙通道α_1亚单位的第Ⅲ、Ⅳ域的S_6及其细胞膜外侧端与P区相连处结合，从细胞膜外侧阻滞钙通道。电压依赖性有利于血管选择性，特别是对病变的血管。相同的治疗剂量下，硝苯地平可使高血压患者的血压下降，而对正常血压影响较小。

维拉帕米的结合位点主要在L型钙通道α_1亚单位的第Ⅳ域的S_6细胞膜内侧片段上，从细胞膜内侧阻滞钙通道。单位时间内钙通道开放的次数越多，维拉帕米越容易进入细胞，对钙通道的阻滞作用也越强，反之则不易进入细胞，对通道的阻滞作用也越小，解释了维拉帕米治疗室上性心动过速和减慢房室传导的机制。

第2节　钙通道阻滞药的药理作用和临床应用

【体内过程】

钙通道阻滞药均为脂溶性药物，口服能吸收，但首关消除明显，生物利用度较低。大多数药物经肝代谢，经肾排泄，肝功能受损者用药量应减少。三种钙通道阻滞药的药代动力学参数（表20-1）。

表20-1　常用钙通道阻滞药药代动力学参数

	口服生物利用度（%）	t_{max}（小时）	$t_{1/2}$（小时）	蛋白结合率（%）	肾排泄（%）
硝苯地平	45～70	0.5～1	4～6	90	90
维拉帕米	20～35	1～2	3～6	90	70
地尔硫䓬	40～65	0.5～1	3～4	70～80	30

【药理作用】

1. 对心脏的作用

（1）负性肌力作用：钙通道阻滞药阻滞Ca^{2+}内流，使心肌细胞内Ca^{2+}浓度降低，收缩力减弱，即负性肌力作用。在不影响兴奋除极的情况下，降低心肌收缩力，使心肌兴奋-收缩脱偶联，降低心肌耗氧量。

二氢吡啶类药物如硝苯地平因扩张外周血管，降低血管阻力，血压下降，使交感神经活性反射性增高，抵消其负性肌力作用，甚至增强心肌收缩力。

（2）负性频率和负性传导作用：抑制慢反应细胞窦房结的 4 相 Ca^{2+}内流，降低窦房结的自律性，减慢心率。抑制慢反应细胞房室结 0 相 Ca^{2+}内流，减慢传导速度。这些作用是治疗室上性心动过速的理论基础。维拉帕米和地尔硫䓬对心脏的负性频率和负性传导作用最强，而硝苯地平扩张血管作用强，对窦房结和房室结的作用弱，反而引起反射性心率加快。

（3）对缺血心肌的保护作用：心肌缺血时，细胞膜对 Ca^{2+}的通透性增加，细胞内 Ca^{2+}超载，特别是线粒体内 Ca^{2+}超负荷，引起心肌细胞死亡。钙通道阻滞药通过抑制 Ca^{2+}内流，减轻细胞内 Ca^{2+}超负荷，保护缺血心肌。

（4）抗心肌肥厚作用：心肌肥厚的产生与钙超载关系密切。钙通道阻滞药阻滞钙离子内流，减轻钙超载，还可抑制血管紧张素Ⅱ、内皮素等促生长的内源性物质的释放，防止和逆转心肌肥厚。

2. 对平滑肌的作用

（1）血管平滑肌：因血管平滑肌的肌浆网发育较差，血管收缩时所需的 Ca^{2+}主要来自细胞外，故血管平滑肌对钙通道阻滞药的作用很敏感。钙通道阻滞药能扩张血管，对动脉作用强，而对静脉作用弱。其中对冠状血管较为敏感，能增加冠状动脉和侧支循环血流量，可用来治疗心绞痛。脑血管对钙通道阻滞药也较敏感，尼莫地平舒张脑血管作用强，能增加脑血流量。钙通道阻滞药还能舒张外周血管，解除痉挛，可治疗外周血管痉挛性疾病。

三种钙通道阻滞药对心血管作用的比较（表 20-2）。

表 20-2　三种钙拮抗药对心血管作用的比较

	负性肌力	负性频率	负性传导	扩张冠状动脉	扩张外周血管
硝苯地平	−	−	−	+++	+++
维拉帕米	+	++	++	+++	++
地尔硫䓬	+	+	+	+++	+

−：无作用；+～+++：作用逐渐增强

（2）其他平滑肌：钙通道阻滞药对支气管的松弛作用明显，较大剂量也能松弛胃肠道平滑肌、输尿管平滑肌及子宫平滑肌。

3. 抗动脉粥样硬化　钙在动脉粥样硬化过程中起着重要作用，参与平滑肌增生、脂质沉积和纤维化等病理过程，钙通道阻滞药能干扰以下过程而发挥抗动脉粥样硬化作用：① 减轻 Ca^{2+}超载引起的动脉壁损伤。② 抑制平滑肌细胞增殖和动脉基质蛋白的合成，增加血管壁顺应性。③ 抑制脂质过氧化，保护内皮细胞。④ 调节血管内皮细胞，平滑肌细胞和巨噬细胞对脂蛋白的摄取，调节细胞内胆固醇的代谢。

4. 对红细胞和血小板的影响

（1）增加红细胞变形能力，降低血液黏滞度：Ca^{2+} 能激活 ATP 酶和磷脂酶，降解红细胞膜磷脂，在外界因素的作用下易引起溶血反应。钙通道阻滞药可降低细胞内 Ca^{2+}含量，减轻 Ca^{2+}超负荷对红细胞的损伤，增强红细胞的变形能力，降低血液黏度。

（2）抑制血小板聚集：抑制 Ca^{2+} 内流，抑制血小板内源性 ADP 释放和血栓素（TXA_2 的合成，发挥抗血小板聚集的作用。

5. 对肾功能的影响　扩张肾入球微动脉和出球微动脉，降低肾血管阻力，增加肾血流量和肾小球滤过率，产生排钠利尿作用，且无水、钠潴留作用。通过抑制 Ca^{2+}内流，减少自由基的生成，保护肾，在伴有肾功能障碍的高血压和心功能不全的治疗中有重要意义。

6. 对内分泌功能的影响 较大剂量的钙通道阻滞药抑制多种内分泌功能，如抑制脑垂体后叶分泌缩宫素、加压素；抑制垂体前叶分泌促肾上腺皮质激素、促性腺激素、促甲状腺激素；抑制胰岛素及醛固酮的分泌。此外，还抑制交感神经末梢释放去甲肾上腺素，表现出微弱的抗交感作用。

【临床应用】

1. 高血压 钙通道阻滞药是治疗高血压的常用药。硝苯地平、尼卡地平、尼莫地平等二氢吡啶类药物扩张外周血管的作用较强，主要用于治疗严重高血压患者。长期用药可使全身外周阻力和肺循环阻力下降。后一作用尤其适用于并发心源性哮喘的高血压危象患者。维拉帕米和地尔硫䓬用于轻、中度高血压。

临床应根据具体病情选用适当的药物，如合并冠心病，宜选用硝苯地平；合并脑血管病，宜用尼莫地平；合并快速型心律失常，宜用维拉帕米。

2. 心绞痛 钙通道阻滞药对各型心绞痛都有不同程度的疗效。

（1）变异型心绞痛：由冠状动脉痉挛所引起，常在休息时如夜间或早晨发作，首选硝苯地平。

（2）稳定型（劳累型）心绞痛：常见于冠状动脉粥样硬化患者，休息时并无症状。劳累时心作功增加，导致心绞痛发作。钙通道阻滞药舒张冠状动脉，减慢心率，降低心肌收缩性及血压而发挥治疗作用。

（3）不稳定型心绞痛：较为严重，昼夜都可发作，由动脉粥样硬化斑块形成或破裂及冠状动脉张力增高所引起。维拉帕米和地尔硫䓬疗效较好，硝苯地平宜与 β 受体阻断药合用。

3. 心律失常 钙通道阻滞药对室上性心动过速和后除极触发活动引起的心律失常有效。维拉帕米和地尔硫䓬能减慢心率，其中维拉帕米是治疗阵发性室上性心动过速的首选药。硝苯地平因降压而反射性兴奋交感神经，导致心率加快，故不用于心律失常的治疗。

4. 脑血管疾病 尼莫地平、氟桂利嗪等钙通道阻滞药能舒张脑血管，增加脑血流量，治疗短暂性脑缺血发作及脑栓塞等。维拉帕米还能有效预防偏头痛的发作，用药 3 个月以上可减轻症状，减少发作频率和发作时间。

5. 充血性心力衰竭 钙通道阻滞药扩张动脉而降低心脏负荷，主要用于舒张功能障碍的心力衰竭，但并不降低收缩期心室功能障碍者死亡率，不宜作为心力衰竭治疗的一线药物。

6. 肥厚型心肌病 肥厚型心肌病与细胞钙超载关系密切，钙通道阻滞药可减轻钙超载，能阻抑或逆转肥厚型心肌病的发展。

7. 动脉粥样硬化 防止新的血管损伤形成，延缓动脉粥样硬化的发展过程。

8. 其他 钙通道阻滞药用于外周血管痉挛性疾病，硝苯地平和地尔硫䓬通过扩张肢端小动脉而缓解雷诺病患者症状。也可用于支气管哮喘等。维拉帕米还可用作肿瘤耐药性逆转剂，减缓肿瘤细胞对抗肿瘤药物的耐药性。

【不良反应】

钙通道阻滞药相对较安全，但因作用广泛，选择性相对较低，不良反应与其扩张血管、抑制心肌等作用有关。常见颜面潮红、头痛、眩晕、恶心、便秘、脚踝水肿等。严重者出现低血压、心动过缓或心脏停搏、心功能抑制等。

第3节 常用钙通道阻滞药

一、代表药物

硝苯地平

硝苯地平（nifedipine），又称心痛定，属于二氢吡啶类钙通道阻滞药。

【药理作用】

1. 扩张血管 扩张冠状动脉，特别是痉挛收缩的狭窄冠状动脉，增加心肌缺血区血流量。扩张外周血管，降低血压。硝苯地平还能降低肺血管阻力和肺动脉压。

2. 对心脏的影响 与维拉帕米不同，硝苯地平对窦房结、房室结及心肌收缩性的抑制作用较弱。常用剂量常引起心率加快，心收缩力加强，药量增大亦会加速房室传导，主要是扩血管降压引起交感神经活性反射性增高所致。

3. 其他 有排钠利尿、抑制血管平滑肌增生、舒张妊娠子宫平滑肌等作用。

【临床应用】

主用于治疗高血压和心绞痛，以及肺动脉高压症。

【不良反应】

一般不良反应有头痛、眩晕、颜面潮红、恶心、乏力、脚踝水肿、低血压、心悸等；少数患者因血压降低而反射性引起心脏兴奋。不易诱发心力衰竭，但会加重心肌缺血，诱发心绞痛和心肌梗死；低血压患者禁用，肝肾功能不良者应减量。

二、其他钙通道阻滞药（表 20-3）

表 20-3 常用钙通道阻滞药

种类	亚类	药物	药理作用	临床应用	不良反应	备注
选择性作用于 L 型钙通道阻滞药	二氢吡啶类	尼卡地平	扩张冠状动脉作用强，对脑血管有一定选择作用。对心脏的抑制作用为硝苯地平的 1/10	高血压；心绞痛	头痛面红、心悸等不良反应发生率较硝苯地平、维拉帕米低	颅内高压者、孕妇、哺乳期妇女禁用
		尼群地平	对血管的选择性为硝苯地平的 10 倍，但对冠状动脉作用弱。对窦房结、房室结传导无明显影响	高血压；心绞痛	常见头痛、面红、眩晕、踝部水肿	
		尼莫地平	强效脑血管扩张药，对冠状动脉、外周血管作用弱；对脑细胞有保护作用	缺血性脑卒中，脑血管痉挛等脑血管疾病	偶见面红、头晕等症状	脑水肿、颅内压高的患者慎用
		氨氯地平	对血管的选择性更强，降压作用缓慢持久	高血压，心绞痛，冠心病等	发生率较低，无心动过速、头痛、面红等	
	苯烷胺类	维拉帕米	抑制心脏，负性肌力，负性频率，负性传导，扩张外周血管及冠状动脉，抑制胃肠道等非血管平滑肌	心律失常，阵发性室上性心动过速的首选药物	便秘最常见。胃肠道症状，静脉注射可致血压下降	严重心力衰竭及中、重度房室传导阻滞者禁用
	苯并噻氮䓬类	地尔硫䓬	负性肌力，负性频率，负性传导，扩张冠状动脉、外周血管	心律失常；心绞痛；高血压	较少	降低 β 受体阻断药的清除率

续表

种类	亚类	药物	药理作用	临床应用	不良反应	备注
非选择性钙通道阻滞药		苄普地尔	是一种新型、长效钙拮抗药，作用似维拉帕米，还能阻滞钠通道、钾通道	室上性及室性心动过速，心绞痛，高血压	尖端扭转型室性心动过速	较轻，部分出现紧张、眩晕等
		氟桂利嗪	对脑血管有选择性舒张作用，促进红细胞的变形能力，改善微循环，保护大脑功能	脑动脉缺血性疾病，血管性偏头痛等	较少，嗜睡和疲惫感为最常见	

思考题

1. 电压依赖性钙通道是怎样构成的？钙通道阻滞药是如何发挥钙阻滞作用的？
2. 试述钙通道阻滞药在心血管系统疾病中的应用，其药理学基础是什么？

第21章 抗高血压药

主要内容

抗高血压药物的分类；
临床常用的一线抗高血压药的药理作用与临床应用特点；
其他经典抗高血压药的药理作用、临床应用及主要不良反应；
抗高血压药的合理应用。

高血压（**hypertension**）是以体循环动脉血压增高为特征，伴有不同程度的心排血量和血容量增加的一种临床综合征，可引起心肌梗死、心功能不全、脑卒中、动脉粥样硬化、视网膜病变、肾功能不全等一系列并发症。世界卫生组织/国际高血压联盟（WHO/ISH）规定成年人血压≥140/90mmHg（18.6/12.0kPa）即可诊断为高血压。依据病因不同，高血压分为原发性高血压和继发性高血压两大类。原因不明的高血压称为原发性高血压，占90%。继发性高血压病因明确，继发于其他疾病，如肾动脉狭窄者、妊娠中毒症、原发性醛固酮增多症、嗜铬细胞瘤等，占10%左右。按起病缓急和病程进展，高血压又分为缓进型和急进型两类，以缓进型多见。急进型高血压占原发性高血压的1%，可由缓进型高血压突然转变而来。按血压值水平，高血压分为：Ⅰ级（轻度）、Ⅱ级（中度）、Ⅲ级（重度）高血压（表21-1）。

表21-1　血压水平的分类和定义（WHO/ISH）

血压分类	收缩压（mmHg）		舒张压（mmHg）
正常血压	<120	和	<80
正常高值血压	120～139	和（或）	80～89
高血压	≥140	和（或）	≥90
Ⅰ级高血压（轻度）	140～159	和（或）	90～99
Ⅱ级高血压（中度）	160～179	和（或）	100～109
Ⅲ级高血压（重度）	≥180	和（或）	≥110
单纯收缩期高血压	≥140	和	<90

注：当收缩压和舒张压分属于不同分级时，以较高的级别作为标准

抗高血压药（**antihypertensive**）又称为**降压药**（**hypotensive drugs**），是一类降低血压、减轻靶器官损害、防止并发症出现的药物。除药物治疗高血压外，控制体重、饮食和钠摄入量，以及增强体育活动、减轻精神压力、戒烟、戒酒等也是预防高血压的一般措施。

治疗高血压的目的不仅是降低血压，更重要的是保护靶器官，降低心血管病的发生率、病死率和致残率，提高患者的生活质量，延长寿命。因此，使用药物降压的同时必须通过综合评价确

定抗高血压的疗效，应当考虑药物：① 是否能保护心脏？② 是否能逆转左心室肥厚？③ 是否能减轻动脉粥样硬化？④ 是否对心血管危险因素（如血糖、血脂、血液凝固机制等）产生不利影响？⑤ 是否影响生活质量？

第 1 节 抗高血压药分类

影响血压最主要的因素为心脏收缩力、血容量和外周血管阻力，涉及神经、体液等调节因素。目前使用的抗高血压药主要作用于心脏、血容量和外周血管，减少心排血量和（或）降低外周血管阻力等方式而发挥降压作用。

抗高血压药根据其主要作用部位和作用机制的不同，分为六大类。

1. 利尿药　如氢氯噻嗪等。

2. 肾素 - 血管紧张素系统抑制药

（1）血管紧张素转化酶（ACE）抑制药：如卡托普利、依那普利等。

（2）血管紧张素Ⅱ受体（AT1）阻断药：如氯沙坦、缬沙坦等。

（3）肾素抑制药：如雷米克林等。

3. 钙通道阻滞药　如硝苯地平、氨氯地平等。

4. β 受体阻断药　如普萘洛尔、美托洛尔、阿替洛尔等。

5. 交感神经抑制药

（1）中枢性降压药：如可乐定、莫索尼定等。

（2）交感神经末梢抑制药：如利舍平等。

（3）神经节阻断药：如美卡拉明等。

（4）肾上腺素受体阻断药：① α_1 受体阻断药，如哌唑嗪等。② α 受体与 β 受体阻断药，如拉贝洛尔等。

6. 血管扩张药　如肼屈嗪、硝普钠、米诺地尔、二氮嗪等。

第 2 节 一线抗高血压药

WHO/ISH 高血压治疗指南（1999 年）及 JNC（美国全国联合委员会）报道（2003 年）认为，利尿药、血管紧张素转化酶抑制药、血管紧张素Ⅱ受体阻断药、钙通道阻滞药及β受体阻断药为抗高血压的一线药。

一、利尿药

利尿药是治疗高血压的基础药物，临床上应用中效利尿药噻嗪类。

氢 氯 噻 嗪

【体内过程】

氢氯噻嗪（hydrochlorothiazide），口服吸收迅速但不完全，分布于各组织，以肾含量最高，肝次之。一般口服后 1 小时产生降压效应，约 4 小时血药浓度达峰值，维持 12～18 小时，$t_{1/2}$ 约为 12 小时。95% 经原形从近曲小管分泌，由尿液排出。

【药理作用】

降压作用温和、缓慢、持久，对卧、立位血压均有降低作用。大多数患者用药 2～4 周就可以达到最大疗效。长期用药无明显耐受性，一般不引起直立性低血压。单用降压作用较弱，与血管扩张药及某些交感神经抑制药合用，可产生协同或相加作用。

氢氯噻嗪降压作用机制：① 早期降压可能是通过排钠利尿，减少细胞外液容量和血容量。② 长期降压的作用机制可能是排钠利尿使血管平滑肌细胞内 Na^+ 的浓度降低，通过 Na^+-Ca^{2+} 交换机制，使细胞内 Ca^{2+} 减少，导致血管平滑肌细胞收缩能力减弱。

【临床应用】

适用于轻、中度高血压的治疗，与其他抗高血压药合用也可用于治疗中、重度高血压。

【不良反应】

长期大剂量应用可导致电解质紊乱，如低血钠、低血钾、低氯性碱血症、低血镁及高血钙，用药时应适度限钠、注意补钾或与留钾利尿药合用；影响糖和脂质代谢，易引起高血糖、高血脂等，故高血压合并糖尿病或高脂血症患者慎用；使血浆肾素活性增高，激活肾素 - 血管紧张素系统，可合用 β 受体阻断药对抗；高氮质血症、痛风或肾功能减退患者等慎用。

二、肾素 – 血管紧张素系统抑制药

肾素 - 血管紧张素系统在维持血压和水、电解质平衡调节中发挥重要作用。肾素是肾小球旁器细胞在血容量降低或 β 受体激动时分泌的一种蛋白水解酶，能使肝产生的血管紧张素原转成为**血管紧张素Ⅰ（angiotensin Ⅰ，AngⅠ）**，**AngⅠ经血管紧张素Ⅰ转化酶（angiotensin converting enzyme，ACE）**的作用转化为**血管紧张素Ⅱ（angiotensin Ⅱ，AngⅡ）**。AngⅡ的产生除 ACE 途径外，还可由糜蛋白酶生成。AngⅡ具有广泛的生理作用：收缩血管，提高外周阻力；促使细胞

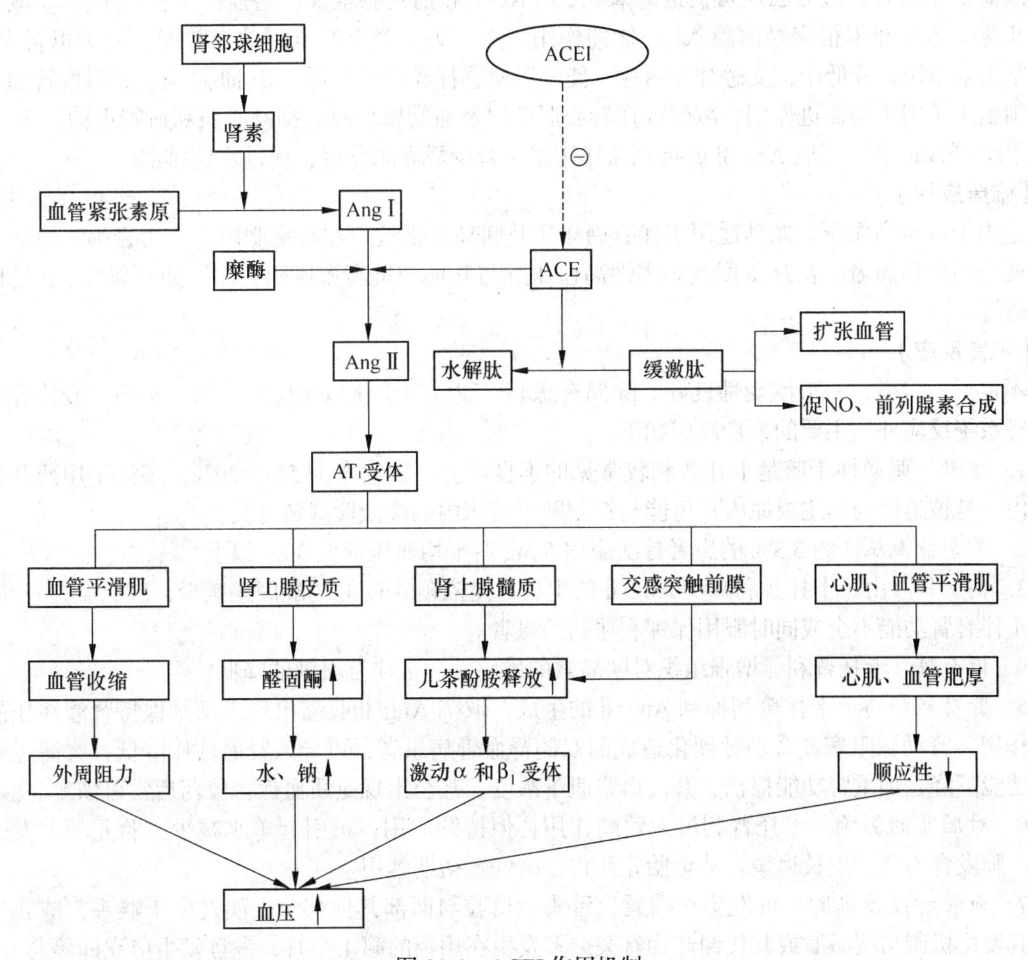

图 21-1　ACEI 作用机制

凋亡与心肌重构；促进醛固醇分泌，抑制排钠利尿等（图 21-1）。

抑制肾素 - 血管紧张素系统药物包括：① **血管紧张素转化酶抑制药（angiotensin converting enzyme inhibitor，ACEI）**。② **血管紧张素 Ⅱ 受体阻断药（angiotensin Ⅱ receptor blockers，ARBs）**。③ **肾素抑制药**。

（一）血管紧张素转化酶抑制药（ACEI）

ACEI 是目前治疗高血压的一线药物之一，降压作用强，不引起反射性心率加快。尤其是伴有糖尿病、左心室肥厚、左心功能障碍、急性心肌梗死的高血压患者的首选药物。

卡 托 普 利

【体内过程】

卡托普利（captopril），口服易吸收，达峰时间约 1 小时，生物利用度约 75%。血浆蛋白结合率约 30%。$t_{1/2}$ 为 2 小时，主要经肾排泄，肾功能不全者应减少用量。

【药理作用】

肾素使肝产生的血管紧张素原转化成 Ang Ⅰ，Ang Ⅰ经血管紧素转化酶（ACE）的作用转化为 Ang Ⅱ。卡托普利是第一个含巯基的血管紧素转化酶抑制药，具有轻、中等强度的降压作用，口服后 1～2 小时达最大作用，维持 6～8 小时。其降压机制如下（图 21-1）：① 抑制 ACE，减少 Ang Ⅱ的生成，舒张动脉与静脉，降低外周血管阻力。② 抑制激肽酶，减慢缓激肽降解，升高缓激肽而扩张血管，缓激肽还可促进一氧化氮（NO）和前列腺素成，增强扩血管作用。③ 减弱 Ang Ⅱ对交感神经末梢突触前膜 AT 受体的作用，减少去甲肾上腺素释放，并能抑制中枢肾素 - 血管紧张素系统，降低中枢交感神经活性，使外周交感神经活性降低。④ 抑制 Ang Ⅱ对血管和心肌的细胞生长因子的促进作用，减轻或逆转心肌肥厚及血管壁增厚，抑制心肌和血管重构。⑤ 减少肾组织中 Ang Ⅱ，减弱 Ang Ⅱ的抗利尿作用以及减少醛固酮分泌，促进水钠排泄。

【临床应用】

适用于各型高血压，尤其适用于伴有糖尿病及胰岛素抵抗、左心室肥厚、心力衰竭、急性心肌梗死的高血压患者。治疗重度或顽固性高血压宜与其他的抗高血压药合用，如利尿药、β 受体阻断药等。

【不良反应】

不良反应轻微，一般耐受性良好。除偶有恶心、腹泻等消化道反应或头晕、头痛、疲倦等中枢神经系统反应外，主要的不良反应如下：

1. 咳嗽　刺激性干咳是卡托普利较常见的不良反应，发生率为 5%～20%，多见于用药开始几周内，是被迫停药的主要原因，可能与抑制肺血管床内的缓激肽降解有关。

2. 首剂低血压　约 3.3% 的患者首次服用 5 mg 后平均血压降低 30% 以上。

3. 高血钾　由于卡托普利减少 Ang Ⅱ的生成，使依赖 Ang Ⅱ的醛固酮减少，因此血钾升高，多见于伴有肾功能不全或同时服用保钾利尿药的患者。

4. 低血糖　卡托普利能增强组织对胰岛素的敏感性，常伴有血糖的降低。

5. 肾功能损伤　卡托普利抑制 Ang Ⅱ的生成，取消 Ang Ⅱ收缩出球小动脉保持肾灌注压的调节作用。肾动脉阻塞或肾动脉硬化造成的双侧肾血管病患者，可导致肾灌注压降低，肾滤过率和肾功能下降，加重肾功能损伤，升高血浆肌酐浓度，甚至出现氮质血症，停药后常可恢复。

6. 对胎儿的影响　卡托普利虽无致畸作用，但持续应用，可引起羊水减少，胎儿颅盖发育不全，肺发育不全，生长迟缓，甚至胎儿死亡，故妊娠初期禁用。

7. 血管神经性水肿　可发生在嘴唇、舌头、口腔与面部其他部位。偶发生于喉头，威胁生命。其发生机制与缓激肽或其代谢产物有关。多发生在用药的第 1 个月，一旦发生应立即停药。

8. 其他　因含 -SH 基团，可有青霉胺样作用，如皮疹、味觉异常或缺失、白细胞缺乏等。白细胞缺乏症仅见于肾功能障碍患者，特别是有免疫障碍或用免疫抑制药的患者。应定期检查血象。

（二）AT1 受体阻断药

Ang Ⅱ与 Ang Ⅱ受体相互作用产生药理效应。Ang Ⅱ受体主要有有两种亚型，即 AT_1 和 AT_2。Ang Ⅱ的心血管作用主要由 AT_1 受体介导，AT_1 阻断药直接阻断 Ang Ⅱ的升压作用。与 ACEI 相比：① 对 Ang Ⅱ的拮抗作用更完全。② 不影响 ACE 介导的缓激肽降解，故无咳嗽、血管神经性水肿等不良反应。

氯　沙　坦

【体内过程】

氯沙坦（losartan），口服易吸收，但首关消除明显，生物利用度约 33%，达峰时间约 1 小时，$t_{1/2}$ 为 2 小时。主要经肝代谢，15% 代谢产物是仍具有药理活性的 EXP3174，其 $t_{1/2}$ 为 4～9 小时。氯沙坦和 EXP3174 都不易透过血脑屏障，代谢物经胆汁，部分经肾排泄。

【药理作用】

氯沙坦是第一个临床应用的 AT_1 受体阻断药，竞争性阻断 AT_1 受体，对抗 Ang Ⅱ的缩血管作用，抑制交感神经的活性，改善压力感受器的敏感性，发挥降压效应。活性代谢物 EXP-3174 有非竞争性 AT_1 受体阻断作用。氯沙坦久用还能抑制左心肥厚和血管壁增厚。

【临床应用】

适用于各型高血压的治疗，如 3～6 周后未达到满意的降压效果，可合用利尿药。

【不良反应】

不良反应较 ACE 抑制药少，有眩晕、高血钾等。孕妇、哺乳期妇女、肾动脉狭窄者禁用。低血压及严重肾功能不全、肝病患者慎用。应避免与保钾利尿药合用。

三、钙通道阻滞药

钙通道阻滞药（calcium channel blockers，CCB）可用于治疗心律失常、高血压、心绞痛、慢性心功能不全等多种疾病。抗高血压主要是二氢吡啶类药物，如短效类的硝苯地平（nifedipine），中效类的尼群地平（nitrendipine），长效类的氨氯地平（amlodipine）等。钙通道阻滞药抗高血压有以下特点：① 降血压同时可改善心、脑、肾等重要器官的血流量。② 改善或逆转高血压所致的心肌肥厚和血管肥厚，对缺血心肌有保护作用。③ 排钠利尿作用，一般不引起水钠潴留。④ 不影响糖、脂质代谢。⑤ 可反射兴奋交感神经，使心率加快。

硝 苯 地 平

【体内过程】

口服易吸收，20～30 分钟起效，1～2 小时达最大效应，作用持续 6～7 小时。舌下含服 5～15 分钟起效。与血浆蛋白结合率高达 98%，主要经肾排泄。

【药理作用】

硝苯地平作用于细胞膜的 L 型钙通道，能抑制细胞外 Ca^{2+} 内流，降低血管平滑肌细胞内 Ca^{2+} 浓度，使小动脉扩张，外周阻力下降，降低血压，对血压正常者无明显影响。此外，还能逆转高血压所致的左心室肥厚，但效果比 ACEI 差。硝苯地平降压作用迅速而强大，易反射性兴奋交感神经而引起心率增快、心悸、血浆肾素活性增高等不良反应。

【临床应用】

用于轻、中、重各型高血压，尤其适用于低肾素性高血压，对高血压伴有心绞痛、糖尿病、脑血管病、肾功能不良等并发症疗效好，可单用。

【不良反应】

常见头痛、颜面潮红、眩晕、心悸、踝部水肿等。踝部水肿为毛细血管前血管扩张而非水钠潴留所致。采用控释剂与缓释制剂，能减少反射性交感神经兴奋。

四、β受体阻断药

常见治疗高血压的β受体阻断药有普萘洛尔（propranolol）、纳多洛尔（nadolol）等非选择性β受体阻断药和美托洛尔（metoprolol）、阿替洛尔（atenolol）等选择性β_1受体阻断药。

普 萘 洛 尔

【体内过程】

口服吸收完全，但首关消除明显，生物利用度约25%，个体差异较大。$t_{1/2}$约4小时，降压作用较持久，每天给药1～2次。

【药理作用】

普萘洛尔有中等程度的降压作用。口服给药起效缓慢，通常给药2～3周后出现降压作用。通过以下机制产生降压作用：① 阻断心脏β_1受体，降低心排血量。② 阻断肾小球旁的β_1受体，减少肾素分泌。③ 阻断中枢β受体，使外周交感神经活性降低。④ 阻断外周去甲肾上腺素能神经末梢突触前膜β_2受体，减少去甲肾上腺素的释放。⑤ 促进前列环素的生成，扩张血管。

【临床应用】

适用于各种程度的原发性高血压，尤其对伴有心排血量偏高或血浆肾素水平偏高的患者疗效较好。也适合于伴有心绞痛、心律失常、偏头痛、焦虑症的高血压患者。可单独应用，也可与其他抗高血压药合用。因阻断β_2受体，会使支气管收缩，不宜用于伴支气管哮喘高血压患者。

五、其他一线抗高血压药（表21-2）

表21-2 其他一线抗高血压药及其特点

种类	药物	药理作用	临床应用	不良反应	备注
血管紧张素转化酶抑制药	依那普利（enalapril）	含羧基的长效、高效ACEI，为前药。在肝酯酶作用下生成二羧酸活性代谢产物依那普利拉，后者抑制ACE作用比卡托普利强10倍，作用持续24小时以上	高血压；充血性心力衰竭	与卡托普利相似，咳嗽的发生率更高；因不含巯基，味觉缺失少见	
	贝那普利（benazepril）	长效、强效ACEI。在体内转换成贝那普利拉后生效	高血压；充血性心力衰竭	与依那普利相似，但轻少、较轻	
	赖诺普利（lisinopril）	含羧基的长效、高效ACE，系依那普利的赖氨酸衍生物，非前药，可直接抑制ACE，作用与持续时间比依那普利稍强	高血压；充血性心力衰竭	与依那普利相似	
	西拉普利（cilazpril）	含巯基ACEI，在肝代谢为活性代谢产物西拉普利拉，降压作用持久	高血压；充血性心力衰竭	与依那普利相似。有胚胎毒性，故妊娠期妇女禁用	

续表

种类	药物	药理作用	临床应用	不良反应	备注
血管紧张素转化酶抑制药	培哚普利（perindopril）	长效、强效ACEI，在肝内代谢为有活性的培朵普利拉。作用产生较慢	高血压；充血性心力衰竭	与依那普利相似。肾功能低下时宜减量	
	福辛普利（fosinopril）	含磷酸基的长效、强效ACEI，为前药，在肝与肠黏膜水解为福辛普利拉起效，较卡托普利强3倍	高血压；充血性心力衰竭	咳嗽的发生率较低	
AT_1受体阻断药	缬沙坦（valsartan）	药理作用与氯沙坦相似，能竞争性阻断Ang Ⅱ与AT_1受体结合	高血压	发生率低，偶有肝功能指标升高	禁用于孕妇和哺乳期妇女
钙通道阻滞药	尼群地平（nitrendipine）	作用与硝苯地平相似，降压作用温和而持久，对血管扩张作用比硝苯地平强10倍，同时有明显利尿作用	高血压；缺血性心脏病和慢性心功能不全；血管性痴呆的延缓或预防	较少，少数患者可产生有头痛、面部潮红、眩晕、疲倦、周围水肿等	与地高辛合用可使后者血药浓度高达1倍
	氨氯地平（amlodipine）	降压作用与硝苯地平相似，其降压作用缓慢而持久，$t_{1/2}$为40～50小时，每日只需口服1次即可，其降压作用更为平稳。对血管的选择性更高	高血压；稳定型心绞痛和变异型心绞痛	发生率较硝苯地平低，以水肿，面部潮红稍多见，一般不引起反射性交感神经活性增加	肝肾功能不全者禁用
β受体阻断药	美托洛尔（metoprolol）	为选择性$β_1$受体阻断药，对$β_2$受体影响较小。对心脏有较大的选择性作用，但较大剂量时对血管及支气管平滑肌也有作用	高血压；心绞痛；心律失常	有胃部不适、眩晕、头痛、疲倦、失眠、噩梦等	严重窦性心动过缓、房室传导阻滞，心力衰竭患者及孕妇禁用
	阿替洛尔（atenolol）	同美托洛尔，降压作用持久，每日用药1次	高血压；心绞痛；心律失常；青光眼	较少	同美托洛尔

第3节 其他经典抗高血压药

除了临床常用的一线降压药外，还有其他经典的抗高血压药，如交感神经抑制药和血管扩张药。交感神经抑制药又包括中枢性降压药、交感神经末梢抑制药、神经节阻断药、肾上腺素受体阻断药。

一、代表药物

可乐定

【体内过程】

可乐定（clonidine），口服吸收良好，1.5～3小时血药浓度达峰值，血浆蛋白结合率约20%，生物利用度为71%～82%。

【药理作用】

1. 降低血压 可乐定为中枢性降压药，降压作用中等偏强。降压机制是：① 激动延髓背侧孤束核突触后膜的 α_2 受体，抑制交感神经中枢的传出冲动，使外周血管扩张，血压下降。② **激动延髓嘴端腹外侧区（rostral ventrolateral medulla，RVLM）的 I_1 咪唑啉受体（ I_1-imidazoline receptor）**，使外周交感神经张力降低，外周血管阻力降低，产生降压作用（图 21-2）。过大剂量可激动外周血管平滑肌的 α_2 受体，收缩血管，使降压作用减弱。

2. 其他 抑制胃肠道的分泌和运动；镇静、镇痛作用，镇静作用主要由 α_2 受体介导。

【临床应用】

适用于中度高血压的治疗，特别是其他降压药无效时。不影响肾血流量及肾小球滤过率。可用于兼有溃疡病的高血压。可用于偏头痛、开角型青光眼的防治。也作为吗啡类成瘾者的戒毒药。

【不良反应】

不良反应较多，有口干、便秘等；有镇静、嗜睡、头痛、腮腺痛、阳痿等；久用可引起水、钠潴留，合用利尿药可克服；少数患者在突然停药后出现停药反应，出现短时的交感神经功能亢进现象，如心悸、出汗、血压突然升高等。

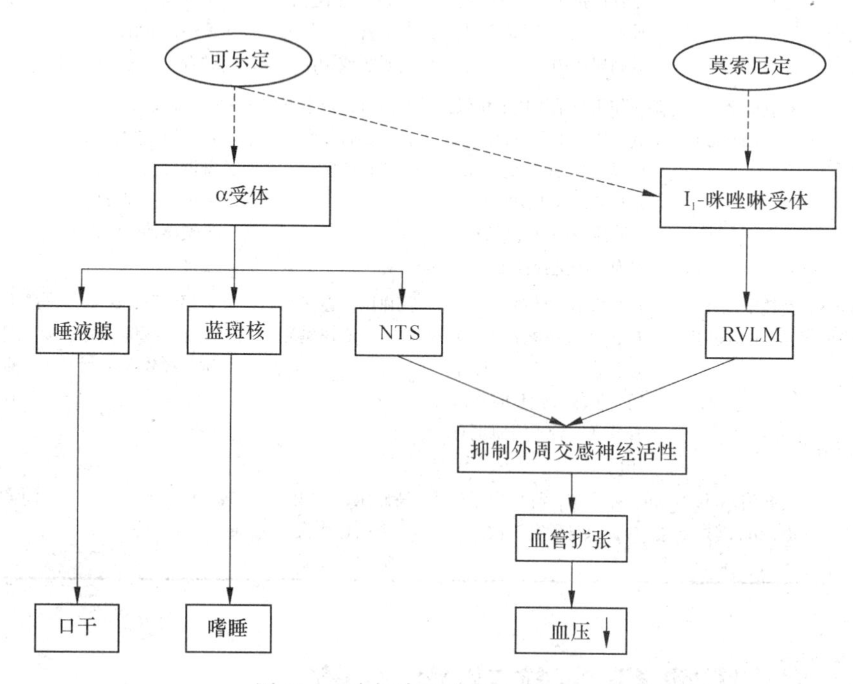

图 21-2 中枢降压药作用机制

二、其他经典抗高血压药（表 21-3）

表 21-3 其他经典抗高血压药及其特点

种类	药物	药理作用	临床应用	不良反应	备注
交感神经抑制药	莫索尼定（moxonidine）	属第二代中枢性降压药。选择性激动中枢的 I_1 咪唑啉受体，但对 α_2 受体的亲和力小，因此其降压作用略低	适用于轻、中度高血压	较可乐定少。停药后反跳现象不明显	因与咪唑啉受体结合牢固，故作用持久

续表

种类	药物	药理作用	临床应用	不良反应	备注
交感神经抑制药	利舍平（reserpine）	属交感神经末梢抑制药。抑制去甲肾上腺素的合成和再摄取，促进其排出囊泡，使囊泡内递质耗竭而产生降压作用	降压作用较弱，不良反应较多，目前已不单独使用	较多，可致消化道溃疡、抑郁	
	美卡拉明（mecamylamine）	属神经节阻断药。阻断神经冲动在交感和副交感神经节中的传导，从而产生降压作用	仅限用于高血危象、高血压脑病或外科手术麻醉时的控制性降压	多	降压作用过强过快，现已少用
	哌唑嗪（prazosin）	属 α_1 受体阻断药。选择性阻断血管平滑肌的 α_1 受体，扩血管而降压；久用有调血脂作用	高血压	主要是首剂现象（低血压），首次剂量减半并在临睡前服用可避免	
	特拉唑嗪（terazosin）	同哌唑嗪，但降压作用弱	同哌唑嗪	常见反应为头昏、头痛、软弱无力、鼻塞等	$t_{1/2}$ 长，1日给药1次即可
	拉贝洛尔（labetalol）	属α、β受体阻断药。对 α_1 受体作用较弱。降压作用温和	各型高血压，静脉注射可治疗高血压危象	无严重不良反应	
血管扩张药	肼屈嗪（hydralazine）	为直接舒张血管药。能舒张小动脉，对静脉的作用较弱	中、重度高血压，合并应用利尿药和β受体阻断药可获得良好疗效	头痛、眩晕、恶心、颜面潮红、低血压、心悸等；全身性红斑狼疮样综合征	降压时能反射性地兴奋交感神经，增高血浆肾素活性
	硝普钠（sodlum nitroprusside）	为直接舒张血管药。在血管平滑肌内代谢产生 NO 而使小动脉和静脉扩张，产生强大降压作用	高血压危象；难治性慢性心功能不全；手术麻醉时的控制性降压	过度降压致恶心、呕吐、心悸、头痛等；长期大量应用致氰化物中毒和甲状腺功能低下	氰化物中毒可用硫代硫酸钠防治
	米诺地尔（minoxidil）	钾通道开放药。可促进 ATP 敏感性 K^+ 通道开放，增加 K^+ 外流，导致细胞膜超极化，使细胞内钙降低，血管松弛而血压降低	难治性重度高血压；局部外用可治疗脱发	主要不良反应有水钠潴留、心悸、多毛症	与利尿药和β受体阻断药合用，可避免水钠潴留和交感神经兴奋
	二氮嗪（diazoxide）	强效、速效降压药。降压机制同米诺地尔	主要用于高血压危象及高血压脑病	能抑制胰岛素分泌，可引起高血糖	

第4节 抗高血压药的合理应用

在使用抗高血压药物时应根据抗高血压药物的特点、高血压患者的病理生理情况合理用药。

一、根据高血压程度选用药物

轻度高血压患者，可先采用控制体重、低盐低脂肪饮食、加强运动、改变生活方式等非药物治疗措施。若采取这些措施仍未能见效时，可选择适当的抗高血压药物进行治疗。轻度高血压患者可单独选用利尿药、钙拮抗药、β受体阻断药等；中、度高血压患者可在利尿药的基础上合用其他药物如钙拮抗药、β受体阻断药、ACEI；重度高血压患者在上述用药的基础上，合用或改用米诺地尔等血管扩张药；高血压危象宜选用硝普钠静脉滴注给药。

二、根据并发症与不良反应的特点选用药物

1. 高血压合并脑血管病　宜选 AT_1 受体阻断药和钙通道阻滞药。前者可减少脑卒中的发生率；后者作用强而平稳，可保护脑、肝、肾功能，对抗血小板黏附。慎用或禁用胍乙啶及神经节阻滞药，避免降压过快引起直立性低血压。

2. 高血压合并冠心病　对稳定型心绞痛宜选β受体阻断药；对不稳定型心绞痛者可选服长效钙通道阻滞药（硝苯地平缓释片、氨氯地平）或 ACEI。不宜使用肼屈嗪等可使心率加快的药物。

3. 高血压合并心力衰竭　如果没有禁忌证，宜积极使用 ACEI 和β受体阻断药，不能耐受 ACEI 的患者可换用 AT_1 受体阻断药。ACEI 既缓解心力衰竭症状，逆转左室肥厚或阻止肥厚加重，降低死亡和再住院率，同时又提高患者的运动耐力和生活质量。如果出现舒张功能不全，还应考虑加上β受体阻断药。

4. 高血压合并左心室肥厚　宜选 AT_1 受体阻断药或钙通道阻滞药，前者可延缓动脉粥样硬化，逆转左心肥厚，并保护肾；后者可降低血管内膜脂质沉积，逆转心肌和血管平滑肌增生和肥厚，延缓左室心肌肥大，降低心力衰竭的发病和病死率。

5. 高血压合并窦性心动过速　年龄在 50 岁以下者，宜用β受体阻断药。

6. 高血压合并肾功能不良　宜用利尿药、甲基多巴、肼屈嗪等不影响肾功能的药物，不宜使用可乐定、胍乙啶等可使肾血流减少的药物。

7. 高血压合并糖尿病　宜选 ACEI 或 AT_1 受体阻断药，可改善胰岛素抵抗。对于反复低血糖发作的 1 型糖尿病，慎用β受体阻断药，以免掩盖低血糖症状。除非血压控制不佳，或有前列腺肥大，一般不使用α受体阻断药。

8. 高血压合并痛风　不宜用噻嗪类利尿药，宜用 ACEI、α受体阻断药和钙通道阻滞药。

9. 高血压合并高脂血症　宜选β受体阻断药，次选α受体阻断药，β受体阻断药中的美托洛尔可降低高血压合并高脂血症的猝死率；α受体阻断药哌唑嗪、特拉唑嗪可降低血压、血浆总胆固醇和 LDL，增加 HDL。

10. 高血压合并消化性溃疡者　宜用可乐定，禁用利舍平。

11. 高血压合并支气管哮喘、慢性阻塞性肺疾病　宜用钙通道阻滞药，不宜用β受体阻断药。

三、平稳降压和长期治疗

药物一般宜从小剂量开始，逐步增量，达到满意效果后改维持量以巩固疗效，避免降压过快、过剧，以免造成重要器官灌流不足等。尽量使用中、长效药物，或多使用缓释剂、控释剂，平稳降压并有效保护靶器官，延缓或减少心、脑、肾等重要器官并发症的发生，降低患者的病死率。

高血压的治疗需要长期用药甚至是终身用药，应提高患者对长期治疗重要性的认识，坚持按医嘱用药，即使血压趋向正常也不随便停药，更换药物时也应逐步替代。

四、个体化治疗

高血压治疗应个体化，个体治疗包括选药个体化和用药剂量个体化。应根据患者的年龄、性别、种族、病情程度、并发症等情况制定治疗方案，维持和改善患者的生存质量，延长寿命。不同患者病情不同或同一患者在不同时期病程发展不一，因此所需药物和剂量不同。药物可能存在遗传代谢多态性，不同患者病情相似，所需剂量也不同。所以，应根据“最好疗效、最少不良反应”的原则，对每一患者选择最适宜剂量。

思考题

1. 与 ACEI 比较，AT_1 受体阻断药降压作用的优势表现在哪些方面？
2. 基础降压药是什么？降压机制、临床主要用途及注意事项有哪些？
3. 卡托普利、普萘洛尔、硝苯地平、可乐定、哌唑嗪、肼屈嗪、硝普钠的降压机制及作用特点有何不同？应用时各要注意哪些事项？
4. 哪些抗高血压药对脂质代谢、糖代谢有影响？有何影响？
5. 举例说明抗高血压药的联合用药，其药理学理论依据是什么？

第22章 抗慢性心功能不全药

主要内容

抗慢性心功能不全药物的分类；
地高辛的体内过程、药理作用、临床应用、不良反应；
临床常用抗慢性心功能不全药的药理作用特点与临床应用。

心功能不全是大多数心脏病发展到一定程度时引起的心脏收缩和舒张功能障碍，在静脉回流适当的条件下，心脏不能排出足量血液以满足全身组织代谢的需要。早期机体可通过一系列的代偿机制，如心率加快，心肌增厚，反射性兴奋交感神经，激活肾素 - 血管紧张素 - 醛固酮系统等，维持心排血量及血压，适应组织代谢需要。但代偿机制的功能有限，且过强的代偿机制反而会加重心功能不全的症状，导致动脉系统供血不足和静脉系统淤血，从而产生一系列病理生理状态和临床综合征（图 22-1），最终演变成**充血性心力衰竭（congestive heart failure，CHF）**，即慢性心功能不全。

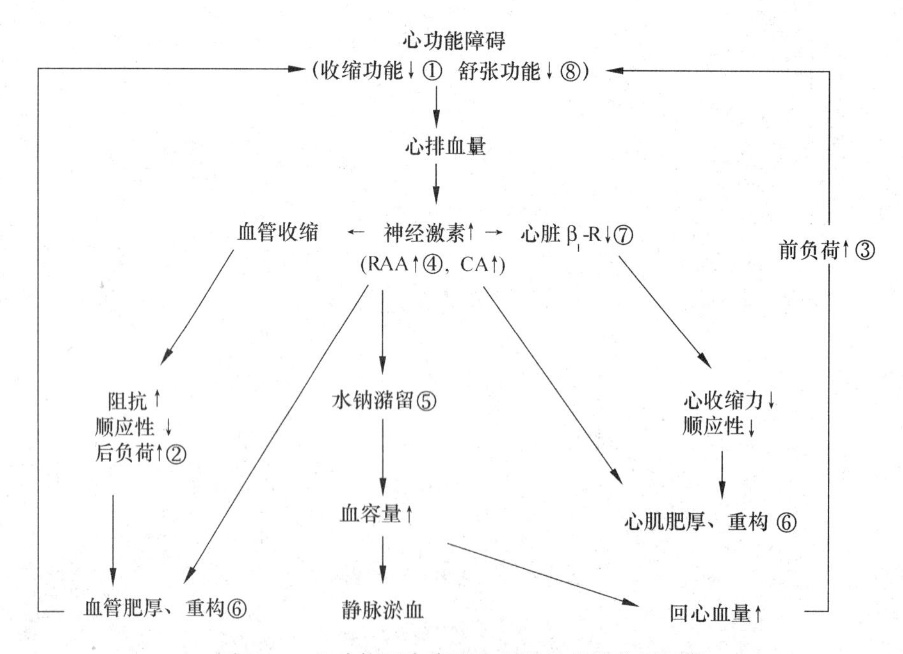

图 22-1　心功能不全病理生理学及药物作用环节

①正性肌力药；②减后负荷药；③减前负荷药；④抗 RAAS 药；⑤利尿药；⑥恢复心血管病理状态药；⑦β-RBs；⑧改善舒张功能药；RAA：肾素 - 血管紧张素 - 醛固酮；CA：儿茶酚胺

一、影响心功能的因素

（一）心肌收缩与舒张功能的影响

1. 收缩性　由兴奋-收缩偶联所决定，Ca^{2+}是关键性物质。心肌细胞内Ca^{2+}增多，收缩性增强，反之则减弱。收缩性可反映在收缩时心肌的张力与肌纤维缩短的速率上，心功能不全时，心肌的收缩性下降。

2. 心率　心脏每分输出量是每搏输出量与心率的乘积。心率加快则每分输出量增加，但加快超过一定限度，当心功能不全患者心跳超过每分钟 120 次时，则使每分输出量减少。心功能不全时，心率加快。

3. 前负荷　肌纤维在收缩前所受到的牵引力。在心脏则是心室肌在舒张末期所承受的负荷，常用的指标是左室舒张末压力（LVEDP）或容积（LVEDV）。心功能不全时，前负荷增加。

4. 后负荷　肌纤维在收缩开始时所受到的牵引力，是在前负荷上所附加的负荷，即来自心脏排血前方的阻力。常用的指标是大动脉压或全身血管阻力。心功能不全时，后负荷有所增加。

（二）神经内分泌系统的影响

1. 交感神经系统激活　是心功能不全发病过程中早期的一种快速调节代偿机制。交感神经活性增高，血中去甲肾上腺素浓度升高，使心肌收缩性增高，心率加快，血管收缩以维持血压。心肌氧耗量增加，后负荷增加，病情恶化，形成恶性循环。

2. 肾素-血管紧张素-醛固酮系统激活　是一种较为缓慢的调节过程。心功能不全时血浆肾素活性升高，血中血管紧张素Ⅱ（ATⅡ）含量升高。肾素-血管紧张素-醛固酮系统（RAAS）的激活使血管收缩明显，久之也将形成恶性循环。醛固酮增多促进水钠潴留，ATⅡ还促进去甲肾上腺素的释放，加重发病过程。

3. 精氨酸加压素分泌增加　轻症心功能不全患者血中精氨酸加压素浓度升高，促使外周血管收缩，既能维持血压，也可使恶化病情，可能参与了慢性心功能晚期的发病过程。

4. 其他内源性调节的变化　心房排钠因子（ANF）能排钠利尿、扩张血管、拮抗肾素-血管紧张素-醛固酮系统活性等。轻度、重度心功能不全患者血中 ANF 含量增多，有利于心功能不全的改善。前列腺素 E_2、I_2 是重要的内源性血管扩张物质，心功能不全患者血中其浓度增高，也能缓解发病过程。内皮依赖性松弛因子（EDRF），即一氧化氮（NO），能扩张血管。

5. 心细胞 β_1 受体的密度下降　心功能不全患者心肌细胞的 β_1 受体数量由占心肌肾上腺素受体的 70%～80% 降为 50%，即 β_1 受体下调，是受体长期与高浓度去甲肾上腺素相接触的结果，也是使心脏免受超负荷 Ca^{2+}损伤的一种保护机制。

（三）结构变化的影响

心肌重构（remodeling）是由一系列复杂的分子和细胞机制导致心肌结构、功能和表型的变化。心功能不全时心肌出现肥厚和纤维化，使细胞外基质发生变化，各种成分都有所增加、堆聚。其中胶原损伤在心肌重构的发生和发展中发挥重要作用。

二、治疗慢性心功能不全的药物分类

根据药物的作用及作用机制，治疗慢性心功能不全的药物分类如下：

1. 肾素-血管紧张素-醛固酮系统抑制药

（1）血管紧张素转换酶抑制药：卡托普利（captopril）、依那普利（enalapril）、福辛普利（fosinopril）等。

（2）血管紧张素Ⅱ受体拮抗药：氯沙坦（losartan）、缬沙坦（valsartan）等。

（3）醛固酮拮抗药：螺内酯（spironolactone）等。

2. 利尿药　噻嗪类（thiazides）、呋塞米（furosemide）等。

3. β 受体阻断药　美托洛尔（metoprolol）、卡维地洛（carvedilol）等。

4. 强心苷类　地高辛（digoxin）等。

5. 扩张血管药　硝普钠（sodium nitroprusside）、硝酸甘油（nitroglycerin）、氨氯地平（amlodipine）等。

6. 非苷类正性肌力药　米力农（milrinone）、多巴酚丁胺（dobutamine）、左西孟旦（levosimendan）等。

这里主要介绍强心苷类药物。

三、代表药物

强心苷类

强心苷（cardiac glycosides）是一类选择性作用于心脏，能加强心肌收缩性，影响心肌电生理特性的药物。临床上主要用于治疗慢性心功能不全（充血性心力衰竭）和某些心律失常。

【来源及化学结构】

强心苷类药物来自玄参科的紫花洋地黄、毛花洋地黄和夹竹桃科的康毗毒毛旋花。强心苷类药物由苷元和糖结合而成。苷元是由一个甾核和一个不饱和的内酯环所构成。强心苷类分子中的糖除葡萄糖外，多是稀有的糖，如洋地黄毒糖等。目前临床上的强心苷类药物包括洋地黄毒苷、毒毛花苷 K、地高辛、毛花苷 C 等。

【体内过程】

强心苷类药物的化学结构相似，作用性质也基本相同，但程度上有快慢、久暂之分。强心苷类药物体内过程的不同取决于其极性的高低，强心苷类药物的极性是由化学结构中甾核上的羟基等极性基团多少决定的。常用强心苷的药代动力学特性比较见表 22-1。

表 22-1　常用强心苷的药代动力学特性比较

药物	$t_{1/2}$	口服吸收率（%）	蛋白结合率（%）	代谢率（%）	肝肠循环率（%）	原形肾排泄率（%）	用药途径
洋地黄毒苷	5～7 天	90～100	97	70	26	10	口服
地高辛	33～36 小时	60～80	25	20	7	60～90	口服
毛花苷 C	33 小时	20～30	5	少	少	90～100	静脉注射
毒毛花苷 K	21 小时	2～5	5	极少	少	100	静脉注射

1. 吸收　慢效类的洋地黄毒苷（digitoxin）口服吸收率为 90%～100%，中效类地高辛（digoxin）60%～85%，速效类的毛花苷 C（cedilanid，西地兰）20%～30%、毒毛花苷 K（strophanthin K）仅为 2%～5%。其中，地高辛的吸收率有较大个体差异。

强心苷类药物口服后，部分经胆道排泄进入肠道被再吸收，形成肝肠循环。洋地黄毒苷约有 26%，地高辛约 7% 进入肝肠循环。

2. 分布　强心苷类药物进入血液后，与血浆蛋白呈不同程度的结合，$t_{1/2}$ 不同。洋地黄毒苷结合率约 97%，地高辛约 25%，毒毛花苷 K 约 5%，其余分布在心、肝、肾、骨骼肌中。

3. 代谢　洋地黄毒苷在肝细胞中有三种代谢方式：一是逐步经细胞色素 P_{450} 氧化脱糖而成为苷元，C_3 位碳羟基转变为 α 构型而失效。二是 C_{12} 位被羟化形成地高辛类产物，仍有效，但地高辛在体内代谢少。三是代谢物被结合成水溶性物质经肾排泄。苯巴比妥、保泰松等肝药酶诱导剂能促进洋地黄毒苷的代谢，降低其血中浓度，合用时宜酌情增加洋地黄毒苷的用量。

4. 排泄　洋地黄毒苷的代谢物最终经肾排泄，少量经粪排泄。原形物经肾小球滤过后，在近曲小管几乎全部被再吸收，以原形物经肾排出甚少。

地高辛主要以原形经肾排泄，老年人及肾功能不全者血药浓度较高，容易中毒。

毒毛花苷 K 和毛花苷 C 因水溶性高，几乎全部以原形经肾排出。

【药理作用】

1. 加强心肌收缩性（positive inotropic effect，正性肌力作用）　强心苷类药物选择性地增强正常心肌或衰竭心肌的收缩力，为直接收缩作用：① 提高心肌收缩最大张力和心肌最大缩短速率，使心脏收缩增强。在心脏心动周期中，收缩期缩短，舒张期相对延长，有利于心肌充分松弛及静脉回流。② 增加心功能不全患者的心排血量。对慢性心功能不全的患者，强心苷类药物使交感活性反射性降低，无明显收缩外周血管的作用，心排血量增加。而正常人增强收缩力的同时收缩血管、提高外周阻力，心排血量并不增加。③ 降低心功能不全患者的心肌氧耗量。影响心肌氧耗量的因素包括心肌收缩力、心率和心室壁肌张力。心室壁肌张力变化为主要因素。正常心脏用药后，由于心肌收缩性加强而心肌氧耗量增加。对于心功能不全患者，心肌肥厚，心室壁张力提高，耗氧量增加，使用强心苷类药物，心肌收缩性加强，心排血量增加，心室壁张力下降，以及负性频率作用，使心肌总氧耗量明显下降

正性肌力作用机制：治疗量的强心苷与心肌细胞膜上 Na^+-K^+-ATP 酶结合后，导致细胞内 Na^+ 增多，K^+减少。通过 Na^+-Ca^{2+}双向交换机制，使胞外 Na^+内流减少，Ca^{2+}外流减少，或使 Na^+外流增加而 Ca^{2+}内流增加，最终导致细胞内 Ca^{2+}量增加，产生正性肌力作用（图 22-2）。

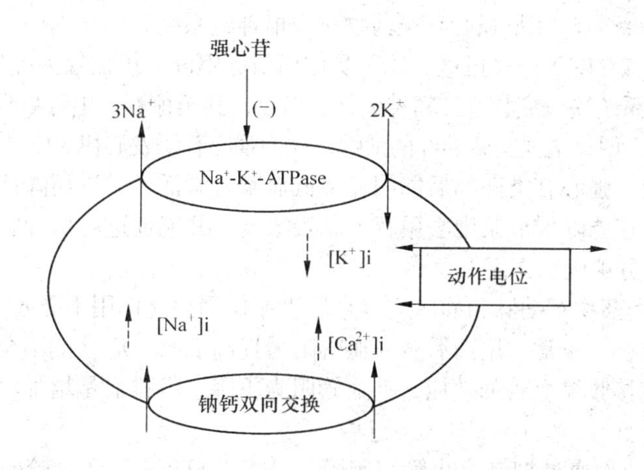

图 22-2　强心苷正性肌力作用机制

2. 减慢窦性频率（negative chronotropic action，负性频率作用）　心功能不全时心排血量减少，主动脉窦弓压力感受器细胞的 Na^+-K^+-ATP 酶活性增高，使细胞膜呈超极化状态，窦弓反射失灵，交感神经活性及肾素 - 血管紧张素 - 醛固酮系统功能增强。强心苷通过抑制 Na^+-K^+-ATP 酶活性和对窦弓压力感受器的直接抑制，改善和恢复其敏感性，使心率变慢。对正常人的心率影响较小。

减慢心率有利于心脏休息，使舒张期延长，增加舒张期回心血量，增加冠状动脉流量，降低心肌耗氧量，改善心功能。

3. 对心脏电生理特性的影响　随强心苷类药物剂量、心动频率、心肌组织、病变情况的不同而有所不同（表 22-2）。

表 22-2 强心苷对心脏电生理特性的影响

	窦房结	心房	房室结	浦肯野纤维
自律性	降低	—	—	增高
传导速度	—	—	减慢	—
有效不应期	—	缩短	—	缩短

治疗量强心苷通过加强迷走神经活性而降低窦房结自律性，迷走神经加速 K^+外流，使最大舒张电位（MDP）增大（负值更大），加大与阈电位的距离而降低自律性。强心苷能使浦肯野纤维的自律性增高，由于抑制 Na^+-K^+-ATP 酶，减少 K^+向细胞内主动转运，使细胞内失钾，减小最大舒张电位（负值减少），缩小与阈电位的距离，提高自律性，可引起各种异位节律。

强心苷类药物减慢房室结的传导速度，主要是减慢 0 相 Ca^{2+}内流所致，中毒量减慢房室结传导速度，与抑制 Na^+-K^+-ATP 酶使细胞内失钾，减小最大舒张电位有关。

强心苷通过兴奋迷走神经活性，间接加速 K^+外流，加速心房肌复极过程，有效不应期缩短。通过直接抑制 Na^+-K^+-ATP 酶，使细胞内缺 K^+，浦肯野纤维有效不应期缩短，与强心苷类药物中毒时室性心律失常的发生有关。

4. 对心电图的影响　治疗量强心苷类药物使心电图的 T 波幅度变小、波形压低、双向甚至倒置。S-T 段降低呈鱼钩状。随剂量增加，P-R 间期延长，表明房室传导减慢，Q-T 间期缩短，反映浦肯野纤维和心室肌有效不应期缩短及动作电位时程缩短，P-P 间期延长是心率减慢的反映。中毒量强心苷类药物可引起各种心律失常，在心电图上也会出现相应的变化。

5. 神经 - 内分泌系统　治疗量强心苷类药物对中枢神经系统无明显作用，中毒量可激动延脑极后区催吐化学感受区（CTZ）的多巴胺（D_2）受体而引起呕吐，可被氯丙嗪抵消。严重中毒时，还可引起其他中枢神经系统兴奋症状，如精神失常、谵妄，甚至惊厥。中毒量强心苷类药物通过对中枢和外周两方面影响，明显增强交感神经的活性，此为强心苷诱发心律失常的神经性因素。

心功能不全患者给予强心苷类药物后能明显降低血浆肾素活性，进而降低血浆中血管紧张素Ⅱ和醛固酮水平，同时还能降低血浆中去甲肾上腺素浓度，并能促进心房细胞对心房钠尿肽的分泌，具有良好的神经内分泌调节作用。

6. 血管　强心苷类药物对动脉和静脉均有直接收缩作用，此作用不受 α 受体阻断药的影响，但可被钙通道阻滞药拮抗。正常人用药后全身血管阻力提高 23%，心功能不全患者则因降低交感神经活性作用超过了直接收缩血管的效应，使血管阻力下降，心排血量增加，局部组织血流量增加，动脉压不变或略升。

7. 肾　强心苷类药物通过抑制肾小管细胞膜 Na^+-K^+-ATP 酶，产生较弱的利尿作用。但对心功能不全患者，则产生明显的利尿作用，是强心苷类药物的正性肌力作用，使肾血流量和肾小球滤过率增加的继发效应。

【临床应用】

强心苷类药物在临床上主要用于治疗心功能不全和某些心律失常。

1. 慢性心功能不全　强心苷类药物对不同原因引起的心功能不全疗效差异很大。① 对心瓣膜病（高度二尖瓣狭窄的病例除外）、先天性心脏病、高血压、动脉硬化等所致的心功能不全疗效良好，尤其是对伴有心房颤动伴心室率快的心功能不全者疗效尤佳。② 对继发于甲状腺功能亢进、严重贫血和维生素 B_1 缺乏等疾病引起的心功能不全，因心肌能量代谢障碍，强心苷不能改善能量的产生，疗效较差。③ 对肺源性心脏病、严重心肌损伤或有活动性心肌炎（风湿病活动期）引起的心功能不全，疗效不佳。此时常伴有心肌缺氧和能量代谢障碍，缺氧使得血液中儿茶酚胺增多，并伴有细胞内缺钾，故易致强心苷类药物中毒。④ 对心肌外机械因素所引起的心功能不全，如严重二尖瓣狭窄、缩窄性心包炎等全疗效最差，甚至无效。因左心室舒张充盈受到限制，强心苷虽能增强收缩力，但心排血量受限，症状难以消除，甚至可因心肌耗氧量增加而使病情恶化。

2. 某些心律失常

（1）心房颤动：心房颤动时，频率可达每分钟 400 ～ 600 次，其主要危害在于心房过多的冲动传到心室，引起心室频率过快，妨碍心脏泵血功能，导致严重循环障碍。强心苷类药物通过兴奋迷走神经及对房室结的直接作用，抑制房室传导，延长房室结有效不应期，减慢心室频率，消除心房颤动的主要危害。

（2）心房扑动：心房扑动时，心房发出异常冲动比心房颤动少（每分钟 250 ～ 300 次），但冲动较房颤强，更易传入心室，故心室频率快而难以控制。强心苷通过不均一地缩短心房不应期，引起更多的折返激动，使心房扑动转为心房颤动，继而发挥治疗心房颤动作用。当心房扑动转为心房颤动后，停用强心苷，使心房不应期相应延长，消除折返，恢复窦性节律。

（3）阵发性室上性心动过速：强心苷类药物通过提高迷走神经活性，降低自律性，使阵发性心动过速停止。

【不良反应】

强心苷类药物治疗的治疗窗小，安全范围较小，一般治疗量已接近中毒量的 60%，因而容易引起中毒，应予充分重视。

1. 毒性反应

（1）胃肠道反应：表现为厌食、恶心、呕吐、腹泻，是中毒早期常见的不良反应，是强心苷兴奋延髓极后区催吐化学感受区的结果。

（2）中枢神经系统反应：表现为眩晕、头痛、疲倦、失眠、谵妄等症状，还有黄视症、绿视症等视色障碍、视物模糊，是严重中毒的先兆。

（3）心脏反应：可见各种心律失常，为最严重的不良反应。主要表现三方面。① 异位节律点的自律性增高：室性期前收缩及房性或室性心动过速，以室性期前收缩出现最早、最多，约占心脏反应的 33%，严重者发展为心室颤动而死亡。② 房室传导阻滞：引起各种程度的传导阻滞。③ 窦性心动过缓：抑制窦房结，降低窦房结的自律性，引起窦性心动过缓，但窦性停搏较少见，约为 2%。

中毒量的强心苷使细胞膜 Na^+-K^+-ATP 酶受到明显抑制，Na^+外流和 K^+内流减少，使心肌细胞内缺 K^+，细胞的静息电位或最大舒张电位减少，自律性升高，减慢传导速度，还可因迟后除极（细胞内 Ca^{2+}过多所致）导致触发活动而引起各种心律失常。

2. 中毒的防治

（1）预防：首先应注意诱发中毒的各种因素，如低血钾、高血钙、低镁血症、缺氧等。同时还应根据患者的年龄、体重、肾功能状态及临床并发症制定个体化的用药方案，并结合严密的临床药效学观察和血药浓度监测。警惕中毒的先兆症状，如频发室性期前收缩、窦性心动过缓、色视障碍等症状，都应及时减量或停用强心苷及排钾利尿药。

（2）治疗：对快速型心律失常者（房性、房室结性及室性心动过速等），氯化钾是有效药物。轻者可口服氯化钾，必要时静脉滴注氯化钾。细胞外 K^+ 能阻止强心苷与细胞膜上的 Na^+-K^+-ATP 酶结合，使其恢复活性，从而减轻或阻止毒性的发展。对肾功能不全、高血钾症及严重房室传导阻滞者不宜用钾盐。对重度过速型心律失常者（频发的室性期前收缩及室性心动过速、二联律等），首选用苯妥英钠和利多卡因。苯妥英钠能阻止强心苷类药物与 Na^+-K^+-ATP 酶结合，对室性期前收缩、室性心动过速等有效，但并不减慢房室传导。利多卡因主要用于治疗强心苷中毒所致的室性心动过速和心室颤动。严重中毒时，应用地高辛抗体 Fab 片段解毒救治。特异性抗体 Fab

片段与地高辛有极高的亲和力，使地高辛与心肌细胞膜 Na^{+}-K^{+}-ATP 酶脱离，对各种心律失常有明显效果。

对中毒时引起的房室传导阻滞或窦性心动过缓，则宜选用阿托品治疗。

【药物相互作用】

强心苷类药物的血药浓度可因其他药物的影响而发生变化，如考来烯胺、新霉素与地高辛结合，妨碍其肠吸收，降低血浓度。奎尼丁从组织结合处置换地高辛，减少其分布容积，从而提高其血浆浓度。维拉帕米、胺碘酮可影响地高辛的肾清除和肾外清除，提高其血药浓度，可致严重的心动过缓。丙胺太林抑制胃肠蠕动，提高地高辛的生物利用度；红霉素、四环素改变肠道菌群，增加地高辛肠道吸收，使其血浓度升高。

四、其他治疗慢性心功能不全药物（表 22-3）

表 22-3 常用治疗慢性心功能不全药物

种类	药物	药理作用	临床应用	不良反应	备注
血管紧张素转化酶抑制药（ACEI）	卡托普利（captopril） 依那普利（enalapril） 赖诺普利（lisinopril） 苯那普利（benazapril） 福辛普利（fosinopril）	抑制 ACE，阻断 Ang Ⅰ 转化为 Ang Ⅱ，抑制缓激肽降解	为治疗慢性心力衰竭的基础药物 广泛用于慢性心力衰竭的治疗，常与利尿药、地高辛合用	干咳，血管神经性水肿，血 K^{+} 升高，味觉障碍	严重双侧肾动脉狭窄患者和妊娠妇女禁用
血管紧张素Ⅱ受体（AT_1）拮抗药（ARB）	氯沙坦（losartan） 缬沙坦（valsartan） 厄贝沙坦（irbesartan） 替米沙坦（telmisartan）	阻断 AT_1 受体，拮抗 Ang Ⅱ 的作用	同 ACEI	头痛，头晕，疲倦。很少发生干咳	肾动脉狭窄，肝、肾功能不全患者慎用
醛固酮受体拮抗药	螺内酯（spironolactone）	阻断醛固酮受体	心室收缩功能不良导致的慢性心力衰竭，合用 ACEI 或 ARB 疗效更佳	血钾升高	影响内分泌
利尿药	噻嗪类（氢氯噻嗪 hydrochlorothiazide）	水、钠排泄增加，血容量降低，前、后负荷下降改善心功能	适用于慢性心力衰竭有容量负荷征象如伴有水肿或明显淤血的患者，轻度慢性心力衰竭单用噻嗪类	水、钠、电解质紊乱，高尿酸血症	与磺胺类交叉过敏
β受体阻断药	美托洛尔（metoprolol） 卡维地洛（carvedilol） 拉贝洛尔（labetalol） 比索洛尔（bisoprolol）	阻断和上调β受体，抑制肾素-血管紧张素-醛固酮系统，降低心脏前后负荷。卡维地洛还可阻断α受体	扩张型心肌病的慢性心力衰竭，伴有高血压、心律失常、冠心病、心肌梗死等。以及常规治疗无效者	详见抗高血压药、抗心绞痛药等相关章节	左心室功能减退、房室传导阻滞等患者慎用或禁用

续表

种类	药物	药理作用	临床应用	不良反应	备注
非强心苷类的正性肌力药	氨力农（amrinone） 米力农（milrinone）	抑制心肌细胞磷酸二酯酶，增加心肌细胞内 cAMP 的含量，产生正性肌力和舒张血管作用	急、慢性顽固性心力衰竭的短期治疗	引起室性心律失常	增加病死率
	多巴酚丁胺（dobutamine）	激动 β_1 受体，增强心肌收缩性	不宜作心力衰竭的常规治疗	心率加快	心律失常
血管扩张药	硝酸甘油（nitroglycerin）	舒张静脉大于动脉	冠心病、肺动脉压增高的慢性心力衰竭	详见抗心绞痛药	反射性心率加快
	肼屈嗪（hydrazine）	舒张小动脉，降低后负荷	肾功能不全、ACEI 不能耐受慢性心力衰竭	详见抗高血压药章节	主动脉瘤、卒中等患者禁用
	硝普钠（sodium nitroprusside）	直接舒张动、静脉	急性肺水肿，高血压危象		肝肾功能不全者禁用
	哌唑嗪（prazosin）	阻断 α_1 受体，降低前、后负荷	缺血性心脏病伴慢性心力衰竭者		妊娠、哺乳期及儿童禁用

思考题

1. 高血压伴心功能不全的患者使用卡托普利治疗后出现无痰干咳，试分析其原因，其治疗高血压和心功能不全的药理学基础如何？

2. 慢性心功能不全伴房颤、房扑首选什么药治疗？试分析其作用机制及使用该类药时应注意什么问题。常用的治疗慢性心功能不全的药物还有哪些？其机制如何？

第23章　抗心律失常药

主要内容

抗心律失常药的基本作用机制、分类；

奎尼丁、利多卡因、普罗帕酮、普萘洛尔、胺碘酮、维拉帕米等代表药的体内过程、药理作用、临床应用、不良反应。

心律失常（arrhythmia）即心动节律和频率异常，是心肌电生理活动紊乱的临床表现。依据心动频率，心律失常分为缓慢型和快速型两类。严重的心律失常使心脏泵血功能发生障碍，影响全身器官的供血，甚至会危及生命。缓慢型心律失常多用异丙肾上腺素和阿托品等药物治疗，快速型心律失常的发病机制和药物治疗较复杂，本章主要讨论快速型心律失常的治疗药物。

第1节　心律失常的电生理学基础

一、正常电生理学

（一）心肌细胞的膜电位和分类

心肌细胞在静息状态时，细胞膜两侧处于内负外正的极化状态，此电位差称为静息膜电位。当心肌细胞受刺激而兴奋时，发生除极和复极，形成**动作电位（action potential，AP）**。不同部位心肌细胞的动作电位特征均不同（图23-1），按动作电位时程参与的电流特征不同，分为快反应细胞和慢反应细胞两大类。

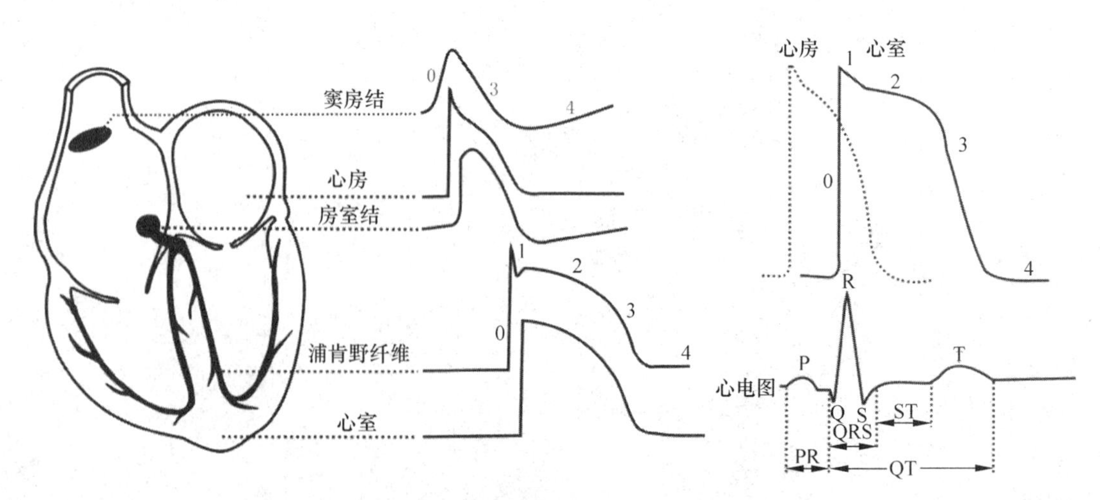

图23-1　心脏不同部位细胞电变化曲线及与心电图的比较

1. *快反应细胞* 此类细胞静息膜电位负值较大（为 - 80～ - 95mV），除极速率快，传导速度也快，呈快反应电活动，如心房肌、心室肌、浦肯野纤维细胞。动作电位分为 5 个时相，每一时相有不同的内向电流和（或）外向电流参与（图 23-2）。① 0 相：为除极期，是 Na^+快速内流所致。② 1 相：为快速复极初期，主要由 K^+短暂外流所致。③ 2 相：为缓慢复极期，主要由 Ca^{2+}及少量 Na^+内流与 K^+外流所致，又称平台期。④ 3 相：为快速复极末期，由 K^+外流所致。⑤ 4 相：为静息期，非自律细胞的膜电位维持在静息水平；自律细胞则为自发性舒张期除极。从 0 相到 3 相的时程称为**动作电位时程（action potential duration，APD）**。从 0 相除极开始到复极膜电位恢复到 - 60mV 的一段时程内，刺激不能引起动作电位，称为**有效不应期（effective refractory period，ERP）**（图 23-2 A）。

2. *慢反应细胞* 此类细胞膜电位负值较小（为 - 50～ - 60mV），除极慢，传导速度也慢，呈慢反应电活动，如窦房结、房室结细胞。其动作电位分为 3 个时相。① 0 相：为除极期，主要是 $I_{Ca(L)}$ 内流所致。② 3 相：为复极期，由 I_K 外流所致。③ 4 相：为自动除极化期，由 I_K 逐渐衰减，而 I_f、$I_{Ca(T)}$ 逐渐增强所致（图 23-2 B）。

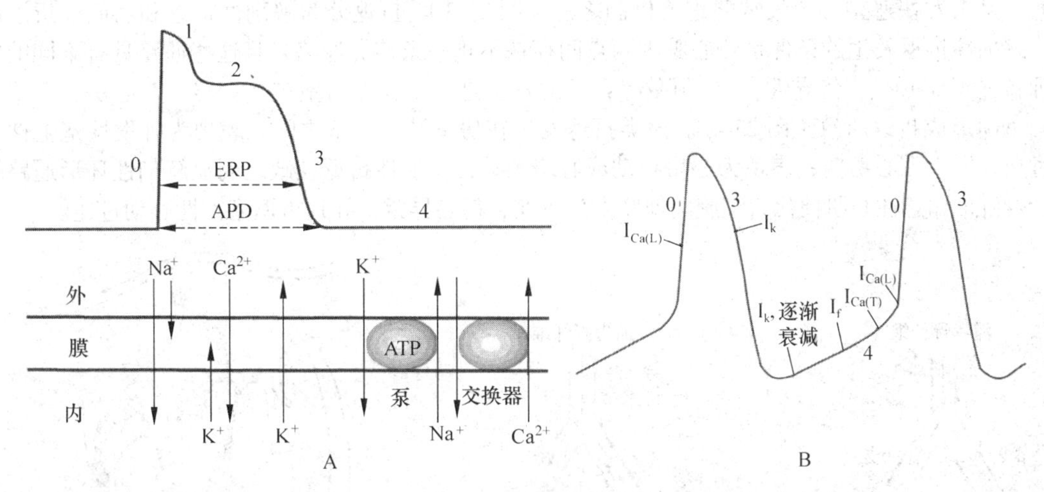

图 23-2 心室肌（A）、窦房结（B）动作电位时程中的主要参与电流

（二）自律性

窦房结、房室结和浦肯野纤维细胞在没有外来刺激的作用下，能自发地发生节律性兴奋的特性称为自律性。自律细胞在复极达到最大舒张电位（maximum diastolic potential，MDP）后，开始自动缓慢除极，当达到阈电位时，引起动作电位再次发生。快反应细胞的自动除极主要由 Na^+内流引起，慢反应细胞则由 Ca^{2+}内流引起。影响自律性的因素有 4 相自动除极的速率、最大舒张电位和阈电位水平等。最主要的因素是 4 相自动除极的速率，自动除极速率快，达到阈电位的时间缩短，单位时间内发生兴奋的次数多，自律性就高；反之则自律性低。

（三）传导性

心肌传导兴奋的能力称传导性。动作电位 0 相除极化速率决定传导性。一般情况下，静息膜电位（负值）越大，0 相除极上升速率越快，动作电位振幅越大，兴奋的传导则越快；反之则传导减慢。其次，邻近未兴奋部位膜的兴奋性也影响传导性，如果兴奋性降低，兴奋传导的速度则减慢。

（四）兴奋性

兴奋性是指细胞受到刺激后产生动作电位的能力。受静息膜电位和阈电位水平、ERP 长短的影响。ERP 反映钠通道复活所需的最短时间，时间长短与 APD 长短变化相适应，但程度有所不同（以 ERP/APD 比值表示），如果 ERP/APD 的比值加大，心肌不起反应的时间就相对较长，则兴奋性低，不易发生快速型心律失常。

二、心律失常的发生机制

（一）自律性升高

凡能阻滞 4 相 K^+外流或加快 Na^+、Ca^{2+}内流的因素，都能加快 4 相自动除极速率，使心肌自律细胞的自律性升高。如低血钾时，细胞膜对 K^+的通透性降低，4 相 K^+外流减少；交感神经活性增强或给予拟交感药物时，K^+外流抑制而 Ca^{2+}内流增强，自律细胞的自律性均升高导致心律失常。非自律性心肌细胞，如心室肌细胞，在缺血缺氧条件下也会出现异常自律性，这种异常自律性向周围组织扩布也会发生心律失常。

（二）折返

折返（reentry）是指一次冲动下传后，又可顺着另一环形通路折回，再次兴奋原已兴奋过的心肌，是引发快速型心律失常的重要机制之一（图 23-3）。折返分为解剖性折返和功能性折返两类。解剖性折返发生的条件是：心脏内两点间存在不止一条传导通路，且这些通路具有不同的电生理特征（如 ERP、传导性）。如预激综合征的发生是由于存在房室连接旁路，在心房、房室结和心室间形成折返所致（图 23-4）。该类折返发生在房室结或房室之间，表现为阵发性室上性心动过速，发生在心房内，表现为心房扑动或心房颤动；功能性折返在缺乏明显解剖性环形通路时也能发生，如急性心肌梗死后细胞间偶联发生改变，传导异常，导致折返型室性心动过速。

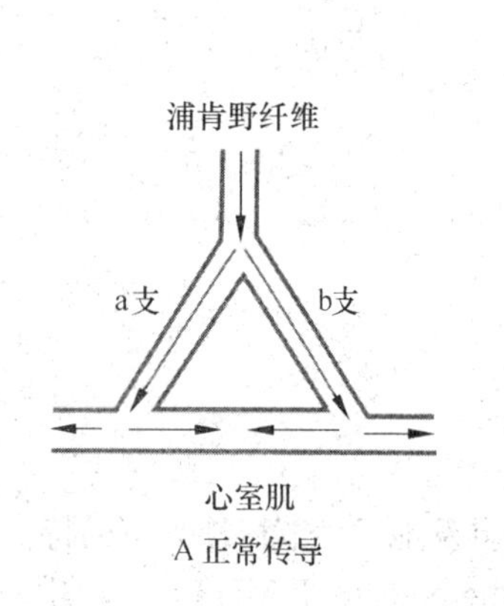

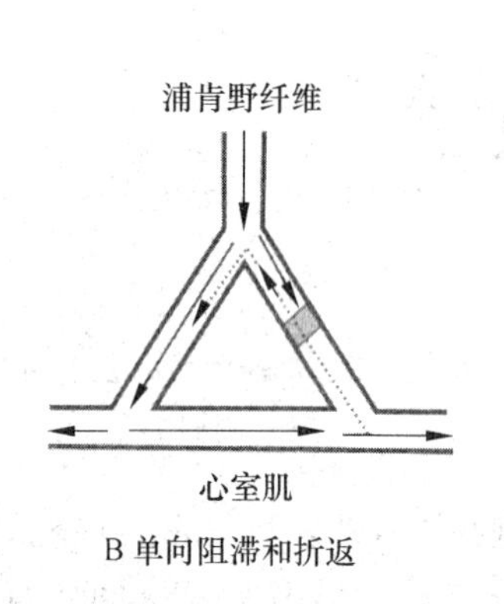

图 23-3 折返形成机制

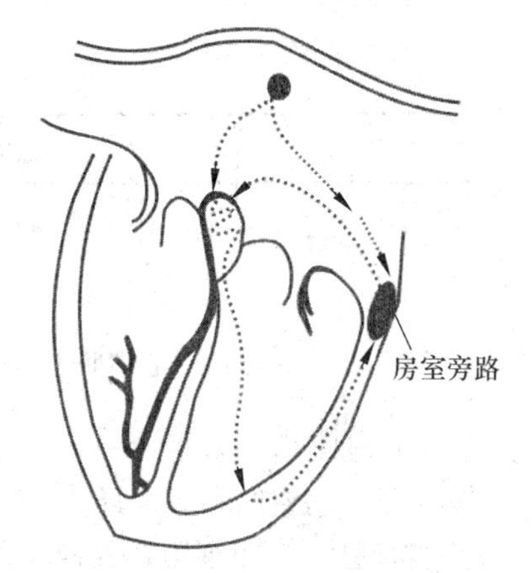

图 23-4 预激综合征中房室折返的形成

（三）后除极

某些情况下，心肌细胞在一个动作电位后产生一个提前的除极化，称后除极（afterdepolarization）。后除极振幅较小，频率较快，膜电位不稳定，若后除极的振幅增高并达到阈值，便可引起反复激动，引起单个、多个或一连串的震荡电位，即触发活动（图 23-5），触发活动可引起快速型心律失常。后除极有两种类型：

1. 早后除极（early afterdepolarization，EAD） 常发生在动作电位完全复极之前的 2 或 3 相中，APD 过度延长时易发生（图 23-5）。延长 APD 的因素如药物、胞外低钾等都可诱发 EAD。EAD 所触发的心律失常以尖端扭转型心动过速（伴 Q-T 间期延长）常见。

2. 迟后除极（delayed afterdepolarization，DAD） 发生在动作电位完全或接近完全复极时（图 23-5）。由于细胞内 Ca^{2+}钙超载，激活钠 - 钙交换，泵出 1 个 Ca^{2+}，泵入 3 个 Na^+，形成内向

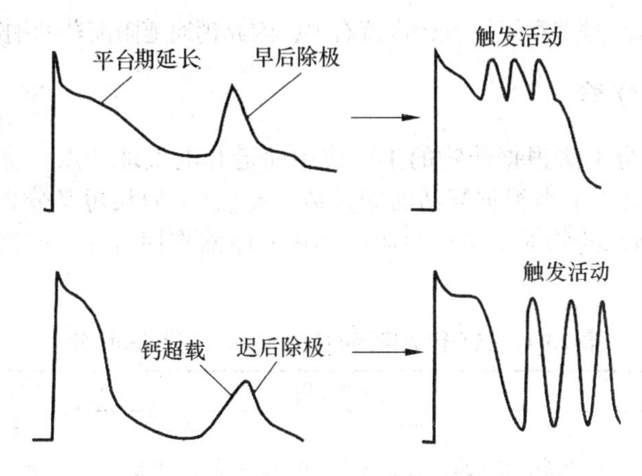

图 23-5 后除极与触发活动

电流，引起 DAD，当达到钠通道激活电位时，引起动作电位。强心苷中毒、心肌缺血、细胞外高钙等因素可诱发 DAD。

（四）基因缺陷

已发现与 **Q-T 间期延长综合征（long QT syndrome，LQTs）**有关的 7 个基因，分别是 kcnq1（lqt1），kcnh2（lqt2），scn5a（lqt3），ankyrin-b（lqt4），kcne1（lqt5），kcne2（lqt6），kcnj2（lqt7）。其中主要的基因型是 lqt1-3。lqt1 位于第 11 对染色体短臂上的 KvLQT1 基因突变引起 I_{ks} 减小；lqt2 是位于第 7 对染色体上的 HERG 基因突变导致 I_{kr} 减小；lqt3 是位于第 3 对染色体上的钠通道 scn5a 基因突变导致钠通道失活障碍，不能关闭，缓慢钠内流导致 APD 延长，导致膜电位不稳定，产生 EADs。Ⅲ类抗心律失常药大多选择性阻断 I_{kr} 通道，也可导致 Q-T 间期延长。

（五）离子通道靶点假说

心肌细胞膜上存在 I_{Na}、I_{Ca}、I_{Kr}/HERG、I_{Ks}、I_{Kur}、I_{K1}、I_{to}、I_{KM3}、I_{KATP} 等多种离子通道。当某种通道的功能或表达异常时，通道间的平衡被打破，出现心律失常。如上述编码 I_{Na}，I_{Kr}/HERG，I_{Ks} 通道的基因发生突变，引起 Na^+内流增加或 K^+外流减少，使心肌复极减慢，产生 Q-T 间期延长综合征。对 I_{Na} 抑制过强，将出现传导阻滞，易诱发折返激动而致心律失常。

第 2 节 抗心律失常药的作用机制及分类

一、抗心律失常药的作用机制

抗心律失常药主要通过降低自律性、消除折返、减少后除极等机制达到治疗目的。

1．降低自律性 ① 降低动作电位 4 相斜率（β 受体阻断药）。② 提高动作电位的发生阈值（钠通道阻滞药和钙通道阻滞药）。③ 增大静息膜电位绝对值（腺苷和乙酰胆碱）。④ 延长 APD（钾通道阻滞药）。

2．消除折返

（1）改变传导性：钙通道阻滞药和 β 受体阻断药可减缓房室结的传导性而消除房室结折返所致的室上性心动过速。

（2）延长 ERP：Ⅰa、Ⅰc类钠通道阻滞药和钾通道阻滞药可绝对延长快反应细胞的 ERP，钙通道阻滞药可延长慢反应细胞的 ERP。Ⅰb类如利多卡因虽然缩短 APD、ERP，但缩短 APD 更较显著，ERP/APD 比值仍较正常为大，称相对延长 ERP，同样能取消折返。

3．减少后除极 EAD 的发生与 Ca^{2+} 内流增多有关，因此钙通道阻滞药对之有效。DAD 所致的触发活动与细胞内 Ca^{2+} 过多和短暂 Na^+ 内流有关，因此钙通道阻滞药和钠通道阻滞药对之有效。

二、抗心律失常药分类

Vaughan Williams 分类法根据药物的主要作用通道和电生理特点，将众多化学结构不同的药物归纳成四大类，其中Ⅰ类根据复活时间常数（$\tau_{recovery}$）的长短又分为Ⅰa、Ⅰb、Ⅰc三个亚类（表 23-1）。$\tau_{recovery}$ 是指从药物对通道产生阻滞作用到阻滞作用解除的时间，反映钠通道阻滞药的作用强度。

表 23-1 抗心律失常药物的 Vaughan Williams 分类

类别	主要作用	代表药物
Ⅰ类（钠通道阻滞药）		
Ⅰa 类	适度阻滞钠通道，$\tau_{recovery}$ 为 1～10 秒，主要抑制 0 相除极化，减慢传导，延长复极	奎尼丁、普鲁卡因胺
Ⅰb 类	轻度阻滞钠通道，$\tau_{recovery}$<1 秒，轻度抑制 0 相除极化，传导减慢或不变，显著促进 K^+外流，加速复极	利多卡因、苯妥英钠、美西律、妥卡尼
Ⅰc 类	明显阻滞钠通道，$\tau_{recovery}$>10 秒，明显减慢传导，对复极影响小	普罗帕酮、氟卡尼
Ⅱ类（β 受体阻断药）	阻断心脏 β 受体	普萘洛尔、阿替洛尔、艾司洛尔
Ⅲ类（延长 APD 药）	抑制多种钾电流，延长 APD 和 ERP	胺碘酮、索他洛尔、多非利特
Ⅳ类（钙通道阻滞药）	抑制 L 型钙电流，降低窦房结自律性，减慢房室结传导性	维拉帕米、地尔硫䓬

第 3 节 常用抗心律失常药

一、Ⅰ类（钠通道阻滞药）

（一）Ⅰa 类

奎 尼 丁

奎尼丁（quinidine）为金鸡纳树皮所含的一种生物碱，是奎宁的右旋体。

【体内过程】

口服吸收好，达峰时间为 1～2 小时，生物利用度为 70%～80%。血浆蛋白结合率约 80%，组织中药物浓度较血液高 10～20 倍，心肌浓度尤高。$t_{1/2}$ 为 5～7 小时。主要经肝代谢，羟化代谢物仍有药理活性，20% 以原型经肾排泄。

【药理作用】

奎尼丁低浓度（1 μmol/L）时可阻滞 I_{Na}、I_{Kr}，较高浓度能阻滞 I_{Ks}、I_{K1}、I_{to} 及 $I_{Ca(L)}$ 作用。

1. 降低自律性 抑制 4 相 Na^+内流，降低自律性，对心房肌、心室肌和浦肯野纤维作用较强，对正常窦房结则影响较弱。但在窦房结功能低下时，则可产生明显的抑制。

2. 减慢传导速度 抑制 0 相 Na^+内流，降低心房肌、心室肌和浦肯野纤维 0 相除极的速度和幅度，减慢传导速度。此作用可使病理状态下的单向传导阻滞变为双向传导阻滞，消除折返激动。

3. 延长 ERP 减慢 3 相 K^+外流和 2 相 Ca^{2+}内流，延长 APD 和 ERP，以 ERP 延长更明显，使异位冲动或折返冲动被消除。此外，奎尼丁延长心肌局部病变部位 ERP，减少折返的发生。

4. 其他 抑制 Ca^{2+}内流，产生负性肌力作用；抗胆碱作用明显；阻断 α 受体舒张血管，使血压下降而反射性兴奋交感神经。

【临床应用】

广谱抗心律失常药，适用于心房颤动、心房扑动、室上性和室性心动过速的转复和预防，以及频发室上性和室性期前收缩的治疗。对心房颤动、心房扑动虽多采用电转律法，但奎尼丁仍有应用价值，用于转律后防止复发。

【不良反应】

约1/3患者在应用过程中出现各种不良反应，使其临床应用受到限制。

1. *胃肠道反应* 用药早期常有恶心、呕吐、腹泻等。

2. *心血管反应*

（1）低血压：抑制心肌收缩力和扩张血管可引起低血压，静脉给药、患有心功能不全时更易发生。

（2）致心律失常作用：中毒浓度可致房室和心室内传导阻滞。少数患者可出现Q-T间期延长和尖端扭转型心动过速，并出现奎尼丁晕厥，甚至心室颤动而致猝死。奎尼丁的抗胆碱作用，增加窦性频率，加快房室传导，治疗心房扑动时加快心室率，因此应先给予钙通道阻滞药、β受体阻断药或地高辛以减慢房室传导、降低心室率。

3. *金鸡纳反应* 长期用药可引起头痛、头晕、耳鸣、腹泻、恶心、视力模糊等症状，严重者出现谵妄、精神失常。

4. *过敏反应* 偶见血小板、粒细胞减少等症状。

【药物相互作用】

奎尼丁与地高辛合用，可使地高辛肾清除率降低而增加血药浓度；与双香豆素、华法林合用，竞争性与血浆蛋白的结合，使后者抗凝血作用增强；肝药酶诱导剂苯巴比妥能加速奎尼丁在肝中的代谢。

【禁忌证】

严重心肌损害、心功能不全，重度房室传导阻滞、强心苷中毒、高血钾的患者禁用。低血压及肝、肾功能不全者慎用。

（二）Ⅰb类

利多卡因

利多卡因（lidocaine）为局部麻醉药。1963年开始用于治疗心律失常，是目前防治急性心肌梗死及各种心脏病并发快速型室性心律失常的安全、高效、速效药物。

【体内过程】

口服首关消除明显，生物利用度低。血浆蛋白结合率约70%，体内分布广，心肌药物浓度为血药浓度的3倍。几乎全部经肝代谢，$t_{1/2}$为2小时。仅10%以原形经肾排泄。

【药理作用】

1. *降低自律性* 抑制4相Na^+内流，促进K^+外流，降低4相自动除极化速率而降低浦肯野纤维的自律性。

2. *相对延长ERP* 抑制2相Na^+内流，促进3相K^+外流，缩短浦肯野纤维和心室肌的APD和ERP，但缩短APD更显著，ERP/APD比值加大，相对延长ERP，有利于消除折返。

【临床应用】

窄谱抗心律失常药，主要用于室性心律失常，如心脏手术、心导管术、急性心肌梗死或强心苷中毒引起的室性心动过速或心室颤动。

【不良反应】

毒性较低。肝功能不良患者静脉注射过快，可出现头晕、嗜睡或激动不安、感觉异常等，剂量过大可导致心率减慢、房室传导阻滞或低血压，禁用于Ⅱ、Ⅲ度房室传导阻滞患者。

（三）Ⅰc类

普罗帕酮

【体内过程】

普罗帕酮（propafenone），口服吸收良好，但首关消除明显，生物利用度约20%。达峰时间2～3小时，血浆蛋白结合率约97%。大部分经肝代谢，仅1%以原药经肾排出。

【药理作用】

1. 降低自律性　明显阻滞钠通道，抑制4相Na^+内流，降低浦肯野纤维和心室肌细胞的自律性。

2. 减慢传导速度　抑制Na^+内流而降低0相除极化速率和幅度，明显减慢心房、心室和浦肯野纤维的传导速度。

3. 延长ERP和APD　对复极过程的影响较奎尼丁弱。

4. 其他　普罗帕酮化学结构与普萘洛尔相似，具有β受体阻断作用；尚有钙通道阻滞作用。故有轻度负性肌力作用。

【临床应用】

适用于室上性和室性期前收缩、室上性和室性心动过速、伴发心动过速和心房颤动的预激综合征。

【不良反应】

常见恶心、呕吐、味觉改变等消化道反应。心血管不良反应常见房室传导阻滞、加重充血性心力衰竭，还可引起直立性低血压，其减慢传导作用显著，易致折返而引发心律失常。心电图QRS延长超过20%以上或Q-T间期明显延长者，宜减量或停药。一般不宜与其他抗心律失常药合用，避免心脏抑制。

二、Ⅱ类（β受体阻断药）

普萘洛尔

【体内过程】见第9章。

【药理作用】

普萘洛尔（propranolol）主要通过阻滞β受体和直接细胞膜作用发挥抗心律失常作用。表现为：① 降低窦房结、心房和浦肯野纤维的自律性，在运动、情绪激动时作用明显。② 减少儿茶酚胺所致的DAD发生，减慢房室结传导，延长房室结的ERP。

【临床应用】

主要用于室上性心律失常，尤其对于交感神经兴奋性过高、甲状腺功能亢进及嗜铬细胞瘤等引起的窦性心动过速。还可用于运动或情绪变动所引发的室性心律失常。

【不良反应】

可致窦性心动过缓、房室传导阻滞，并可能诱发心力衰竭、支气管哮喘、低血压等。长期应用能影响脂质和糖代谢，故高脂血症、糖尿病患者慎用。长期用药后突然停药可产生反跳现象。

三、Ⅲ类（延长APD药）

胺碘酮

【体内过程】

胺碘酮（amiodarone），口服吸收缓慢，生物利用度约40%。静脉注射10分钟起效。在肝代谢，$t_{1/2}$长达数周，血浆蛋白结合率95%，停药后作用可持续4～6周。

【药理作用】

阻滞心脏的多种离子通道，如 I_{Na}、$I_{Ca(L)}$、I_K、I_{KI}、I_{to} 等，也可轻度阻断 α、β 受体。

1. 降低自律性　抑制 4 相 Na^+、Ca^{2+} 内流和阻断 β 受体，降低窦房结和浦肯野纤维的自律性。

2. 减慢传导　抑制 0 相 Na^+、Ca^{2+} 内流和阻断 β 受体，降低房室结和浦肯野纤维的传导性。

3. 延长 APD 和 ERP　抑制 3 相 K^+ 外流，明显抑制复极过程，显著延长心房肌和浦肯野纤维的 APD 和 ERP。延长 APD 的作用无翻转使用依赖性。翻转使用依赖性是指心率快时，药物延长 APD 的作用不明显，而当心率慢时，却使 APD 明显延长，此作用易诱发尖端扭转型室性心动过速。

4. 其他　阻断 α、β 受体和扩张血管平滑肌作用，能扩张冠状动脉，增加冠状动脉流量，减少心肌耗氧量。

【临床应用】

广谱抗心律失常药。对心房扑动、心房颤动、室上性心动过速、室性心动过速有效。因可扩张冠状动脉和减少心肌耗氧量，适用于冠心病并发的心律失常。

【不良反应】

1. 心脏反应　性心动过缓、房室传导阻滞及 Q-T 间期延长，偶致尖端扭转型室性心动过速。房室传导阻滞、Q-T 间期延长者禁用。

2. 其他反应　用可见角膜褐色微粒沉着，不影响视力，停药后微粒可逐渐消失。少数患者出现甲状腺功能亢进或减退症状及肝坏死。个别患者出现间质性肺炎或肺纤维化。少数患者皮肤呈蓝色或灰色，停药后消失。长期服用者应定期测肺功能、进行肺部 X 线检查、肝功能检查及监测血清 T_3、T_4 的含量。禁用于甲状腺功能障碍及对碘过敏者。

四、Ⅳ类（钙通道阻滞药）

维拉帕米

【体内过程】

维拉帕米（verapamil）口服吸收快而完全，达峰时间为 2～3 小时。首关消除明显，生物利用度仅 10%～30%。血浆蛋白结合率 90%，主要经肝代谢，代谢物去甲维拉帕米仍有活性，$t_{1/2}$ 为 3～7 小时。

【药理作用】

对激活态和失活态的 L- 型钙通道均有阻滞作用，对 I_{Kr} 钾通道亦有阻滞作用，表现为：

1. 降低自律性　降低窦房结的自律性，降低缺血的心房、心室和浦肯野纤维的异常自律性，抑制后除极所引发的触发活动。

2. 减慢传导速度　减慢房室结的传导，终止房室结折返，减慢心房颤动、心房扑动时的心室率。

3. 延长 APD 和 ERP　延长窦房结、房室结的 ERP。阻断 Ca^{2+} 内流参与的快反应电活动，延长浦肯野纤维的 APD 和 ERP。

【临床应用】

对室上性和房室结折返引起的心律失常效果好，为阵发性室上性心动过速的首选药。对急性心肌梗死、心肌缺血及强心苷中毒引起的室性期前收缩也有效。

【不良反应】

口服安全，可出现心脏和消化道的不良反应。静脉给药导致低血压、心动过缓甚至暂时窦性停搏。低血压、Ⅱ、Ⅲ度房室传导阻滞、心功能不全、心源性休克患者禁用此药。

五、其他抗心律失常药（表 23-2）

表 23-2　其他常用抗心律失常药及其特点

种类	药物	药理作用	临床应用	不良反应	备注
Ⅰa类	普鲁卡因胺（procainamide）	对心肌的直接作用与奎尼丁相似。但对心肌收缩力的抑制作用弱于奎尼丁，无明显抗胆碱作用和α受体阻断作用	与奎尼丁相同，对房性、室性心律失常均有效。静脉注射或静脉滴注用于抢救危急病例，但对于急性心肌梗死时的持续性室性心律失常，普鲁卡因胺不作首选（首选利多卡因）	较奎尼丁轻。胃肠道反应；低血压；心脏抑制；过敏反应；中枢神经系统反应（幻觉、精神失常等）；红斑狼疮综合征	本品在肝代谢的产物N-乙酰普鲁卡因胺也具有抗心律失常作用，但其具有明显Ⅲ类药物作用
	丙吡胺（disopyramide）	对心肌电生理的影响与奎尼丁相似；抗胆碱作用较奎尼丁强，抑制心肌收缩作用则更为明显，能加重或诱发心力衰竭，因此不作为一线抗心律失常药	可用于房性期前收缩、阵发性房性心动过速、房颤、室性期前收缩等，对室上性心律失常的疗效较好	少。主要是抗胆碱引起的口干、便秘、视物模糊、排尿困难	心力衰竭、重度房室传导阻滞、前列腺肥大及青光眼患者禁用
Ⅰb类	苯妥英钠（phenytoin sodium）	作用与利多卡因相似。但能与强心苷竞争 Na^{+}-K^{+}-ATP 酶，抑制强心苷中毒所致的迟后除极与触发活动	主要用于治疗室性心律失常，特别对强心苷中毒引起的室性心律失常有效	低血压；心动过缓；中枢反应（头晕、眩晕等）；致胎儿畸形	窦性心动过缓及Ⅱ、Ⅲ度房室传导阻滞者，孕妇禁用
	美西律（mexiletine）	化学结构及作用与利多卡因相似，因作用更持久，常用于维持利多卡因的疗效	用于室性心律失常，特别对心肌梗死后引起的急性室性心律失常有效	消化道反应；中枢神经系统症状（震颤、共济失调、复视、精神失常等）	房室传导阻滞、窦房结功能不全、心室内传导阻滞、有癫痫史、低血压或肝病者慎用
	妥卡尼（tocainide）	为利多卡因衍生物。作用机制和电生理效应与利多卡因相同，对房室传导无影响，对窦房结自律性影响也小	适用于各种室性心律失常，尤其是洋地黄中毒和心肌梗死所致的室性心律失常	以神经系统及胃肠道症状为主	
Ⅰc类	氟卡尼（flecainide）	阻滞钠通道强于Ⅰa、Ⅰb类药物。对 I_{Kr}、I_{Ks} 有明显抑制作用，使心房、心室的APD明显延长	广谱抗快速心律失常药，可用于室上性和室性心律失常	室性心动过速或室颤、房室传导阻滞、诱发折返性心律失常和长Q-T间期综合征	致心律失常发生率极高，其发生机制主要与抑制 I_{Na} 及 I_{Kr} 过强有关

续表

种类	药物	药理作用	临床应用	不良反应	备注
Ⅱ类	阿替洛尔（atenolol）	长效 β_1 受体阻断药，心脏选择性强，抑制窦房结及房室结自律性，减慢房室结传导，对希 - 浦系统也有抑制作用	用于室上性心律失常的治疗，减慢心房颤动和心房扑动时的心室率。对室性心律失常亦有效	与普萘洛尔相似，但较少	可用于糖尿病和哮喘患者
	艾司洛尔（esmolol）	为短效 β_1 受体阻断药，具有心脏选择性，抑制窦房结及房室结自律性、传导性	主要用于室上性心律失常，减慢心房扑动、心房颤动时的心室率	与阿替洛尔相似	静脉注射后数秒钟起效，$t_{1/2}$ 为 9 分钟
Ⅲ类	索他洛尔（sotalol）	阻断 β 受体，降低自律性，减慢房室结传导；阻滞 I_K，延长心房、心室及浦肯野纤维的 APD 和 ERP	用于各种严重室性心律失常，也可治疗阵发性室上性心动过速及心房颤动	较少，少数 Q-T 间期延长者偶可出现尖端扭转型室性心动过速	
	多非利特（dofetilide）	是新近开发的特异性 I_{Kr} 钾通道阻滞药，仅具有 I_{Kr} 钾通道阻滞作用	长期口服可有效维持心房颤动或心房扑动复律后的窦性心律	延长 APD 具有翻转使用依赖性，故易诱发尖端扭转型室性心动过速	
Ⅳ类	地尔硫䓬（diltiazem）	作用与维拉帕米相似，但对房室结旁路无明显抑制作用；还有扩血管及轻度负性肌力作用	主要用于室上性心律失常，包括阵发性室上性心动过速（疗效不如维拉帕米）、心房扑动、心房颤动	较少，可有头痛、外周水肿、低血压等。房室传导阻滞发生率低，但最严重	有窦房结功能不全及高度房室传导阻滞者禁用
其他类	腺苷（adenosine）	作用于 G 蛋白偶联的腺苷受体，激活心房、房室结、心室的乙酰胆碱敏感 K^+ 通道，缩短 APD，降低自律性；也抑制 $I_{Ca(L)}$，延长房室结 ERP，抑制迟后除极	主要用于折返性室上性心律失常	胸闷、呼吸困难；静脉快速注射可致短暂心脏停搏	可被多数组织摄取，并被腺苷脱氨酶灭活，使用时需要静脉快速注射给药

第 4 节 抗心律失常药的用药原则及选择

抗心律失常药物治疗的一般原则是：① 先单独用药，再联合用药。② 以最小的剂量取得满意的治疗效果。③ 先考虑降低危险性，再考虑缓解症状。④ 充分注意药物的不良反应，特别是致心律失常作用，以及药物的禁忌证和药物相互作用。

常见的各种快速型心律失常的用药选择（表 23-3）。

表 23-3 快速型心律失常的用药选择

常见心律失常类型		选用药物
室上性心律失常	窦性心动过速	大多不需治疗，需要时可用β受体阻断药或钙通道阻滞药
	房性期前收缩	通常不需治疗，若频繁发生，并引起阵发性房性心动过速，可用Ⅰa类、Ⅰc类、β受体阻断药或钙通道阻滞药
	心房扑动心房颤动	复律可选用奎尼丁（宜先用强心苷类）、胺碘酮、普鲁卡因胺；减少心室率用β受体阻滞药、维拉帕米及强心苷类。预防复发可选用奎尼丁、胺碘酮或普罗帕酮
	阵发性室上性心动过速	多由房室结折返所致，常用能延长房室结 ERP 的药物。急性发作时选用腺苷、维拉帕米，也可用强心苷、β受体阻断药或普罗帕酮。预防复发可用强心苷、钙通道阻滞药、β受体阻断药及普罗帕酮
室性心律失常	室性期前收缩	发生于没有器质性心脏病也没有症状者，可不用抗心律失常药，若有症状可选用利多卡因、丙吡胺、美西律或其他Ⅰ类抗心律失常药以及胺碘酮。急性心肌梗死急性期通常静脉注射利多卡因。强心苷类中毒者，在停药及补充氯化钾的基础上，常选用苯妥英钠
	室性心动过速	复律用利多卡因、丙吡胺、美西律、普鲁卡因胺、胺碘酮、奎尼丁，维持用药与治疗室性期前收缩相同
	心室颤动	使用电复律效果最好，药物复律常用胺碘酮，也可考虑利多卡因，对于一些难治性心室颤动，可试用静脉注射β受体阻断药，如美托洛尔、艾司洛尔

思考题

1. 各类抗心律失常药的作用特点有何不同？
2. 奎尼丁和利多卡因对 APD 和 ERP 的影响及其消除折返激动的机制有何区别？
3. 利多卡因、普萘洛尔的主要临床用途及作用机制有哪些？
4. 维拉帕米对窦性和房室交界区心动过速疗效较好，为什么？为什么要避免与β受体阻断药合用？
5. 适于治疗合并冠心病的心房颤动的抗心律失常药有哪些？其作用机制是什么？

第24章 抗心绞痛药

主要内容

硝酸甘油的体内过程、药理作用、临床应用及不良反应；
β 受体阻断药和钙通道阻滞药的药理作用、临床应用；
硝酸甘油与普萘洛尔联合应用治疗心绞痛的意义。

心绞痛（angina pectoris）是冠状动脉粥样硬化性心脏病（冠心病）的常见症状，是冠状动脉供血不足和（或）心肌对氧需求增加，导致心肌急剧地、暂时地缺血与缺氧所引起的临床综合征。发作时表现为胸骨后出现压榨性疼痛，并可放射至左上肢。疼痛是由于缺血、缺氧的代谢产物（乳酸、丙酮酸、组胺、类似激肽样多肽、K^+等）在心肌局部堆积，刺激心肌自主神经传入纤维末梢而引起。

根据世界卫生组织“缺血性心脏病的命名及诊断标准”，将心绞痛分为以下三种类型。① 劳累性心绞痛：疼痛由劳累、情绪激动或其他增加心肌需氧量的因素所诱发，休息或舌下含服硝酸甘油后可迅速缓解，包括稳定型心绞痛、初发型心绞痛、恶化型心绞痛。② 自发性心绞痛：疼痛发生与体力或脑力活动引起心肌需氧量增加无明显关系，多发生在安静状态，疼痛程度较重，时间较长，且不易被硝酸甘油缓解，包括卧位型心绞痛（休息或熟睡时发生）、变异型心绞痛（冠状动脉痉挛诱发）、中间综合征、梗死后心绞痛。③ 混合性心绞痛：在心肌需氧量增加或无明显增加时均可发生。临床常将初发型、恶化型和自发性心绞痛称为不稳定型心绞痛。

第1节 抗心绞痛药的药理学基础

心绞痛主要是心肌需氧和供氧的平衡失调所致。任何引起心肌组织耗氧增加或导致心肌组织供血供氧不足的因素均可成为心绞痛发作的诱因。

心脏依赖冠状动脉循环从主动脉血中摄取大量氧以维持正常活动。心肌的供氧量取决于动、静脉氧分压差及冠状动脉的血流量，也取决于冠状动脉阻力、主动脉压力、侧支循环及扩张时间。动、静脉氧分压差减小、血压下降、冠状动脉狭窄或收缩痉挛、血液黏稠度增加、心脏舒张期变短等因素都可使心肌供氧减少，引发心绞痛。正常情况下，心肌细胞摄取血液氧含量的65%～75%，对血液中氧的摄取已接近于极限，如需再增加氧供应，只能通过增加冠状动脉的血流量。冠状循环有很大的储备能力，其血流可随生理情况而变化。在活动时，冠状动脉扩张，血流量能增加到休息时的6～7倍；在缺氧时，冠状动脉也扩张，使血流增加到休息时的4～5倍。但出现动脉粥样硬化后，冠状动脉狭窄或部分分支闭塞，冠状动脉扩张性减弱，血流量减少，冠状循环的储备能力下降，供氧不能相应增加。因此，防治动脉粥样硬化性心脏病引起的心绞痛，依靠增加冠状动脉的血流量来增加供氧量是有限的。这种情况下，通过降低心肌组织的耗氧量可达到防治目的。

决定心肌耗氧量的因素有：① 心室壁张力：张力越大，维持张力所需的耗氧量越大。② 心率：心率越快，心肌收缩频率增加，耗氧量越大。③ 心肌收缩力：收缩力越强，收缩速度越快，心肌的机械作功增加，心肌耗氧量增多（图 24-1）。④ 心肌基础代谢：是细胞膜转运功能和合成蛋白质所需的耗氧量，较为稳定，很少受药物影响。由于测定心肌实际耗氧量较为困难，临床上将影响耗氧量的主要因素简化为"三项乘积"（收缩压 × 心率 × 左心室射血时间）或"二项乘积"（收缩压 × 心率）作为粗略估计心肌耗氧量的指标。一旦心脏负荷增加，如劳累、激动、左心衰竭等，使心肌张力、心肌收缩力增强和心率加快，导致心肌耗氧量增加，对血液的需求增加，如冠状动脉供血不能相应增加则引起心绞痛。

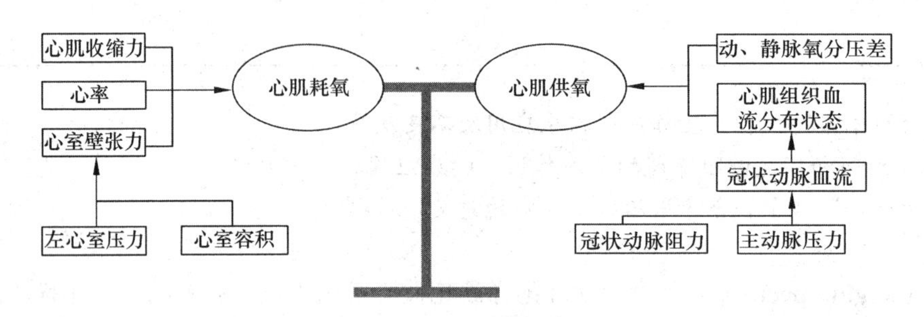

图 24-1　影响心肌耗氧量和供氧量的主要因素

因此，治疗心绞痛的主要对策：① 增加心肌缺血区的氧供应：扩张冠状动脉，解除冠状动脉痉挛，开放侧支循环。② 降低心肌耗氧量：扩张外周血管，降低心脏的前后负荷，降低心脏室壁张力；减慢心率，减弱心肌收缩力。③ 改善心肌代谢：降低细胞内 Ca^{2+} 负荷，保护线粒体功能，纠正心肌代谢。临床常用的抗心绞痛药物，如硝酸酯类、β 受体阻断药和钙通道阻滞药主要是通过这些途径起作用。其次，抑制血小板聚集和抗血栓形成也可缓解心绞痛，降低心肌梗死的发生率，如阿司匹林（aspirin）、氯吡格雷（clopidogrel）、双嘧达莫（dipyridamole）、利多格雷（ridogrel）等。

第 2 节　抗心绞痛药的分类及常用药物

常用的抗心绞痛药包括硝酸酯类、β 受体阻断药和钙通道阻滞药等（表 24-1）。

表 24-1　抗心绞痛药的分类

类别	主要作用	药物
硝酸酯类	降低心肌耗氧量；增加缺血区心肌供血；保护缺血的心肌细胞；抗血栓	硝酸甘油、硝酸异山梨酯、单硝酸异山梨酯
β 受体阻断药	降低心肌耗氧量；改善心肌代谢；增加缺血区血液供应；增加组织供氧	普萘洛尔、美托洛尔、阿替洛尔
钙通道阻滞药	降低心肌耗氧量；增加心肌的血液供应；保护缺血的心肌细胞	硝苯地平、维拉帕米、地尔硫䓬

一、硝酸酯类

硝酸酯类药物为经典抗心绞痛药，其中以硝酸甘油（nitroglycerin）最常用，其次硝酸异山梨酯（isosorbide dinitrate）、单硝酸异山梨酯（isosorbide mononitrate），亚硝酸异戊酯（isoamyl nitrite）已少用。此类药物具有较高的脂溶性，作用相似，只是显效快慢和维持时间有所不同。

硝酸甘油

【体内过程】

口服首关消除明显，生物利用度仅为 8%。舌下含服迅速吸收，1～2 分钟出现作用，3～10 分钟作用达峰值，作用维持 20～30 分钟，$t_{1/2}$ 为 2～4 分钟，生物利用度为 80%，表观分布容积为 0.35 L/kg。硝酸甘油软膏或贴膜剂涂抹在前臂或胸前皮肤，可经皮肤吸收，持续较长的有效浓度。在肝经谷胱甘肽 - 有机硝酸酯还原酶脱硝酸形成水溶性较高的二硝酸代谢物，少量为一硝酸代谢物和无机亚硝酸盐，与葡萄糖醛酸结合，经肾排泄。

【药理作用】

硝酸甘油舒张平滑肌，但对不同组织器官的选择性有差别，对血管平滑肌作用最强，尤其是静脉血管平滑肌。通过扩张体循环血管和冠状血管，产生抗心绞痛作用。

1. 降低心肌耗氧量 ① 最小有效量的硝酸甘油能扩张静脉，使回心血量减少，降低心脏前负荷，心室容积缩小，心室壁张力降低，射血时间缩短，减少心肌耗氧量。② 稍大剂量可扩张动脉，降低心脏后负荷，降低心脏射血阻力，减少心脏作功，同时，射血阻力降低使心排血量增加，左心室内压下降和心室壁张力下降，心肌耗氧量下降。

2. 增加缺血区心肌供血 ① 扩张外周血管，增加心内膜供血：心绞痛急性发作时，心肌缺血缺氧、左心室舒张末期压力增高，降低了心包脏层与心内膜的血流压力差，使心内膜下区域缺血加重。硝酸甘油能扩张静脉使回心血量减少，扩张动脉降低心脏射血阻力而使排血充分，使心室容积或心室壁张力下降，降低对心内膜下血管的压力，增加心内膜缺血区的血液供应。② 扩张冠状动脉，增加缺血区血液灌注：心肌缺血区阻力血管因缺氧、代谢产物堆积而扩张，而非缺血区血管阻力相对较高，硝酸甘油选择性扩张心包脏层较大的输送血管，促进血流顺压力差分布到缺血区；开放侧支循环，增加侧支血流量，增加缺血区的血液供应（图 24-2）。

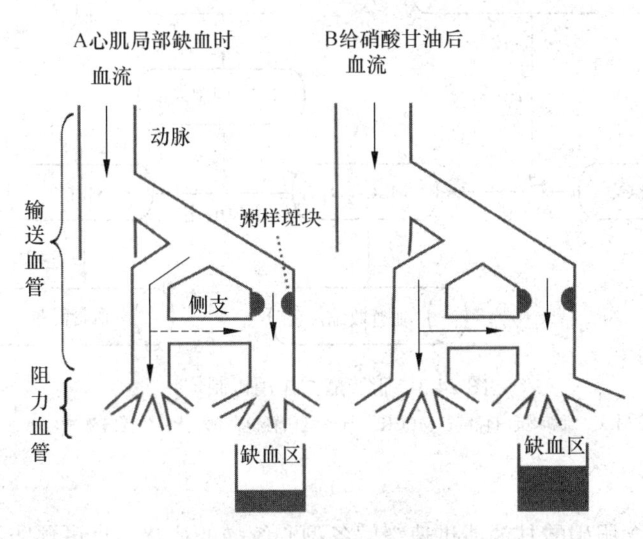

图 24-2 硝酸甘油对缺血区心肌供血的改善

3. 保护缺血的心肌细胞 硝酸甘油产生**一氧化氮**（**nitric oxide，NO**），促进前列环素（PGI_2）、**降钙素基因相关肽**（**calcitonin gene-related peptide，CGRP**）等的合成与释放，对心肌细胞和内皮细胞有直接保护作用。还能增强缺血心肌的电稳定性，提高室颤阈，消除折返，改善房室传导，减少心肌缺血并发症。

【作用机制】

硝酸甘油作为 NO 的前体药，在血管平滑肌细胞经谷胱甘肽转移酶的催化释放出 NO。NO 的受体是可溶性**鸟苷酸环化酶（guanylyl cyclase，GC）**活性中心的 Fe^{2+}，二者结合可激活 GC，促进血管平滑肌细胞内第二信使 CGMP 的生成，进一步激活 cGMP 依赖性蛋白激酶，减少细胞内肌浆网 Ca^{2+}的释放和细胞外 Ca^{2+}内流，细胞内 Ca^{2+}浓度下降，促使肌球蛋白轻链去磷酸化，松弛血管平滑肌（图 24-3）。血管内皮细胞可通过 L- 精氨酸 -NO 合成途径产生 NO，从内皮细胞弥散到血管平滑肌细胞而发挥扩血管作用，而硝酸甘油作为 NO 的供体，扩张血管作用不依赖于血管内皮细胞，在内皮发生病变的血管仍可发挥作用。

此外，硝酸甘油促进 CGRP 的合成与释放，后者激活血管平滑肌细胞的 ATP 敏感型钾通道，使细胞膜超极化，产生强烈的扩血管作用。硝酸甘油产生 NO 而抑制血小板聚集、黏附，也有助于心绞痛的治疗。

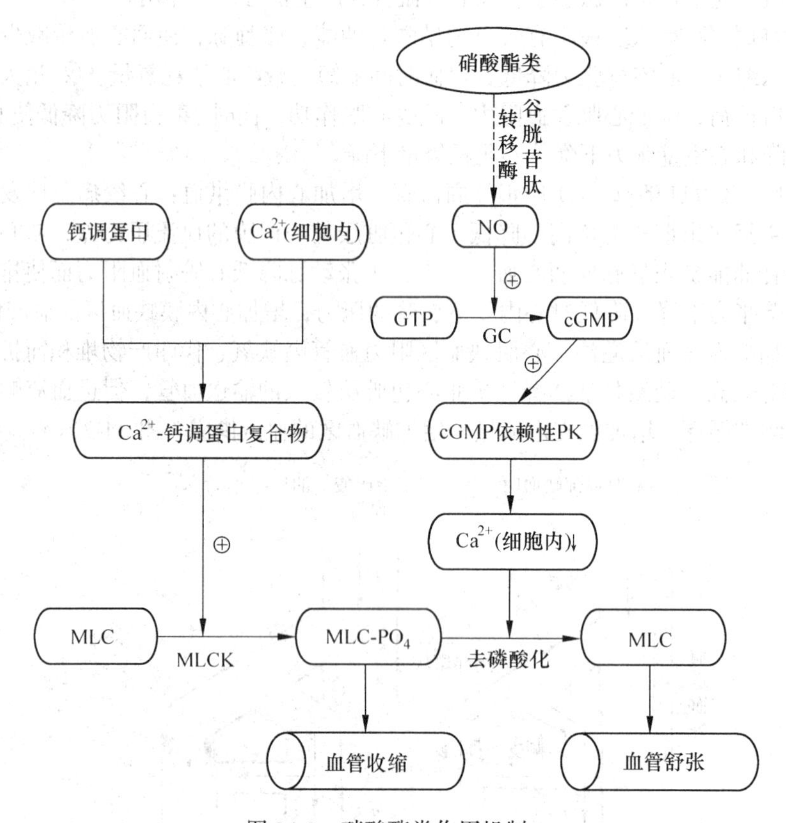

图 24-3 硝酸酯类作用机制

MLC. 肌球蛋白轻链；MLCK. 肌球蛋白轻链激酶；PK. 蛋白激酶

【临床应用】

1. *心绞痛* 舌下含服硝酸甘油能迅速缓解各型心绞痛的症状，也可预防发作。与 β 受体阻断药比较，无加重心力衰竭和诱发哮喘的危险；与钙通道阻滞药比较，无心脏抑制作用。

2. *急性心肌梗死* 多静脉给药，不仅能降低心肌耗氧量、增加缺血区供血，还能抗血小板聚集和黏附，缩小梗死范围。

3. *心功能不全* 扩张静脉、动脉，降低心脏前、后负荷，可用于心功能不全的治疗。

4. *急性呼吸衰竭及肺动脉高压* 舒张肺血管，降低肺血管阻力，改善肺通气。

【不良反应】

1. *扩张血管效应* 硝酸甘油的多数不良反应是扩张血管作用所致，如头、面、颈、皮肤血管扩张引起的短时的面颊部皮肤发红；脑膜血管扩张所引起的搏动性头痛；眼内血管扩张可致眼内压升高，青光眼患者慎用；大剂量可见直立性低血压及晕厥，血压过度下降使冠状动脉灌注压过低，反射性兴奋交感神经，使心率加快，心收缩力增强而增加心肌耗氧量，加重心绞痛发作。同时，心率加快缩短心脏舒张期，冠状动脉供血减少，不利于心绞痛治疗，合用β受体阻断药可对抗。

2. 高铁血红蛋白症　表现为呕吐、发绀等，多为超剂量使用引起，可用亚甲蓝治疗。

3. 耐受性　久用可出现，停药 1～2 周可消失。耐受性产生可能与 NO 生成过程中巯基氧化，导致血管平滑肌细胞内巯基耗竭有关。此外，扩血管降压可反射性兴奋交感神经，促进儿茶酚胺等缩血管活性物的释放，抵消 NO 的扩血管作用。耐受性产生与用药时间、剂量大小、给药途径与药物剂型等因素有关。采用下列措施可适当改善：调整给药次数和剂量，不宜作长期预防用药；采用最小剂量；采用间歇用药，无论采用何种给药途径，如口服、舌下含服、静注或经皮肤给药，每天的间歇期必须在 8 小时以上；补充含巯基的药物，如卡托普利、甲硫氨酸等，可对抗耐受性的发生。

二、β受体阻断药

β受体阻断药于 20 世纪 60 年代开始用于心绞痛的治疗，现已作为一线防治心绞痛的药物。临床常用的药物有普萘洛尔、美托洛尔、阿替洛尔等，后二者为选择性 β_1 受体阻断药，与普萘洛尔相比不良反应更少。

普萘洛尔

【药理作用】

1. 降低心肌耗氧量　是普萘洛尔缓解心绞痛最重要的机制。通过阻断β受体的作用，心肌收缩力减弱、心率减慢，心排血量减少、动脉压降低，从而减轻心脏负担，明显降低心肌耗氧量而缓解心绞痛的症状。心肌收缩力减弱，使射血时间延长，心排血不完全，心室容积扩大，又可增加心肌耗氧量，但总的耗氧量减少。与硝酸酯类药物合用既能提高疗效，又能减少不良反应（表 24-2），应注意血压下降。

表 24-2　硝酸甘油和β受体阻断药合用对心肌氧供需的影响

影响心肌氧供需的因素	硝酸甘油	β受体阻断药	硝酸酯类+β受体阻断药
心率	↑（反射性）*	↓	↓
舒张期灌流时间	缩短 *	延长	延长
射血时间	缩短	延长 *	不变
心肌收缩力	↑（反射性）*	↓	抑制或不变
心室容积	↓	↑ *	不变或缩小

* 治疗心绞痛的不利因素

2. 改善心肌代谢　心肌缺血时，肾上腺素分泌增加，游离脂肪酸增多，其代谢需消耗大量的氧而加重心肌缺氧。普萘洛尔阻断β受体，抑制脂肪酶，减少游离脂肪酸的生成，增加心肌缺血区对葡萄糖的摄取和利用，改善糖代谢，维持缺血心肌能量的供应。

3. 增加缺血区血液供应　普萘洛尔减少心肌耗氧量，通过冠状动脉的自身调节机制，使非缺血区血管收缩，而缺血区的血管则由于缺氧呈现代偿性扩张状态，促使血液更多地流向缺血区；其次，由于心率减慢而延长心脏的舒张期，冠状动脉的灌流时间延长，有利于血液从心包脏层流向易缺血的心内膜区。

4. 增加组织供氧　促进氧合血红蛋白解离，增加全身组织器官的供氧。

【临床应用】

普萘洛尔对稳定型与不稳定型心绞痛都有效，尤其适合对硝酸酯类不敏感或疗效差的稳定型心绞痛，可减少发作频率，对伴有高血压和快速性心律失常者效果好。不宜应用于变异型心绞痛，因阻断β受体后，α受体作用占优势，使冠状动脉收缩而加重心肌缺血。普萘洛尔能缩小梗死范围，降低死亡率，还可用于心肌梗死的治疗，因能抑制心肌收缩，故应慎用。

【不良反应】见第9章。

三、钙通道阻滞药

钙通道阻滞药是临床用于防治心绞痛的常用药，特别是对变异型心绞痛疗效最好。常用药物有硝苯地平、维拉帕米、地尔硫䓬等。

硝 苯 地 平

【药理作用】

硝苯地平主要通过阻断心肌细胞和平滑肌细胞的钙通道，抑制 Ca^{2+} 内流而产生下述抗心绞痛作用。

1. 降低心肌耗氧量　作用途径：① 舒张血管（主要是动脉），外周阻力下降，减轻心脏负荷；② 抑制心肌收缩力，减慢心率；③ 抑制递质释放，对抗交感神经活性的增强。

2. 增加心肌的血液供应　作用途径：① 舒张冠状动脉中较大的输送血管及小阻力血管，解除冠状动脉痉挛，降低冠状动脉阻力，增加心肌血液供应；② 促进侧支循环开放，增加缺血区的血液灌注；③ 降低血小板内 Ca^{2+} 浓度，拮抗血小板聚集和活性产物的合成、释放，有利于保持冠状动脉血流通畅，增加缺血区的血液供应。

3. 保护缺血的心肌细胞　心肌缺血时，细胞膜对 Ca^{2+} 的通透性增加，增加外钙内流或干扰细胞内 Ca^{2+} 外流，使细胞内“钙超载”，可造成心肌细胞尤其是线粒体失去氧化磷酸化的能力而死亡。硝苯地平可减轻“钙超载”，保护心肌细胞，对急性心肌梗死者，能缩小梗死范围。

【临床应用】

硝苯地平舒张冠状动脉作用强大（较硝酸酯类强大而持久），对由冠状动脉痉挛引起的变异型心绞痛最有效，对稳定型及不稳定型心绞痛亦有效。与β受体阻断药比较有如下优点：① 松弛支气管平滑肌，更适合伴支气管哮喘患者。② 对心脏抑制作用较弱，还可通过扩血管降压反射性加强心肌收缩力，部分抵消对心肌的抑制作用，故较少诱发心力衰竭。③ 伴外周血管痉挛性疾病患者禁用β受体阻断药，而硝苯地平因扩张外周血管适用于此类患者的治疗。但其反射性兴奋心脏使心率加快，心肌耗氧量增加，故对稳定型心绞痛疗效不如普萘洛尔，如果合用普萘洛尔，既能提高疗效，还可减少各自的不良反应。

【不良反应】见第20章。

四、其他抗心绞痛药（表24-3）

表24-3　其他抗心绞痛药及其特点

种类	药物	药理作用	临床应用	不良反应	备注
硝酸酯类	硝酸异山梨酯（isosorbide dinitrate）	为长效硝酸酯类药物，舌下含服，起效稍慢于硝酸甘油，但作用持久	预防心绞痛的发作或心肌梗死后心力衰竭的长期治疗	大剂量易致头痛及低血压	缓释剂可减少不良反应
	单硝酸异山梨酯（isosorbide mononitrate）	作用与硝酸异山梨酯相同，具有明显的扩血管作用	作用及应用与硝酸异山梨酯相同	头痛、低血压等	无首关消除

续表

种类	药物	药理作用	临床应用	不良反应	备注
β受体阻断药	美托洛尔（metoprolol）	选择性 β_1 受体阻断药，对 β_2 受体影响较小	同普萘洛尔	收缩血管、支气管平滑肌较普萘洛尔弱	严重窦性心动过缓、房室传导阻滞，心力衰竭患者及孕妇禁用
钙通道阻滞药	维拉帕米（verapamil）	抑制心脏，减慢心率，降低心肌耗氧量。对外周血管的作用弱于硝苯地平	对伴有心律失常的心绞痛患者尤其适用	较少引起低血压	对伴心力衰竭、传导阻滞的心绞痛患者禁用
	地尔硫䓬（diltiazem）	扩张冠状动脉作用较强，对周围血管扩张作用较弱，降压作用小	作用强度介于硝苯地平和维拉帕米之间	水肿、头痛、恶心、皮疹、无力，较少引起低血压	伴传导阻滞或窦性心动过缓患者慎用
其他抗心绞痛药	卡维地洛（carvedilol）	阻断 α、β_1 和 β_2 受体，舒张血管，心耗氧量下降，有抗氧化作用	心绞痛、高血压和心功能不全	血压降低、心率减慢甚至心功能恶化等	久用不能突然停药
	尼可地尔（nicorandil）	K^+ 通道激活剂，抑制 Ca^{2+} 内流，释放 NO，松弛血管平滑肌，冠状动脉供血增加，减轻 Ca^{2+} 超载	适用于变异型心绞痛和慢性稳定型心绞痛，且不易产生耐受性	头痛，头晕，恶心、呕吐，倦怠等	
	吗多明（molsidomine）	代谢产物可作为 NO 供体，释放 NO，机制与硝酸酯类相似	稳定型心绞痛或心肌梗死伴高充盈压者	头痛、面部潮红、眩晕等	

思考题

1. 抗心绞痛药物治疗心绞痛的药理学理论基础是什么？
2. 硝酸甘油、普萘洛尔、硝苯地平抗心绞痛的作用机制和作用特点有何不同？
3. 如何评价硝酸甘油、硝苯地平分别与普萘洛尔联合应用治疗心绞痛的实用性？
4. 钙通道阻滞药的主要临床用途及作用机制有哪些？

第25章　调血脂药和抗动脉粥样硬化药

主要内容

调血脂药的类别和药理作用；
他汀类的体内过程、药理作用、临床应用、不良反应；
其他调血脂药的药理作用与临床应用。

动脉粥样硬化（atherosclerosis，AS）是心脑血管疾病发生的主要病理学基础，特点是动脉管壁增厚变硬、失去弹性和管腔缩小，发生在大、中动脉，包括冠状动脉、脑动脉和主动脉等。如发生在冠状动脉，易引起心绞痛、心肌梗死、心律失常，甚至猝死；发生在脑动脉，可引起脑缺血、脑萎缩，甚至脑血管破裂出血。除改善饮食，适当增加体力劳动等一般措施外，药物防治是改善动脉粥样硬化的主要方法。防治动脉粥样硬化的药物包括**调血脂药（lipidemic- modulating drugs）**、抗氧化剂、多烯脂肪酸类、黏多糖和多糖类等。

第1节　调血脂药

一、血脂及高脂血症的分型

血脂是血浆中脂肪和类脂等脂类物质的总称，包括胆固醇（cholesterol，Ch）、三酰甘油（triglyceride，TG）、磷脂（phospholipid，PL）和游离脂肪酸（free fatty acid，FFA）等。胆固醇又分为胆固醇酯（cholesteryl ester，CE）和游离胆固醇（free cholesterol，FC），两者相加为总胆固醇（total cholesterol，TC）。

血脂不溶于水，必须与载脂蛋白（apoprotein，apo）结合形成**脂蛋白（lipoprotein，LP）**后才溶于血浆，进行转运和代谢。采用密度梯度超速离心技术，将脂蛋白分为5类：乳糜微粒（chylomicron，CM）、极低密度脂蛋白（very low density lipoprotein，VLDL）、中间密度脂蛋白（intermediate density lipoprotein，IDL）、低密度脂蛋白（low density lipoprotein，LDL）和高密度脂蛋白（high density lipoprotein，HDL）。密度逐渐增加，颗粒则逐渐变小。LDL是VLDL经IDL转化而来，2/3经LDL受体途径代谢，即LDL与分布在肝、动脉壁等全身组织细胞膜表面的LDL受体结合，形成LDL颗粒被吞饮进入溶酶体，经酶水解为氨基酸、脂肪酸、游离胆固醇等；剩余1/3可被巨噬细胞等非受体依赖性途径清除。在病理情况下，LDL可形成氧化修饰的LDL（Ox-LDL），Ox-LDL可抑制LDL与受体结合，抑制巨噬细胞的游走，使LDL不能被清除而大量沉积在动脉内膜下形成动脉粥样硬化。不同脂蛋白的组分比例和功能均不同（表25-1），其中LDL主要将Ch运输至外周组织，携带Ch最多，是引起动脉粥样硬化的主要脂蛋白。HDL为抗动脉粥样硬化脂蛋白，能将Ch从肝外组织转运到肝，经胆固醇7α-羟化酶代谢为胆汁酸后排泄。

Apo主要有A、B、C、D、E五类。不同LP含不同的apo，而脂蛋白（a）[LP（a）]含apo B100和独特的apo（a）。Apo的主要功能是结合、转运脂质。某些apo还有特殊的功能，如apo

A Ⅰ激活**卵磷脂胆固醇酰基转移酶**（**lecithin cholesterol acyl transferase，LCAT**），识别 HDL 受体。LCAT 催化胆固醇的酯化；apo A Ⅱ稳定 HDL 结构，激活**肝脂肪酶**（**hepatic lipase，HL**），促进 HDL 的成熟及 Ch 逆向转运；apo B48 参与转运 CM；apo B100、apo E 参与 LDL 受体的识别，即 LDL 受体能特异识别含 apo E 或 apo B100 的脂蛋白并与其结合，故 LDL 受体又称 apo B、E 受体。LDL 中的 apo 95% 为 apo B100，仅 5% 为 apo E，VLDL 中的 apo 也主要为 apo B100 和 apo E；apo C Ⅱ是**脂蛋白脂肪酶**（**lipoprotein lipase，LPL**）的激活剂，催化 CM 和 VLDL 核心 TG 的分解；apo C Ⅲ抑制 LPL 的活性，抑制肝细胞 apo E 受体；apo D 促进 Ch 及 TG 在 VLDL、LDL 与 HDL 间的转运；apo（a）抑制纤维蛋白溶解。

某些血脂或脂蛋白高出正常范围称为高脂血症（即高脂蛋白血症），WHO 将高脂蛋白血症分为 5 型 6 类（表 25-2）。

表 25-1 脂蛋白的类型、组成和功能

脂蛋白	主要来源	TG（%）	CE（%）	FC（%）	PL（%）	蛋白质（%）	主要 apo	主要功能
CM	食物	90 ~ 95	2 ~ 4	1	2 ~ 6	1 ~ 2	B48、C、E	转运外源性三酰甘油
VLDL	肝	50 ~ 65	8 ~ 14	4 ~ 7	12 ~ 16	6 ~ 10	B100、C、E	转运内源性三酰甘油
LDL	VLDL 分解代谢	5 ~ 6	35 ~ 45	6 ~ 15	22 ~ 26	22 ~ 25	B100、E	转运胆固醇至组织细胞
HDL	肝、肠	7	10 ~ 20	5	25	45	A、C	逆向转运胆固醇

表 25-2 高脂血症的分型和特征

分型	脂蛋白变化	血脂变化		发生率	冠心病易发性
		TC	TG		
Ⅰ	CM ↑	↑	↑↑↑	罕见	不易发
Ⅱ a	LDL ↑	↑↑		常见	很易发
Ⅱ b	LDL、VLDL ↑	↑↑	↑↑	常见	很易发
Ⅲ	IDL ↑	↑↑	↑↑	少见	易发
Ⅳ	VLDL ↑		↑↑	常见	易发
Ⅴ	VLDL、CM ↑	↑	↑↑↑	少见	可能易发

二、调血脂药的分类及主要作用

调血脂药主要调节血脂水平，改变脂蛋白组成，包括降低 LDL、VLDL、TC、TG、LP（a）、apo B 和（或）升高 HDL、apo A 的药物。根据药物结构和调血脂机制，调血脂药可分为他汀类、胆汁酸结合树脂、**酰基辅酶 A 胆固醇酰基转移酶**（**acyl-coenzyme A cholesterol acyltransferase，ACAT**）抑制药、贝特类、烟酸类。其中他汀类、胆汁酸结合树脂和 ACAT 抑制药主要是降低 TC 和 LDL，贝特类和烟酸类则主要降低 TG 和 VLDL（表 25-3）。此外，烟酸、烟酸戊四醇酯、烟酸生育酚酯、阿莫西司、新霉素、多沙唑嗪等可降低脂蛋白（a）。

表 25-3 调血脂药的分类

类别	主要作用	药物
他汀类	主要降低 TC 和 LDL	洛伐他汀、辛伐他汀、普伐他汀、氟伐他汀、阿托伐他汀

续表

类别	主要作用	药物
胆汁酸结合树脂	主要降低 TC 和 LDL	考来烯胺、考来替泊
ACAT 抑制药		甲亚油酰胺
贝特类	主要降低 TG 和 VLDL	氯贝特、苯扎贝特、吉非贝齐、非诺贝特
烟酸类		烟酸、阿莫西司

他汀类是临床常用调血脂药，又称 **3- 羟基 -3- 甲基戊二酰辅酶 A（3-hydroxy-3- methylglutaryl-coenzyme A，HMG-CoA）**还原酶抑制药，能明显降低 TC 和 LDL-C 的水平，对 TG 作用较弱，还能升高 HDL-C。他汀类药物具有二羟基庚酸结构，是抑制 HMG-CoA 还原酶所必需基团，有的是内酯环型，如洛伐他汀和辛伐他汀，有的是开环羟基酸型，如普伐他汀和氟伐他汀。内酯环型须经肝代谢成开环羟基酸才有药理活性，开环羟基酸与 HMG-CoA 相似，与 HMG-CoA 还原酶的亲和力比 HMG-CoA 强数千倍，竞争性抑制 HMG-CoA 还原酶，阻断 HMG-CoA 向 MVA 转化，减少肝内 Ch 的合成。同时还负反馈调节促进肝细胞表面 LDL 受体上调和活性增加，使 LDL 摄入肝增加，血浆 LDL 降低，引起 VLDL 代谢加快，同时肝合成和释放 VLDL 减少，使 VLDL、TG 下降。HDL 升高可能是 VLDL 减少的间接结果（图 25-1）。

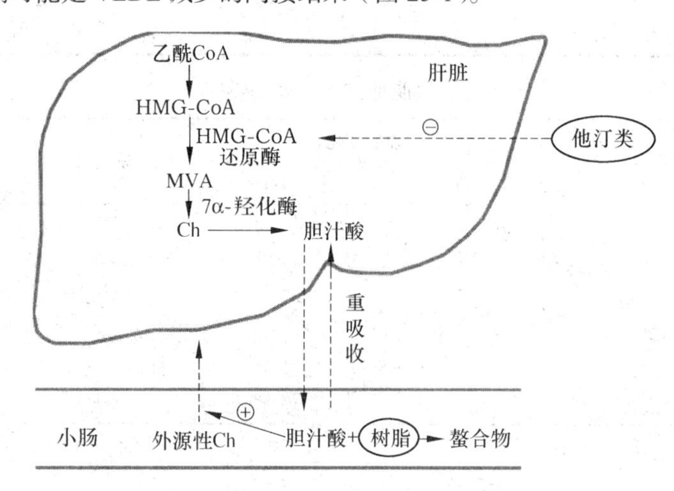

图 25-1　他汀类及胆汁酸结合树脂调血脂机制

胆汁酸结合树脂又称胆汁酸螯合剂，在肠道不吸收，不被消化酶破坏，以氯离子与胆汁酸进行离子交换形成牢固的螯合物，降低 TC 和 LDL-C 水平（图 25-1）：① 被结合的胆汁酸失去活性，使肠道食物中脂类（包括 Ch）吸收减少。② 胆汁酸重吸收减少，肝中胆汁酸降低，使肝细胞内 7α- 羟化酶处于激活状态，促进 Ch 转化为胆汁酸，降低肝和血浆中的 Ch。③ 肝中 Ch 水平下降，代偿性增加肝细胞膜上 LDL 受体数目，促进 LDL-C 的摄取，降低血浆中 LDL-C，但可代偿激活 HCM-CoA 还原酶，使肝中 Ch 合成增加，故合用 HCM-CoA 还原酶抑制剂可增强降脂作用。

贝特类又称苯氧芳酸类，主要降低血浆 TG、VLDL-C，也可降低 TC、LDL-C，但升高 HDL-C。可能的作用机制是：① 抑制乙酰辅酶 A 羧化酶，减少脂肪酸从脂肪组织进入肝合成 TG、VLDL。② 增强 LPL 活化，促进富含 TG 的 CM 和 VLDL 的代谢清除。③ 增加 HDL 合成，减慢 HDL 的清除，促进 Ch 的逆向转运。④ 促进 LDL 颗粒的清除。非诺贝特激活皮质激素类受体类的**核受体 - 过氧化物酶体增殖激活受体α（peroxisome proliferator activated receptor-α，PPAR-α）**，PPAR-α 的激活可调节 LPL、Apo C Ⅲ、Apo A Ⅰ等基因的表达，增加 LPL 和 Apo A Ⅰ的生成，降低 Apo C Ⅲ基因（抑制 LPL 活性）转录。

烟酸的药理作用广泛，大剂量降低血浆 TG、VLDL，降低 LDL-C 的作用慢且弱，也能升高 HDL-C 和降低 Lp（a）。作用机制：① 抑制脂肪酶活性，脂肪组织中 TG 难以分解出 FFA，肝合成 TG 的原料不足，同时抑制 TG 的酯化，减少 VLDL 的合成与释放，使 LDL 来源减少（图 25-2）。② 增加 LPL 的活性，促进 CM 及 VLDL-TG 的消除。③ 升高 HDL 促进 Ch 的逆向转运，HDL 的升高是减少 HDL 中 Apo A Ⅰ的分解，增加 Apo A Ⅰ含量所致。

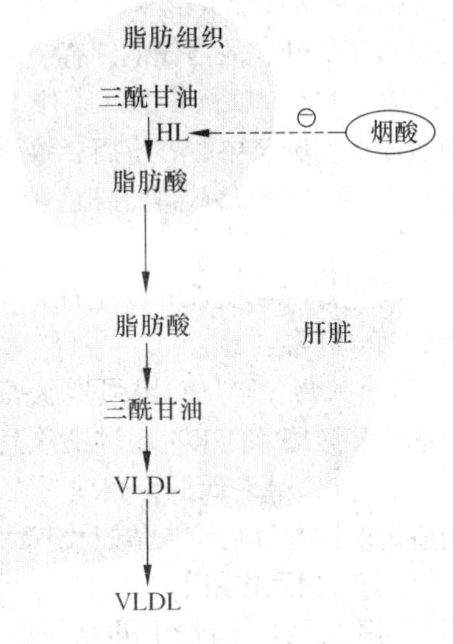

图 25-2　烟酸调血脂机制

三、代表药物

洛伐他汀

洛伐他汀（lovastatin）最初从红曲霉菌及土曲霉菌提取，属于他汀类（statins）调血脂药物。胆固醇大部分在肝合成，合成过程如下：两分子乙酰辅酶 A（CoA）缩合成乙酰乙酰 CoA，经胞液中 HMG-CoA 合成酶的作用，与一分子乙酰 CoA 缩合成 HMG-CoA。HMG-CoA 还原酶是合成胆固醇的限速酶，催化 HMG-CoA 还原为**甲羟戊酸（mevalonic，MVA）**，经鲨烯转换为 Ch。洛伐他汀是抑制 HMG-CoA 还原酶而减少内源性胆固醇的合成。

【体内过程】

口服吸收，血浆蛋白结合率高达 95% 以上，2～4 小时达血药峰浓度，$t_{1/2}$ 为 3 小时。大部分经肝代谢，内酯环在肝水解为具活性的开环羟基酸。未被吸收的药物经肠道排泄，吸收后的药物以其代谢产物经胆道排泄，仅低于 10% 的代谢物由肾排泄。

【药理作用】

1. 调血脂作用　作用稳定可靠，治疗剂量下，降低 LDL-C 的作用最强，降低 TG 作用较弱，而 HDL-C 略有升高，呈剂量依赖性，用药两周出现明显疗效，4～6 周达最佳效果，长期应用可保持疗效。HMG-CoA 还原酶的活性和肝 Ch 的合成有昼夜节律性，一般午夜最高，中午最低，故宜在晚间用药。

2. 非调血脂作用　洛伐他汀具有多种非调脂作用：① 促进内皮细胞 NO 合成，从而改善血管内皮功能，提高血管内皮对扩血管物质的敏感性，增加冠状动脉流量。② 抑制血管平滑肌细胞（$VSMC_s$）增殖和迁移：MVA 是 DNA 合成和细胞增殖必不可少的物质，通过阻断 MVA 生成可阻止血管壁增厚。③ 延缓动脉壁巨噬细胞及泡沫细胞的形成，使粥样硬化斑块稳定和缩小。④ 降低血浆 C 反应蛋白，减轻动脉粥样硬化的炎症反应。⑤ 抑制单核细胞 - 巨噬细胞的黏附及分泌功能。⑥ 抑制血小板的黏附、聚集和提高纤溶活性，阻止血栓形成。这些作用有助于防治动脉粥样硬化。

【临床应用】

1. 调血脂　适用于杂合子家族性和非家族性 $Ⅱ_a$ 型高脂血症、$Ⅱ_b$ 和Ⅲ型高脂血症；还可用于 2 型糖尿病和肾病综合征引起的高胆固醇血症。对纯合子家族性高脂血症（肝细胞膜缺 LDL 受体）难以奏效，对高三酰甘油血症疗效不显著。

2. 肾病综合征　通过调血脂、抑制肾小球细胞增殖和延缓肾动脉硬化等作用改善肾功能。

3. 抑制血管成形术后再狭窄　一般认为血管成形术后发生再狭窄与动脉粥样硬化的病理过程具有相似性，故洛伐他汀有一定的预防作用。

4. 预防心脑血管急性事件　洛伐他汀能增加动脉粥样硬化斑块的稳定性或使其变小，故可减少缺血性脑卒中、心绞痛、致死性和非致死性心肌梗死的发生。

5. 其他　缓解器官移植后的排斥反应和防治骨质疏松等。

【不良反应】

有较好的耐受性和安全性，常见的不良反应为胃肠道不适、皮疹、头痛、头晕等。偶尔也出现肌病、肝毒性等。

1. 肌病　罕见，以强烈肌痛为特征，首先是手臂和大腿，然后全身类似流感样疲劳无力，肌酸磷酸激酶（CPK）超过正常上限的10倍。罕见横纹肌溶解症，可发展为急性肾衰竭。

2. 肝毒性　偶见，表现为无症状性转氨酶升高，与剂量有关，发生后应立即停药。用药期间应定期检查肝功能。孕妇及有活动性肝病（或转氨酶持续升高）者禁用。原有肝病史者慎用。

【药物相互作用】

与胆酸结合树脂合用可增强降LDL-C疗效，但应间隔4小时以上，以免药物被吸附；与贝特类、烟酸类合用具有协同作用，特别是降低TG的效应，但会提高肌病的发生率；与某些大环内酯类抗生素（如红霉素）、环孢素合用也会提高肌病的发生率；与香豆素类同用，可使凝血酶原时间延长。

四、其他常用调血脂药（表25-4）

表25-4　其他常用调血脂药及其特点

种类	药物	药理作用	临床应用	不良反应	备注
他汀类	辛伐他汀（simvastatin）	调血脂作用较洛伐他汀强1倍，升高HDL的作用强于阿托伐他汀	同洛伐他汀	肌病的发病率最高	内酯型，是洛伐他汀的甲基化衍生物
	普伐他汀（pravastatin）	调血脂、抗炎，抑制单核-巨噬细胞向内皮黏附、聚集	同洛伐他汀	同洛伐他汀	为开环活性结构，是美伐他汀的活性代谢产物
	氟伐他汀（fluvastatin）	调血脂，抑制血小板聚集和改善胰岛素抵抗	同洛伐他汀	肌病的发生率低	首个全人工合成的开环型他汀类药
	阿托伐他汀（atorvastatin）	与氟伐他汀相似。降TG作用较强	大剂量对纯合子家族性高Ch有效	同洛伐他汀	合成的开环型他汀类药
胆汁酸结合树脂	考来烯胺（cholestyramine）	强碱性阴离子交换树脂，降低血浆TC、LDL-C	$Ⅱ_a$及$Ⅱ_b$型高脂血症。对S纯合子家族性高脂血症无效	短时的转氨酶升高、高氯性酸血症、脂肪痢；维生素D缺乏	使用量较大，有特殊的臭味和刺激性
	考来替泊（colestipol）	弱碱性阴离子交换树脂，作用同考来烯胺	$Ⅱ_a$型高脂血症	同考来烯胺	
ACAT抑制药	甲亚油酰胺（melinamide）	抑制ACAT，抑制胆固醇吸收和经肠肝循环重吸收	适用于Ⅱ型高脂蛋白血症	轻微，可有食欲减退或腹泻	

续表

种类	药物	药理作用	临床应用	不良反应	备注
贝特类	苯扎贝特（benzafibrate）	降低血浆 TG、VLDL-C，也降低 TC 和 LDL-C，升高 HDL-C；抗凝、抗血栓、抗炎；改善糖代谢	用于原发性高 TG 血症，对Ⅲ型高脂血症疗效较好；伴糖尿病的患者	胃肠道反应、头痛、皮疹等。偶有肌痛、尿素氮增加、转氨酶升高	与他汀类药合用可增加肌病的发生率
	非诺贝特（fenofibrate）	与苯扎贝特类似，能降低血尿酸水平	伴高尿酸血症的原发性高 TG 血症	同苯扎贝特	
烟酸类	烟酸（nicotinic acid）	降低血浆 TG、VLDL；降低 LDL-C 慢而弱；升高 HDL-C；降低 Lp（a）；抑制 TXA_2，促进 PGI_2 的合成	广谱调血脂药，用于Ⅱ、Ⅲ、Ⅳ、Ⅴ型高脂血症，Ⅱ b 和Ⅳ型最好	皮肤干燥、色素沉着或棘皮症；胃肠道反应；偶有高血糖、高尿酸血症及肝功能异常	合用阿司匹林可缓解烟酸的皮肤血管扩张作用
	阿昔莫司（acipimox）	烟酸的衍生物，作用较烟酸强而持久；明显改善胰岛素抵抗	治疗Ⅱ b、Ⅲ、Ⅳ型高脂血症和伴糖尿病患者	不良反应少而轻，不引起尿酸代谢异常	

第 2 节 其他抗动脉粥样硬化药物

其他抗动脉粥样硬化药见表 25-5。

表 25-5 常用抗动脉粥样硬化药及其特点

种类	药物	药理作用	临床应用	不良反应	备注
抗氧化剂	普罗布考（probucol）	强大的抗氧化作用，阻滞脂质过氧化，减少脂质过氧化物（LPO）的产生，降低 TC、LDL-C	各型高 Ch 血症，尤其是纯合子家族性高 Ch 血症	不良反应少而轻，主要是胃肠道反应	
多烯脂肪酸	二十碳五烯酸（EPA）、二十二碳六烯酸（DHA）	n-3 型多烯脂肪酸。降低 TG、VLDL-TG，升高 HDL-C；扩血管、抗血小板聚集、抑制 $VSMC_s$ 的增殖和迁移、增加红细胞的可塑性和抑制动脉粥样硬化早期炎症反应	高 TG 血症或以 TG 升高为主的混合性高脂血症	无明显不良反应	
	月见草油（evening primrose oil）	n-6 型多烯脂肪酸，含亚油酸和 γ- 亚麻酸。能调血脂和抗血小板聚集，但作用较弱	冠心病；心肌梗死	无明显不良反应	

续表

种类	药物	药理作用	临床应用	不良反应	备注
黏多糖和多糖类	依诺肝素（enoxaparin）	抗凝作用弱而抗血栓强；调血脂；抗炎、抗血栓、阻滞 $VSMC_s$ 增殖迁移、促微血管形成	不稳定型心绞痛；急性心肌梗死；PTCA 后再狭窄	副作用少	为低分子肝素

思考题

1. 他汀类、贝特类、胆汁酸结合树脂及烟酸类的调血脂机制及作用特点有什么不同?
2. 高脂血症如何分型？在治疗上如何选药?

第 26 章 利尿药及脱水药

主要内容

利尿药的分类、临床应用、不良反应；
各类利尿药的药理作用及作用机制，脱水药的临床应用；
利尿药作用的生理基础，脱水药的作用机制。

利尿药是直接作用于肾，抑制肾小管对水、钠的重吸收，促进水、钠从体内排出，使尿量增多的药物。临床上用于治疗各种原因引起的水肿、心力衰竭、肾病综合征和肝硬化等疾病，也可用于非水肿性疾病的治疗，如肾结石、高血压、高钙血症等。

利尿药根据其效能及作用部位分为：

1. 高效利尿药（high efficacy diuretics） 作用于髓袢升支粗段髓质部和皮质部，干扰 Na^+-K^+-$2Cl^-$ 同向转运系统，利尿作用强大，也称袢利尿药，包括呋塞米（furosemide）、依他尼酸（ethacrvnicacid）、布美他尼（bumetanide）、托拉塞米（torasemide）等。利尿强度排序由强到弱为：布美他尼＞托拉塞米＞呋塞米。

2. 中效利尿药（moderate efficacy diuretics） 作用于髓袢升支粗段皮质部（远曲小管近端），影响 Na^+-Cl^- 同向转运系统，产生中等强度的利尿作用，最大排钠量为肾小球滤过钠量的 5%~10%。主要是噻嗪类药物，包括氢氯噻嗪（hydrochlorothiazide）、氢氟噻嗪、环戊甲噻嗪等；根据效价强弱排序为：环戊噻嗪＞苄氟噻嗪＞氢氟噻嗪＞氢氯噻嗪。其他如吲哒帕胺（indapamide）、氯噻酮（chlorthalidone）等，虽无噻嗪环但有磺胺结构，利尿作用与噻嗪类相似。

3. 低效利尿药（low efficacy diuretics） 作用于远曲小管和集合管，利尿作用弱。有直接作用在离子通道的氨苯蝶啶（triamterene）、阿米洛利（amiloride）等；有拮抗醛固酮受体的药物螺内酯（antisterone），及作用于近曲小管的碳酸酐酶抑制药乙酰唑胺（acetazolamide）等。

第 1 节 利尿药

一、利尿药作用的生理学基础

尿液的形成包括肾小球滤过、肾小管和集合管的重吸收、分泌。重吸收是指某些物质被选择性地从肾小管液中转运至肾小管外的组织液及血液中。分泌是指由肾小管上皮细胞产生或从血液转运至肾小管腔内的物质。利尿药是通过对肾单位、集合管不同部位的功能产生利尿作用。

利尿药的共同作用机制：作用于肾单位和集合管的不同部位，抑制与 Na^+/Cl^- 重吸收有关的转运蛋白（转运子）、离子通道或酶的功能，抑制 Na^+/Cl^-、水的重吸收，促进 Na^+/Cl^- 和水排泄，增加尿量。

（一）肾的结构

肾结构和功能的基本单位称为肾单位，每个肾大约有 100 万个肾单位。肾单位由肾小体和肾小管组成，肾小体包括肾小球和肾小囊，肾小管包括近曲小管、髓袢降支、髓袢升支、远曲小管。集合管上与远曲小管相连，下接肾盏、肾盂。

（二）尿液的形成

1. 肾小球的滤过　肾小球类似过滤器，血液流经肾小球毛细血管网时，除血细胞和大分子蛋白质之外，血浆中的水和小分子物质被肾小球滤入肾小囊腔，生成原尿（约180L/d），原尿量的多少取决于有效滤过压、肾血浆流量和滤过系数。正常人每日终尿量仅为1～2L，约99%的原尿在肾小管被重吸收。由于肾存在球-管平衡的调节机制，增加肾小球滤过的药物（强心苷、氨茶碱等）对终尿量没有明显影响，一般不作为利尿药。因此，影响终尿量的主要因素是肾小管的重吸收。

2. 肾小管和集合管的重吸收和分泌　包括肾小管、集合管对NaCl、水的重吸收和HCO_3^-的重吸收。

（1）近曲小管：肾小管各段和集合管都有重吸收的功能，但近曲小管重吸收的物质种类最多，数量最大，是物质重吸收的主要部位。近曲小管上皮细胞的管腔膜上有大量密集的微绒毛形成的刷状缘，吸收面积达50～60m²；管腔膜对K^+、Na^+、Cl^-等的通透性大，上皮细胞内有大量的线粒体及酶类，代谢活跃；管腔膜上的载体数量及管周膜和基侧膜上钠泵数量多。

原尿中85% $NaHCO_3$、60% NaCl、葡萄糖、氨基酸和其他所有可滤过的有机溶质均通过近曲小管特定的转运系统被重吸收，60%的H_2O被动重吸收以维持近曲小管液体渗透压的稳定。碳酸酐酶抑制药主要作用在近曲小管，作用较弱，因HCO_3^-排出较多，易致代谢性酸中毒，故此类药物现已较少作为利尿药应用。

近曲小管是Na^+重吸收的主要部位，Na^+重吸收过程包括：① Na^+与Cl^-同向转运。② 以H^+-Na^+交换方式转运穿过管腔膜进入肾小管上皮细胞，进入肾小管上皮细胞内的Na^+经Na^+泵穿过基底膜进入肾周毛细血管。伴随Na^+的重吸收，细胞内呈正电位，管腔内呈负电位，加之小管液中的Cl-浓度比小管细胞内高，Cl^-顺其电位差和浓度差而被动重吸收。NaCl进入管周组织液，使其渗透压升高，促使小管液中的水不断进入上皮细胞及管周组织液。NaCl和水进入后，使细胞间隙的静水压升高，促使Na^+和水渗过基膜进入相邻的毛细血管被重吸收。

（2）髓袢降支细段：该段上皮细胞对水通透性极高，对Na^+和尿素不通透，尿液流经此段至髓袢底部，原尿水分不断流出管外，渗透压进行性升高。

（3）髓袢升支粗段髓质和皮质部：原尿中30%～35% Na^+被重吸收，对水的通透性极低，水的重吸收减少，髓袢升支段对NaCl的主动重吸收是形成髓质高渗梯度的原动力。该段对NaCl的重吸收依赖于腔侧膜上存在着Na^+-K^+-$2Cl^-$同向转运蛋白，在转运1个Na^+的同时，转运1个K^+和2个Cl^-至上皮细胞内。髓袢升支尿液渗透压进行性降低，尿液被稀释功能下降，进入上皮细胞内的Na^+由基侧膜上的Na^+-K^+-ATP酶（Na^+泵）主动转运至细胞间液，Cl^-经通道进入细胞间液，而K^+则又经管腔膜返回小管液中，再与同向转运体结合，继续参与Na^+-K^+-$2Cl^-$的转运。K^+逐渐蓄积，形成K^+的再循环，造成管腔内正电压，驱动管腔内Ca^{2+}、Mg^{2+}从细胞旁道重吸收，尿液浓缩。

因该段对H_2O无通透性，髓袢升支部位的NaCl、K^+、Ca^{2+}、Mg^{2+}不断进入髓质间质，使髓质间质保持高渗状态，而管腔内滤液逐渐由高渗变成低渗，结果形成该段管腔内的低渗尿和肾髓质的高渗状态，这就是肾对尿液的稀释功能，对尿液的稀释和浓缩具有重要意义。当低渗尿液通过远曲小管和集合管时，在抗利尿激素（ADH）的作用下，管腔内水分可大量重吸收，使尿液浓缩。高效能利尿药由于干扰Na^+-K^+-$2Cl^-$共同转运系统，一方面降低了肾对尿液的稀释功能，另一方面由于影响肾髓质的高渗状态而降低肾对尿液的浓缩功能。通过影响尿液的稀释和浓缩功能，产生强大的利尿作用。

（4）远曲小管和集合管：远曲小管分为始段远曲小管和末端远曲小管，重吸收的Na^+量约占

原尿 Na^+ 量的 10%，主要通过始段远曲小管 Na^+-Cl^-共转运子完成。中效利尿药噻嗪类主要抑制远曲小管近端的 Na^+-Cl^-共同转运载体，产生中等强度的排钠利尿作用。

远曲小管远端和集合管存在 Na^+、K^+ 通道，管腔液中 Na^+ 经钠通道进入细胞内，而细胞内的 K^+ 则经钾通道排入管腔液，形成 Na^+-K^+ 交换，醛固酮调节这一过程。醛固酮通过对基因转录的影响，增加管腔膜 Na^+ 通道的活性，兴奋基侧膜的 Na^+-K^+-ATP 酶的活性，促进 Na^+的重吸收及 K^+ 的分泌。螺内酯与醛固酮竞争性拮抗醛固酮受体，排 Na^+ 留 K^+ 而利尿。低效利尿药氨苯蝶啶、阿米洛利直接抑制钠通道，排 Na^+和排水而利尿。螺内酯、氨苯蝶啶等药作用于此部位，又称保钾利尿药。

肾小管各段功能及利尿药作用部位（图 26-1）。

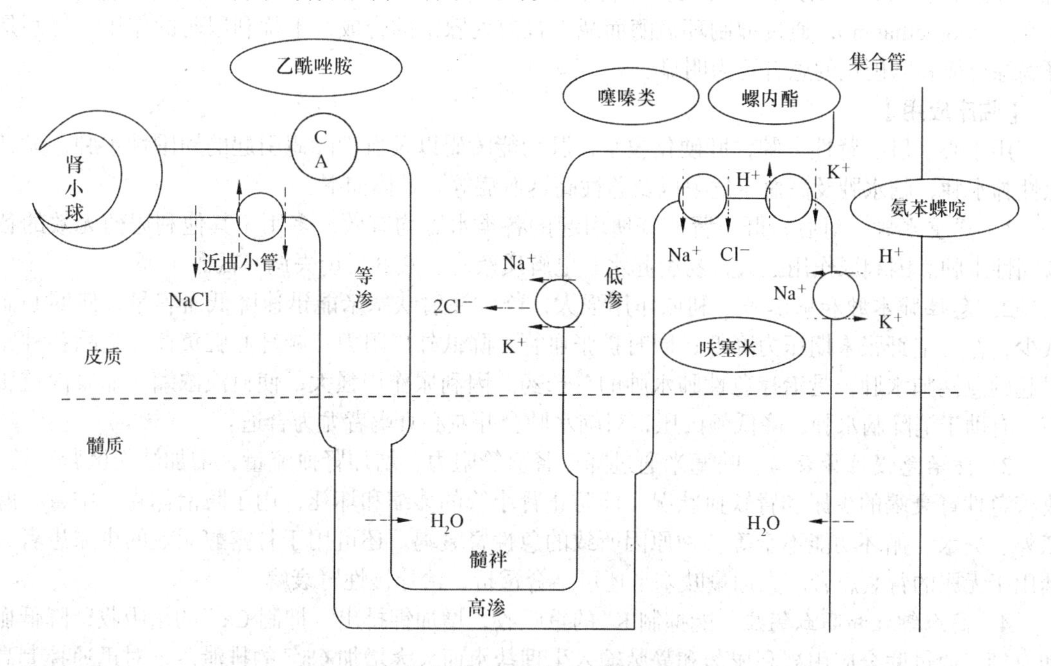

图 26-1 肾小管各段功能和利尿作用部位

二、代表药物

（一）高效能利尿药

高效能利尿药主要作用部位在髓袢升支粗段，干扰 Na^+-K^+-$2Cl^-$共同转运系统，产生强大的利尿作用，又称袢利尿药。本段肾小管对 NaCl 的重吸收具有强大的能力，而且不易导致酸中毒，是目前最有效的利尿药。常用药物包括呋塞米（furosemide）、依他尼酸（ethacrvnicacid）、布美他尼（bumetanide）、托拉塞米（torasemide）等。

呋 塞 米

呋塞米又称速尿，化学结构属邻氯氨基苯甲酸类，利尿作用迅速、强大。

【体内过程】

呋塞米口服吸收迅速，生物利用度 50%～70%，30 分钟起效，1 小时作用达高峰，维持 6～8 小时；静脉注射 5～10 分钟起效，30 分钟作用达高峰，维持 2～3 小时。约 98% 与血浆蛋白结合，约 66% 通过肾近曲小管有机酸分泌机制排泄或肾小球滤过，随尿以原形排出，小部分经胆汁排入肠道。排泄快，不易引起蓄积，部分在肝代谢后可经胎盘进入胎儿。$t_{1/2}$ 的长短受肾功能的影响，正常为 1 小时左右，肾功能不全时可延长为 10 小时。利尿作用不仅与剂量有关，还存在个体差异，故临床应从小剂量开始，做到剂量个体化。

【药理作用】

1. 利尿作用　利尿作用迅速、强大、短暂。作用于髓袢升支粗段（髓质部、皮质部），特异性地与腔侧膜上与 Na^{+}-K^{+}-2Cl^{-} 同向转运蛋白可逆性结合，抑制其转运功能，对 NaCl 的重吸收具有强大的抑制能力。达到最大效能时有以下特点：① 排泄原尿钠量的 20%～30%。② 增加肾血流量（30%）。③ 尿中 Cl^{-}、Na^{+}、K^{+}、Ca^{2+} 和 Mg^{2+} 排出增加。

2. 扩张血管　呋塞米能扩张小动脉，扩张肾血管，降低肾血管阻力，增加肾血流量，肾衰竭时最为明显。还能扩张小静脉，减轻心脏负荷，降低左心室充盈压，减轻肺水肿。可能与促进前列腺素 E 合成，抑制其分解有关。袢利尿药促进肾前列腺素的合成。非甾体类抗炎药，如吲哚美辛（indomethacin），通过抑制环氧酶而减少肾前列腺素的合成，干扰利尿药的作用，特别是对肾病综合征和肝硬化的患者更为明显。

【临床应用】

用于心、肝、肾性水肿，肝硬化腹水，肝功能障碍以及血管障碍引起的周围性水肿，尤其是急性肺水肿、脑水肿及高血压危象以及急性高钙血症等。具体如下：

1. 严重水肿　对心、肝、肾病变所引起的各类水肿均有效，多用于其他利尿药无效的各种顽固性水肿。因利尿作用强大，易引起水和电解质紊乱、酸碱平衡失调、低血压等。

2. 急性肺水肿和脑水肿　利尿作用强大，静脉注射呋塞米能迅速降低血容量，使回心血量减少，左心室舒张末期压力降低，同时扩张血管，降低外周阻力，减轻心脏负荷，消除各种原因引起的急性肺水肿，是治疗急性肺水肿的首选药。因利尿作用强大，使血液浓缩，血浆渗透压升高，有助于消除脑水肿，降低颅内压，对脑水肿合并左心衰竭者尤为合适。

3. 防治急慢性肾衰竭　呋塞米通过降低肾血管阻力，增加肾血流量，增加缺血区肾血流量，改善急性肾衰竭的少尿和肾缺血状况，能防止肾小管的萎缩和坏死，用于防治休克、中毒、麻醉意外、失水、循环功能不全等各种原因所致的急性肾衰竭。还可用于甘露醇无效的少尿患者，但禁用于无尿的肾衰患者。大剂量呋塞米还可结合透析，治疗慢性肾衰竭。

4. 高血钾症和高血钙症　能抑制 K^{+} 的重吸收，增加钾排出，抑制 Ca^{2+} 的重吸收，降低血钾和血钙。通过联合应用袢利尿药和静脉输入生理盐水而大大增加 Ca^{2+} 的排泄，这对迅速控制高钙血症有一定的临床意义。

5. 加速某些毒物的排泄　药物中毒时，应用本品的同时配合输液，大量增加尿量，减少重吸收，加速毒物排泄。可用于经肾排泄的巴比妥类、氟化物、碘化物、水杨酸类、溴剂等药物急性中毒的抢救。

【不良反应】

1. 水与电解质紊乱　过度利尿常引起水电解质紊乱，表现为低血容量、低血钾症、低血钠症、低氧性碱血症；长期应用还可引起低血镁症。低血钾症可增加强心苷类药物对心脏的毒性，在肝硬化的患者可能诱发肝昏迷，最为常见。故长期使用应检测电解质，及时补充钾、镁等电解质，或与保钾利尿药合用。另外，Na^{+}-K^{+}-ATP 酶的激活需要 Mg^{2+}，低血钾、低血镁同时存在时，不纠正低血镁，即使补充 K^{+} 也不易纠正低血钾症。

2. 耳毒性　主要表现为耳鸣、听力减退或暂时性耳聋，呈剂量依赖性。发生机制可能与药物引起内耳淋巴液电解质紊乱有关。高效利尿药耳毒性发生率比较：布美他尼＜呋塞米＜依他尼酸。大剂量可引起听力下降，或暂时性甚至永久性耳聋。应避免与对听神经有损害的氨基糖苷类抗生素合用。

3. 高尿酸血症　袢利尿药引起的高尿酸血症与利尿后血容量、细胞外液减少，尿酸经近曲小管重吸收增加有关。长期用药时多数可出现高尿酸血症，但痛风发生率较低。

4. 胃肠道反应　常见有恶心、呕吐、上腹不适、腹泻，大剂量可出现胃、十二指肠溃疡，胃肠道出血。

5. 过敏反应　皮疹、嗜酸性细胞增多，偶有间质性肾炎，停药后可以迅速恢复。

6. 其他　高血糖、高血脂等，少数患者可发生白细胞、血小板减少。

（二）中效能利尿药

中效能利尿药（moderate efficacy diuretics）噻嗪类的基本结构为杂环苯并噻二嗪与一个磺酰胺基（$-SO_2NH_2$）组成，在 2、3、6 位代入不同基团可得到一系列的衍生物。噻嗪类药物的作用部位、药理作用、机制及效能相似，仅所用剂量不同。氢氯噻嗪是本类药物的原形药物，此处还有氢氟噻嗪、环戊噻嗪等。

氢 氯 噻 嗪

氢氯噻嗪（hydrochlorothiazide，双氢克尿噻）是临床广泛应用的利尿药和降压药，其作用部位在远曲小管近端。

【体内过程】

脂溶性较高，口服吸收迅速而完全，1～2 小时起效，4～6 小时血药浓度达高峰。噻嗪类药物以有机酸的形式从肾小管分泌，与尿酸的分泌产生竞争。氢氯噻嗪相对脂溶性小，吸收缓慢，且作用时间较长。大部分药物以原形从肾小管通过有机酸分泌机制排出，少量经胆汁排泄。吲哒帕胺经胆汁排泄，但仍有足够的活性形式在远曲小管的发挥利尿作用。

【药理作用】

1. 利尿作用　噻嗪类药物作用于髓袢升支粗段皮质部的远曲小管起始段，干扰 Na^+-Cl^- 同向转运系统，减少氯化钠、水的重吸收，远曲小管近端 Na^+ 促进远曲小管远端的 Na^+-K^+ 交换，K^+ 分泌。只影响肾的稀释功能，对肾浓缩功能没有影响，属于中效利尿药，利尿作用温和、持久。与呋塞米一样，噻嗪类药物作用依赖前列腺素的产生，被非甾体类抗炎药所抑制。

噻嗪类药物能促进远曲小管 Ca^{2+} 的重吸收，减少尿液中 Ca^{2+} 的浓度，减少钙在肾小管腔内沉积。可能是 Na^+ 重吸收减少，肾小管上皮细胞内 Na^+ 降低，促进基侧膜的 Na^+-Ca^{2+} 交换所致。另外，噻嗪类药物对碳酸酐酶有一定抑制作用，轻度增加 HCO_3^- 的排泄。

2. 抗利尿作用　又称抗尿崩症作用。噻嗪类药物增加 Na^+ 排出，晶体渗透压降低，减轻尿崩症患者口渴感觉和减少尿量。此外，噻嗪类药物还抑制磷酸二酯酶（PDE），减少 cAMP 的分解，使远曲小管和集合管 cAMP 增加，提高远曲小管、集合管对 H_2O 的通透性，增加 H_2O 再吸收，使尿量减少。

3. 降压作用　噻嗪类药物作为基础降压药之一，临床上应用广泛。用药早期因利尿降低血容量而降压，后期因排钠导致血管平滑肌细胞内 Ca^{2+} 浓度降低，使血管平滑肌对缩血管物质的敏感性降低，长期用药则通过扩张外周血管而产生降压作用。

4. 血流动力学作用　用药早期，引起血容量降低，心排血量下降，肾血流量减少。

【临床用途】

用于治疗水肿、高血压、尿崩症等。

1. 各类水肿　是治疗轻、中度心源性水肿的首选药。既消除组织水肿，又减少血容量，减轻心脏负荷，改善心功能，是慢性心功能不全的主要治疗药物之一。对肝性水肿应慎用，宜合用螺内酯，防止低血钾诱发肝昏迷。对肾性水肿的疗效取决于肾功能，噻嗪类药物可降低血容量和心排血量，肾功能不全者慎用。

2. 尿崩症　用于肾性尿崩症和对加压素（ADH）无效的中枢性轻型尿崩症，减少尿崩症患者的尿量，重症疗效差。

3. 高血压　单用治疗轻度高血压，也是基础降压药。与其他药物合用，治疗中、重度高血压。

【不良反应】

1. 水、电解质平衡紊乱 长期用药可致低血钾症、低血钠症、低氯碱血症、低血镁症，表现为恶心、呕吐、腹胀和肌无力等，与氢化可的松、强心苷类等失钾性药物合用尤易发生，甚至引起心律失常，应注意补钾。

2. 高尿酸血症及高尿素氮血症 噻嗪类药物与尿酸竞争，减少尿酸排出，引起高尿酸血症及高尿素氮血症，出现潴留现象。

3. 高血糖 噻嗪类药物使糖耐量降低，低血钾又抑制胰岛素原转变为胰岛素，升高血糖。可能是抑制胰岛素分泌，及减少组织利用葡萄糖，纠正低血钾后可部分翻转高血糖反应，糖尿病、高血脂患者慎用。

4. 促进动脉硬化 长期用药增加 LDL、胆固醇和 TG 含量，促进动脉硬化发生，男性尤明显。

5. 过敏反应 部分药物属磺胺类结构，与磺胺类药物存在交叉过敏反应。轻者皮疹、皮炎、粒细胞减少、血小板减少，重者发生溶血性贫血等。

6. 其他 如高血钙和骨质疏松病等。

（三）低效能利尿药

低效能利尿药按作用方式的不同分为保钾利尿药（potassium-sparing diuretics）和碳酸酐酶抑制药（carbonic anhydrase inhibitor）两类。保钾利尿药作用于远曲小管和集合管，通过拮抗醛固酮受体（如螺内酯），或抑制管腔膜上的 Na^{+} 通道（如氨苯蝶啶、阿米洛利）发挥利尿作用，为保钾弱效利尿药。碳酸酐酶抑制药作用于近曲小管，阻止近曲小管和其他部位对碳酸氢钠的重吸收，为弱效利尿药。代表药物有乙酰唑胺（acetazolamide）、醋甲唑胺（methazolamide）、双氯非那胺（diclofenamide）。

螺 内 酯

螺内酯（spironolactone），是人工合成的甾体化合物，化学结构与醛固酮相似，是醛固酮受体的竞争拮抗剂，利尿作用弱、慢、久，主要作用于远曲小管和集合管。

【体内过程】

口服吸收好，生物利用度大于 90%，服药后 1 天起效，2～4 天达最大效应。主要经肝灭活。利尿作用与体内醛固酮的浓度有关，仅在醛固酮存在时发挥作用。对切除肾上腺的动物无利尿作用。无活性的代谢产物主要经肾及胆汁（部分）排泄，约 10% 以原形从肾排出。

【药理作用】

与醛固酮有类似的化学结构，醛固酮是一种调节细胞外液容量及钾代谢的盐皮质激素，由肾上腺皮质释放后，进入远曲小管细胞，与胞质内盐皮质激素的胞质受体结合成醛固酮 - 受体复合物，然后转位进入胞核诱导特异 DNA 转录、翻译，产生醛固酮诱导蛋白，在远曲肾小管醛固酮依赖性 Na^{+}-K^{+} 交换部位。螺内酯竞争性拮抗醛固酮，直接干扰醛固酮在上述部位对钠重吸收的促进作用，抑制 Na^{+}-K^{+}交换，引起水和钠的排泄，但 K^{+}的排出减少，属保钾利尿剂。当心力衰竭、肝硬化、肾病综合征时，发生水肿，常伴有继发性醛固酮水平升高，螺内酯有良好的治疗作用，并不产生高尿酸血症。

【临床用途】

为醛固酮的竞争性拮抗剂，与醛固酮竞争醛固酮受体，对抗醛固酮在远曲小管及集合管的保 Na^{+}排 K^{+}作用；能干扰细胞内醛固酮活性代谢物的形成，影响醛固酮作用的充分发挥，表现出排 Na^{+}保 K^{+}，使尿中 Na^{+}及 H_2O 排出增加。利尿作用弱、缓慢而持久。服药 1 天后起效，2～3 天才出现最大利尿效应，停药 2～3 天后仍有利尿作用。

醛固酮的利尿作用弱，起效缓慢而持久。临床上主要用于治疗与醛固酮升高有关的顽固性水肿，对肝硬化和肾病综合征的患者有效，对充血性心力衰竭除非因缺钠出现继发性醛固酮增多外，效果均较差。

【不良反应】

1. 高血钾症最为常见 可引起头痛、嗜睡、乏力、乳腺分泌过多，长期应用或用量较大，可引起高血钾，低血钠。由于高血钾，严重者可出现心律不齐。

2. 性激素样的副作用 长期使用可引起男性乳房女性化和性功能障碍，阳痿，女性多毛症、月经不调。停药可消失。

3. 胃肠道不适 部分可出现恶心、腹胀等胃肠道反应。

注意观察高血钾症的表现，必要时测定血钾水平。用药期间不宜驾驶、高空作业或操作有危险的机器。少食含钾丰富的食物，忌补钾。

三、其他利尿药（表 26-1）

表 26-1 其他利尿药及其特点

分类	药物	药动学	作用机制	药理作用	临床用途	不良反应
高效利尿药	依他尼酸		抑制 Na^+、K^+-$2Cl^-$	利尿作用弱	心力衰竭、水肿、急慢性肾衰竭、高钙血、药物中毒、肝腹水等	同呋塞米，电解质紊乱，耳毒性，高尿酸血症
	布美他尼	吸收迅速且较完全。生物利用度约 80%	抑制 Na^+、K^+-$2Cl^-$	利尿作用强而持久	心力衰竭、水肿、急慢性肾衰竭、高钙血、药物中毒、降压	同呋塞米，较低的低钾血症、耳毒性发生率
	托拉塞米		抑制 Na^+、K^+-$2Cl^-$	有明显的降压作用	心力衰竭、水肿、急慢性肾衰竭、高钙血、药物中毒、降压	同呋塞米，疲倦、紧张、关节痛和肌肉痉挛等
中效利尿药	噻嗪类	脂溶性高，吸收迅速且完全	抑制 Na^+-Cl^-	抗利尿和降压作用	利尿、降血压、抗尿崩症	电解质紊乱，代谢障碍，变态反应
	吲哒帕胺		抑制 Na^+-Cl^-	利尿和钙拮抗作用，长效降压药	Ⅰ、Ⅱ期高血压及轻、中度水肿	毒性较低
低效利尿药	氨苯蝶啶	口服易吸收，起效慢	抑制 Na^+ 通道	保钾利尿	与醛固酮升高有关的顽固性水肿	高血钾，性激素样作用
	阿米洛利	起效快，维持时间长	抑制 Na^+ 通道	保钾利尿药，作用最强	水肿、水钠潴留、预防低血钾，与噻嗪类合用治疗顽固性水肿	高血钾，血糖升高
	乙酰唑胺 双氯非那胺	口服易吸收，蛋白结合率很高	抑制碳酸酐酶 抑制碳酸酐酶，作用较强	弱效利尿 弱效利尿	治疗各型青光眼 青光眼，对乙酰唑胺有耐药性患者	电解质紊乱、代谢性酸中毒、磺胺类的不良反应

第 2 节 脱水药

脱水药（dehydrantagents）是指提高血浆渗透压而使组织脱水的药物，又称渗透性利尿药，多采用静脉注射给药，提高血浆渗透压和肾小管液的渗透压，减少水的重吸收和增加尿量。脱水药具有如下特点：① 静脉注射后迅速提高血浆渗透压，产生组织脱水和利尿作用。② 经肾小球滤过，不易被肾小管重吸收，在肾小管形成高渗透压而具有渗透利尿作用。③ 在体内不易被代谢。常用药物有甘露醇、山梨醇、高渗葡萄糖等。

甘 露 醇

甘露醇（mannitol）为己六醇结构，是从褐藻细胞中提取的一种脱水药。临床主要用 20% 的高渗溶液静脉注射或静脉点滴。

【体内过程】

甘露醇的 $t_{1/2}$ 为 71.15 ± 27.02 分钟。口服甘露醇后在肠道吸收较少。静脉注射主要分布于细胞外液，经肾小球滤过，不为肾小管再吸收，大部分无变化从尿中排出，仅小部分在肝内变为糖原。利尿作用一般在静脉给药后 10 分钟开始，2～3 小时达高峰，可维持 6～8 小时。用作脱水药时，降低颅内压 15 分钟显效，持续 3～8 小时。降低眼内压 30～60 分钟显效，持续 4～6 小时。

【药理作用】

本品为渗透性利尿药，静脉注射本品后，血浆渗透压升高，使组织脱水，降低颅内压及眼内压。血浆渗透压的升高与甘露醇用量呈正相关。因不进入细胞内，故脱水时间较长，且反跳回升程度轻微。

1. 脱水作用　20% 甘露醇，静脉注射后，不易从毛细血管渗入组织，能迅速提高血浆渗透压，使组织中潴留的水分迅速转移到血液，通过肾小球滤过，产生渗透性利尿作用，造成组织脱水；口服不易吸收，造成渗透性腹泻，产生泻下作用；用于胃肠道毒物的排泄。临床主要用于治疗脑肿瘤、脑外伤、脑组织炎症及缺氧等引起的脑水肿，是降低颅内压的首选药物。也用于青光眼患者的急性发作和术前应用以降低眼内压。

2. 利尿作用　静脉注射甘露醇后，血浆渗透压升高，血容量增加，血液黏滞度降低；通过稀释血液而增加循环血容量及肾小球滤过率；甘露醇从肾小球滤过时，在肾小管中不易被重吸收，使水在近曲小管和髓袢升支粗段的重吸收减少而起到利尿作用。由于排尿速度的增加，减少了尿液和上皮细胞接触的时间，电解质重吸收也减少，用于预防各种原因引起的急性肾衰竭。在少尿时，若及时应用甘露醇，扩张肾小管，增加肾髓质的血流量，降低肾髓质的渗透压，减少 H_2O 的重吸收，减轻肾间质水肿。通过利尿维持足够尿量，稀释肾小管内有害物质，保护肾小管免于坏死。

【不良反应】

注射过快，可产生一过性头痛、视力模糊、眩晕、畏寒等。个别患者有过敏反应，表现为喷嚏、流涕、舌肿、呼吸困难、发绀甚至意识丧失等，应立即停药，并对症处理。偶然也会出现血尿，应停用药物。长期使用时，应注意水、电解质紊乱。

静脉注射注意切勿漏出血管外，否则可引起局部组织肿胀，严重时可导致组织坏死。一旦发生，应更换输液部位，并及时热敷。

其他脱水药及特点见表 26-2。

表 26-2　其他脱水药及其特点

药　物	作用机制	药理作用	临床用途
山梨醇（sorbitol）	静脉注入后，大部分以原形经肾排出，因形成血液高渗	脱水作用较弱	降低颅内压，消除水肿
高渗葡萄糖（hypertonic glucose）	50% 高渗溶液，有脱水及渗透性利尿作用	脱水作用弱而不持久	脑水肿和急性肺水肿的抢救，一般与甘露醇合用

思考题

1. 试述呋塞米的药理作用及不良反应。
2. 试述氢氯噻嗪的主要药理作用及临床应用。
3. 试述螺内酯和氨苯蝶啶的异同点。

第27章 作用于血液及造血系统的药物

主要内容

肝素、维生素K的体内过程、药理作用、临床应用、不良反应；
铁剂体内过程、临床应用、不良反应。

第1节 抗凝血药

凝血与抗凝血、纤溶血与抗纤溶共同维持血液在循环系统的流动性，这种平衡一旦被打破，可导致出血性疾病或血栓栓塞性疾病。血液凝固详细过程见图27-1。

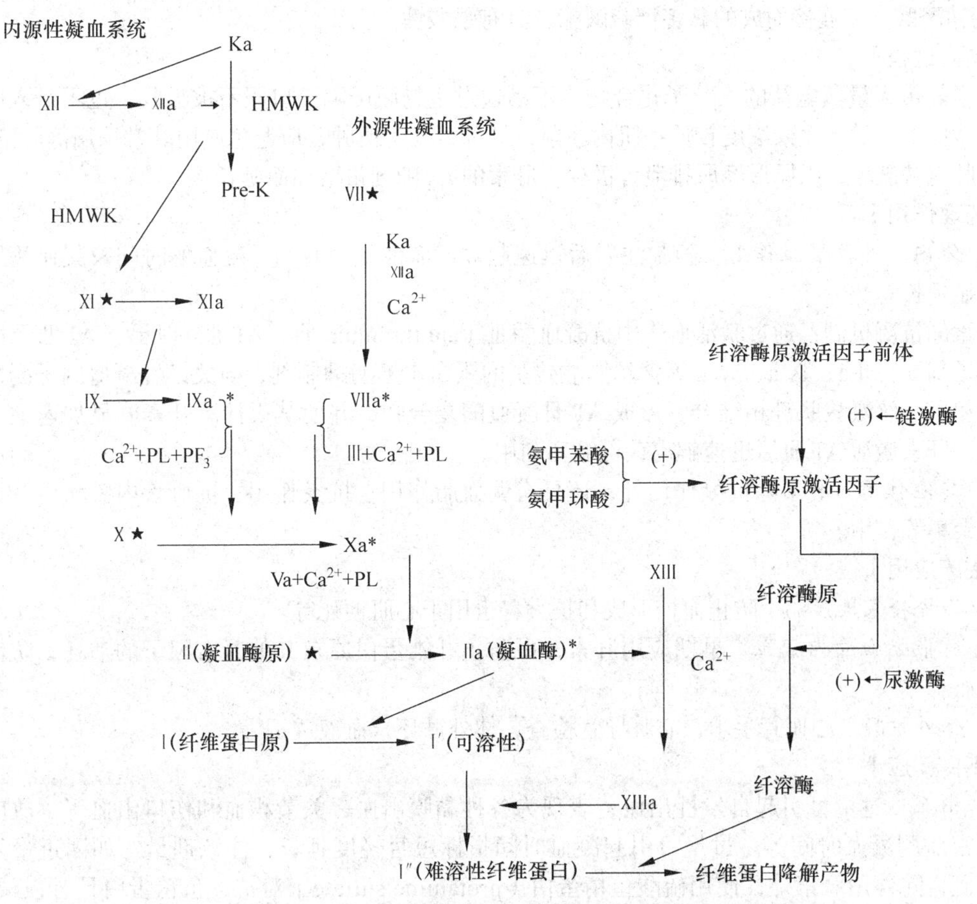

图27-1 凝血与纤溶步骤及抗凝血药和促凝血药作用的环节

*. 肝素的作用点；★. 香豆素类作用点

一、凝血与纤溶步骤

血液凝固是一个复杂的蛋白质水解活化的连锁反应，使溶解的纤维蛋白原变成稳定难溶的纤维蛋白的过程，主要分为：① 内、外源性凝血系统经过一系列凝血因子的形成最终使Ⅹ被激活变为Ⅹa。② Ⅹa因子与Ⅴa、Ⅹa和Ca^{2+}与血小板磷脂形成复合物，使凝血酶原被水解成为凝血酶。③ 在凝血酶作用下，纤维蛋白原被部分水解，形成可溶性纤维蛋白多聚体，后者在因子ⅩⅢa的作用下形成稳定难溶的纤维蛋白多聚体。④ 纤维蛋白在纤溶酶的作用下形成纤维蛋白降解产物，使纤维蛋白溶解。

凝血过程中，任何一种凝血因子缺乏或受到抑制，凝血功能即发生障碍。

二、临床常用抗凝血药的分类

根据抗凝血作用的不同分为影响凝血因子的药物、影响凝血酶活性的药物及纤维蛋白溶解药。

三、代表药物

肝　素

药用肝素（heparin） 是主要从猪肠黏膜及牛肺中提取，由D-葡萄糖胺、L-艾杜糖醛酸及D-葡萄糖醛酸交替连接而成的黏多糖硫酸酯，具有强酸性。

【体内过程】

肝素是带大量负电荷的大分子化合物，不易通过生物膜屏障，口服不被吸收，也不进入胎盘和乳汁。皮下注射，血浆浓度较低；肌内注射，局部可发生血肿，应避免应用。常采用静脉给药。肝素在肝内被破坏，以原形经尿排泄者极少，肝素的$t_{1/2}$随剂量增加而延长。

【药理作用】

1. 体内、外抗凝血作用　静脉注射后迅速起效，血液凝固时间、凝血酶时间及凝血酶原时间均明显延长。

肝素的抗凝机制：通过激活血浆中抗凝血酶Ⅲ（antithrombin Ⅲ，AT Ⅲ）所致。AT Ⅲ是凝血酶及因子Ⅻa、Ⅺa、Ⅸa、Ⅹa等含丝氨酸残基的蛋白水解酶抑制剂，与关键性凝血因子凝血酶通过精氨酸-丝氨酸肽键相结合，形成AT Ⅲ凝血酶复合物，并使其灭活。肝素明显加速这一反应过程，肝素激活AT Ⅲ后迅速解离，可循环利用。

2. 其他作用　肝素除抗凝作用外，还具有调血脂作用、抗炎作用、抗血管内膜增生及抑制血小板聚集等作用。

【临床应用】

1. 血栓栓塞性疾病　防止血栓形成和扩大，也用于心肌梗死等。

2. 弥散性血管内凝血　早期应用肝素，可防止纤维蛋白原及其他凝血因子的消耗，防治继发性出血。

3. 体外抗凝　心血管手术，心脏导管检查，体外循环，血液透析等。

【不良反应】

1. 出血　过量可引起自发性出血，表现为各种黏膜出血，关节积血和伤口出血等。故应用时，严密监测凝血时间等。过量可引起凝血时间指标短暂轻度延长，注意剂量。如因过量发生严重出血，除停用肝素外，使用硫酸鱼精蛋白（protamine sulfate）对抗，鱼精蛋白具有强碱性，通过离子键和肝素形成稳定的复合物，使肝素失去抗凝活性，同时具有弱的抗凝血作用。

2. 短暂血小板减少症　肝素诱发血小板减少，可能是肝素促进血小板因子Ⅳ释放并与之结合形成复合体所致，停药可恢复。

3. 其他　长期应用肝素可发生短暂脱发及骨质疏松。偶有过敏反应，如哮喘、荨麻疹、鼻炎和发热等。肝肾功能不全、溃疡病、恶性高血压、脑出血患者，以及孕妇、先兆流产者和产妇分娩后禁用肝素。

四、其他抗凝血药（表 27-1）

表 27-1　其他常用抗凝血药及其特点

种类	药物	药理作用	临床应用	不良反应	备注
影响凝血因子的药物	低分子肝素（LMWH）伊诺肝素（enoxaparin）那曲肝素（nadroparin）	抗栓作用强，抗 Xa 强，抗凝血酶作用弱，并发出血少	预防术后深部静脉血栓形成、不稳定型心绞痛、心肌梗死	皮肤牙龈出血，偶见血小板减少	禁用于严重出血性疾病
	香豆素类 华法林（warfarin）双香豆素（dicoumarol）醋硝香豆素（acenocoumarol）	竞争性抑制肝利用 VitK 合成Ⅱ、Ⅶ、Ⅸ、Ⅹ凝血因子，体内抗凝，起效慢	防治血栓栓塞性疾病，预防术后血栓形成	过量自发性出血，用 VitK 对抗	用药期间定期测凝血酶原时间
影响凝血酶活性药	重组水蛭素（recombinant hirudin）	与凝血酶形成共价化合物，直接影响凝血酶活性	Ⅱ型肝素诱导的血小板减少症	发热，出血，心力衰竭，咳嗽	血管畸形者，妊娠妇女慎用或禁用
	阿加曲班（argatroban）	抑制凝血酶，抗凝血，抑制血管收缩	改善慢性动脉闭塞症症状	出凝血障碍	出血性患者，脑梗死患者禁用
纤维蛋白溶解药	链激酶（streptokinase）尿激酶（urokinase）阿替普酶（alteplase）	使纤维蛋白溶解酶原变为有活性的纤维蛋白溶解酶，使血栓溶解	急性血栓栓塞性疾病	过敏，过量出血	有出血性疾病、新近创伤、正在愈合的伤口、严重高血压患者禁用

第 2 节　抗血小板药

抗血小板药能抑制血小板的聚集、释放等功能，用于防治动脉性血栓形成性疾病如心肌梗死、脑栓塞等。

一、临床常用抗凝血药的分类

根据作用机制抗凝血药可分为：抑制血小板代谢的药物、阻碍 ADP 介导的血小板活化的药物、血小板膜蛋白Ⅱ b/ Ⅲ a 受体阻断药。

二、常用抗血小板药及其特点（表 27-2）

表 27-2　常用抗血小板药及其特点

种类	药物	药理作用	临床应用	不良反应	备注
TXA_2 抑制剂	奥扎格雷（ozagrel）	抑制 TXA_2 合成酶，抗血小板聚集，解除血管痉挛	急性血栓性脑梗死并发的运动障碍，改善血管痉挛	出血倾向，过敏	出血性脑梗死，昏迷者禁用
磷酸二酯酶抑制剂	双嘧达莫（dipyridamole）	抑制血小板聚集，体内外均具有抗血栓作用，扩张冠状动脉	血栓栓塞性疾病	消化道症状，头痛，眩晕	过敏者禁用
阻碍 ADP 介导的血小板活化的药物	噻氯匹定（ticlopidine）氯吡格雷（clopidogrel）	阻止血小板聚集，抗血栓形成，降低血液黏滞度，改善微循环	预防卒中、心肌梗死及周围循环障碍引起的血栓栓塞性疾病	消化道症状，皮疹	孕妇慎用
血小板膜蛋白 Ⅱ b/ Ⅲ a 受体阻断药	替罗非班（tirofiban）拉米非班（lamifiban）	与Ⅱ b/ Ⅲ a 受体结合，阻止血小板聚集、黏附等活化反应，抑制血小板诱导的血栓形成	急性冠状动脉综合征，不稳定型心绞痛	出血、头痛、荨麻疹	有出血史者禁用

第 3 节　促凝血药

促凝血药是通过促进凝血因子的形成和抑制纤维蛋白溶解加速血液凝固过程的药物。

一、血液凝固过程及药物作用机制

血液系统存在着凝血及抗凝血两种对立统一的过程（图 27-1）。

二、临床常用促凝血药分类

根据作用机制分为促进凝血因子合成的药物、抑制纤维蛋白溶解的药物、促进血小板聚集和增加血小板数的药物。

三、代表药物

维 生 素 K

维生素 K（vitamin K）广泛存在于食物中，如植物性苜蓿、菠菜等，植物来源的是 K_1，鱼糜和肠道细菌所产生的是 K_2，K_3、K_4 是人工合成品。维生素 K_1 和 K_2 是脂溶性的，维生素 K_3、K_4 是水溶性的。

【药理作用】

1. 止血　促进凝血因子Ⅱ、Ⅶ、Ⅸ、Ⅹ的合成。当维生素 K 缺乏时，会造成凝血障碍，凝血酶原时间延长。维生素 K 在肝中由氢醌型氧化成环氧型时，使含有谷氨酸残基的Ⅱ、Ⅶ、Ⅸ、Ⅹ凝血因子的前体、抗凝血蛋白 C 和 S 进行 γ- 羧化，变为活化型的凝血因子，促进凝血过程。

2. 镇痛作用　机制可能与阿片受体或内源性阿片样物质有关。

【临床应用】

1. 消化系统、血液系统疾病等的治疗　梗阻性黄疸、胆瘘患者及慢性腹泻，早产儿、新生儿出血以及香豆素类、水杨酸钠等药物导致凝血酶原过低而引起的出血等。

2. 预防　预防长期大量应用广谱抗生素继发性凝血酶原缺乏症。

3. 解毒　大剂量使用解救杀鼠药敌鼠钠中毒的解救药物之一。

4. 缓解胆绞痛　缓解胆石症、胆道蛔虫引起的胆绞痛。

维生素 K 起效快，维持时间长，常做肌内注射，于紧急情况也可做静脉注射。一般病例可口服 K_4，如吸收不良可用 K_3 做肌内注射。

【不良反应】

维生素 K_1 静脉注射不宜过快，过快可发生面部潮红、出汗、胸闷，甚至发生虚脱。大剂量使用 K_3 对新生儿、早产儿可引起溶血性贫血、高胆红素血症及核黄疸；对红细胞缺乏葡萄糖 -6- 磷酸脱氢酶的患者诱发溶血性贫血，应予以注意。

四、其他促凝血药（表 27-3）

表 27-3　其他常用促凝血药及其特点

种类	药物	药理作用	临床应用	不良反应	备注
纤维蛋白溶解抑制药	氨甲苯酸（aminomethylbenzoic acid，PAMBA） 氨甲环酸（tranexamic acid）	使纤溶酶原不能转变成纤溶酶，从而抑制纤维蛋白的溶解	纤溶活性高的出血，如产后出血，前列腺、甲状腺、胰腺等外伤或术后出血	过量可能形成血栓，并可诱发心肌梗死	不可滥用
促进血小板聚集和增加血小板数的药物	凝血酶（thrombin）	具有类凝血酶及类凝血激酶样作用，促进血小板聚集，促进凝血过程	防治多种原因引起的出血	过敏	DIC 及血液病患者禁用
	重组人血小板生成素（recombinant human thrombopoietin）	刺激巨核细胞生长，升高血小板数	实体瘤化疗后血小板减少症	过敏、发热、头痛	严重心、脑、血管疾病患者禁用
	重组人白介素 - Ⅱ（recombinant human interleukin Ⅱ）	直接刺激巨核细胞和造血干细胞增殖，升高血小板数	防治化疗后血小板减少症，或其他原因引起的血小板减少	过敏、发热、头痛、心动过速	化疗后 24～48 小时使用

第 4 节　抗贫血药

贫血种类很多，包括缺铁性贫血、巨幼细胞性贫血和再生障碍性贫血，病因不同治疗的药物也不同。

一、贫血的常见病因及常用药

缺铁性贫血往往是由急、慢性失血，如上消化道出血和钩虫病等；需要量超过摄入量，如儿童生长期、妇女妊娠及哺乳期等；或胃肠吸收功能不良，如萎缩性胃炎和慢性腹泻等，导致体内贮库内铁逐渐耗竭，供造血用铁量不足。红细胞数和血红蛋白量下降，红细胞呈小细胞性低色素性。常用铁剂治疗。

巨幼红细胞性贫血主要是由于叶酸和（或）维生素 B_{12} 缺乏，使幼稚红细胞成熟过程受阻所致，红细胞呈大细胞性高色素性。常用叶酸和维生素 B_{12} 治疗。

二、临床常用抗贫血药分类

抗贫血药分为治疗缺铁性贫血药和治疗巨幼红细胞性贫血的药物。

三、代表药物

铁 剂

【体内过程】

食物中的铁需以亚铁离子 Fe^{2+} 的形式在胃中吸收。Fe^{2+} 在十二指肠和空肠上段被吸收进入血循环后，立刻氧化为三价铁离子，并与血浆中的转铁蛋白结合，成为血浆铁。血浆铁以转铁蛋白为载体，转运到机体肝、脾、骨髓等贮铁组织，与细胞中的去铁铁蛋白结合成铁蛋白而贮存之。铁的排泄主要以肠道、皮肤含铁细胞脱落为主，少量经尿、胆汁、乳汁和汗排泄。

影响铁吸收的因素有：胃酸有助于铁盐溶解，形成铁离子，维生素 C 及还原型果糖、半胱氨酸（含巯基）等，有助于 Fe^{3+} 还原成 Fe^{2+}，促进铁的吸收。当胃酸缺乏或服用抗酸药时，则降低铁盐溶解度，高钙、高磷酸盐食物、茶叶及某些植物药所含的鞣酸等，均可使铁盐沉淀，妨碍铁的吸收。铁盐还能与考来烯胺及四环素类、喹诺酮类等抗菌药物形成络合物，影响其吸收。

【药理作用】

铁是红细胞合成血红素必不可少的物质，铁进入骨髓中与原卟啉结合形成血红素，后者再与珠蛋白结合形成血红蛋白，从而进一步发育成为成熟红细胞。

【临床应用】

用于治疗缺铁性贫血，如慢性失血（钩虫病失血、月经过多淋漓不净，子宫肌瘤出血及消化道出血等）、营养不良、妊娠及生长发育期儿童等。用药 10～15 日网织红细胞达高峰，4～8 周血红蛋白接近正常，继续减半服用 2～3 个月，体内铁储存可恢复正常。

铁制剂中，以硫酸亚铁（ferrous sulfate）最为常用，吸收率较高，不良反应较少。枸橼酸铁铵（ferric ammonium citrate）为三价铁剂，易溶于水，配成糖浆剂，用于儿科。注射剂为右旋糖酐铁，供肌内注射，仅适用于少数严重贫血患者急需纠正缺铁或口服不能耐受或不能奏效时。同时，严重肝、肾损害者禁用。

【不良反应】

口服铁剂对胃肠有刺激性，治疗量可致恶心、上腹部疼痛、腹泻等，餐后服用症状减轻。铁剂还可引起便秘，是由于铁与肠内硫化氢结合生成硫化铁，使硫化氢对肠蠕动的刺激减弱所致。铁剂肌内注射常引起局部刺激与疼痛。小儿一次误服铁剂 1g 以上可致急性中毒，2g 以上可能引起死亡。急性中毒时可引起胃肠刺激、坏死，症状为恶心、呕吐、休克等，最后可致昏迷、惊厥、死亡。应立即救治，特异性解救药为去铁铵。

四、其他常用抗贫血药（表 27-4）

表 27-4　其他常用抗贫血药及其特点

种类	药物	药理作用	临床应用	不良反应	备注
治疗巨幼红细胞性贫血的药物	叶酸（folic acid）	转变为四氢叶酸，传递一碳单位，参与嘌呤、嘧啶的合成，与维生素 B_{12} 共同促进红细胞的增殖与成熟	巨幼红细胞性贫血，恶性贫血（纠正血象，但不能改善神经症状）	少，过敏。恶心、厌食腹胀	
	维生素 B_{12}（vitamin B_{12}）	促进四氢叶酸循环利用维持神经髓鞘完整	恶性贫血，幼红细胞性贫血，神经系统疾病（神经炎、神经萎缩、神经痛）	过敏，过敏性休克	不可滥用

第 5 节　促白细胞增殖的药物

白细胞减少症通常是由于各种原因如肿瘤化疗或放疗后、使用某些药物（解热镇痛药）、长期接触某些化学物质或疾病而引起，末梢血白细胞总数少于 4.0×10^9/L。由于白细胞减少症发病机制不同，治疗时选用药物也有所不同。常用促白细胞增殖的药物及其特点见表 27-5。

表 27-5　常用促白细胞增殖的药物及其特点

种类	药物	药理作用	临床应用	不良反应	备注
刺激粒细胞增殖药	沙格司亭（sargramostim）非格司亭（filgrastim）	刺激粒细胞、单核细胞和 T 细胞的增殖与分化	各种原因引起的白细胞减少症和粒细胞减少症	发热、骨痛、肌痛、乏力，严重心包炎，过敏	骨髓及外周血中存在较多白血病原细胞者禁用
升白细胞药	地菲林葡萄糖苷（diphyllin glycoside）	促进骨髓细胞增殖，升高白细胞，预防白细胞减少	防治肿瘤患者化疗或放疗后白细胞减少	肝、肾功能有影响	定期检查肝、肾功能

第 6 节　血容量扩充药

大量失血、失血浆及大面积烧伤可引起血容量降低，从而导致休克。迅速补足以至扩充血容量是抗休克的基本疗法。

一、基本特点

血容量扩充药能维持血液胶体渗透压，作用持久，没有毒性，不具抗原性和热原性等。

二、代表药物

右旋糖酐

【体内过程】

右旋糖酐（dextran）静脉滴注后，迅速经肾排泄，分子量越小越易自肾排泄。中分子量右旋糖酐24小时约排出50%；作用较持久，可维持约12小时。低分子量排泄快，$t_{1/2}$约为3小时。

【药理作用】

1. 扩充血容量　提高血浆胶体渗透压，将组织中细胞外液的水分引入血管内，增加扩充血容量，防休克。

2. 抗凝作用　抑制血小板功能和纤维蛋白聚合，延长出血时间。扩充血容量作用从而稀释血液，降低血液黏滞性，改善微循环。

3. 利尿　肾小管渗透压升高，水分重吸收减少，渗透性利尿较弱。

【临床应用】

1. 各种休克的防治　出血性休克、创伤性休克及烧伤性休克等，主要用中分子右旋糖酐作血浆代用品。

2. 休克后期症状的治疗　各种休克所致的微循环障碍、休克后期的血管弥散性凝血、心绞痛、急性心肌梗死及其他周围血管疾病等。

【不良反应】

偶见过敏反应如发热、荨麻疹等，偶见血压下降、呼吸困难和胸闷等严重反应。

思考题

1. 大手术或者严重创伤患者术后为预防血栓形成可用什么药治疗？根据本章所学内容分析这些药物的作用机制，剂量过大时可引起哪些不良反应，可用哪些特异性解救药？

2. 妊娠和生长发育期的儿童出现贫血，考虑用什么药治疗？影响此类药物的体内过程及吸收的因素有哪些？

3. 新生儿早产颅内出血可选用哪些药止血？分析其作用机制。

第 5 篇

作用于内脏系统的药物

第 28 章 作用于呼吸系统的药物

主要内容

镇咳药、祛痰药的临床用途；

各类平喘药的作用机制，茶碱类、肾上腺素受体激动药、肾上腺皮质激素类药和肥大细胞膜稳定药的临床应用、不良反应。

呼吸系统疾病是临床上的常见病和多发病。虽然发病原因各不相同，但常见咳嗽、咳痰、喘息等共同症状，多为感染或变态反应等多种原因所致。在治疗呼吸系统疾病时，应及时应用**平喘药（antiasthmatic drugs）**、**镇咳药（antitussives）**和**祛痰药（expectorants）**对症治疗，并应用抗菌药、抗病毒药等对因治疗。可有效地改善患者临床症状和通气功能，预防并发症的发生。

第 1 节 平喘药

哮喘是由免疫性和非免疫性多种因素共同参与的气道慢性炎症疾病，发病机制涉及变态反应、炎症、神经调节失衡、遗传、药物、环境、精神心理等复杂因素。临床表现为反复发作性喘息、呼吸困难、胸闷和咳嗽等症状，特征为呼吸道炎症和呼吸道高反应性并存。主要病理变化包括炎症细胞浸润、黏膜下组织水肿、血管通透性增加、平滑肌增生、上皮脱落、气道反应性亢进等，导致支气管收缩、黏液分泌增加、气道狭窄和重构。

平喘药是一类作用于哮喘发病的不同环节，能缓解或消除哮喘及喘息症状的药物。根据药物作用机制和作用部位不同可分为三类。① 支气管扩张药：包括β肾上腺素受体激动药、茶碱类和M胆碱受体阻断药，可缓解支气管平滑肌痉挛及哮喘症状。② 抗炎平喘药（糖皮质激素类药物）：用于防治慢性支气管炎症，最终消除哮喘症状。③ 抗过敏平喘药：如色甘酸钠等能抑制过敏介质释放，用于预防哮喘发作。治疗目标由过去的控制哮喘急性发作，转变为现在的防治慢性支气管炎症，最终防止哮喘发作。

一、抗炎平喘药物（糖皮质激素类药物）

糖皮质激素（glucocorticoids，GCs）具有广泛的生理和药理作用，具有强大的抗炎、抗过敏作用。是目前治疗哮喘最有效的抗炎平喘药物，为治疗哮喘的一线药物。

【作用机制】

糖皮质激素通过多环节产生抗炎平喘作用，作用机制包括：① 抗炎作用，抑制气道黏膜中各种炎症细胞的趋化、聚集、活化及多种炎症介质、致炎细胞因子的生成及释放，减少渗出，减轻气道黏膜的充血水肿和局部炎症反应。② 抗过敏作用，抑制过敏介质释放。③ 抑制花生四烯酸代谢，减少前列腺素及白三烯的合成与释放。④ 组织β受体下调，增强气道平滑肌对β_2受体的反应性。

用于治疗哮喘的糖皮质激素分为全身用药和局部用药两类。前者抗炎作用强大，平喘效果显著，但全身用药的不良反应多而严重，仅适用于哮喘持续状态或其他药物难以控制的严重哮喘。局部气雾吸入给药的糖皮质激素，可充分发挥药物对气道的抗炎作用，而避免全身不良反应。由于本类药物发挥作用较缓慢，用药后需要一定的潜伏期才能奏效，且无松弛支气管平滑肌作用，故在治疗危重和急性哮喘发作病例时必须与 β_2 受体激动剂等其他速效平喘药联合应用或吸氧，以免发生窒息。

（一）代表药物

丙酸倍氯米松

丙酸倍氯米松（beclomethasone dipropionate）为地塞米松的衍生物，是局部吸入给药的糖皮质激素类药物，具有强大的局部抗炎作用，效价比地塞米松强 500～600 倍。气雾吸入后直接作用于气道发挥抗炎平喘作用。吸收作用很小，几乎无全身性不良反应，长期应用对肾上腺皮质功能无抑制作用。主要应用于支气管扩张药不能有效控制的慢性哮喘，连续用药可减少或终止发作。对糖皮质激素依赖的哮喘患者，可用本品代替其他糖皮质激素类药物的全身应用。对严重哮喘患者需与支气管扩张药联合使用。本品起效缓，一般用药 10 天后产生最大疗效，不宜用于哮喘急性发作和哮喘持续状态的抢救治疗。

【不良反应】

长期应用，偶有声音嘶哑、喉部不适、口腔和咽部白色念珠菌感染等不良反应。喷药后及时漱口，减少药液在咽部的残留，可明显降低真菌感染的发生率。妊娠早期及婴儿慎用。

（二）其他糖皮质激素类平喘药（表 28-1）

表 28-1　其他常用糖皮质激素类平喘药及其特点

药物及分类	作用机制	药理作用	临床应用	不良反应
布地奈德（budesonide） 曲安奈德（triamcinolone acetonide） 氟替卡松（fluticasone propionate）	与肾上腺皮质激素受体结合	抗炎、抗过敏、抑制 PG 和 LG 合成、增敏 β_2 受体	支气管扩张药不能控制的慢性哮喘	口腔、咽部白色念珠菌感染

二、支气管扩张药

（一）β 肾上腺素受体激动药

根据药物对受体的选择性，可分为非选择性 β 肾上腺素受体激动药和选择性 β_2 肾上腺素受体激动药。

1. 非选择性 β 肾上腺素受体激动药　对 β_1 和 β_2 受体均有激动作用，多数药物对 α 受体也有强大的激动作用。其中，异丙肾上腺素（isoprenaline）、肾上腺素（adrenaline）、麻黄碱（ephedrine）曾是治疗哮喘的重要药物。异丙肾上腺素气雾剂吸入给药，肾上腺素皮下注射给药，均具有强大的平喘作用，用于缓解支气管哮喘的急性发作。麻黄碱口服用于预防哮喘发作和轻症哮喘的治疗。因本类药物对 β_1 和 β_2 受体的激动作用缺乏选择性，易发生兴奋心脏等不良反应，现临床上已较少应用。

2. 选择性 β_2 肾上腺素受体激动药 有沙丁胺醇（salbutamol）、特布他林（terbutaline）、克伦特罗（clenbuterol）、福莫特罗（formoterol）、沙美特罗（salmeterol）、班布特罗（bambuterol）、丙卡特罗（procaterol）、氯丙那林（clorprenaline）等。是 20 世纪 80 年代起用于临床的平喘药。对支气管平滑肌 β_2 受体选择性较强，对心脏 β_1 受体作用弱，对 α 受体几乎无作用。此类药物对 β_1 和 β_2 受体的选择性指数（即呼吸道平滑肌与心肌作用的等效浓度之比）远高于非选择性 β 受体激动药，如沙丁胺醇、特布他林分别为 250 和 138，而异丙肾上腺素仅为 1.4。由于选择性高，β_2 受体激动药较少发生心血管系统不良反应，并具有稳定性较好、作用维持时间长、可多途径给药等优点，已基本取代了非选择性 β 肾上腺素受体激动药治疗哮喘的应用，成为哮喘对症治疗的首选药物之一。

【药理作用】

1. 平喘作用 选择性激动气道内不同细胞的 β_2 受体，激活靶细胞的兴奋性 G 蛋白，继而活化腺苷酸环化酶，催化细胞内 ATP 转化为 cAMP，使细胞内 cAMP 水平升高，再通过细胞内信号转导，产生多种药理效应。① 激动支气管平滑肌 β_2 受体，使平滑肌松弛，解除支气管痉挛。② 激动肺组织肥大细胞 β_2 受体，抑制组胺、白三烯等炎症介质释放，解除炎症介质所致的支气管痉挛。③ 激动纤毛上皮细胞 β_2 受体，促进黏液分泌和纤毛运动，增强黏液一纤毛系统的气道清除功能。④ 激动肺泡Ⅱ型细胞 β_2 受体，促进表面活性物质的合成与分泌。这些作用均有利于哮喘的治疗，其中以松弛支气管平滑肌的作用最为重要。

2. 其他作用 特布他林可激动子宫平滑肌 β_2 受体，抑制子宫收缩。丙卡特罗具有抗过敏和镇咳作用。

【临床应用】

主要用于支气管哮喘和喘息性支气管炎，也可用于肺气肿、慢性阻塞性肺病及其他呼吸系统疾病所致的支气管痉挛。气雾剂吸入或静脉注射给药起效迅速，适用于控制哮喘的急性发作和哮喘持续状态。口服给药一般用于预防哮喘发作和轻症治疗。沙丁胺醇的缓释、控释制剂和长效 β_2 受体激动剂福莫特罗、沙美特罗、丙卡特罗等，特别适用于哮喘夜间发作的患者。

【不良反应】

1. 骨骼肌震颤 用药早期可出现四肢和面颈部骨骼肌震颤，轻者感到不适，重者可影响生活和工作，继续用药可逐渐减轻或消失。口服给药发生率约为 30%，气雾吸入给药发生率低。发生机制是由于激动了骨骼肌慢收缩纤维的 β_2 受体，使其收缩加快，影响了快慢收缩纤维间的协调所致。

2. 心脏反应 治疗量时心血管不良反应少而轻，大剂量可引起心悸、头痛、头晕、恶心等。应优先选择气雾剂吸入给药，避免长期大剂量单独使用，对严重病例应交替使用不同类型的平喘药。高血压、心功能不全、甲状腺功能亢进者慎用。

3. 代谢异常 激动 β_2 受体可增加肌糖原分解，使血中乳酸和丙酮酸升高，糖尿病患者慎用。过量应用或合用糖皮质激素可致低血钾，必要时补充钾盐。

4. 其他 长期反复用药，可产生快速耐变药性或引起气道反应性增高。

（二）茶碱类

茶碱（theophylline）为甲基黄嘌呤衍生物，难溶于水。临床常用的茶碱类药物为茶碱的盐类、衍生物或缓释、控释制剂，是一类常用的平喘药。各种茶碱制剂的药理作用和临床应用相同，但水溶性、刺激性、给药途径等有所不同。

【体内过程】

各种茶碱制剂口服吸收较好，2～3 小时达 C_{max}，生物利用度为 64%～96%，血浆蛋白结合率约 60%，有效血药浓度为 10～20mg/L。茶碱约 90% 在肝内通过氧化和甲基化代谢灭活，10% 以原形从尿中排出，平均 $t_{1/2}$ 成人为 8～9 小时，儿童为 3.5 小时。茶碱的生物利用度及体内消除速率个体差异大，临床用药应注意剂量个体化。

【药理作用】

1. 平喘作用　茶碱类对气道平滑肌有较强的舒张作用，并能抗气道炎症。其作用机制涉及多个环节：① 短期应用能促进肾上腺髓质释放肾上腺素，间接发挥 β_2 受体激动药作用，使支气管平滑肌松弛。② 治疗浓度的茶碱能阻断腺苷受体，拮抗腺苷诱发的气道平滑肌痉挛。腺苷可诱导肥大细胞释放组胺、白三烯等炎症介质，引起气道平滑肌收缩。③ 茶碱血药浓度较高时可抑制磷酸二酯酶（PDE），使 cAMP 降解减少，细胞内 cAMP 水平升高，松弛支气管平滑肌。④ 抑制气道平滑肌细胞外钙内流和内钙释放，干扰钙离子转运，松弛气道平滑肌。⑤ 茶碱在较低血药浓度（5～10mg/L）时具有免疫调节与抗炎作用，抑制气道肥大细胞释放组胺，抑制肿瘤坏死因子及血小板活化因子的活性，抑制白介素 -5 介导的嗜酸性粒细胞积聚，减少炎症细胞向气道浸润。⑥ 增强膈肌收缩力，减轻膈肌疲劳，有利于改善慢性阻塞性肺病患者的呼吸肌功能。

2. 其他作用　① 强心作用：直接作用于心脏，增强心肌收缩力，增加心排血量。② 利尿作用：能增加肾血流量和肾小球滤过率，并抑制肾小管对 Na^+、Cl^- 的重吸收。③ 松弛胆道平滑肌，解除胆管痉挛。

【临床应用】

1. 支气管哮喘及喘息型支气管炎　茶碱类松弛气道平滑肌作用不如 β 受体激动药强，起效较慢，口服主要用于慢性哮喘的维持治疗及预防急性发作。静脉滴注或注射给药，主要用于哮喘持续状态和 β_2 受体激动药不能控制的严重哮喘。

2. 慢性阻塞性肺疾病　茶碱类对气道和呼吸肌的综合作用，对患者的气促症状有明显改善作用。

3. 心源性哮喘　辅助用于心源性哮喘治疗。

4. 胆绞痛　宜与镇痛药合用。

【不良反应】

茶碱安全范围较窄，不良反应发生率与血药浓度密切相关，血药浓度超过治疗水平（>20mg/L）时，易发生不良反应。口服可致恶心、呕吐、腹痛、失眠、震颤、激动、心动过速等。剂量过大或静脉注射太快可致心悸、严重心律失常、血压骤降，严重时出现心搏骤停或心脏猝死。偶见横纹肌溶解导致的急性肾衰竭和死亡。

【用药注意事项】

① 茶碱的药动学个体差异大，应监测血药浓度，及时调整剂量以避免中毒反应的出现。② 静脉注射速度宜慢，密切注意低血压、心律失常及惊厥等中毒症状的发生，以防猝死。③ 心脏病、高血压、甲状腺功能亢进、糖尿病、消化性溃疡、前列腺肥大、肝肾功能不全、妊娠期或哺乳期妇女慎用。④ 老年人及心、肝、肾功能不全者应减量。⑤ 儿童对茶碱的中枢作用较敏感，易致惊厥，应慎用。

氨 茶 碱

氨茶碱（aminophylline）为茶碱与乙二胺的复盐，含茶碱 75%～80%。水溶性增加，可口服、注射或直肠给药，为最常用的茶碱类制剂。碱性较强，局部刺激性大，口服后易引起胃肠道刺激症状。饭后服用或肠溶片可减轻局部刺激。口服用于慢性哮喘的维持治疗，预防急性发作。急性哮喘或哮喘持续状态时常静脉注射给药，可迅速控制症状。静脉注射宜控制药物浓度和注射速度，避免引起心律失常、血压骤降、惊厥、猝死等严重不良反应。

（三）M 胆碱受体阻断药

迷走神经对于维持呼吸道平滑肌张力具有重要作用。位于气道平滑肌、气管黏膜下腺体及血管内皮细胞的 M_3 受体被激动，可使气道平滑肌收缩、黏液分泌增加和血管扩张，气道口径缩窄。哮喘患者的气道 M_3 受体功能偏于亢进，可导致喘息发作。阿托品等非选择性 M 胆碱受体阻断药对支气管平滑肌选择性低，不良反应多，不能用于哮喘治疗。目前用于哮喘治疗的 M 胆碱受体阻断药为阿托品衍生物，能选择性阻断气道的 M_3 受体，扩张支气管平滑肌。常用药物有异丙托溴铵、氧托溴铵（oxitropium bromide）等。

异丙托溴铵

异丙托溴铵（ipratropium bromide）又名溴化异丙托品，为阿托品的异丙基衍生物，具有季铵基团，雾化吸入时不易从气道吸收。其选择性阻断气道平滑肌 M 受体，抑制鸟苷酸环化酶活性，降低细胞内的 cGMP 水平，在局部发挥松弛气道平滑肌作用，对呼吸道腺体分泌和心血管系统有明显影响。本品对控制哮喘急性发作的疗效不如肾上腺素受体激动药，但对某些迷走神经功能亢进诱发的哮喘发作有较好的疗效。主要用于喘息性慢性支气管炎和支气管哮喘，尤其适用于因使用 β 受体激动药产生的肌震颤、心动过速而不能耐受者。吸入给药约 5 分钟起效，30～60 分钟达最大效应，药效维持 4～6 小时。不良反应少见，少数患者有口干、干咳、喉部不适等。青光眼患者禁用。

（四）其他支气管扩张药（表 28-2）

表 28-2　其他常用支气管扩张药及其特点

药物	作用机制	药理作用	临床应用	不良反应	备注
异丙肾上腺素 肾上腺素	激动 β_1 和 β_2 受体	松弛支气管平滑肌，兴奋心脏	哮喘急性发作	心律失常	
麻黄碱	激动 β_1 和 β_2 受体	松弛支气管平滑肌，兴奋心脏	预防哮喘发作；治疗轻症哮喘	兴奋心脏和中枢神经	
沙丁胺醇 特布他林 克伦特罗 福莫特罗 沙美特罗 班布特罗 丙卡特罗 氯丙那林	选择性激动 β_2 受体	松弛支气管平滑肌，抑制肥大细胞释放炎症介质	吸入或静脉注射：哮喘急性发作、哮喘急性状态；口服：预防哮喘发作、轻症哮喘治疗	骨骼肌震颤；血中乳酸和丙酮酸升高	
氨茶碱	促肾上腺髓质释放肾上腺素；阻断腺苷受体；抑制磷酸二酯酶；抑制炎症介质释放	松弛气道平滑肌；抗气道炎症；增强膈肌收缩力	支气管哮喘，喘息型支气管炎症；慢性阻塞性肺疾病；心源性哮喘	心律失常；血压骤降、惊厥、猝死	
胆茶碱			不能耐受氨茶碱的哮喘患者	胃轻度刺激	
二羟丙茶碱			伴心动过速或不能耐受氨茶碱的哮喘患者	胃轻度刺激，轻度兴奋心脏	

续表

药物	作用机制	药理作用	临床应用	不良反应	备注
多索茶碱			支气管哮喘，伴支气管痉挛的肺部疾病	血压下降	
舒弗美 茶喘平	茶碱的控释与缓释制剂	平喘作用维持时间长	慢性哮喘，夜间频发哮喘	少见	
噻托溴铵 氧托溴铵	选择性阻断气道M受体	松弛支气管平滑肌	喘息性慢性支气管炎、支气管哮喘	少见	青光眼患者禁用

三、抗过敏平喘药

变态反应是哮喘的重要病因之一，可导致气道平滑肌肥大细胞和嗜酸性粒细胞释放炎症介质，引起气道炎症和平滑肌痉挛。抗过敏平喘药可有效抑制过敏介质的释放或拮抗过敏介质的作用，预防哮喘发作。本类药物起效较慢，主要用于预防哮喘的发作，对急性发作患者无效。根据主要作用机制可分为过敏介质阻释药和抗白三烯类药物。

（一）过敏介质阻释药

本类药物的主要作用是阻止靶细胞释放过敏介质。常用药物有肥大细胞膜稳定药色甘酸钠和 H_1 受体阻断药酮替芬。

【作用机制】

其作用机制有以下三个环节：① 稳定肥大细胞膜，色甘酸钠抑制大鼠、狗、猴与人肺组织的肥大细胞由抗原诱发的过敏介质释放，但不阻断豚鼠肺肥大细胞与人皮肤肥大细胞的过敏介质释放。本药可能在肥大细胞的细胞膜外侧的钙通道部位与 Ca^{2+}形成复合物，加速钙通道的关闭，使钙内流受阻，从而阻止肥大细胞脱颗粒。② 抑制呼吸道感觉神经末梢与呼吸道神经源性炎症，色甘酸钠抑制二氧化硫、缓激肽、冷空气、甲苯二异氰酸盐、运动等引起的支气管痉挛；色甘酸钠也抑制犬无髓鞘的 C 纤维神经末梢放电。③ 对其他炎症细胞的作用，色甘酸钠既阻断肥大细胞介导的速发生反应，也抑制巨噬细胞与嗜酸性粒细胞介导的迟发性反应，长期应用可减轻呼吸道高反应性。

色 甘 酸 钠

色甘酸钠（disodium cromoglycate）为色酮类化合物，遇光和在水溶液中不稳定，所以药用其微细粉末。

【体内过程】

口服吸收率约 1%，临床采用特制的吸入器粉雾吸入给药。5%～10% 被肺组织吸收，15 分钟达稳态血药浓度，血浆蛋白结合率为 60%～75%。以原型从胆汁和尿排出，$t_{1/2}$ 为 1～1.5 小时。

【药理作用】

在接触抗原前 7～14 天，运动前 15 分钟用药，可预防 I 型变态反应、运动或其他刺激所致的哮喘。但无直接松弛支气管平滑肌作用，对组胺、白三烯等炎症介质亦无拮抗作用，故对正在发作的哮喘无效。其主要作用机制是选择性稳定肺组织的肥大细胞膜，减少细胞外 Ca^{2+}向细胞内转运，从而阻止肥大细胞脱颗粒释放组胺、白三烯等过敏介质。也可抑制引起支气管痉挛的某些反射或逆转哮喘患者炎症靶细胞功能的改变，降低对各种非特异性刺激的敏感性和气道高反应性，减少支气管痉挛的发作。

【临床应用】

色甘酸钠主要用于各种支气管哮喘的预防性治疗，能防止变态反应或运动引起的速发性和迟发性哮喘。也可用于预防过敏性鼻炎、溃疡性结肠炎以及胃肠食物过敏性疾病。

【不良反应】

不良反应少见。少数患者吸入后咽喉部及气管有刺激感，可引起呛咳、气急，甚至诱发哮喘发作。必要时与 β 受体激动药合用。

酮 替 芬

酮替芬（ketotifen）为新型过敏介质阻释药，有较强的抑制过敏介质释放和阻断组胺 H_1 受体作用，也能拮抗 5- 羟色胺（5-HT）和白三烯（TLs）的作用，疗效优于色甘酸钠。用于预防各型支气管哮喘的发作，对儿童哮喘的疗效优于成人。对糖皮质激素依赖型哮喘患者，可减少糖皮质激素的用量。也可用于过敏性鼻炎、慢性荨麻疹及食物过敏等治疗。用药第 1 周有 10%～15% 患者出现嗜睡、乏力、头晕、口干等副作用，继续用药可自行缓解或消失。孕妇、驾驶员、精密机械操纵者慎用。

（二）抗白三烯药

抗白三烯药物有 LTs 受体拮抗剂和 5-LOX 抑制剂。前者选择性与气道组织的 LTs 受体结合，竞争性阻断 LTs 的作用，临床应用的药物有扎鲁司特和孟鲁司特。后者通过抑制 LTs 合成发挥作用，如齐留通。

扎 鲁 司 特

扎鲁司特（zafirlukast）为长效、高选择性 LTs 受体拮抗剂，能竞争性阻断 LTs 受体，有效地预防 LTs 所致的各种气道反应，减轻哮喘症状，改善肺功能。临床主要适用于慢性轻中度哮喘的预防和长期治疗。治疗严重哮喘患者时联合应用本药，可维持对哮喘发作的控制或减少糖皮质激素的用量。不良反应有轻微头痛或胃肠道反应，偶见肝功能异常。肝肾功能不全者、妊娠和哺乳期妇女慎用。

（三）其他抗过敏平喘药（表 28-3）

表 28-3 其他常用抗过敏平喘药及其特点

药物及分类	作用机制	药理作用	临床应用	不良反应	备注
曲尼司特（tranilast）	稳定肥大细胞和嗜碱性粒细胞膜，抑制组胺、白三烯、5-HT 等介质释放	抑制肥大细胞脱颗粒，抑制组胺、白三烯释放	预防支气管哮喘、过敏性鼻炎、荨麻疹、血管神经性水肿、过敏性皮肤瘙痒	呛咳、气急，甚至诱发哮喘	
孟鲁司特（montelukast）	竞争性阻断白三烯受体	抑制气道反应，减轻哮喘症状，改善肺功能	慢性、轻中度哮喘的预防和长期治疗	胃肠道反应，肝功能异常	肝肾功能不全者、妊娠和哺乳期妇女慎用
齐留通（zileuton）	选择性抑制气道 5- 脂氧合酶	减少白三烯合成	轻度哮喘的预防和治疗	转氨酶升高	

第 2 节 镇咳药

咳嗽是呼吸道受刺激时产生的一种保护性反射活动，有利于排出呼吸道内的分泌物或异物，保持呼吸道清洁和畅通，故轻度咳嗽一般不必应用镇咳药，但剧烈或频繁的咳嗽不仅给患者带来痛苦和体能消耗，影响休息、睡眠和工作，而且可引起肺泡壁弹性组织损伤，加重病情或引起并发症，在应用镇咳药前，应寻找引起咳嗽的原因，并针对病因进行治疗。

镇咳药（antitussive drugs）是作用于咳嗽反射弧的不同环节，抑制咳嗽反射的药物。根据药物作用部位不同，分为中枢性镇咳药和外周性镇咳药两类。有些药物兼有中枢和外周两种抑制作用。

一、中枢性镇咳药

中枢性镇咳药通过直接抑制咳嗽中枢发挥镇咳作用，又分为依赖性镇咳药和非依赖性镇咳药两类。前者为阿片类生物碱及其衍生物，后者为合成镇咳药。

（一）依赖性中枢性镇咳药

依赖性中枢性镇咳药主要指阿片类生物碱，其中镇咳作用最强的是吗啡（morphine），它对咳嗽中枢有很强的抑制作用，目前临床仅用于：① 支气管癌或主动脉瘤引起的剧烈咳嗽。② 急性肺梗死或急性左心衰竭伴有剧烈咳嗽。

可 待 因

【体内过程】

口服或注射均可吸收，其生物利用度为40%～70%。口服后约20分钟起效，0.75～1小时后血药浓度达峰值；肌内注射后0.25～1小时达峰值血药浓度。表观分布容积为3～4L/kg。血浆蛋白结合率约为20%，$t_{1/2}$为3～4小时。在体内经肝代谢，主要经尿排出，其中10%为原形药物。约10%在体内脱甲基转变成吗啡。致死病例的血药浓度为1.4～5.6μg/ml。

【药理作用机制】

可待因（codeine）对延脑咳嗽中枢有选择性抑制作用。有中枢性镇咳和中度镇痛作用，其作用强度分别为吗啡的1/4和1/10，作用持续4～6小时。镇咳剂量不抑制呼吸。

【临床应用】

适用于各种原因引起的剧烈干咳和刺激性咳嗽，对胸膜炎干咳伴有胸痛者尤为适用，镇咳剂量为镇痛剂量的1/3～1/2。常用制剂为磷酸可待因片和磷酸可待因注射剂。

【不良反应】

不良反应有恶心、呕吐、便秘等。大剂量可致兴奋、烦躁不安。久用可产生依赖性。因可抑制支气管腺体分泌，使痰液黏稠度增高不易咳出，多痰者禁用。对支气管平滑肌有轻度收缩作用，在呼吸不畅及支气管性咳嗽的病例，应慎用。

（二）非依赖性中枢性镇咳药

由于可待因类镇咳药有依赖性等不良反应，近年经过化学结构改造或合成的办法，得到了许多非依赖性的镇咳药。逐渐取代了易产生依赖性的阿片类镇咳药。非依赖性镇咳药也不可滥用，在对因治疗无效时，下列情况可使用：① 咳嗽剧烈而频繁，痰量很少或无痰。② 患者已有较严重疾病，咳嗽可使病情加剧或带来难以忍受的痛苦。对体弱无力、肺功能明显减退和痰量较多或成脓性的患者应禁用或慎用，以免出现窒息或浓痰引流不畅而致炎症迁延不愈。

右 美 沙 芬

右美沙芬（dextromethorphan）为合成的吗啡衍生物，镇咳作用与可待因相似或略强，无镇痛作用，治疗剂量不抑制呼吸，为目前临床应用最广泛的镇咳药物。口服15～30分钟起效，作用维持3～6小时。适用于无痰干咳及频繁剧烈的咳嗽。偶有头晕、轻度嗜睡、口干、便秘等，反复应用无依赖性。

二、外周性镇咳药

外周性镇咳药通过抑制咳嗽反射弧中的感受器、传入神经或传出神经的传导而起镇咳作用。

（一）代表药物

苯 丙 哌 林

苯丙哌林（benproperine）抑制肺和胸膜牵张感受器引起的肺－迷走神经反射，也能抑制咳嗽中枢和松弛支气管平滑肌，是兼有外周和中枢作用的强效镇咳药。镇咳作用为可待因的 2～4 倍，作用维持 4～7 小时。适用于各种原因引起的咳嗽，尤其适用于刺激性干咳。有痰者应与祛痰药合用。口服时不可咬碎，以免引起口腔麻木。偶引起头晕、乏力、嗜睡、口干、皮疹等不良反应。孕妇慎用，对本品过敏者禁用。

（二）其他镇咳药（表 28-4）

表 28-4　其他常用镇咳药及其特点

药物及分类	作用机制	药理作用	临床应用	不良反应	备注
喷托维林（pentoxyverine）	抑制咳嗽中枢，抑制气道感受器	镇咳，缓解支气管平滑肌痉挛	上呼吸道炎症引起的干咳	头晕、恶心、口干、便秘	青光眼患者禁用
二氧丙嗪（dioxopromethazine）	抑制呼吸道感受器	镇咳	咳嗽	困倦、乏力	高空作业、驾驶车辆者等禁用；癫痫、肝功能不全者慎用

第 3 节　祛痰药

祛痰药是能使痰液变稀或黏稠度降低而易于咳出的药物。祛痰药清除痰液的作用也起到间接的镇咳、平喘作用，有利于控制继发感染。

一、代表药物

乙酰半胱氨酸

乙酰半胱氨酸（acetylcysteine）分子中的巯基能使黏痰中的黏蛋白肽链的二硫键断裂，黏蛋白变成小分子多肽，痰液黏度降低，易于咳出。也能裂解脓性痰液中的 DNA，使痰液液化而利于咳出。临床上常用雾化吸入治疗黏痰阻塞气道而咳出困难者。紧急时还可气管内滴入，及时吸引排痰，防止稀释的痰液阻塞气道。对呼吸道有刺激性，可致呛咳、支气管痉挛，合用异丙肾上腺素可防止支气管痉挛。不宜与青霉素类、头孢菌素类和四环素类抗生素混合使用，避免降低抗菌活性。支气管哮喘患者慎用或禁用。

二、其他祛痰药（表 28-5）

表 28-5　其他常用祛痰药及其特点

药物及分类	作用机制	药理作用	临床应用	不良反应	备注
溴己新（bromhexine）	裂解黏痰中的黏多糖	降低痰液黏度，易于咳出	黏痰不易咳出	胃部不适、转氨酶升高	消化性溃疡、肝功能不良者慎用
氨溴索（ambroxol）	裂解痰中酸性黏多糖	降低痰液黏度，易于咳出	黏痰不易咳出、新生儿呼吸窘迫症	胃肠道反应	孕妇及哺乳期妇女慎用
羧甲司坦（carbocisteine）	调节支气管腺体分泌	痰液黏滞性降低，易于咳出	各种痰液黏稠、咳出困难者	胃肠道反应	消化性溃疡患者禁用
氯化铵（ammonium chloride）	呼吸道腺体分泌增加	稀释痰液	用于急、慢性呼吸道炎症所致痰多而又不易咳出者	易致高氯性酸血症	肝肾功能不全、代谢性酸血症及消化性溃疡患者禁用

思考题

1. 常用的平喘药有哪几类？并说明其平喘的作用机制有什么区别，怎样能增强平喘作用？
2. 试述作用于呼吸系统药物的分类依据和药理作用及机制。
3. 比较氨茶碱、沙丁胺醇、色甘酸钠、乙酰半胱氨酸四种药物作用于呼吸系统的区别。

第 29 章　作用于消化系统的药物

主要内容

作用于消化系统药物的分类及各类药物的作用机制；
常用助消化药、止吐药、止泻药、利胆药及治疗肝昏迷的代表药物。

第 1 节　助消化药

助消化药（digestants）是消化液中的成分或是促进消化液分泌的药物，主要用于消化道分泌功能减弱或消化不良等，促进食物消化。有些能阻止肠道的过度发酵，也用于消化不良的治疗。

一、助消化药

通过增加胃液的酸度、提高胃蛋白酶的活性、分解蛋白质、脂肪、糖类等来促进胃的消化功能。

二、临床常用助消化药的分类

助消化药按照其作用的机制不同可分为稀盐酸、胃蛋白酶、胰酶、乳酶生、干酵母等几类（表 29-1）。

表 29-1　常用助消化药及其特点

药物	药理作用	临床应用	不良反应	备注
稀盐酸（dilute hydrochloric acid）	增加胃液酸度	胃酸缺乏性疾病	腹胀等	与胃蛋白酶合用效果较好
胃蛋白酶（pepsin）	水解蛋白质	胃蛋白酶缺乏症		不能与碱性药物合用
胰酶（pancreatin）	消化脂肪、蛋白质等	消化障碍	引起口腔黏膜溃疡	不可咀嚼服用
乳酶生（lactasin）	抑制腐败菌类繁殖	消化不良、腹泻等		不宜与抗乳酸杆菌的制剂合用
干酵母（dried yeast）	助消化	食欲不振、消化不良疾病	剂量过大可引起腹泻	宜嚼碎吞服

第 2 节　抗酸药及抗消化性溃疡药

消化性溃疡（peptic ulcer）是指胃和十二指肠溃疡及反流性食管炎。消化性溃疡的发病机制尚未明确，目前认为溃疡病的发生是由于胃黏膜的自身防御因子（胃液、前列腺素等）和黏膜攻击因子（胃酸、胃蛋白酶、幽门螺杆菌）之间平衡失调的结果。药物的治疗主要是通过抑制攻击因子和增强防御因子而发挥作用。目前常用的药物有抗酸药、胃酸分泌抑制药、黏膜保护药、抗幽门螺杆菌药等（图 29-1）。

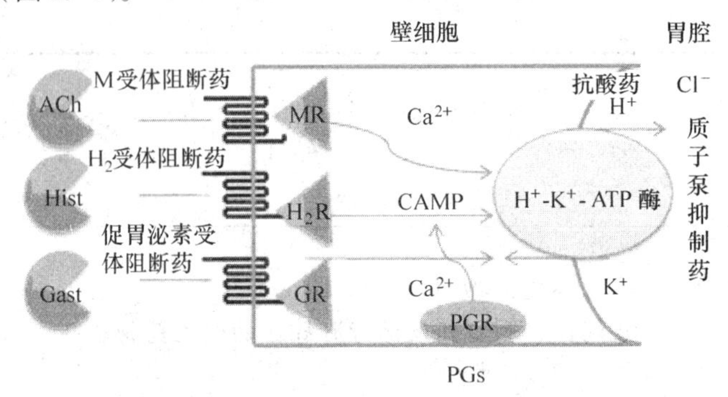

图 29-1 胃的分泌功能及药物作用的部位

ACh. 乙酰胆碱；Hist. 组胺；Gast. 促胃液素；PGs. 前列腺素

MR. M 胆碱受体；H_2R. H_2 受体；GR. 促胃液素受体；PGR. 前列腺素受体

一、抗酸药

抗酸药（antacids）又称为胃酸中和药。本类药物多是弱碱性的镁盐或铝盐，口服后能中和过多的胃酸，解除胃酸对胃和十二指肠黏膜的侵蚀和刺激，降低胃蛋白酶分解胃壁蛋白的活性，具有促进溃疡愈合和缓解疼痛作用。因胃内酸度降低，还可促进血小板聚集而加速凝血，有利于止血和预防再出血，餐后服药可延长药物的作用时间。主要用于胃、十二指肠溃疡及胃酸分泌过多症的辅助治疗。

【药理作用】

抗酸药在胃内中和胃酸作用的强弱与体外实验观察相平行，但胃内黏蛋白等物质有减慢酸中和的能力，抗酸药中和胃酸的能力与胃排空有关。缓慢作用的氢氧化铝治疗十二指肠溃疡时，如空腹服用，因迅速进入十二指肠而不能发挥中和胃酸的作用，饭后服用可延迟药物在胃内停留的时间，更好地发挥抗酸的作用。一般饭后胃酸分泌速度约为 45mEq/h，饭后 1 小时服用单剂量抗酸药 156mEq，能有效中和胃酸 2 小时，饭后 3 小时第 2 次给药，作用可维持 4 小时以上。治疗活动性消化性溃疡需 24 小时大限度中和胃酸。因此合理的给药方案为每餐后 1～3 小时及晚上睡前各服药 1 次。每日 4 次，每次用量 75～150mEq［约相当于 $Al(OH)_3$ 和 $Mg(OH)_2$ 合剂 30～60ml］以液体制剂为宜，现主张合并用药，合并应用氢氧化镁［$Mg(OH)_2$］和氢氧化铝［$Al(OH)_3$］，作用迅速的氢氧化镁几分钟之内中和胃酸，而氢氧化铝起维持作用。

理想的抗酸药应该是作用强、迅速、持久、不吸收、不产气、不引起腹泻或便秘，对黏膜及溃疡面有保护收敛作用。常用抗酸药及特点见表 29-2。

表 29-2 常用抗酸药及特点

药物	抗酸作用	起效时间	维持时间	黏膜保护	收敛作用	产生 CO_2	碱血症	排便影响
$Al(OH)_3$	较强	慢	较长	有	有	无	无	便秘
$Mg(OH)_2$	较强	最快	较长	无	无	无	无	腹泻
$NaHCO_3$	强	快	短	无	有	有	有	
$CaCO_3$	中	较快	较长	无	有	有	无	便秘

为了减少不良反应，增加抗酸的效果，临床多用复方制剂。如胃舒平（复方氢氧化铝），是由氢氧化铝、三硅酸镁、颠茄三种成分组成，兼有抗酸、解痉、止痛的作用，且便秘等不良反应减轻；如复方制剂乐得胃，由碳酸氢钠、碳酸镁、碱式硝酸铋、弗朗鼠李皮组成，兼有铋剂和抗酸药的双重优点。

【临床应用】

抗酸药主要用于治疗消化性溃疡及反流性食管炎。H_2 受体阻断药用于治疗消化性溃疡，抗酸药与其合用可降低胃内氢离子浓度，较单用 H_2 受体阻断药更有效。

治疗反流性食管炎，抗酸药的作用是中和胃酸，降低逆流胃酸的侵蚀活性，并提高食管下部括约肌的反应能力和增加食管内酸的消除。通常轻、中度反流性食管炎应用抗酸药每日 7 次，严重病例可每小时或连续食管内点滴给药。

二、胃酸分泌抑制药

胃壁细胞上存在 H_2、促胃液素和 M_1 受体，当这些受体激动时，产生一系列的生化过程，最终激活 H^+-K^+-ATP 酶，使壁细胞分泌 H^+，再由 H^+泵泵入胃腔内而形成胃酸，同时进行 H^+-K^+交换，将胃内的 K^+转入胃壁细胞。因此，上述受体阻断药及 H^+泵抑制药均可抑制胃酸分泌，有利于溃疡愈合。

（一）H_2 受体的阻断药

H_2 受体阻断药能特异性阻断胃壁细胞上的 H_2 受体，拮抗组胺或组胺受体激动剂所致的胃酸分泌。该类药物的化学结构特点是以甲硫乙胺的侧链取代 H_1 受体阻断药的乙基胺链。常用的药物有：西咪替丁（cimetidine）、雷尼替丁（ranitidine）、法莫替丁（famotidine）、尼扎替丁（nizatidine）、罗沙替丁（roxatidine）。

【体内过程】

口服吸收良好，部分药物有首关消除，在体内代谢成 S- 氧化物、N- 氧化物等，大部分以原形经肾排出。尼扎替丁的 $t_{1/2}$ 是 1.3 小时，其他药物为 2～3 小时。

【药理作用】

组胺与壁细胞上的 H_2 受体结合，首先激活腺苷酸环化酶，使 cAMP 增加，并激活 cAMP 依赖性钙通道，后者进一步激活胃壁细胞的 H^+-K^+-ATP 酶（H^+泵），促进胃酸分泌。H_2 受体阻断药通过阻断 H_2 受体而抑制胃酸分泌。对五肽促胃液素、胆碱受体激动剂及迷走神经兴奋所致胃酸分泌也有明显的抑制作用，用药数周胃酸和胃蛋白酶的分泌下降。对心血管无影响，但可拮抗组胺的舒张血管作用。

【临床应用】

主要用于胃和十二指肠的溃疡，病理性胃酸分泌增多症。连续用药 8 周以上，溃疡愈合率明显增加，停药易复发，显效后给予维持量可减少复发。可用于卓 - 艾综合征的分泌状态，但用量较大，也可用于反流性食管炎、胰腺分泌不足、应激性溃疡等引起的胃酸分泌过多。

【不良反应】

偶致便秘、腹泻、腹胀、皮疹、头疼、头晕等症状。西咪替丁的副作用较多，长期应用可致阳痿，男性乳房肿大，可能与结合雄性激素受体，妨碍双氢睾酮对雄性激素受体的激动作用及增加血液雌二醇的浓度有关。西咪替丁可抑制肝药酶，减弱华法林、苯妥英钠、茶碱、苯巴比妥、地西泮、普萘洛尔的代谢，合用时应适当调整剂量。小儿肝、肾功能不全者慎用西咪替丁和雷尼替丁，孕妇忌用。

（二）胃质子泵抑制药

奥美拉唑

奥美拉唑（omeprazole），商品名洛赛克（losec），由一个砜根连接苯咪唑环和吡啶环所成，是第一代质子泵抑制剂。

【体内过程】

本药口服生物利用度为35%，1～3小时后达到 C_{max}。重复用药，可能因胃内 H^+ 降低，使生物利用度增为60%，血浆蛋白结合率为95%，该药在体内的代谢产物仍有活性，80%的代谢产物由尿排出，其余随粪便排出。

【药理作用】

奥美拉唑通过干扰胃壁细胞内质子泵即 H^+-K^+-ATP 酶，而抑制各种刺激引起的胃酸分泌，奥美拉唑为中性或弱碱性药物，在壁细胞小管的酸环境下（pH＜5）被质子化和药物分子重新排列成次磺酸和亚磺酰胺两个活性分子，后者与附近腔面靶酶（H^+-K^+-ATPase）的 -SH 基起共价的相互作用，通过双巯基结合到每个酶分子，导致体内永久抑制酶活性。该抑制作用是不可逆的，并与剂量相关。奥美拉唑每日30mg，服药7天能减少每日产酸95%以上，停药后4～5天才逐渐恢复至治疗前水平，单一剂量口服能强有力地持续抑制胃酸分泌达3天以上。可造成患者促胃液素分泌增加，通常治疗剂量引起适度的高促胃液素血症。

【临床应用】

用于胃、十二指肠溃疡的治疗。与 H_2 受体阻断药相比，本药疗效显著，治愈率高，复发率低，H_2 受体阻断药无效时，本药依然有效。连续用药四周溃疡痊愈率可达90%。本药也可用于卓 - 艾综合征的治疗，该病是由位于胃腺的或胃腺外的腺瘤分泌大量促胃液素所致，临床特征是胃酸分泌过多，重症消化性溃疡，血清促胃液素水平明显升高，抑制胃酸分泌是控制此病的有效方法。此外，尚可作为治疗幽门螺杆菌感染的辅助用药。

【不良反应】

主要有恶心、腹胀、腹泻等胃肠道症状及头痛、头晕、嗜睡等神经系统症状。此外，可见口干、肌肉及关节疼痛。偶有皮疹、外周神经炎，阳痿、男性乳房女性化，白细胞减少、溶血性贫血等。

【药物相互作用】

本药为肝药酶抑制剂，可延长由双香豆素、华法林、苯妥英钠、地西泮等药的 $t_{1/2}$，使药物代谢减慢。

其他常用胃质子泵抑制药见表29-3。

表29-3 其他常用胃质子泵抑制药及其特点

药物	生物利用度	作用	作用机制	不良反应
兰索拉唑（lansoprazole）	85%	抑制胃酸分泌	同奥美拉唑	同奥美拉唑
泮托拉唑（pantoprazole）	70%	同奥美拉唑	同奥美拉唑	不良反应轻

（三）促胃液素受体阻断药

丙谷胺

丙谷胺（proglumide）结构与促胃液素相似，可竞争性阻断促胃液素受体，减少胃液分泌，并能增加胃黏膜的己糖胺含量，促进蛋白质合成，增强胃黏膜的屏障作用，对胃黏膜具有保护和促进愈合作用。临床用于胃和十二指肠溃疡，也用于急性上消化道出血。偶见口干、失眠、腹胀和食欲减退等不良反应。

（四）M_1 胆碱受体阻断药

哌仑西平

【体内过程】

哌仑西平（pirenzepine）在口服后 2～3 小时达峰浓度，血浆蛋白结合率为 10%，$t_{1/2}$ 为 10～12 小时。多以原形经过肾和胆道排泄。

【药理作用】

本药能选择性阻断胃壁细胞的 M_1 胆碱受体，抑制胃酸的分泌，同时对胃蛋白酶的分泌有一定的抑制作用。此外，对胃黏膜细胞也有直接保护作用。

【临床应用】

临床上主要用于胃及十二指肠溃疡，可明显缓解疼痛，降低抗酸药用量。与 H_2 受体阻断药联用可明显降低胃酸分泌，有协同作用。

【不良反应】

本药对心肌、平滑肌、唾液腺的 M_2 受体的亲和力低，故应用一般剂量时，很少出现心脏、胃肠平滑肌、唾液腺等的不良反应。但剂量过大也会产生 M 样副作用。

同类药物还有作用较强的替仑西平（telenzepine）和生物利用度较高的唑仑西平（zolenzepine）。

三、黏膜保护药

黏膜保护药主要通过促进胃黏液和碳酸氢盐的分泌、促进胃黏膜细胞前列腺素的合成、增加胃黏膜血流量，从而发挥预防和治疗胃黏膜损伤，促进组织修复和溃疡愈合的作用。有的药还兼具有一定的抗幽门螺杆菌和抗酸作用。常用的药物有前列腺素及其衍生物、胶体铋剂及螯合剂等。

米索前列醇

米索前列醇（misoprostol）为前列腺素 E_1 的衍生物。是预防和治疗溃疡病的新药，特别是对非甾体类药引起的溃疡病效果较好。

【体内过程】

口服后迅速被吸收，生物利用度＞80%，30 分钟血药浓度达到峰值，血浆蛋白结合率＜90%，被迅速转化成活性代谢物米列前列醇酸，$t_{1/2}$ 为 30～60 分钟，尿中排出率为 75%，粪便排出率为 15%。

【药理作用】

米索前列醇对胃黏膜有抗胃液分泌和保护的双重作用。动物实验证明有强大的抑制胃酸分泌的作用。给药后无论是动物基础胃酸或组胺、促胃液素及食物等刺激引起的胃酸和胃蛋白酶分泌均减少。预先或同时用药能防止阿司匹林等前列腺素合成酶抑制药引起的胃出血、溃疡及坏死，研究表明其对深层黏膜细胞有保护作用。其作用机制是增加胃黏液和 HCO_3^- 的分泌，增加局部血流量。

【临床应用】

主要用于胃、十二指肠溃疡及急性胃炎引起的消化道出血，特别是非甾体抗炎药引起的慢性胃出血。本药治疗十二指肠溃疡和胃溃疡治愈率与 H_2 受体拮抗药相似，对使用 H_2 受体拮抗药无效者服用本药有效，且不升高血清促胃液素的水平，对防治溃疡复发有较好的效果。

【不良反应】

有轻度腹泻，头晕、头痛，与抗酸药（特别是含镁离子的抗酸药）合用后会加重此不良反应。可引起子宫收缩，孕妇禁用。

其他常用黏膜保护药及其特点见表 29-4。

表 29-4 其他常用黏膜保护药及其特点

药物	对胃黏膜作用	胃酸的影响	临床应用	不良反应
恩前列醇（enprostil）	同米索列前醇	抑制	同米索列前醇	头晕、头痛、腹泻等
硫糖铝（sucralfate）	保护作用	抑制	胃及十二指肠溃疡等	便秘、恶心
铝碳酸镁（hydrotalcite）	保护作用	抑制	同硫糖铝	较轻
枸橼酸铋钾（colloidal bismuth subcitrate）	保护作用		胃及十二指肠溃疡等	恶心，皮疹、头痛
胶体果胶铋（colloidal bismuth pectin）	保护作用		同枸橼酸铋钾	较少
雷尼替丁（ranitidine）	保护作用	抑制	抗溃疡作用强	乏力、便秘、腹泻、恶心

四、抗幽门螺杆菌药

幽门螺杆菌（helicobacter pylori，HP）为 G^- 杆菌，存在于胃上皮表面和腺体内黏液层。可分泌尿素酶，同时释放白三烯和多种细胞毒素，破坏胃黏膜。幽门螺杆菌感染已被公认是消化性溃疡及慢性胃炎发生的主要原因之一。治疗的药物主要有甲硝唑、四环素、氨苄西林、克拉霉素等，但单用疗效差，临床多采用下列药物合用治疗幽门螺杆菌感染所致溃疡；① 兰索拉唑和阿莫西林；② 阿莫西林、克拉霉素和兰索拉唑（或奥美拉唑）；③ 四环素、甲硝唑和铋盐，即二元或三元疗法。联合用药后可明显提高幽门螺杆菌的清除率、抑制溃疡及降低溃疡复发率。

第 3 节 泻药和止泻药

一、泻药

泻药（laxatives，catharitics）是一类能刺激肠蠕动或增加肠内水分，软化粪便或润滑肠道而使排便通畅的药物，临床主要用于治疗功能性便秘。本类药物分为容积性泻药、接触性泻药和润滑性泻药。

（一）容积性泻药

容积性泻药有硫酸镁（magnesium sulfate）和硫酸钠（sodium sulfate），口服不吸收，在肠腔内形成高渗而减少水分吸收，肠内容积增大，刺激肠壁，导致肠蠕动加快，引起泻下。硫酸钠导泻作用较硫酸镁弱，也较安全。此外，镁盐还能引起十二指肠分泌缩胆囊素，刺激肠液分泌和蠕动。口服高浓度硫酸镁或用导管直接注入十二指肠，可反射性引起胆总管括约肌松弛，胆囊收缩，产生利胆作用。亦用于阻塞性黄疸、慢性胆囊炎。

镁离子约 20% 可吸收，经肾排泄，故肾功能不全者应慎用，且硫酸镁抑制中枢神经系统，不宜合用于中枢抑制作用的药物中毒的抢救或有中枢抑制症状的患者。硫酸镁、硫酸钠泻下作用较剧烈，可反射性引起盆腔充血和失水，月经前、妊娠妇女及老人慎用。

临床应用的容积性泻药还有乳果糖（lactulose）、山梨醇（sorbitol）及甘露醇（mannitol）等。

（二）接触性泻药

接触性泻药又称为刺激性泻药。本类药物或其代谢产物刺激肠壁，使肠道蠕动加强，同时，改变肠黏膜的通透性，使电解质和水分向肠腔扩散，使结肠水分增加，蠕动增强，引起泻下。

酚　酞

酚酞（phenolphthalein）口服后在肠道与碱性肠液形成可溶性钠盐，促进结肠蠕动。服药后 6～8 小时排出软便，作用温和，适用于习惯性顽固便秘，也可在各种肠道检查前作肠道清洁剂。偶有过敏性反应、肠炎、皮炎及出血倾向。

蓖 麻 油

蓖麻油（castor oil）在小肠上部被脂肪酸水解释出有刺激性的蓖麻油酸引起肠蠕动增加，同时减少液体和电解质的净吸收而产生导泻作用，服药后 2～3 小时排出流质粪便。由于作用强烈，且对全肠道均有作用，常伴有腹痛，故一般不作便秘治疗药，而用于检查前清洁肠道。

（三）润滑性泻药

通过润滑肠壁、软化粪便而发挥泻下作用。

液 状 石 蜡

液状石蜡（liquid paraffin）为矿物油，肠道不吸收，产生润滑肠壁和软化粪便的作用，使粪便易于排出。适用于老人和儿童便秘，久用妨碍钙、磷吸收。

甘　油

甘油（glycerol）以 50% 浓度的液体灌肠，由于高渗压刺激肠壁引起排便反应，并有局部润滑作用，数分钟内引起排便。适用于儿童及老人。

二、止泻药

腹泻是多种疾病的一种症状，剧烈而持久的腹泻，可引起脱水和电解质紊乱，因此，在对因治疗的同时，可适当给予**止泻药（antidiarrheal drugs）**。

地 芬 诺 酯

地芬诺酯（diphenoxylate）为人工合成的哌替啶衍生物。本药可直接作用于肠平滑肌，提高肠张力，减少肠蠕动，使肠内容物通过延迟。临床用于急、慢性功能性腹泻。不良反应少，偶见口干、腹部不适、恶心、呕吐、烦躁等症，停药后消失。大剂量长期服用可产生成瘾性。本品可加强中枢抑制药的作用，故不宜与巴比妥、阿片类或其他中枢抑制药合用。

其他常用止泻药及其特点见表 29-5。

表 29-5　其他常用止泻药及其特点

药物	药理作用	临床应用	不良反应
洛哌丁胺（loperamide）	提高肠肌力	慢性腹泻	口干、腹部不适、皮疹等
药用炭（medicinal activated charcoal）	吸附肠内细菌及气体	腹泻肠胀气等	

第4节 止吐药和胃肠动力药

呕吐是一个复杂的反应过程，主要由前庭器官、胃、十二指肠等内脏以及延髓化学催吐感受区（CTZ）等传入神经冲动作用于延髓呕吐神经中枢而引起的。诱发呕吐的因素除胃肠道内脏疾病外，还有前庭功能紊乱、药物（化疗药等）、放疗等因素。CTZ 含有丰富的多巴胺（D_2）受体、组胺受体（H_1）、M 胆碱受体（M_1）和 5 羟色胺受体（$5\text{-}HT_3$），止吐药可通过阻断上述不同的受体而缓解或防止呕吐的发生。本章仅讨论用于止吐的 $5\text{-}HT_3$ 受体拮抗药及多巴胺受体拮抗药，此类药物可增加胃肠推动性蠕动作用，协调胃肠运动，故将这类药物称为胃肠动力药。

胃肠蠕动受神经及体液诸因素的调节，其中，Ach、DA、5-HT 等神经递质起重要作用。拮抗 D_2 或 $5\text{-}HT_3$ 受体以及激动 $5\text{-}HT_4$ 受体均可促进 Ach 释放，激动肠道 M 受体，引起胃肠运动加强。

一、多巴胺受体阻断药

甲氧氯普胺

甲氧氯普胺（metoclopramide），又称为灭吐灵，胃复安。此类药物结构类似普鲁卡因胺。

【体内过程】

口服后药物被迅速吸收，肝的首关消除可降低生物利用度为 75%。药物分布广泛，容易透过血脑屏障和胎盘，乳汁药物浓度高于血浆，30% 药物原形自尿排出，其余与硫酸盐和葡萄糖醛酸结合，自尿和胆汁排出。$t_{1/2}$ 为 1～4 小时，肾功能损害者可达 24 小时。

【药理作用】

1. 对肠道作用　对胃肠多巴胺受体有阻断作用，使幽门舒张，食物通过胃和十二指肠的时间缩短，加速胃排空和肠内容物从十二指肠向回盲部推进，发挥胃肠促动力药（prokinetics）作用。

2. 对中枢神经系统作用　①甲氧氯普胺阻断 CTZ 的 D_2 受体，产生强大的中枢性止吐作用。拮抗阿普吗啡和麦角胺引起的呕吐，减轻毒素和放疗引起的恶心、呕吐，较高剂量也作用于 $5\text{-}HT_3$ 受体，还能翻转吗啡引起的胃停滞。② 产生高催乳素血症。③ 无抗精神病作用，但能引起明显的锥体外系反应。

【临床应用】

临床上用于肿瘤放疗及化疗、急性颅脑损伤等引起的呕吐；也用于胃肠功能失调所致的消化不良、嗳气、呕吐、对前庭功能紊乱所致的呕吐无效。

【不良反应】

困倦、头晕、腹泻，长期用药可致锥体外系反应、直立性低血压、溢乳及月经紊乱，孕妇忌用。

多潘立酮

多潘立酮（domperidone），商品名为吗丁啉（domperidone），能选择性阻断外周多巴胺受体而止吐，还能阻断多巴胺对胃肠肌层神经丛突触后胆碱能神经元的抑制作用，促进乙酰胆碱释放而加强胃肠蠕动，促进胃的排空与协调胃肠运动；增加食管较低位置括约肌张力，防止食物反流，发挥胃肠促动药的作用。本药的生物利用度较低，$t_{1/2}$ 为 7～8 小时，主要经肝代谢成无活性的物质从胆汁排出。

用于胃排空延缓、反流性胃炎、慢性胃炎、反流性食管炎等引起的消化不良，也用于各种原因引起的呕吐、恶心。因不能通过血脑屏障，故无锥体外系反应及嗜睡等中枢神经系统不良反应，此点优于甲氧氯普胺。偶有轻度的腹部痉挛，注射给药引起过敏。孕妇慎用。

二、5-HT_3 受体拮抗药

昂 丹 司 琼

昂丹司琼（ondansetron），又称为枢复宁，为咔唑衍生物。

【体内过程】

口服后迅速被吸收，生物利用度为 60%，用药后 30～60 分钟达到有效血浓度，血浆蛋白结合率为 70%～75%，$t_{1/2}$ 为 3～4 小时，代谢产物大多经肾排泄。

【药理作用】

昂丹司琼为 5-HT_3 受体拮抗药，能选择性阻断中枢及迷走神经传入纤维 5-HT_3 受体，对顺铂、环磷酰胺、阿霉素等化疗药及放疗引起的呕吐可产生迅速而强大的止吐作用。对晕动病及多巴胺受体激动剂阿扑吗啡引起的呕吐无效。

【临床应用】

临床主要用于化疗、放疗引起的恶心、呕吐。

【不良反应】

不良反应较轻，可有头痛、疲倦、便秘、腹泻等。由于其选择性高，不改变多巴胺、组胺及乙酰胆碱等受体的活性，一般不产生嗜睡、烦躁和锥体外系反应。

同类药物还有托烷司琼（tropisetron）、格拉司琼（granisetron）、阿扎司琼（azasetron）、雷莫司琼（ramosetron）等。

三、5-HT_4 受体激动药

西 沙 必 利

西沙必利（cisapride）为全肠道动力药，主要通过激动肠壁肌间神经丛上的 5-HT_4 受体，促进 ACh 释放而发挥胃肠促动力作用。其效应较甲氧氯普胺强 10～100 倍。可增强食管、胃及十二指肠的收缩和蠕动，改善胃窦部和十二指肠的协调作用，从而防止食物滞留与反流。主要适用于胃 - 食管反流，非溃疡性消化不良、胃轻瘫、便秘等。不良反应较少，偶见腹泻、胃肠痉挛及心律失常、低血压等心血管反应。同类药物还有莫沙必利（mosapride）、替加色罗（tegaserod）等。

第 5 节 肝胆疾病辅助用药

一、肝炎辅助用药

联 苯 双 酯

联苯双酯（bifendate）是我国创制的肝炎治疗药物，能降低谷丙转氨酶，促进肝细胞再生并保护肝细胞，改善肝功能。适用于急、慢性肝炎及长期单项谷丙转氨酶异常者。对肝区痛、乏力、腹胀等症状有改善作用。但易复发。不良反应轻微，个别病例可见轻度恶心等症状。

促肝细胞生长素

促肝细胞生长素（hepatocyte growth promoting factors）系从乳猪新鲜肝中提取的小分子多肽类活性物质，能刺激正常肝细胞 DNA 的合成，促进肝细胞再生，抑制脂质过氧化，减轻肝细胞损伤，提高机体免疫力。主要用于亚急性重症肝炎等的辅助治疗。不良反应较少，但有时可出现低热，过敏体质者慎用。

肝炎辅助药物还有核糖核酸（ribonucleic acid）、水飞蓟宾（silybin）、牛磺酸（taurine）、双环醇（bicyclol）、硫普罗宁（tiopronin）、马洛替酯（malotilate）等。

二、治疗肝昏迷的药物

肝昏迷又称**肝性脑病（hepatic encephalopathy，HE）**，是由严重的肝病引起的，以代谢紊乱为基础的中枢神经系统功能失调综合征，其临床主要表现为意识障碍、行为失常和昏迷。肝性脑病的机制尚未完全清楚，但是氨中毒学说仍处于中心地位。多数肝昏迷患者可见血氨升高，但血氨水平与肝昏迷的严重程度并不平行。目前，对肝昏迷患者在综合治疗的基础上，多用降血氨药物治疗，但效果并不十分理想。近些年来，正在倾向于多种因素的综合治疗。

左 旋 多 巴

左旋多巴（levodopa）口服后能通过血 - 脑脊液屏障，进入脑细胞后对于改善患者的昏迷有一定的效果，部分患者可苏醒，但机制不清。多数人认为，正常情况下，体内代谢所产生的胺类如苯乙胺和酪胺在肝内分解而被清除，肝昏迷患者肝对其分解作用甚弱，大部分经循环进入中枢，并在中枢神经脱羧后，形成了结构与多巴胺或去肾上腺素相似的苯乙醇胺或去甲新福林，它们以伪递质出现，阻碍了正常的神经冲动传递，从而造成精神障碍和昏迷。而左旋多巴进入中枢转化成多巴胺及去肾上腺素，后者拮抗伪递质的作用，恢复脑功能而易于苏醒，但对肝功能无改善作用。

治疗肝昏迷药物见表 29-6。

表 29-6 其他治疗肝昏迷药物及其特点

药物	药理作用	临床应用	不良反应
谷氨酸（glutamic acid）	与血氨结合成无毒的谷氨酰胺，经肾排出体外，降低血氨。还参与脑中蛋白质及糖类的代谢，改善中枢神经系统功能	肝昏迷和肝昏迷前期	流涎、潮红、呕吐，低血钾、碱中毒的危险
乳果糖（lactulose）	分解为乳酸和醋酸，释出 H^+ 与 NH_3 结合成 NH_4^+，从肠道排出。乳果糖在小肠内，引起渗透性泻下，利于氨的排泄	血氨升高的肝性脑病，于导泻	腹痛、腹泻、恶心、呕吐
支链氨基酸（branched-chain amino acid）	补充支链氨基酸，纠正氨基酸平衡失调，促进肝性脑病患者苏醒，有利于肝细胞的增生及肝功能的恢复	急、慢性肝性脑病的辅助治疗	恶心、呕吐等

三、胆石溶解药和利胆药

胆汁中的胆固醇、胆酸及磷脂按一定的比例组成水溶性胶质微粒。当胆固醇过高，或比例不当时，从胆汁中析出而形成结石，它会导致胆汁排泄受阻。胆石溶解药能促进结石溶解，而利胆药能促进胆汁排出和胆囊排空（表 29-7）。

表 29-7 胆石溶解药和利胆药及其特点

药物	药理作用	临床应用	不良反应
熊去氧胆酸（ursodeoxycholic acid）	显著降低人胆汁中胆固醇和胆固醇酯的含量，促进胆结石中胆固醇的溶解。 免疫调节作用以及调节肾上腺皮质激素受体功能、清除自由基及抗氧化作用	胆囊功能基本正常的胆固醇型胆结石，结石大小与溶石成功率密切相关，对直径小于 5mm 者疗效较好。对中毒性肝损伤、胆囊炎、胆道炎等也有一定的治疗作用	腹泻，发生率约为 2%

续表

药物	药理作用	临床应用	不良反应
苯丙醇（phenylpropanol）	促进胆汁分泌，但无溶石的作用。对胆道平滑肌有轻微的解痉作用，有利胆作用。促进消化，增加食欲以及降低血胆固醇作用	胆石症、胆囊炎、胆道炎、胆道运动障碍等	恶心、呕吐、腹泻等。胆道阻塞性黄疸者禁用

思考题

1. 乳酶生为什么可治疗消化不良？不能与哪些药物配伍？为什么？
2. 治疗消化性溃疡的药物有哪几类？每类列举一代表药物。
3. 为什么硫酸镁的给药途径不同其作用、用途也不同？
4. 抗消化性溃疡药可分为哪几类？每类请写出其代表药并阐述其药理作用。
5. 试述止吐药及西沙必利的作用机制、药理作用及临床应用。
6. 泻药、止泻药和利胆药可分为哪几类？

第 30 章　子宫平滑肌兴奋药和子宫平滑肌松弛药

主要内容

缩宫素的药理作用、临床应用及不良反应；
垂体后叶素的药理作用、临床应用及不良反应；
麦角生物碱的药理作用、临床应用及不良反应。

直接作用于子宫平滑肌的药物可分为两类：子宫平滑肌兴奋药，如缩宫素（oxytocin）、垂体后叶激素（hypophysin）、麦角生物碱类（ergot alkaloids）和前列腺素（prostaglandins），此类药物可增强子宫平滑肌收缩，临床上主要用于促进子宫复原、止血、催产和引产；另一类为子宫平滑肌抑制药，包括肾上腺素受体激动药、钙通道阻滞药、硫酸镁、前列腺素合成酶抑制药和缩宫素受体拮抗药，此类药物可抑制子宫平滑肌收缩，在临床上主要用于防治早产和痛经。

第 1 节　子宫平滑肌兴奋药

子宫平滑肌兴奋药（oxytocics）是一类选择性直接兴奋子宫平滑肌，使子宫产生节律性收缩或强直性收缩的药物。前者主要用于催生、引产，后者主要用于产后止血或促进子宫复原等，其作用强弱与药物剂量或子宫功能状态有关。

一、代表药物

缩　宫　素

缩宫素（oxytocin）为垂体后叶激素的主要成分之一，是一种含有二硫键的九肽激素。其前体物质在下丘脑的视上核与室旁核神经元内合成后，与后叶激素运载蛋白（neurophysin）结合为复合体，贮存于分泌颗粒中，沿神经轴突（下丘脑 - 垂体束）以每日约 3mm 的速度转运至垂体，在转运途中，前激素转化为九肽的缩宫素或加压素，然后储存于神经末梢，释放后由毛细血管进入血液循环，到达靶器官发挥作用。

【体内过程】

结构中含二硫键的九肽激素，在胃肠道可被消化酶破坏，故口服无效。临床上多采用肌内注射、静脉注射或鼻黏膜给药。肌内注射吸收良好，3～5 分钟起效，作用维持 20～30 分钟，$t_{1/2}$ 为 5～12 分钟。静脉注射起效快，维持时间短，故需持续静脉滴注维持药效。鼻黏膜给药作用较弱，用于产后止血或子宫复原。本药在体内大部分经肝及肾迅速破坏，少部分以结合型由尿排出。

【药理作用】

1. 兴奋子宫平滑肌　缩宫素可直接兴奋子宫平滑肌，使子宫收缩力加强，频率增快。作用强度取决于子宫生理状态、激素水平和用药剂量。

小剂量缩宫素（2～5U）能加强妊娠末期子宫底部的节律性收缩，使振幅增大，张力增加，同时对子宫颈产生松弛作用，促使胎儿顺利娩出，其收缩的性质与正常分娩相似。大剂量缩宫素（5～10U）可使子宫产生持续性强直收缩，不利于胎儿的娩出，甚至有引起胎儿窒息的危险。

雌激素能提高子宫平滑肌对缩宫素的敏感性，而孕激素却能降低敏感性。妊娠初期，雌激素含量低，孕激素含量高，子宫平滑肌对缩宫素的敏感性低，有利于胎儿正常发育。妊娠后期，雌激素水平逐渐升高，临产时达高峰，子宫对缩宫素敏感性最强，小剂量的缩宫素即引起子宫强烈收缩，分娩后又逐渐下降。

缩宫素通过结合特异的缩宫素受体产生效应。缩宫素受体是一种 G 蛋白偶联受体，其密度随妊娠过程不断增加，至临产时达高峰，与子宫对缩宫素的敏感性平行。缩宫素通过激动子宫平滑肌上的缩宫素受体，引起子宫平滑肌收缩，宫颈松弛，促进胎儿娩出。当缩宫素分泌减少或其受体密度降低时，分娩过程延长。缩宫素还可激动子宫内膜和蜕膜细胞上的缩宫素受体，增加 $PGF_{2\alpha}$ 及 $PGF_{2\alpha}$ 代谢物、13,14 二氢 -15 酮 $PGF_{2\alpha}$（PGFM）的合成，后者可进一步兴奋子宫平滑肌，松弛子宫颈（成熟），促进胎儿娩出。

2. *其他作用* 缩宫素具有排乳、舒张血管平滑肌和抗利尿等作用。能使乳腺腺泡周围的肌上皮细胞收缩，促进排乳。大剂量缩宫素能直接扩张血管，引起血压下降，反射性地加快心率，增加心排血量。因其结构类似于加压素，有抗利尿作用。

【临床应用】

1. *催生和引产* 对胎位正常、无产道障碍、宫缩乏力的产妇，可用小剂量缩宫素催产，以加强子宫节律性收缩，促进分娩。对于死胎、过期妊娠、患有心脏病、肺结核等病的孕妇需提前中断妊娠者，可用其小剂量引产。用药过程中应密切观察，根据宫缩、血压和胎儿情况调整剂量。

2. *产后止血* 产后出血时，立即皮下或肌内注射大剂量缩宫素，可迅速引起子宫强直性收缩，压迫子宫肌层内血管而止血。由于缩宫素作用时间较短，常需加用麦角制剂以维持子宫收缩状态。

【不良反应】

缩宫素过量易导致子宫持续性强直收缩，有导致胎儿窒息或子宫破裂的危险，故应特别注意：① 严格掌握药量，避免发生子宫强直性收缩。② 严格掌握禁忌证，对产道异常、胎位不正、头盆不称、前置胎盘、三次妊娠以上的经产妇或有剖宫产史者禁用。③ 非人工合成的缩宫素有升高血压或引起过敏反应的危险，故高血压、冠心病，有过敏史者禁用。

二、其他子宫平滑肌兴奋药（表 30-1）

表 30-1　其他子宫平滑肌兴奋药及其特点

种类	药物	药理作用	临床应用	不良反应	备注
麦角生物碱	甲麦角新碱（methylergometrine）	能直接作用于子宫平滑肌，对子宫体和子宫颈均有兴奋作用	预防和治疗产后或流产后子宫收缩无力或产后复原不良所致的子宫出血	持久腹泻、皮肤苍白发冷、心搏弱、持续呕吐、惊厥等	禁用于催产、引产及胎盘未娩出前
垂体后叶激素	加压素（vasopressin）	加压素收缩小血管平滑肌，并有抗利尿作用，剂量加大时也有升血压作用	功能失调性子宫出血、肺出血、食管及胃底静脉曲张破裂出血及尿崩症	心悸、胸闷、恶心、腹痛及过敏反应等。冠心病患者禁用	因能被消化液破坏，不宜口服

续表

种类	药物	药理作用	临床应用	不良反应	备注
前列腺素及其衍生物	地诺前列酮（dinoprostone）	对各期妊娠子宫均有兴奋作用，可引起血管及支气管扩张	催产和终止妊娠，亦可用于过期妊娠、葡萄胎、死胎及产后止血	剂量依赖性，静脉给药不良反应发生率高	常采用阴道内给药
	地诺前列素（dinoprost）	兴奋子宫平滑肌，也可明显收缩血管和支气管	终止妊娠，也可用于葡萄胎和死胎的引产	可致支气管收缩和支气管痉挛，故哮喘患者禁用	通常经羊膜腔内注射给药
前列腺素及其衍生物	硫前列酮（sulprostone）	兴奋子宫平滑肌，也可软化和松弛子宫颈	早孕妇女刮宫术前准备及终止妊娠，亦可用于产后止血		羊膜腔外给药和宫颈局部用药
	卡前列素（carboprost）	较强而持久刺激子宫平滑肌，并可软化和扩张子宫颈	终止妊娠或子宫收缩无力导致的顽固性产后出血	升高血压、收缩支气管、恶心、呕吐、腹泻、头晕等，偶见呼吸困难和肺水肿	

第2节 子宫平滑肌松弛药

子宫平滑肌松弛药又称**抗分娩药（tocolytic drugs）**，可抑制子宫收缩，减弱子宫收缩力，具有保胎作用。临床用于早产、流产及痛经。子宫平滑肌松弛药主要包括 β_2 肾上腺素受体激动药、硫酸镁和前列腺素合成酶抑制药等。

一、β_2 肾上腺素受体激动药

子宫平滑肌细胞膜上分布有较多的 β_2 受体，当 β_2 受体兴奋时，激活细胞内腺苷酸环化酶，使三磷酸腺苷（ATP）转化为环磷腺苷（cAMP）增加，细胞内游离 Ca^{2+} 浓度降低，子宫平滑肌松弛，宫缩抑制。静脉应用 β_2 肾上腺素受体激动药可防治早产。主要副作用有母体和胎儿心率增快、心肌耗氧增加、血糖升高、水钠潴留和血容量增加等。β_2 肾上腺素受体激动药有利托君（ritodrine，利妥特灵）、特布他林（terbutaline）、沙丁胺醇（salbutamol）、海索那林（hexoprenaline）、异舒普林（isoxsuprine）等。

（一）代表药物

利 托 君

利托君（ritodrine）又名羟苄羟麻黄碱，利妥特灵。

【体内过程】

口服后吸收迅速，但首关消除明显，口服吸收率为 30%。血浆蛋白结合率为 32%。能通过胎盘屏障。在肝主要通过与葡萄糖醛酸或硫酸结合代谢，以原形和代谢物形式经肾排泄。

【药理作用】

化学结构与异丙肾上腺素相似，为选择性 β_2 肾上腺素受体激动药。利托君可使子宫平滑肌松弛，降低宫缩强度与频率，缩短子宫收缩时间，对妊娠和非妊娠子宫均有抑制作用，可用于防治早产。其他药理性质与 β_2 肾上腺素受体激动药相似。

【临床应用】

主要用于防治早产，早产妇女使用后可延缓分娩，使妊娠时间接近正常。

【不良反应】

静脉给药的不良反应较严重，多与 β 受体激动有关，表现为心率加快、收缩压升高、舒张压下降，严重心血管疾病患者忌用。有些患者可出现血红蛋白浓度下降、血糖升高、血钾降低、游离脂肪酸升高。

（二）其他 β_2 肾上腺素受体激动药（表 30-2）

表 30-2 其他 β_2 肾上腺素受体激动药及其特点

药物	药理作用	临床应用	不良反应	备注
沙丁胺醇（salbutamol）	能兴奋子宫平滑肌上的 β_2 受体，激活腺苷酸环化酶，使 cAMP 增加，后者能抑制子宫平滑肌收缩，使血管平滑肌松弛，进而增加子宫胎盘的血流量，改善宫内供氧环境	防止早产	偶有心悸、头痛、眩晕、震颤	注意避免与本品作用相似的 β_2 受体兴奋药联用
海索那林（hexoprenaline）	对于子宫 β_2 受体有较高的选择性激动作用，可松弛妊娠期子宫平滑肌	解除分娩时由于子宫收缩过度产生的胎儿窒息状态及早产先兆时的保胎	少数人有心悸、手指震颤、头痛、恶心、食欲不振等不良反应	

二、其他子宫平滑肌抑制药（表 30-3）

表 30-3 其他子宫平滑肌松弛药及其特点

种类	药物	药理作用	临床应用	不良反应	备注
钙离子拮抗剂	硫酸镁（magnesium sulfate）	直接作用于子宫平滑肌细胞，高浓度镁离子能在细胞膜上竞争钙离子结合位点，激活腺甘酸环化酶，使 ATP 转化为 cAMP 降低细胞内钙离子浓度，从而抑制子宫收缩	防治早产和妊娠高血压综合征	发热潮红，消化道症状，肌无力 - 运动反射减弱有效剂量与中毒剂量相近	一般不作首选
钙通道阻滞药	硝苯地平（nifedipine）	影响 Ca^{2+} 细胞内流而抑制宫缩。松弛离体子宫平滑肌	防治早产	头晕、头痛等	
前列腺素合成酶抑制剂	吲哚美辛（indomethacin）	抑制前列腺素合成酶减少前列腺素合成，或抑制前列腺素的释放	防治早产	使胎儿动脉导管过早关闭、胎儿肾功能受损	限用于妊娠 34 周内女性
缩宫素受体拮抗药	阿托西班（atosiban）	竞争性结合缩宫素受体，减少前列腺素合成，降低子宫平滑肌的收缩性并下调缩宫素受体	抗分娩，抑制产前子宫收缩、延缓分娩	恶心（发生率大于 10%）	
一氧化氮供体	硝普钠（sodium nitroprusside）	抑制胎盘细胞分泌促肾上腺皮质激素释放激素，利用 NO 供体药物对 CRH 合成分泌的调控来治疗早产	防治早产	头痛症状较明显	

思考题

1. 简述缩宫素的药理作用及临床应用。
2. 简述麦角生物碱的药理作用及临床应用。
3. 比较麦角生物碱与缩宫素的作用及临床应用的异同点。

第 6 篇
作用于内分泌系统的药物

第 31 章 影响自体活性物质的药物

主要内容

组胺的受体分型及受体兴奋所产生的效应，H_1 受体激动药倍他司汀的临床应用；

H_1、H_2 受体阻断药的药理作用、临床应用及不良反应；

膜磷脂代谢产物类药物及其阻断药、5- 羟色胺类药物及阻断药、一氧化氮、多肽类、腺苷的药理作用。

自体活性物质（autacoids）是与激素和神经递质一起参与调节机体功能的一类体内活性物质。自体活性物质可以没有特定的分泌细胞，但都是依据体内外环境的变化而释放，不需由血液循环运送到远处的靶器官发挥作用，主要在合成部位附近作用于分泌细胞本身或对邻近细胞发挥作用。前者称为**自分泌（autocrine）**作用，后者则称为**旁分泌（paracrine）**作用。自体活性物质可以和特定的受体结合产生生物效应。包括组胺（histamine）、前列腺素（prostaglandin，PG）、白三烯（leukotriene）、5- 羟色胺（5-HT）和血管活性肽类（vasoactive peptide）、P 物质（substance P）、激肽类（kinins）、血管紧张素（angiotensin）、利尿钠肽（natriuretic peptide）、血管活性肠肽（vasoactive intestinal polypeptide，VIP）、降钙素基因相关肽（calcitonin-gene-related peptide，CGRP）、神经肽 Y（neuropeptide Y）和内皮素（endothelins，ETs），一氧化氮（nitric oxide，NO）和腺苷（adenosine，A）等。不同种类的物质普遍具有不同的结构和药理学活性，广泛存在于体内各种组织。本章阐述的药物包括天然和人工合成的自体活性物质以及抑制或干扰自体活性物质与其受体相互作用的药物。

第 1 节 组胺及组胺受体激动药

一、组胺

组胺（histamine）由 L 组氨酸脱羧生成，是最早发现的广泛存在于人体组织的自体活性物质（autacoids）之一。

组胺是由组氨酸在特异性的组氨酸脱羧酶的催化下脱羧产生，在体内以结合型颗粒储存于肥大细胞和嗜碱性粒细胞中。因此，含有较多肥大细胞的皮肤、支气管黏膜和肠黏膜中组胺浓度较高，脑脊液中组胺浓度也较高。肥大细胞颗粒中的组胺与蛋白质结合，一些理化因素、药物可刺激肥大细胞脱颗粒，使组胺由结合型变为游离型释放。游离型组胺与邻近靶细胞上的组胺受体结合，直接激动受体，产生强大的生物效应：如小动脉、小静脉和毛细血管舒张，引起血压下降甚至休克；增加心率和心肌收缩力，抑制房室传导；兴奋平滑肌，引起支气管痉挛，胃肠绞痛；刺激胃壁细胞，引起胃酸分泌。另外，组胺在中枢神经系统，作为一种中枢递质和中枢调节物质也发挥生理功能。天然组胺以无活性形式（结合型）存在，在组织损伤、炎症、神经刺激、某些药物或一些抗原 / 抗体反应条件下，以活性（游离）形式释放。组胺本身并无治疗用途，但其阻断药却广泛用于临床（表 31-1）。

表 31-1 组胺受体分布效应及相关药物

受体类型	分布组织	效应	激动药	阻滞药
H_1	支气管、胃肠道、子宫平滑肌	收缩	倍他司汀、2-甲基组胺	苯海拉明、异丙嗪、氯苯那敏等
	皮肤血管、毛细血管	扩张、通透性增加		
	心房	收缩增强		
	窦房结	传导减慢		
H_2	胃壁旁细胞	胃酸分泌增加	4-甲基组胺、倍他唑	西咪替丁、雷尼替丁、法莫替丁等
	血管	扩张		
	心室	收缩增强		
	窦房结	心率加快		
H_3	脑组胺神经末梢	负反馈调节	（R）α-甲基组胺	硫丙咪胺
	突触前膜	抑制组胺合成		
	心耳	负性肌力		

【药理作用】

1. *对心血管系统的作用* 组胺对心血管系统的作用有剂量依赖性，且种属差异性较大。① 对心肌收缩性的影响：在人体及某些种属动物，组胺通过 H_2 受体直接作用于腺苷酸环化酶、增加心肌 cAMP 水平，产生正性肌力作用；但在豚鼠则表现为 H_1 受体介导的负性肌力作用。豚鼠心脏交感神经末梢上存在 H_3 受体，与反馈调节心脏交感神经末梢去甲肾上腺素的释放有关。② 对血管的影响：组胺激动血管平滑肌细胞 H_1 受体、H_2 受体，使小动脉、小静脉扩张，回心血量减少。激动 H_1 受体使毛细血管扩张、通透性增加，引起局部水肿和全身血液浓缩。人冠状动脉血管上的 H_1 受体、H_2 受体功能平衡障碍可致冠状动脉痉挛。皮内注射小量组胺，出现“三重反应”：毛细血管扩张出现红斑；毛细血管通透性增加，在红斑上形成丘疹；通过轴索反射致小动脉扩张，丘疹周围形成红晕。③ 对血小板功能的影响：在血小板膜上存在 H_1 受体、H_2 受体。组胺作用于 H_1 受体，激活磷脂酶 A_2，从而介导花生四烯酸的释放，调节细胞内钙水平而促进血小板聚集；另一方面，通过 H_2 受体增加血小板中的 cAMP 含量，可对抗血小板聚集。

2. *对腺体的作用* 组胺作用于胃壁细胞的 H_2 受体，激活腺苷酸环化酶，增加细胞内 cAMP 水平，激活 H^+-K^+-ATP 酶，使胃壁细胞分泌胃液增加。也可促使胃蛋白酶分泌，同时兴奋 H_2 受体引起唾液、泪液、肠液和支气管腺体等分泌增加，但作用较弱。

3. *对平滑肌的作用* 组胺激动平滑肌细胞 H_1 受体，使支气管平滑肌收缩，引起呼吸困难，支气管哮喘者对此尤为敏感，健康人的支气管敏感性较低。兴奋胃肠道平滑肌，以豚鼠回肠最为敏感。

【作用机制】

目前已发现组胺受体存在 H_1 受体、H_2 受体和 H_3 受体三种亚型。激活 H_1 受体，通过 IP_3、DAG 等信使分子介导，兴奋支气管与胃肠道平滑肌，毛细血管通透性和部分血管扩张效应增强；激活 H_2 受体，由 cAMP 介导产生胃酸分泌、部分血管扩张等作用；作用于 H_3 受体，由 G 蛋白直接偶联，抑制 N 型、P 型钙离子通道，引起突触前钙离子内流减少，抑制谷氨酸释放，并导致自身释放减少。

【临床应用】

组胺可用于鉴别胃癌和恶性贫血患者是否发生真性胃酸缺乏症。晨起空腹皮下注射磷酸组胺 0.25～0.5mg，若无胃酸分泌，即为真性胃酸缺乏症。目前多用五肽促胃液素，组胺已少用。

同时可用于麻风病的辅助诊断。

常见的不良反应有头痛、直立性低血压和颜面潮红等。

二、代表药物

倍他司汀

倍他司汀（betahistine）为新型组胺类药物，化学结构和药理性质与组胺相类似。

【体内过程】

盐酸倍他司汀口服后吸收快而完全，服药 3～5 小时后达血药浓度峰值。盐酸倍他司汀在肝广泛代谢为无活性的代谢产物，给药后 3 日内随尿液排泄，$t_{1/2}$ 为 3.5 小时。

【药理作用】

倍他司汀是组胺 H_1 受体的弱激动药，H_3 受体的强阻断药，对 H_2 受体几乎没有作用。选择性作用于 H_1 受体，扩张毛细血管、舒张前毛细血管括约肌、增加前毛细血管微循环血流量，具有降低内耳静脉压、促进内耳淋巴吸收、增加内耳动脉血流量的作用。通过抑制 H_3 受体，抑制组胺释放的负反馈调节。改善微循环的同时，增加内耳毛细胞的稳定性，减少前庭神经的传导，增强前庭器官的代偿功能，减轻膜迷路积水，消除内耳性眩晕、耳鸣和耳闭感等症状。临床主要用于：① 梅尼埃病（内耳眩晕症）。② 急性脑血管病（如短暂脑缺血发作、脑栓塞等）及其所致的中枢性眩晕等，脑动脉硬化、多种原因引起的头痛（如血管性头痛）。③ 头部外伤或高血压所致的体位性眩晕、耳鸣等。④ 治疗压疮，促进疮口的愈合。

【不良反应】

主要是口干、食欲缺乏、恶心、呕吐、胃部不适、心悸等，偶有头晕、头痛、头胀、多汗。偶见出血性膀胱炎、发热、过敏反应，如皮疹、皮肤瘙痒等。

三、其他组胺受体激动药（表 31-2）

表 31-2 其他组胺受体激动药及其特点

药物	药理作用	临床应用
英普咪定（impromidine）	选择性作用 H_2 受体，刺激胃酸分泌，增强心室收缩功能	胃功能检测及心力衰竭治疗
（R）α - 甲基组胺 [（R）α -methylhistamine]	H_3 受体激动药	对脑肥大细胞释放组胺有明显抑制作用

第 2 节 组胺受体阻断药

组胺受体阻断药（antihistamines）是指能在组胺受体水平竞争性阻断组胺作用的药物。根据对组胺受体的选择性作用不同，可分为三类：**H_1 受体阻断药（H_1-receptor blocking drugs）**、**H_2 受体阻断药（H_2-receptor blocking drugs）**与 **H_3 受体阻断药（H_3-receptor blocking drugs）**。H_1 受体阻断药与 H_2 受体阻断药已在临床广泛应用，H_3 受体阻断药目前仅为工具药在研究工作中使用。

一、H_1 受体阻断药

H_1 受体阻滞药大多具有乙基胺的共同结构，与组胺的侧链相似，对 H_1 受体有较强的亲和力，无内在活性，能竞争性阻断 H_1 受体。

（一）药理作用

1. 抗外周组胺 H_1 受体效应　H_1 受体被激动后可通过 G 蛋白而激活磷脂酶 C（PLC），产生三磷酸肌醇（IP_3）与二酰基甘油（DAG），导致细胞内 Ca^{2+} 增加，蛋白激酶 C 活化，使胃、肠、气管和支气管平滑肌收缩；通过释放血管内皮松弛因子（EDRF）和 PGI_2 使小血管扩张，通透性增高。H_1 受体阻断药可阻断这些作用。如先给 H_1 受体阻断药，可使豚鼠接受数倍甚至数千倍以上致死量的组胺而不死亡。但对组胺引起的血管扩张和血压下降，只能部分对抗组胺引起的血管扩张和血压降低，因为 H_1 受体阻断药仅有部分阻断作用，H_2 受体也参与心血管功能的调节，完全对抗需同时应用 H_1 和 H_2 受体阻断药。

2. 中枢作用 多数 H_1 受体阻断药物可通过血脑屏障，对中枢有镇静与嗜睡作用，作用强度因个体敏感性和药物品种而异。以苯海拉明（diphenhydramine）、异丙嗪（promethazine）作用最强，氯苯那敏最弱，而苯茚胺则有弱的中枢兴奋作用，其中枢抑制作用可能与阻断中枢 H_1 受体有关，拮抗了内源性组胺介导的觉醒反应所致。个别患者也出现烦躁失眠。还有抗晕、镇吐作用，可能与其中枢抗胆碱作用有关。第二代 H_1 受体阻断药特非那定（terfenadine）和阿司咪唑（astemizole）因不易通过血脑屏障几乎无中枢抑制作用。

3. 其他作用 多数 H_1 受体阻断药具有抗胆碱作用，产生较弱的阿托品样作用，减少唾液腺和支气管腺分泌；大剂量苯海拉明、异丙嗪有较弱的局麻作用，对心脏有类似奎尼丁样作用。

（二）常用 H_1 受体阻断药

H_1 受体阻断药品种较多，药理作用和临床用途相似，有一代和二代之分。早期一代中枢抑制作用强，应用受限，尤其是异丙嗪、苯海拉明。第二代如哌啶类、西替利嗪、阿伐斯汀等不易透过血脑屏障，中枢抑制较弱（表 31-3）。

表 31-3 常用 H_1 受体阻断药及其特点

种类	药物	镇静催眠	防晕止吐	临床应用	不良反应
第一代药物	**乙醇胺类**				
	苯海拉明（diphenhydramine）	+++	++	皮肤过敏、晕动症	嗜睡、乏力、厌食等
	茶苯海明（dimenhydrinate）	+++	+++	晕动症	嗜睡、乏力、厌食等
	吩噻嗪类				
	异丙嗪（promethazine）	+++	++	皮肤过敏、晕动症	嗜睡、乏力、头晕、口干
	乙二胺类				
	曲吡那敏（tripelennamine）	++		抗组胺作用持久	胃肠道反应
	美吡拉敏（mepyramine）			皮肤过敏	
	氯苯那敏（chlorphenamine）			皮肤过敏	嗜睡、乏力
第二代药物	**哌嗪类**				
	西替利嗪（cetirizine）	+		皮肤黏膜过敏	少见
	哌啶类				
	阿司咪唑（astemizole）	–	–	皮肤黏膜过敏	过量致心律失常
	氯雷他定（loratadine）	–	–	皮肤黏膜过敏	过敏
	烷胺类				
	阿伐斯汀（vastine）	–	–	皮肤黏膜过敏	

【体内过程】

口服或注射 H_1 受体阻断药吸收迅速、完全。口服后 15～30 分钟发挥作用，1～2 小时达高峰。多数药物一次给药后可维持 4～6 小时，本类药物大多在肝内代谢，代谢物主要从肾排出，消除速度快，一般不易蓄积，且以原形药物排出较少。H_1 受体阻断药多数能诱导肝药酶，可加速自身代谢。

新型的第二代 H_1 受体阻断药特非那定（terfenadine）和阿司咪唑（astemizole）不能通过血脑屏障，在体内可形成活性代谢物。特非那定口服后的血浆浓度在 1～2 小时达到高峰，$t_{1/2}$ 为 4～5 小时，但其作用时间可持续 12 小时以上，这可能与其在体内形成活性代谢物有关。口服阿司咪唑的血浆达峰时间为 2～4 小时，消除 $t_{1/2}$ 为 20 小时。阿司咪唑在肝内可形成去甲基的活性代谢物。该代谢物的 $t_{1/2}$ 约为 20 天，故其活性代谢物的稳态浓度需 12 周才能达到。

【临床应用】

1. *皮肤黏膜变态反应性疾病* 对组胺释放所引起的荨麻疹、过敏性鼻炎和血管神经性水肿等皮肤黏膜变态反应性疾病效果较好。对昆虫叮咬也有良效。对药疹和接触性皮炎有止痒效果。对支气管哮喘患者几乎无效。对过敏性休克也无效。酮替芬除能拮抗组胺外，还能抑制肥大细胞和嗜碱性粒细胞释放组胺和白三烯，用于支气管哮喘的预防性治疗。

2. *晕动病及呕吐* 苯海拉明、异丙嗪对晕动病、妊娠呕吐以及放射病呕吐有止吐作用。防晕动病应在乘车或上船前 15～30 分钟服用。

3. *其他* 苯海拉明与异丙嗪具有抗胆碱作用，对止吐、抗晕作用强。亦可用于失眠症。

【不良反应】

常见镇静、嗜睡和乏力等中枢抑制现象，以苯海拉明和异丙嗪最明显；驾驶员或高空作业者工作期间不宜使用。可引起视物模糊、便秘、尿潴留等，少数患者则有烦躁不安，此外尚有口干、厌食、恶心、呕吐、便秘和腹泻等消化道反应。第二代 H_1 受体阻断药在应用时，应注意观察心脏的毒副作用。

二、H_2 受体阻断药

目前临床常用的 H_2 受体阻断药有西咪替丁、雷尼替丁、法莫替丁、尼扎替丁和唑替丁等。H_2 受体阻断药竞争性阻断壁细胞基底膜的 H_2 受体，具有较强的胃酸分泌抑制作用，是治疗十二指肠溃疡的首选药物（表 31-4）。

表 31-4 常用 H_2 受体阻断药及其特点

药物	生物利用度（%）	$t_{1/2}$（小时）	临床应用	不良反应
西咪替丁（cimetidine）	80	1.5～2.3	胃和十二指肠溃疡、胃肠道出血、胃酸分泌过多症、食管炎	发生率为 1%～5%，常见头痛、皮疹、恶心、呕吐、腹泻和便秘等
雷尼替丁（ranitidine）	50	1.6～2.4	同西咪替丁	发生率为 1%～5%，常见头痛、眩晕、腹泻等
法莫替丁（famotidine）	40	2.5～4	同西咪替丁	同西咪替丁，发生率约为 2.8%
尼扎替丁（nizatidine）	>90	1.1～1.6	同西咪替丁	较少，对内分泌和血液系统无影响

西 咪 替 丁

西咪替丁（cimetidine）为特异竞争性的 H_2 受体阻断药。

【体内过程】

口服后有60%～70%由肠道迅速吸收，血药浓度达峰时间为45～90分钟。口服生物利用度约为70%，年轻人对本品的吸收情况较老年人好。血浆蛋白结合率低。广泛分布于全身组织（除脑以外），在肝内代谢，经肾排泄。$t_{1/2}$为2小时，肌酐清除率在20～50min。也可经胎盘转运和从乳汁排出。

【药理作用】

1. *抑制胃酸分泌* 选择性阻断壁细胞H_2受体，拮抗组胺引起的胃酸分泌。不仅抑制基础胃酸分泌，对促胃素、咖啡因、进食和刺激迷走神经等引起的胃酸分泌均有抑制作用。

2. *心血管系统* 拮抗组胺对离体心脏的正性肌力作用和正性频率作用，可以部分拮抗组胺的扩张血管和降压作用。与H_1受体阻断药合用，可完全阻断组胺对心血管系统的作用。

3. *调节免疫* 组胺能激动免疫活性细胞上的H_2受体（表31-4），产生一种组胺相关因子，具有免疫抑制作用，使细胞免疫和体液免疫均能降低。西咪替丁拮抗组胺引起的免疫抑制，其机制是阻断T细胞上的H_2受体，减少组胺相关因子的生成，使淋巴细胞增殖。

【不良反应】

1. *消化系统* 腹泻、口腔溃疡、肝损害（药物相关的血清转氨酶水平升高），重度黄疸等。

2. *过敏反应* 皮肤潮红、皮疹。静脉滴注引起高热，可致过敏性休克。

3. *心血管系统* 心律失常。

4. *神经系统* 头痛、疲倦、头晕、疲乏、嗜睡、肌痛、癫痫发作。可致视物模糊。精神症状表现为记忆障碍、随地大小便、精神亢奋、胡言乱语。引起儿童视力下降。

5. *血液系统* 血小板减少、再生障碍性贫血、致粒细胞减少。

6. *呼吸系统* 导致支气管哮喘，诱发或加重哮喘。

7. *生殖系统* 男子乳房发育、女性溢乳、阳痿、性功能下降。

8. *泌尿系统及其他* 肾损害（肾小管酸中毒、血肌酐升高、水肿、少尿）、膀胱刺激征、急性尿潴留及脱发等。

【药物相互作用】

西咪替丁能抑制细胞色素P_{450}肝药酶活性，抑制华法林、苯妥英钠、茶碱、苯巴比妥、地西泮、普萘洛尔等代谢。合用时，应调整这些药物剂量。雷尼替丁对肝药酶作用很弱，法莫替丁、尼扎替丁对其无影响。

三、H_3受体阻断药

H_3受体是一种新型的组胺受体，广泛分布于中枢和外周神经末梢。它是一种突触前受体，在突触后也有分布，既调节组胺合成亦调节其释放，同时还可调节其他神经递质的释放，继而调节中枢和外周器官的活动。

第3节 膜磷脂代谢产物类药物及其阻断药

磷脂膜可衍生出廿碳烯酸类（eicosanoids）和血小板活化因子（platelet activating factor，PAF）两大类自体活性物质，构成庞大的化合物家族，具有广泛、高效的生物活性。

一、花生四烯酸代谢和生物转换

花生四烯酸是人体的一种必需脂肪酸。细胞受刺激时，在细胞膜磷脂酶A_2（PLA_2）作用下释放出AA和PAF，游离AA经两条途径被转化：① 环氧酶途径，AA被催化生成前列素类和血栓素类。② 脂氧酶途径，生成羟基过氧化廿碳烯酸、白三烯、羟基廿碳四烯酸和脂氧素。其中前列腺素类和白三烯类具有广泛的生物活性，参与炎症、血栓形成和速发型过敏反应等多种生理病理过程，与心脑血管疾病、哮喘和休克等的发病密切相关。

二、前列腺素和血栓素

（一）药理作用及临床应用

前列腺素（prostaglandin，PG）和血栓素（thromboxane，TXA_2）的作用复杂多样，对血管、呼吸道、消化道和生殖器官平滑肌均有明显作用，对血小板、单核细胞、传出神经和中枢神经系统也有显著影响。

【药理作用】

1. 平滑肌 ① 对支气管平滑肌，PGF 及 PGD_2 可使之收缩，而 PGE 类可使之舒张。PG 内过氧化物和 TXA_2 可使支气管收缩，而 PGI_2 可使之舒张。② 血管平滑肌：TXA_2 和 $PGF_{2\alpha}$ 具有缩血管作用，对静脉血管作用尤为明显；TXA_2 是平滑肌细胞的有丝分裂原，具有促进血管平滑肌细胞增生的作用。PGI_2 主要由内皮细胞合成，与 PGE_2 共同通过激活腺苷酸环化酶，使 cAMP 升高，松弛小动脉。③ 内脏平滑肌：多数前列腺素和血栓素具有收缩胃肠平滑肌作用。PGI_2 收缩环肌，PGE_2 收缩纵肌，而 $PGF_{2\alpha}$ 对环肌、纵肌均有收缩作用；PGE_2 对环肌尚有松弛作用。在呼吸道，PGE_1、PGE_2 和 PGI_2 使平滑肌松弛，TXA_2 和 $PGF_{2\alpha}$ 则使其收缩。此外，PGE_2 和 $PGF_{2\alpha}$ 对子宫平滑肌有收缩作用。

2. 胃肠分泌 PGE 及 PGI_2 可抑制由饮食、组胺或促胃液素所致的胃酸分泌。PGE 可增加胃和肠的黏液分泌，保护胃黏膜。

3. 心血管系统 PGE 类可使大多数血管床，包括小动脉、毛细血管前括约肌、毛细血管后小静脉，呈现舒张，而对大静脉无作用。因此，PGE 类通常可使血压下降，大多数器官（心脏、肾）血流量增加。

4. 血小板 PGs 及 TXA_2 可调节血小板功能。TXA_2 有强烈的促血小板聚集作用，PGE_1 和 PGI_2 则抑制血小板聚集。

5. 中枢神经系统 致热源使白细胞介素 1（IL-1）释放，促进 PGE_2 的合成和释放。PGE_1 和 PGE_2 脑室给药，使体温升高。PGE 还能促进生长激素、催乳素、ACTH、甲状腺刺激素、卵泡刺激素和黄体生成素的释放。

【临床应用】

1. 胃细胞保护作用 溃疡病时，黏膜 PGs（主要是 PGE）含量或合成能力显著下降，特别在溃疡急性期，胃体及胃窦黏膜以及胃液中 PGE 较正常显著减少，而在溃疡愈合时则升高。PGE 对胃黏膜有良好的保护作用，但作用时间短，副作用多。

2. 缺血性疾病 PGs 具有直接扩张血管和抑制血小板聚集作用，并可增加血流量，改善微循环。可用于缺血性心脏病、多器官衰竭、外周血管病和肺动脉高压。

3. 终止妊娠 PGE_2 和 $PGF_{2\alpha}$ 药物及其衍生物可用于催产、引产和人工流产。

（二）代表药物

前列地尔

前列地尔（alprostadil，PGE_1），又称前列腺素 E_1。

【药理作用】

扩张血管，抑制血小板聚集，稳定肝细胞膜及改善肝功能的作用。

【不良反应】

有时出现血管炎症，皮肤疼痛、发红、发硬、瘙痒。偶见脸面潮红、心悸。有时出现腹泻、腹胀，偶见腹痛，食欲不振，呕吐，便秘，转氨酶升高等。头晕，头痛，发热，疲劳感，偶见发麻。偶见嗜酸细胞增多，白细胞减少。偶见视力下降，口腔肿胀感，脱发，四肢疼痛，水肿，荨麻疹。休克偶见，若发现异常现象，应立刻停药，采取适当的措施。

（三）其他常用前列腺素类药（表 31-5）

表 31-5　其他常用前列腺素类药及其特点

种类	药物	药理作用	临床应用	不良反应	备注
心血管系统	依前列醇（epoprostenol）	扩张血管，抑制血小板聚集	抑制体外循环及肾透析时血栓形成	低血压、心率加快、面部潮红	最强的抗凝血药，$t_{1/2}$ 短
	伊洛前列素（iloprost）	同依前列醇	同依前列醇	同依前列醇	性质稳定
消化系统	米索前列醇（misoprostol）	抑制胃酸分泌	十二指肠及胃溃疡	部分早孕妇女服药后有轻度恶心、呕吐、眩晕、乏力和下腹痛	
	恩前列素（enprostil）	同米索前列醇	同米索前列醇	腹泻，尚有头痛、恶心、便秘、腹痛	孕妇慎用
生殖系统	地诺前列酮（dinoprostone）	收缩各期妊娠子宫	催产、引产及人工流产	腹泻、恶心、呕吐、发热	
	硫前列酮（sulprostone）	短效口服避孕药	同地诺前列酮	类早孕反应、白带增多、月经失调等	

三、血小板活化因子

血小板活化因子（platelet activating factor，PAF）是一种强效生物活性磷脂，由白细胞、血小板、内皮细胞、肺、肝和肾等多种细胞和器官产生。PAF 通过与靶细胞膜上的 PAF 受体结合而发挥作用，该受体属于 G 蛋白偶联受体家族，含 342 个氨基酸，其作用机制是通过激活磷脂酰基醇、钙信使系统及相关蛋白激酶，使相关蛋白质发生磷酸化并产生广泛的生物学效应。

（一）药理作用

1. *PAF 的生物效应*　PAF 是由多种细胞在一定因素刺激下分泌出的一种磷脂，可导致血小板聚集，中性粒细胞聚集和释放；产生大量活性氧和白三烯等炎性介质。可引起低血压、血管通透性增加、肺动脉高压、支气管收缩、呼吸抑制、过敏反应和炎症反应等。PAF 作用强大，有些效应只要达 10～12mol/L 浓度即可发生。PAF 也是最强的内源性促溃疡形成介质。PAF 在动脉粥样硬化、血栓形成、缺血性心脑血管疾病、支气管哮喘、中毒性休克、肾疾病、变态反应和消化道溃疡等疾病的发病过程中具有重要作用。

2. *PAF 受体阻断*　PAF 通过与细胞膜受体结合发挥作用，PAF 受体阻断药能阻止 PAF 与受体结合，因此对与 PAF 生成过量有关的疾病如哮喘和败血性休克等可能具有治疗意义。

（二）常用 PAF 阻断药

PAF 受体阻断药分为以下四种：天然 PAF 受体阻断药，天然化合物衍生的 PAF 受体阻断药，含季铵盐的 PAF 结构类似物及含氮杂环化合物。

四、白三烯及其拮抗药

白三烯（Leukotriene）是体内的重要炎症介质，在人体的多种疾病中起作用。1938 年被发现，因其可以引起支气管收缩且作用缓慢持久，便将其称为**过敏性慢反应物质（slow reacting substances-anaphylaxis，SAS-A）**。

（一）药理作用

【药理作用】

1. 心血管系统　静脉注射 LTs 由于直接收缩外周血管引起血压短暂上升；随后由于 LTs 具有负性肌力作用，引起心排血量和血容量减少，导致持久降压。LTC_4、LTD_4 和 LTE_4 能促进血浆外渗，并可引起冠状动脉持久收缩，使冠状动脉流量明显减少，加重缺血缺氧，加剧心绞痛与心肌梗死。作用强度为 $LTD_4 > LTC_4 > LTE_4$。

2. 呼吸系统　LTs 可引起支气管收缩、黏液分泌增加和肺水肿。LTC_4、LTD_4、LTE_4 对呼吸道都有强大的收缩作用，为组胺的 1000 倍，且持续时间较长；LTA_4 和 LTB_4 作用则很弱。哮喘患者哮喘症状的严重程度与血浆中 LTs 含量成正比。

3. 炎症与过敏反应　LTB_4 对单核细胞和巨噬细胞具有趋化作用，促进白细胞向炎症部位游走、聚集产生炎症介质，释放溶酶体酶，在炎症反应中具有重要作用。LTC_4 和 LTD_4 使小动脉收缩，减低血流速度和减少肾小球滤过率；使小静脉扩张，微血管通透性增加，并与 PGs 有协同作用。LTs 参与了多种炎性疾病的病理过程，与风湿性关节炎、肾小球肾炎、哮喘、缺血性心血管疾病、痛风和溃疡性膀胱炎的发病有密切关系。

（二）常用白三烯拮抗药（表 31-6）

表 31-6　常用白三烯拮抗药及特点

种类	代表药	药理作用	临床应用
羟乙酰苯类	EPL-55712	阻断 LTD_4 或 LTE 受体	支气管哮喘的预防及治疗
LTD_4 结构类似物	孟鲁司特	竞争阻断 LTD_4 受体	哮喘及鼻炎的治疗
LTB_4 受体阻断药		抗氧化及缓解细胞损伤	哮喘及鼻炎的治疗
白三烯合成抑制药	齐留通	5-LOX 抑制药	哮喘及鼻炎的治疗

第 4 节　5- 羟色胺类药物及阻断药

5- 羟色胺（5-hydroxytryptamine，5-HT），又名**血清素（serotonin）**，作为自体活性物质，约 90% 合成和分布于肠嗜铬细胞，通常与 ATP 等物质一起储存于细胞颗粒内。在刺激因素作用下，5-HT 从颗粒内释放、弥散到血液，并被血小板摄取和储存。5-HT 作为神经递质，主要分布于松果体和下丘脑，可能参与痛觉、睡眠和体温等生理功能的调节。中枢神经系统 5-HT 含量及功能异常可能与精神病和偏头痛等多种疾病的发病有关。

5-HT 必须通过相应受体的介导产生作用。5-HT 受体分型复杂，已发现 7 种 5-HT 受体亚型。5-HT 通过激动不同的 5-HT 受体亚型，具有不同的生理作用，5-HT 拮抗药具有明显的药理学作用。

一、5- 羟色胺及其受体激动药

（一）药理作用

【药理作用】

1. 心血管系统　作用复杂。静脉注射数微克 5-HT 可引起血压的三相反应：① 短暂的降低，这与 5-HT 激动 $5\text{-}HT_3$ 受体，引起心脏负性频率作用有关；② 持续数分钟血压升高，这是 5-HT 激动 $5\text{-}HT_2$ 受体，引起肾、肺等组织血管收缩反应所致；③ 长时间的低血压，是骨骼肌血管舒张所致。5-HT 的上述变化可能与靶器官的血流分配、5-HT 受体各亚型的敏感性及受体亚型的偶联机制等因素有关。此外，5-HT 激动血小板 $5\text{-}HT_2$ 受体，可引起血小板聚集。

2. 平滑肌　5-HT 激动胃肠道平滑肌 $5\text{-}HT_2$ 受体、激动肠壁内神经节细胞 $5\text{-}HT_4$ 受体均可引起胃肠道平滑肌收缩，使胃肠道张力增加，肠蠕动加快；5-HT 尚可兴奋支气管平滑肌，哮喘患者对其特别敏感，但对正常人影响甚小。

3. *神经系统* 动物侧脑室注射 5-HT 后，可引起镇静、嗜睡和一系列行为反应，并影响体温调节和运动功能。

（二）代表药物

舒马普坦

舒马普坦（sumatriptan）可激动 $5\text{-}HT_{1D}$ 受体，引起颅内血管收缩，本品为抗偏头痛新药，逆转偏头痛时颅内血管扩张，减轻血浆蛋白外渗，从而改善脑血流量，缓解偏头痛的症状。

【药理作用】

血管 $5\text{-}HT_{1D}$ 受体的选择性激动药，作用于人基底动脉和脑脊硬膜血管系统，引起血管收缩，该作用可能与其缓解偏头痛作用有关。

【不良反应】

心脏可出现急性心肌梗死，致死性心律失常。脑血管方面可出现脑出血、蛛网膜下隙出血，脑梗死和其他事件。少数患者（包括有或没有高血压病史）可出现血压明显升高甚至高血压危象。偶有过敏。

其他常用 5- 羟色胺受体激动药及临床应用见表 31-7。

表 31-7 其他常用 5- 羟色胺受体激动药及特点

代表药物	药理作用	临床应用
右芬氟拉明（dexfenfluramine）	激动 5-HT 受体	控制体重和肥胖症的减肥治疗
西沙必利（cisapride）	选择性激动肠壁神经节丛神经细胞上的 $5\text{-}HT_4$ 受体	治疗胃食管反流症
伦扎必利（renzapride）	同西沙必利	同西沙必利
丁螺环酮（buspirone）	选择性激动 $5\text{-}HT_{1A}$ 受体	非 BZ 类抗焦虑药

二、5- 羟色胺受体阻断药

5- 羟色胺受体阻断药及其特点见表 31-8。

表 31-8 5- 羟色胺受体阻断药及其特点

代表药物	药理作用	临床应用
赛庚啶（cyproheptadine）	选择性阻断 $5\text{-}HT_2$ 受体；阻断 H_1 受体；较弱的抗胆碱作用	预防偏头痛发作及治疗荨麻疹等皮肤黏膜过敏性疾病
昂丹司琼（ondansetron）	选择性阻断 $5\text{-}HT_3$ 受体，具有强大的镇吐作用	癌症患者手术和化疗伴发的严重恶心、呕吐
美西麦角（methysergide）	阻断 $5\text{-}HT_2$ 受体	预防和治疗偏头痛
麦角新碱（ergonovine）	明显收缩血管	诊断和治疗偏头痛
酮色林（ketanserin）	阻断 $5\text{-}HT_{2A}$ 的受体	降压
氯氮平（clozapine）	阻断 $5\text{-}HT_{2A/2C}$ 受体	非经典抗精神病药

第 5 节 一氧化氮

一氧化氮（nitric oxide，NO）在体内多种细胞（血管内皮细胞、神经细胞、巨噬细胞、中性粒细胞、肝细胞）均能产生，作为细胞信使，广泛存在于生物体内各组织器官，参与机体内多种生理及病理过程。

左旋精氨酸（l-arginine，L-Arg）是生成 NO 的前体物质，L-Arg 在 NOS 的催化下被氧化，生成 NO。因此一些 L-Arg 的类似物可以作为 NOS 的竞争性抑制剂从而减少 NO 的生成。

【药理作用】

1. 舒张血管平滑肌　血管内皮细胞释放的 NO，通过与受体结合后，激活鸟苷酸环化酶，催化 GTP 生成 cGMP，后者为第二信使分子，刺激 cGMP 激酶，导致细胞内钙离子浓度下降，从而使血管平滑肌松弛、血管扩张、血压下降。NO 具有内皮细胞保护作用，可对抗缺血 - 再灌注对血管内皮的损伤。

2. 呼吸系统　NO 能降低肺动脉压和扩张支气管平滑肌，吸入 NO 可治疗新生儿的肺动脉高压和呼吸窘迫综合征，对急性呼吸窘迫综合征也有疗效。

3. 对动脉粥样硬化的影响　NO 可抑制血小板黏附和聚集，减少血栓素 A_2 和生长因子的释放；抑制中性粒细胞与内皮细胞的黏附和血管平滑肌细胞增生； NO 还可作为抗氧化剂，抑制低密度脂蛋白的氧化，防止泡沫细胞的产生与动脉硬化形成。

4. 神经系统　在中枢神经系统，NO 作为神经递质或调质发挥作用，但 NO 的作用部位和性质尚不清楚。突触后释放的 NO 导致突触前兴奋性谷氨酸释放，对脑发育和学习记忆发挥短时程或长时程的增强效应。高浓度的 NO 也可引起神经元退化。在外周组织，神经元释放的 NO 可使阴茎海绵体血管平滑肌舒张，引起阴茎勃起，NOS 抑制剂可抑制勃起反应。

第 6 节　多肽类

一、激肽类

（一）激肽分类及其药理作用

激肽（kinin）其前体为激肽原（单链糖蛋白），激肽原在激肽释放酶的作用下生成激肽。激肽分为缓激肽（bradykinin）和胰激肽（kallidin）两种，它们具有类似的生物学作用。能够扩张血管、收缩平滑肌和提高毛细血管通透性。激肽可引起呼吸道平滑肌、子宫平滑肌和大多数胃肠平滑肌收缩，因此激肽是引起哮喘的因素之一。激肽作用于皮肤和内脏感觉神经末梢，可引起剧烈疼痛。激肽还可促进白细胞的游走和聚集，为重要炎症介质之一。

激肽通过与靶细胞膜表面的激肽受体 B_1 和 B_2 结合产生作用，其机制可能与激活 PLA_2，释出 AA，产生 PGs 及对靶组织的直接作用有关。

在生理状态下激肽生成后很快被组织或血浆中的激肽酶降解失活。激肽酶分为激肽酶 I 和激肽酶 II 两型，其中激肽酶 I 存于血浆中，激肽酶 II（血管紧张素转化酶）同时存在于血液和组织中。因此，激肽酶既可使激肽（血管扩张剂）失活，又可使血管紧张素（血管收缩剂）激活。

（二）影响激肽释放酶 - 激肽系统的药物

1. 抑肽酶（aprotinin）　多来自牛肺，是一种由 58 个氨基酸组成的激肽释放酶抑制剂，使激肽原不能形成激肽。此外，对胰蛋白酶、糜蛋白酶等蛋白水解酶也有抑制作用。临床用于治疗急性胰腺炎和中毒性休克。临用前溶于 5% 葡萄糖注射液静脉滴注，每次 5 万～10 万单位，1 天不超过 20 万单位。

2. 激肽受体阻断药　艾替班特（icatibant）通过阻断激肽 B_2 受体治疗支气管哮喘。

二、血管紧张素

肾素-血管紧张素系统（renin-angiotensin system，RAS） 与循环功能的调节密切相关，在心脏、血管壁和肾上腺等局部均已发现了肾素-血管紧张素系统的存在。血管紧张素（angiotensin，ANG）转化酶抑制药及其受体阻断药已成功研制，在抗高血压等方面得到广泛应用。

三、利尿钠肽

利尿钠肽可分为心房利尿钠肽（atrium-natriuretic peptide，ANP）、脑利尿钠肽（brain- atrium-natriuretic peptide，BNP）和C型利尿钠肽（C- atrium-natriuretic peptide，CNP），具有排钠利尿、舒张血管等作用。ANP可使肾小球滤过率增加，近曲小管Na^+重吸收减少，具有很强的排钠利尿、舒张血管、降低血压的作用，并能抑制肾素、加压素和醛固酮的分泌。其机制与其结合ANP受体，兴奋GC，使cGMP增加有关。

四、P物质

P物质（substance P，SP）是一种由11个氨基酸组成的多肽，作用广泛：① 具有强大的血管舒张作用，特别是对小动脉，具有显著的降压作用。与其他血管舒张药不同，P物质可收缩静脉血管。② 具有强烈的内脏平滑肌兴奋作用，引起支气管平滑肌强烈收缩及胃肠道和子宫平滑肌的节律性收缩。③ 刺激唾液分泌和排钠利尿。④ 刺激肥大细胞脱颗粒以及巨噬细胞合成、释放溶酶、LTC_4、PGD_2和TXB_2等花生四烯酸代谢物。

五、内皮素

内皮素（endothelins，ETs）是由内皮细胞释放的21个氨基酸多肽，有3种异型体，分别称为ET_1、ET_2和ET_3。ET_1主要在内皮细胞表达，ET_2主要在肾表达，ET_3则多在神经系统和肾小管上皮细胞表达。ETs是至今发现的最强缩血管物质，在体内外均可产生强而持久的血管收缩作用。

（一）相关受体及其药理作用

前内皮素原（prepro-ET）在内皮细胞合成后，在内肽酶作用下生成大量内皮素，然后再在内皮素转化酶（endothelin converting enzyme，ECE）作用下生成ETs。某些化学（凝血酶、肾上腺素）和机械（血流）因素通过影响ETs的合成过程来促进ETs的释放，ETs的释放不是通过脱颗粒过程实现的。ET受体分为两种亚型：ET_A受体、ET_B受体。心肌和血管平滑肌（动脉、静脉）以ET_A受体为主；在肝、肾、子宫和脑以ET_B受体为主；ET通过与ET受体结合产生广泛的生物学效应。

【药理作用】

1. *收缩血管作用* ETs在体内外均可产生强而持久的血管收缩作用。在重度原发性高血压、妊娠高血压、其他高血压动物模型和肺动脉高压均发现血浆ETs浓度的升高，表明ETs可能与高血压的产生和维持有关。静脉注射ET_1先出现短暂降压，然后是持久的升压。ET_1对冠状血管有极强的收缩力，给动物注入ET_1常导致心律失常或死亡。ETs的收缩血管作用可能还与心肌缺血、心肌梗死、脑缺血、脑卒中（及肾衰竭）等心、脑血管疾病有关。

2. *促进平滑肌细胞分裂* ETs可促进血管平滑肌细胞DNA的合成，促进有丝分裂，使血管平滑肌增殖，从而促进动脉粥样硬化的发生。已有研究发现，血浆ETs浓度的高低与动脉粥样硬化灶的数目和动脉硬化患者的症状呈正相关。

3. *收缩内脏平滑肌* ETs对支气管、消化道、泌尿生殖道等多种内脏的平滑肌有强大收缩作用。

4. *正性肌力作用* 增强心脏（心房肌、心室肌）收缩力，作用强大而持久，使心肌耗氧量增高，加重心肌缺血。

（二）阻断药

1. *内皮素受体阻断药* 根据受体的选择性可分为 ET_A 选择性阻断药和 ET_B 选择性阻断药以及 $ET_{A/B}$ 混合型阻断药；另外还可分为肽类及非肽类内皮素受体阻断药两种。

2. *内皮素转化酶抑制药*（ECE inhibitor，ECEI） 被认为是一类具有良好开发前景的心血管类药物，正在研究之中。

六、其他

降钙素基因相关肽（calcitonin-gene-related peptide，CGRP）广泛存在于外周和中枢神经系统，作用于中枢产生抑制食欲和血压升高效应，作用于外周产生强大的血管舒张作用。神经肽 Y（neuropeptide Y）分布在外周和中枢神经系统，经常与 NA 一起存在于去甲肾上腺素神经元。其作用于突触前，减少 NA 的释放；作用于突触后引起血管收缩。

第 7 节 腺苷

腺苷（adenosine）通过腺苷受体产生作用，其受体可分为 A_1、A_{2A}、A_{2B}、A_3 四种亚型。在短暂缺血之后，组织细胞和血管内皮细胞释放出腺苷，腺苷通过激动腺苷受体调节细胞代谢，对随后的缺血损伤（ischemic injury）产生保护作用，在心肌细胞，腺苷作用于腺苷受体后可激活乙酰胆碱敏感 K^+ 通道，抑制窦房结传导，降低自律性。此外，腺苷还可抑制房室传导，延长房室结不应期，促进 K^+ 外流，抑制 cAMP 激活的 Ca^{2+} 内流有关。因此，腺苷可用于心律失常的治疗。

一、A_1 受体

腺苷对心脏的作用主要是通过激动 A_1 受体发挥的。A_1 受体参与激活 K_{ATP}，K^+ 外流增加使膜电位超级化，抑制 L 型钙通道的开放，自律性降低，发挥抗心律失常和对缺血再灌注损伤的保护作用。

二、A_2 受体

腺苷经 A_2 受体发挥对多数血管如冠状动脉血管的扩张作用，增加冠状动脉流量；其机制为激活腺苷酸环化酶，调节 NO 信号及血管平滑肌细胞 K_{ATP}。此外 A_2 受体尚参与调节以下效应：①抑制内皮素释放，抑制血小板聚集。②抑制中性粒细胞激活。③减少超氧阴离子生成。

思考题

1. 简述自体活性物质的分类及种类。
2. 简述抗组胺药的分类及其作用机制。
3. 简述收缩血管药和舒张血管的自体活性物质分别有哪些，并举例说明。
4. 简述倍他司汀的药理作用及临床应用。

第 32 章 肾上腺皮质激素类药

主要内容

肾上腺皮质激素的分泌调节过程；
糖皮质激素的生理功能；
糖皮质激素药的分类；
糖皮质激素的药理作用、作用机制、临床应用、不良反应。

肾上腺主要包括皮质和髓质，肾上腺皮质激素（adrenocortical hormones）是由肾上腺皮质分泌的类固醇的总称。肾上腺皮质由内向外依次分为网状带、束状带和球状带。其中球状带约占皮质的 15%，因缺乏 17α-羟化酶只能合成以醛固酮（aldosterone）、11-去氧皮质酮（11-deoxycorticosterone）为代表的盐皮质激素（mineralocorticoids），主要影响机体的水盐代谢，临床上应用较少；束状带约占皮质的 78%，是合成以可的松（cortisone）、氢化可的松（hydrocortisone）为代表的糖皮质激素（glucocorticoids，GCS）的主要场所，主要影响机体中糖、脂肪和蛋白质的代谢，临床上应用广泛，是本章重点介绍的内容。网状带约占皮质的 7%，主要合成微量的性激素，临床应用亦较广泛。肾上腺皮质激素的分泌受下丘脑、腺垂体分泌激素的调节，在机体发挥多种生理、药理作用。

第 1 节 糖皮质激素类药物

肾上腺皮质激素为**甾体（steroid）**类化合物，基本结构是甾核环，主要特征是 C_3 上酮基，$C_{4\sim5}$ 之间有双键，C_{17} 上有 β 醇酮基（即 C_{20} 上有一个羰基，C_{21} 上有羟基）。其中糖皮质激素的 C_{17} 上有 α 羟基，C_{11} 上有氧或羟基，盐皮质激素没有。因此 C_{17} 上有无 α 羟基和 C_{11} 上有无氧或羟基，常作为鉴别糖皮质激素和盐皮质激素的特征。肾上腺皮质束状带细胞分泌的糖皮质激素主要包括可的松、氢化可的松等，但临床上为提高糖皮质激素药物的疗效，也通过化学修饰等方法针对性合成了一系列糖皮质激素类的衍生物，如比氢化可的松抗炎作用更强的泼尼松龙、甲泼尼龙、曲安西龙等。

【分泌调节】

下丘脑分泌的促肾上腺皮质激素释放激素（corticotropin releasing hormone，CRH）能刺激腺垂体合成和分泌促肾上腺皮质激素（adrenocorticotropic hormone，ACTH），并调节肾上腺皮质束状带细胞合成和分泌糖皮质激素。同时，糖皮质激素对下丘脑、腺垂体也有负反馈调节作用，抑制促肾上腺皮质激素释放激素、促肾上腺皮质激素的分泌，组成下丘脑-腺垂体-肾上腺皮质轴调节系统。在应激条件下，下丘脑-腺垂体-肾上腺皮质轴功能增强，糖

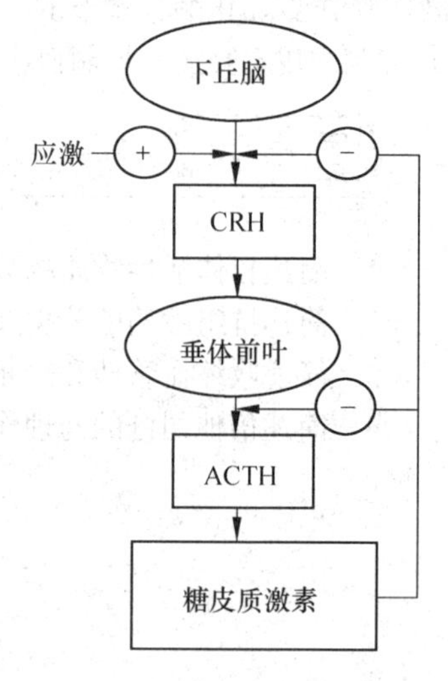

图 32-1 糖皮质激素分泌的调节

皮质激素分泌突然增加，但并不产生负反馈调节作用（图 32-1），机制目前并不清楚。但长期大量应用糖皮质激素能反馈性抑制腺垂体细胞的分泌，导致肾上腺皮质的萎缩，从而失去分泌糖皮质激素的功能。另外，IL-1、IL-2 等免疫细胞因子也能作用下丘脑，调节促肾上腺皮质激素和糖皮质激素的合成和分泌。

正常人糖皮质激素的分泌呈昼夜节律性，通常是上午血液中浓度较高，随后逐渐降低。对于正常睡眠的人群来讲，每天的上午 8～10 时分泌达到高峰，睡后的午夜 12 时分泌量最低。临床上依据糖皮质激素昼夜节律性分泌的特点进行用药，能减少对肾上腺皮质功能的影响，如隔日疗法。

【生理功能】

主要影响正常物质代谢过程。

1. *糖代谢* 增加肝糖原、肌糖原含量，升高血糖。主要是通过促进糖异生，增加糖的来源；减慢葡萄糖的分解；减少机体组织对葡萄糖的利用三方面升高血糖。

2. *蛋白质代谢* 抑制蛋白质合成，促进蛋白质分解。糖皮质激素促进胸腺、淋巴腺、肌肉等多种组织的蛋白质分解代谢，大剂量时还可抑制蛋白质合成。蛋白质的合成减少和分解增加，可使血清中氨基酸含量升高、尿中氮排出量增加，导致负氮平衡。此外，还能抑制细胞增殖。

3. *脂肪代谢* 促进脂肪分解并抑制其合成。糖皮质激素促进游离脂肪酸的氧化分解，对糖尿病患者可诱发酮症、酸血症。长期大量应用糖皮质激素，可升高血清胆固醇，激活四肢皮下的脂肪酶，促进四肢脂肪重新分布在面、上胸、颈、背、腹部和臀部，形成诸如满月脸、水牛背、向心性肥胖。

4. *核酸代谢* 影响敏感组织中核酸代谢。如氢化可的松可诱导某些特殊 mRNA 的合成，并转录出能抑制细胞膜转运功能的蛋白质，从而抑制细胞对葡萄糖、氨基酸等物质的摄取，使细胞合成代谢受到抑制，分解代谢增强。同时也促进肝细胞中多种 RNA 及酶蛋白的合成，影响糖和脂肪代谢。

5. *水和电解质代谢* 糖皮质激素通过增加肾小球滤过率和拮抗抗利尿激素，减少肾小管对水的重吸收，产生较弱的利尿。糖皮质激素还有较弱的盐皮质激素（如醛固酮）样的保钠排钾作用。能改变肾脏、小肠对钙的吸收和排泄，长期使用可引起低血钙，产生骨质疏松症。

【体内过程】

糖皮质激素类药物脂溶性大，口服、注射、局部用药等均可吸收，主要分布在肝，其次是血浆、脑脊液，脾、肾分布最少。可的松和氢化可的松口服吸收快而完全，一次用药能维持 8～12 小时。氢化可的松吸收入血后约 90% 与血浆蛋白相结合，其中 80% 与皮质类固醇结合球蛋白（corticosteroid-binding globulin，CBG）特异性结合，亲和力较强，10% 与白蛋白结合。另外 10% 则以游离型药物发挥作用。人工合成的泼尼松龙等糖皮质激素同样能与皮质类固醇结合球蛋白特异性结合，但亲和力远低于氢化可的松，与白蛋白结合也较少，游离型药物增加，故作用强。另外，可的松或泼尼松只有在肝中才可分别转化为有活性的氢化可的松或泼尼松龙，肝功能不全患者只能选择使用氢化可的松或泼尼松龙。当然，肝病、肾病患者皮质类固醇结合球蛋白的合成减少，游离型药物增高，易引起不良反应。

【药理作用】

糖皮质激素具有抗免疫、抗炎、抗内毒素、抗休克等作用。临床常见的糖皮质激素药物主要分为短效（小于 12 小时）、中效（介于 12 和 36 小时间）和长效（大于 36 小时）三类（表 32-1）。

表 32-1 常见糖皮质激素的主要特点

种类	药物名称	$t_{1/2}$（分钟）	水盐代谢（比值）	糖代谢（比值）	抗炎作用（比值）	抗炎等效剂量（mg）
短效	氢化可的松（hydrocortisone）	90	1.0	1.0	1.0	20
	可的松（cortisone）	90	0.8	0.8	0.8	25
中效	泼尼松（prednisone）	>200	0.6	3.5	3.5	5
	泼尼松龙（prednisolone）	>200	0.6	4.0	4.0	5
	曲安西龙（triamcinolone）	>200	0	5.0	5.0	4
	曲安奈德（triamcinolone acetonide）	>200	0	5.0	5.0	4
长效	地塞米松（dexamethasone）	>300	0	30	30	0.75
	倍他米松（betamethasone）	>300	0	30	30	0.60

1. *抗炎* 糖皮质激素具有强大的抗炎作用，能显著抑制感染性或非感染性（如物理性、化学性、机械性、过敏性）炎症，降低毛细血管通透性，减少充血，抑制炎症细胞向炎症部位移动和减少炎症介质等，应用于急性和慢性炎症，但对细菌、病毒等病原微生物无影响。

对于急性炎症早期，本类药物能抑制血管扩张和降低毛细血管通透性，减少血浆渗出，使白细胞浸润和吞噬作用减弱，改善红、肿、热、痛等症状。在慢性炎症或急性炎症的后期，能抑制毛细血管和成纤维细胞的增生，减缓肉芽组织的增生，使炎症引起的瘢痕和粘连减轻。机制主要是通过抑制成纤维细胞 DNA 的合成，抑制胶原蛋白和结缔组织中黏多糖的合成，因而阻碍细胞分裂和增生，减少胶原的沉积，抑制肉芽组织的形成。糖皮质激素通过抑制血管和细胞的增殖，在发挥抗炎作用的同时，也会降低机体的防御能力，延缓伤口愈合。

抗炎作用的机制主要体现为基因效应。糖皮质激素能与分布在肝、肺、骨骼肌、胸腺等组织器官的靶细胞胞质中的糖皮质激素受体特异性结合形成复合物，其中糖皮质激素受体包括 α、β 两种亚型，在抗炎作用中 α 亚基发挥主要作用。激素受体复合物转入细胞核需要与分子伴侣（如热休克蛋白）或一些酶类相结合，受磷酸化调节，核内糖皮质激素受体以同源二聚体形式与 DNA 基因上的激素反应元件结合，同时促进有组蛋白乙酰转移酶活性的共激活因子与 DNA 结合，促进抗炎蛋白的表达，产生激素效应。糖皮质激素的抗炎作用机制还存在非基因组机制，主要包括糖皮质激素与细胞质或细胞膜糖皮质激素受体结合所介导的信号通路引发的抗炎效应（如激活脂皮质素，抑制花生四烯酸的释放）。糖皮质激素也可与细胞中的其他成分结合产生效应。

（1）抑制磷脂酶 A_2（phospholipase A_2，PLA_2）：糖皮质激素抑制 PLA_2 的活性，直接抑制磷脂向花生四烯酸、血小板活化因子转化，使花生四烯酸下游某些具有扩张血管作用的生物活性分子（如前列腺素、白三烯类等）生成，降低血管通透性，发挥抗炎作用。糖皮质激素对 PLA_2 活性的抑制强度与抗炎作用强度呈正比。

（2）影响细胞酶活性：糖皮质激素增加溶酶体膜的稳定性，阻止溶酶体内酶（如蛋白酶、水解酶）的释出，降低细胞和组织的损伤性；还能抑制儿茶酚氧位甲基转移酶（catechol-o-methyltransferase，COMT），提高儿茶酚胺浓度，使血管收缩。通过抑制透明质酸酶的活性，降低毛细血管通透性，减轻炎症；通过降低巨噬细胞中一氧化氮合酶（nitric oxide synthase，NOS）的活性，减少一氧化氮（nitric oxide，NO）的生成（NO 可增加炎症部位的血浆渗出）等发挥抗炎作用。

（3）抑制免疫细胞及细胞因子的产生：糖皮质激素能嵌入细胞膜，改变细胞膜 Na^+-K^+-ATP 酶、Ca^+-ATP 酶的活性，引起离子跨膜转运异常，抑制免疫细胞功能、减轻炎症反应。还能抑制巨噬细胞的趋化性（吸引白细胞聚集在抗原附近）和巨噬细胞移动抑制因子（macrophage migration inhibition factor，MIF），使巨噬细胞停留在抗原附近发挥吞噬作用，抑制免疫反应产生。抑制中性粒细胞、单核细胞向炎症区域的聚集，减少其在炎症区域血管内皮细胞上的黏附和聚集。抑制血管内皮细胞黏附白细胞，使其从血液渗出到炎症部位，并能使内皮细胞、中性粒细胞活化，使血管通透性增加，刺激成纤维细胞增生及淋巴细胞增殖与分化的各种因子（如白细胞介素 -1（interleukin-1，IL-1）、白细胞介素 -3（interleukin-3，IL-3）、巨噬细胞集落刺激因子（macrophage colony-stimulating factor，M-CSF）、肿瘤坏死因子（tumor necrosis factor，TNF）等）。

（4）诱导炎症细胞凋亡：糖皮质激素可使 C-myc、C-myb 等细胞增殖相关基因表达下调，特异性核酸内切酶表达增加，诱导炎症细胞凋亡。

2. 免疫抑制与抗过敏　糖皮质激素对免疫过程的多个环节都有抑制作用。通过抑制巨噬细胞对抗原的吞噬，阻碍淋巴母细胞的增殖，加速致敏淋巴细胞的破坏和解体。糖皮质激素不直接影响淋巴因子合成，但可抑制淋巴因子诱导的炎症反应，能抑制皮肤迟发型变态反应和异体组织器官移植的排斥反应。小剂量抑制细胞免疫，大剂量可减少抗体生成，抑制体液免疫。

糖皮质激素能抑制肥大细胞脱颗粒，减少组胺、慢反应物质（SRS-A）及缓激肽等过敏性介质的释放，从而减轻过敏性症状。

3. 抗内毒素　糖皮质激素抗内毒素作用主要是提高机体对细菌内毒素的耐受力，缓解内毒素反应，减轻细胞损伤和毒血症症状。但糖皮质激素并不能中和、破坏内毒素，对细菌外毒素也无效。

4. 抗休克　抗休克是抗炎、免疫抑制与抗过敏及抗内毒素的综合作用，同时与降低某些缩血管活性物质（如肾上腺素、去甲肾上腺素、加压素、血管紧张素）的敏感性，稳定溶酶体膜及减少形成心肌抑制因子（myocardial depressant factor，MDF）酶等密切相关。

5. 其他作用

（1）对血液与造血系统的影响：糖皮质激素刺激骨髓造血功能，能增加血液中红细胞和血红蛋白含量，但可使血液中嗜酸性粒细胞、嗜碱性粒细胞和淋巴细胞减少。大剂量使用时能增加血小板和纤维蛋白原，并缩短凝血酶原时间。虽能增多血液中嗜中性粒细胞的数量，但也使嗜中性粒细胞的游走、吞噬功能降低。

（2）允许作用：糖皮质激素类药物对某些组织细胞虽无直接作用，但可给其他激素发挥作用提供有利条件，称为允许作用。如糖皮质激素能增强儿茶酚胺的收缩血管作用和胰高血糖素的升高血糖的作用。

此外，糖皮质激素还能退热，促进胃酸和胃蛋白酶分泌，促进消化。部分糖皮质激素还能减少脑中 γ 氨基丁酸的浓度，提高中枢神经系统的兴奋性，用药后患者出现欣快、激动、失眠等。

【临床应用】

1. 严重感染　糖皮质激素可用于中毒性菌痢、中毒性肺炎、严重伤寒、流行性脑脊髓膜炎、结核性脑膜炎及败血症等严重感染或伴有休克者，通过提高机体的耐受力，缓解症状。但糖皮质激素并不能抑菌、杀菌，应用时必须合用有效、足量的抗菌药物，以免感染病灶扩散。病毒性感染一般不宜使用，可能因降低机体的防御功能而使感染病灶扩散、恶化。

2. 炎症后遗症　糖皮质激素能减轻炎症渗出，减轻粘连及瘢痕形成，宜用于结核性脑膜炎、胸膜炎、腹膜炎、心包炎、风湿性心瓣膜炎、睾丸炎及烧伤等炎症后遗症的防治。也可用于虹膜炎、角膜炎、视网膜炎、视神经炎等眼科炎症。

3. 休克　糖皮质激素能用于各种休克，有助于渡过疾病危险期。用于各种严重休克的抢救，如中毒性休克、过敏性休克、心源性休克、低血容量性休克等，是中毒性休克疗的首选药物。对感染性休克、中毒性休克，大量突击使用糖皮质激素，同时须用有效足量的抗菌药物，产生效果后即可停用糖皮质激素。对过敏性休克，宜先采用肾上腺素，再合用糖皮质激素。对心源性休克，则须结合病因治疗。对低血容量性休克，宜补液、补电解质或输血，若效果不显著者，可合用超大剂量的糖皮质激素。

4. 肾上腺皮质功能不全、自身免疫性疾病、过敏性疾病和器官移植　① 适用于腺垂体功能减退症、艾迪生病（肾上腺皮质功能减退症）、肾上腺危象和肾上腺次全切除术后引起的功能减弱，糖皮质激素可进行替代疗法。② 能在机体内形成自身抗体或针对自身组织的细胞免疫，引起机体组织细胞的损害或生理功能紊乱，用于风湿性及类风湿关节炎、风湿热、风湿性心肌炎、系统性红斑狼疮、结节性动脉周围炎、皮肌炎、硬皮病、肾病综合征、自身免疫性贫血等自身免疫性疾病，可缓解症状。一般采用综合疗法，不宜单用。③ 用于支气管哮喘、血管神经性水肿、过敏性鼻炎、严重输血反应、药物性皮炎等过敏性疾病，糖皮质激素能抑制变态反应，缓解症状。④ 能抑制免疫性排斥反应，用于异体器官移植术后反应，与环孢素等免疫抑制剂合用疗效更好。

5. 血液病及肿瘤　糖皮质激素能刺激骨髓，用于急性淋巴细胞性白血病、再生障碍性贫血、粒细胞减少症、血小板减少症和过敏性紫癜等疾病治疗，能改善症状，但停药后易复发。也可短期应用于某些肿瘤引起的毒血症状、发热不退。

6. 皮肤病　接触性皮炎、湿疹、银屑病、肛门瘙痒等皮肤病，糖皮质激素能抗炎、抗过敏等，局部应用疗效较好。对于严重皮肤病也可全身用药。

【不良反应】

1. 长期大剂量应用引起的不良反应

（1）医源性肾上腺皮质功能亢进症（Cushing's syndrome，库欣综合征）：长期使用糖皮质激素可引起物质代谢和水盐代谢紊乱，即出现满月脸、水牛背、向心性肥胖、皮肤变薄、痤疮、多毛、水肿、血钾降低、"三高"等现象。一般不需特殊治疗，停药后可自行消退。

（2）诱发或加重感染：糖皮质激素抗炎但并不抑菌、杀菌，能抑制机体的免疫能力，使细菌乘虚而入诱发感染或促使体内原有病灶如结核、化脓性病灶等扩散、加重。尤其患有抵抗力弱的白血病、再生障碍性贫血、肾病综合征及肝病患者等。

（3）胃、十二指肠溃疡、出血等消化系统症状：糖皮质激素刺激胃酸、胃蛋白酶的分泌，并抑制胃黏液分泌，降低胃肠黏膜对胃酸的抵抗力，可诱发或加重胃、十二指肠溃疡，甚至引起出血或穿孔。与水杨酸类药物合用更易发生。

（4）心血管系统并发症、骨质疏松、延缓伤口愈合、眼科疾病及其他：糖皮质激素能引起钠、水潴留，升高血脂常伴发高血压、动脉粥样硬化等疾病。减少钙、磷的吸收，且促进钙、磷的排泄，同时诱导破骨细胞产生，抑制成骨细胞活力，在儿童、绝经期妇女、老年人易产生骨质疏松，严重者还可引起自发性骨折，大剂量也可引起股骨头坏死，补充维生素 D 和钙盐，可缓解病情。同时，糖皮质激素抑制蛋白质合成，易引起伤口愈合延迟。局部、全身使用糖皮质激素都可引起前房角小梁网结构变化诱发青光眼，还可致晶状体混浊引起白内障等。同时，糖皮质激素能抑制生长激素分泌，影响儿童生长发育。对孕妇偶可引起畸胎。个别患者还可诱发精神病或癫痫。

2. 停药反应

（1）医源性肾上腺皮质萎缩：长期大量应用糖皮质激素，可通过负反馈抑制下丘脑 - 垂体 - 肾上腺皮质轴，使 ACTH 分泌减少，引起肾上腺皮质萎缩，使其正常分泌糖皮质激素的功能缺失。突然停药或减量过快，尤其在停药后半年内遇到严重感染、创伤、出血等严重应激情况，可出现肌无力、低血压、低血糖，甚至昏迷或休克等肾上腺危象。因此，长期使用糖皮质激素的停药需采用缓慢减量、隔日给药或停药前加用促肾上腺皮质激素等方式。

（2）反跳现象：患者症状基本控制后，突然停药或减量过快引起原病复发或恶化的现象，称之为反跳现象。主要由于患者对糖皮质激素产生依赖性或病情尚未完全控制引起，应加大剂量再行治疗，或待症状缓解后逐渐减量，直至停药。

【药物相互作用】

苯巴比妥、苯妥英钠、利福平等肝药酶诱导剂能促进糖皮质激素代谢；与噻嗪类利尿药合用时，能促进排钾；酮康唑、伊曲康唑等可升高甲泼尼龙的血浓度，加强对肾上腺皮质的抑制，合用时须减少用量等。

【禁忌证】

糖皮质激素抑制免疫功能且无抑菌、抗菌作用，因此对于感染性疾病须合用抗菌药物，对于抗菌药物不能控制的病毒和真菌感染、活动性结核病等疾病禁用。同时对胃或十二指肠溃疡、严重心血管疾病、糖尿病、骨质疏松、肾上腺皮质功能亢进症、严重的精神病和癫痫、心或肾功能不全等禁用。当病情危急时，虽有禁忌证存在，仍可应用糖皮质激素，待病情缓和则尽早停药或减量。对慢性疾病，则须严格掌握禁忌证。

【用法和疗程】

糖皮质激素的临床应用需充分考虑利与弊，应当先采用局部而非全身用药，尽可能短时间应用最低有效量，只有对危重患者才考虑大剂量治疗。依据病情差异，通常有突击疗法、长期疗法、替代疗法、隔日疗法等方式。

1. 大剂量突击疗法　针对严重中毒性感染及各种休克可采用大剂量突击疗法，如氢化可的松静脉滴注 200～300mg，每日 3～5 次，疗程不超过 3 天。

2. 一般剂量长期疗法　对于肾病综合征、结缔组织病、顽固性支气管哮喘、中心性视网膜炎、各种恶性淋巴瘤、淋巴细胞白血病等，采用一般剂量长期疗法，如口服中等剂量的糖皮质激素，每日 3 次，连续使用，直至起效后逐渐减量停药或维持最小维持量数月。

3. 小剂量替代疗法　对于腺垂体功能减退症、艾迪生病及肾上腺皮质全切除术后所致的糖皮质激素缺乏，宜采用小剂量替代疗法，可以每日用小剂量可的松或氢化可的松治疗。

4. 隔日疗法　根据糖皮质激素的分泌节律性，在慢性病长期治疗中采取隔日疗法，即将 2 日给药总量在隔日上午 7～8 时一次服完，可减轻药物的不良反应。因上午 8 时左右是皮质激素正常分泌的高峰，负反馈抑制相对较小。

第 2 节　盐皮质激素类药

盐皮质激素（mineralocorticoids）主要包括醛固酮（aldosterone）和去氧皮质酮（deoxycorticosterone）。

【生理作用】

1. 调节水盐代谢，维持体内水和电解质平衡　增加远曲小管、集合管对钠、氯等离子的重吸收，钾离子排泄增加。

2. 受肾素 - 血管紧张素等因素的调节　能调节血容量的平衡。

【药理作用】

盐皮质激素能促进肾远曲小管和集合管对 Na^+ 的主动重吸收，同时 Cl^- 和水也被重吸收，而使 K^+ 和 H^+ 的排泄增加。盐皮质激素分泌过多可出现水、钠潴留，血容量增多，反馈性抑制肾素 - 血管紧张素系统的活性，表现为高血压、水肿等，如原发性醛固酮增多症。盐皮质激素分泌过少，易致尿钠排量增加，血容量下降，对病情较重及摄钠量不足者，可出现明显的低血钠及高血钾。醛固酮的作用主要是由盐皮质激素受体所介导的。

【临床应用】

对于慢性肾上腺皮质功能减退症，水、钠失衡，血容量减少，血钾增多，可将盐皮质激素和糖皮质激素合用作为替代疗法，以恢复水和电解质平衡。

【不良反应】

过量或长期使用盐皮质激素易产生水、钠潴留，高血压，低钾血症等。

第3节 促皮质素与皮质激素抑制药

一、促肾上腺皮质激素

促皮质素（corticotropin）是促肾上腺皮质激素的简称，由垂体前叶所分泌，是维持肾上腺正常形态和生理功能的一种多肽类激素。主要作用在肾上腺皮质束状带，能促进肾上腺皮质的组织增生及皮质激素的合成和分泌。正常情况下，下丘脑、垂体和肾上腺三者保持动态平衡，促皮质素减少可引起肾上腺皮质萎缩、功能不全，但促皮质素的生成和分泌受下丘脑促肾上腺皮质激素释放因子（corticotropinreleasing factor，CRF）的直接调控，分泌过盛又能反馈影响垂体和下丘脑，减弱它们的作用。

促 皮 质 素

促皮质素来源于牛、羊、猪等动物的脑垂体，能刺激肾上腺皮质合成和释放氢化可的松等激素。临床主要用于腺垂体 - 肾上腺皮质功能的诊断，及用于预防糖皮质激素停药后所引起的皮质功能不全，可产生过敏反应。

二、皮质激素抑制药

皮质激素抑制药在临床上可代替外科的肾上腺皮质切除术，代表药主要有美替拉酮、米托坦（mitotane）、氨鲁米特等。

美 替 拉 酮

美替拉酮（metyrapone）能抑制 11β- 羟化反应，影响 11- 去氧皮质酮向皮质酮转化，同时抑制 11- 去氧氢化可的松转化为氢化可的松，降低血中的激素浓度。同时还能反馈性地促进 ACTH 分泌，导致 11- 去氧皮质酮及 11- 去氧氢化可的松代偿性增加，故出现尿中 17- 羟类固醇排泄增加。临床可用于库欣综合征的鉴别诊断和治疗。

氨 鲁 米 特

氨鲁米特（aminoglutethimide）则通过抑制胆固醇转变成 20α- 羟胆固醇，达到抑制氢化可的松和醛固酮合成的作用。用药后氢化可的松及代谢物减少，可用于不可切除的皮质癌或切除术后的辅助治疗。

思考题

1. 结合糖皮质激素的生理作用，试述其药理作用，并说明关联性。
2. 比较糖皮质激素、中枢性镇痛药的突然停药的后果，并说明产生原因。

第 33 章 甲状腺激素与抗甲状腺药

主要内容

甲状腺激素的生理功能、药理作用、临床应用和不良反应；
抗甲状腺药的分类、药理作用、作用机制和不良反应。

第 1 节 甲状腺激素

甲状腺激素（thryroid hormone）为碘化酪氨酸的衍生物，是由甲状腺滤泡上皮细胞分泌的维持机体正常代谢和生长发育所必需的激素，包括三碘甲状腺原氨酸（3，5，3'-triiodothyronine，T_3）和四碘甲状腺原氨酸（3，5，3'，5'-tetraiodothyronine，T_4），即甲状腺素（thyroxine）。甲状腺功能低下或亢进均可产生各种临床症状，可用甲状腺激素和抗甲状腺药物进行治疗。

【分泌调节】

甲状腺激素在体内的合成与贮存部分是在甲状腺球蛋白（thyroglobulin，TG）上进行的，过程如下：

1. 碘的摄取　血液中的碘化物被甲状腺细胞通过碘泵主动摄取。正常时甲状腺中碘化物浓度为血浆浓度的 25 倍，甲状腺功能亢进时则可达到 250 倍。

2. 合成与贮存　甲状腺激素的合成包括碘的活化、酪氨酸碘化及碘化酪氨酸偶联三个步骤。碘活化主要是过氧化物酶将碘（I^-）氧化成活性碘（I^0）3 或氧化碘的中间产物（I^+）。酪氨酸碘化则是活性碘与 TG 上酪氨酸残基结合，生成一碘酪氨酸（monoiodotryrosine，MIT）和二碘酪氨酸（diiodotryrosine，DIT）。在过氧化物酶作用下，两个 DIT 偶联成 T_4，一个 MIT 与一个 DIT 偶联成 T_3。生成的 T_4 和 T_3 与 TG 结合，贮存于腺泡腔内胶质中。T_4 量一般比 T_3 要多。

3. 分解与释放　在蛋白水解酶的作用下，甲状腺球蛋白分解并释出 T_4、T_3 进入血液。垂体、心、肝、肾、骨骼肌、肺、肠等组织的细胞都含有甲状腺受体。受体可分布在细胞的胞膜、线粒体、细胞核。T_3 可与膜上受体结合，也可被动转运进入胞内，与胞质结合蛋白（cytosol binding protein，CBP）结合并与游离的 T_3 形成平衡状态。甲状腺激素通过调控由核内 T_3 受体所介导的基因表达，增加某些 mRNA 及蛋白质合成而发挥作用。

4. 甲状腺激素的调节　甲状腺激素受下丘脑分泌的促甲状腺激素释放激素（thyrotropin-releasing hormone，TRH）的调节，TRH 促进腺垂体合成和释放促甲状腺激素（thyroid stimulating hormone，TSH），而促甲状腺激素可促进甲状腺合成，并释放 T_4、T_3。但是，当血中释放的 T_4，T_3 过高、又能负反馈调节促甲状腺激素的释放（图 33-1）。

【生理功能】

1. 维持生长发育　甲状腺激素具有维持骨骼和中枢神经系统的生长发育的功能。因缺碘或婴幼儿先天性甲状腺功能低下时，会出现身体矮小、智力迟钝，即呆小病（cretinism，克汀病）。

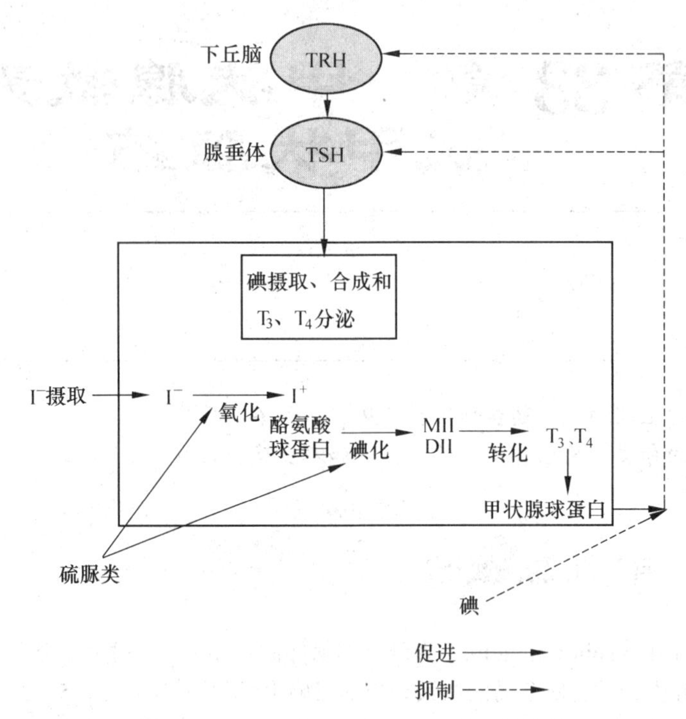

图 33-1 甲状腺激素的合成、释放及药物作用

成人则产生黏液性水肿。

2. *参与物质代谢* 甲状腺激素促进蛋白质合成，增强物质（糖、脂肪、蛋白质等）代谢，使耗氧量增加，基础代谢率提高，产热量提高。甲状腺功能亢进时出现心悸、体温升高、多汗、食欲亢进等。甲状腺功能不全时则体温低、嗜睡、记忆力下降、无汗等。

3. *提高交感-肾上腺系统的敏感性* 甲状腺激素能使机体对交感神经递质及肾上腺髓质激素的反应性提高，故甲状腺功能亢进患者有情绪激动、震颤、失眠、心率加快、血压升高、神经过敏等症状。

【体内过程】

T_3、T_4 口服易吸收，其生物利用度分别为 50%～75% 和 90%～95%。与血浆蛋白结合率均可达 99% 以上。但 T_3 对蛋白质的亲和力低于 T_4，T_3 的游离量（0.5 %）约为 T_4（0.05 %）的 10 倍，加之部分 T_4（约 35%）在效应器组织内脱碘成 T_3 后才产生效应，故 T_3 作用快、强而短，T_4 作用慢、弱而长。甲状腺激素血浆 $t_{1/2}$ 较长。正常时 T_3 为 1～2 日，T_4 为 6～7 日。主要在肝、肾线粒体内脱碘，并和葡萄糖醛酸或硫酸结合经肾排泄。亦可通过胎盘和进入乳汁。

【药理作用】

1. *维持正常生长发育* 甲状腺激素促进骨骼和脑的生长发育，使甲状腺功能低下而引起的身体矮小、肢体粗短、智力迟钝等得到改善。在脑发育期间，缺碘、使用抗甲状腺药物等均可使甲状腺功能下降，神经细胞轴突和树突形成障碍，导致智力低下，成年人也可出现记忆力减弱，神经兴奋性降低等。T_3、T_4 还能促进胎肺发育，与新生儿出现的呼吸窘迫症的发病有关。

2. *促进代谢、提高交感-肾上腺系统的敏感性* 提高糖、脂肪、蛋白质代谢，促进物质氧化，增加耗氧量，提高基础代谢率，使产热增加，同时使机体对交感神经递质及肾上腺髓质激素的反应性提高，改善畏寒、嗜睡、感觉迟钝、记忆力下降、毛发干枯、无汗及体温低于正常等甲状腺功能不全症状。

【作用机制】

甲状腺激素的作用主要是通过甲状腺激素受体（又称 T_3 受体）所介导。甲状腺激素受体广泛分布在垂体、心、肾、肝、骨骼等组织器官，包括 α 和 β 两种类型，能与 DNA 结合。T_3、T_4 通过扩散或主动转运进入细胞，T_4 需经脱碘转化成 T_3 进入细胞核与 T_3 受体结合，调节基因转录，影响蛋白质合成。

【临床应用】

主要以补充疗法用于甲状腺激素缺乏产生的甲状腺功能低下症。目前常用的药物主要有左旋甲状腺素（levothyroxine）、碘塞罗宁（liothyronine）等。

1. 呆小病　治疗越早越好。甲状腺功能减退通常发生于胎儿或新生儿，及早治疗仍可维持发育，若治疗过晚，躯体虽可正常，但智力仍然低下。有效者应当终身治疗，随时调整剂量，常口服甲状腺片。

2. 黏液性水肿　服用甲状腺片，一般可从小量开始，渐增至足量。对于黏液性水肿昏迷患者，需立即静脉注射大量 T_3。儿童可采取足量给药，老年人须慎用。

3. 单纯性甲状腺肿　甲状腺片可补充内源性激素的不足，且能抑制促甲状腺激素的过多分泌，以缓解甲状腺组织代偿性增生肥大。

4. T_3 抑制实验　服用 T_3 后摄碘率与用药前对照值进行比较，甲状腺肿患者通常下降超过 50%，而甲状腺功能亢进患者多下降低于 50%，是对摄碘率高者的一种鉴别诊断方法。

【不良反应】

过量可引起甲状腺功能亢进的临床症状。轻者体温及基础代谢率均高于正常，表现出多汗、体重减轻、神经质、失眠、心悸等；重者则出现呕吐、腹泻、发热、脉搏快而不规则等；在老年人和心脏病患者中，可发生心绞痛和心肌梗死，宜用 β 受体阻断药对抗。上述反应一旦发生，立即停用甲状腺激素，待症状消失后再从小剂量开始服用。

第 2 节　抗甲状腺药

抗甲状腺药是指能阻止或减少甲状腺激素的合成和分泌，用于治疗甲状腺功能亢进的药物。常用的有硫脲类、碘和碘化物、放射性碘及 β- 肾上腺素受体阻断药。其中硫脲类又包括硫氧嘧啶类和咪唑类（表 33-1）。

丙硫氧嘧啶

【体内过程】

丙硫氧嘧啶（propylthiouracil，PTU）口服吸收较迅速，2 小时血药浓度可达峰值，分布于全身各组织，以甲状腺浓度较高，其 $t_{1/2}$ 在 6～13 小时。

【药理作用】

具有抗甲状腺的作用。其机制主要是抑制过氧化物酶系统，使甲状腺细胞内的碘不能活化，阻止酪氨酸的碘化及偶联。另外，一碘酪氨酸和二碘酪氨酸的缩合过程被抑制，抑制周围组织内 T_4 脱碘生成 T_3 的过程，也减少了甲状腺激素的释放。丙硫氧嘧啶并不是直接拮抗甲状腺激素，因此须待甲状腺内贮存的激素消耗到一定程度才能呈现疗效，起效较慢。

免疫抑制作用，能轻度抑制免疫球蛋白的生成，使血中甲状腺刺激性免疫球蛋白减少。

【临床应用】

1. 甲状腺功能亢进症　主要应用于轻症和不宜手术或放射性碘治疗者，常作为放射性碘治疗的辅助用药。

2. 甲状腺手术前准备　对需做甲状腺部分切除手术的患者，宜先用甲硫氧嘧啶将甲状腺功能控制到正常或接近正常，以减少发生麻醉意外、手术并发症及甲状腺危象的可能。但由于用甲硫氧嘧啶后甲状腺增生充血，不利于手术进行，需在手术前2周左右加服碘剂。

3. 甲状腺危象的辅助治疗　感染、外伤、手术、情绪激动等应激诱因，可致大量甲状腺激素突然释放入血，使患者发生高热、心力衰竭、肺水肿、水和电解质紊乱等，严重时可导致死亡，称为甲状腺危象。应立即给大量碘剂，阻止甲状腺激素释放，并采取其他综合措施消除诱因、控制症状。

【不良反应】

常见的有皮疹、发热、荨麻疹等轻度过敏反应，多数情况下不需停药也可消失，少数发生剥脱性皮炎等严重反应，可用糖皮质激素处理。可有厌食、呕吐、腹痛、腹泻等消化道反应。长期使用还可致甲状腺肿及甲状腺功能减退，停药大多可自行恢复。

表 33-1　常见抗甲状腺药

种类	药物名称	体内过程	药理作用	作用机制	临床应用	不良反应
硫脲类 硫氧嘧啶类	甲硫氧嘧啶（methylthiouracil）	口服吸收迅速，生物利用度约80%	抗甲状腺的作用。并不抑制甲状腺激素的释放和拮抗甲状腺激素的作用	抑制过氧化物酶，阻止酪氨酸的碘化及偶联	甲状腺功能亢进症和甲状腺危象的辅助治疗	常见有皮疹、发热、荨麻疹等轻度过敏反应及消化道反应
咪唑类	卡比马唑（carbimazole） 甲巯咪唑（thimazole）					
碘化物	碘化物（iodide）		小剂量促进甲状腺激素合成，大剂量抗甲状腺	抑制蛋白水解酶，直接抑制甲状腺激素的合成	地方性甲状腺肿缺碘和甲状腺功能亢进手术前准备	水肿等过敏反应，甲状腺功能紊乱等
	放射性碘（rodioiodine）		参与甲状腺激素的合成	释放β射线，起到类似手术切除部分甲状腺的作用	甲状腺摄碘功能测定和甲亢治疗	甲状腺功能减退
β受体拮抗药	普萘洛尔（propranolol）		缓解心血管系统症状	阻断β受体的作用及抑制外周T_4脱碘成为T_3	甲状腺功能亢进和甲状腺手术前准备	

思考题

1. 抗甲状腺药的分类及作用有何区别？
2. 甲状腺激素与糖皮质激素在物质代谢方面有什么不同？

第 34 章 胰岛素及降血糖药

主要内容

胰岛素的生理功能、药理作用、作用机制、临床应用及不良反应；
口服降血糖药的分类、代表药、基本作用及机制。

糖尿病是因胰岛素绝对或相对不足，或存在胰岛素抵抗等引起的以高血糖为特征的代谢紊乱性疾病。糖尿病（diabetes mellitus，DM）可由遗传和环境等因素引起，除高血糖外，临床上常见多尿、多饮、多食和体重减轻等，持续高血糖可导致全身组织、器官的损害，特别易出现心血管、脑、肾等多种并发症。

糖尿病分为胰岛素依赖型糖尿病（insulin-dependent diabetes mellitus，IDDM，1 型糖尿病）和非胰岛素依赖型糖尿病（non-insulin-dependent diabetes mellitus，NIDDM，2 型糖尿病）。1 型糖尿病是指胰岛 β 细胞破坏，胰岛素绝对缺乏，需依赖补充胰岛素。2 型糖尿病则是胰岛 β 细胞功能低下或胰岛素敏感性降低等，胰岛素相对缺乏。当前我国糖尿病患者人数约 3000 万，临床上 2 型糖尿病患者至少占总数的 90% 以上。

第 1 节 胰岛素

胰岛素（insulin）是由胰腺胰岛 β 细胞分泌的一种多肽类激素，相对分子质量约 56000，由两条多肽链组成，A 链含 21 个氨基酸残基，B 链包括 30 个氨基酸残基，A，B 两链通过两个二硫键共价相连。临床上药用胰岛素主要是通过猪、牛胰腺提取获得（图 34-1）。目前也可通过生物重组技术生产人胰岛素，也有以苏氨酸代替猪胰岛素 B 链上第 30 位的丙氨酸而获得人胰岛素。根据糖尿病的病程、起效快慢和作用持续时间的长短等特点，目前胰岛素制剂主要分为短效、中效和长效三类，长效制剂的市场逐渐扩大。

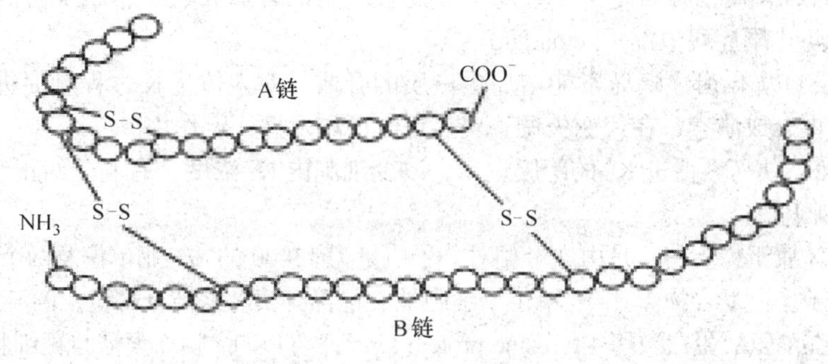

图 34-1 牛胰岛素结构

【生理功能】

胰岛素主要调节物质代谢，能影响糖、蛋白质、脂肪代谢三个方面。

1. 对血糖代谢的调节　促进细胞对葡萄糖的摄取。胰岛素能促进全身各种组织、细胞加速摄取葡萄糖，特别是肝细胞、肌细胞和脂肪细胞，同时促进葡萄糖的贮存。

2. 对脂肪代谢的调节　能促进脂肪的合成和贮存。胰岛素促进葡萄糖向脂肪转化，加速 α-磷酸甘油形成，并以三酰甘油贮存在脂肪细胞，同时还能抑制脂肪分解。

3. 对蛋白质的调节　增加氨基酸进入细胞，促进蛋白质合成，抑制蛋白质分解，能促进人体生长过程。

【体内过程】

胰岛素口服易被消化酶破坏，生物利用度只有 0.1%～2%，一般采用皮下注射方式给药，紧急情况下也可采用静脉滴注。胰岛素主要在肝、肾、肌肉组织中灭活，经谷胱甘肽转氢酶作用将二硫键还原成巯基并分成 A、B 两链，再由蛋白水解酶水解成短肽或氨基酸。胰岛素代谢速度较快，$t_{1/2}$ 为 9～10 分钟，但作用可持续数小时。为延长胰岛素作用时间可制成中效及长效制剂。因蛋白质在等电点溶解度最小，故用碱性蛋白质如精蛋白、珠蛋白等与之结合，使等电点提高到 7.3，接近体液 pH，再加入微量锌使之稳定。这类制剂经皮下注射后，在注射部位溶解度小而形成沉淀，然后缓慢溶解吸收，故作用出现慢，维持时间长。胰岛素泵又称持续皮下胰岛素输注系统，能模拟人体生理胰岛素分泌，能自动监测血糖浓度，并根据血糖浓度按人体正常需要自动调整胰岛素的注射量，是现在胰岛素注射给药途径的研发方向（表 34-1）。

表 34-1　胰岛素制剂及其作用时间

类别	药物名称	给药途径	维持时间（小时）	给药时间
短效制剂	胰岛素（insulin）	静脉注射	2	急救时
	门冬胰岛素（insulin aspart）	皮下注射	3～5	餐前 10 分钟
	赖脯胰岛素（insulin lispro）	皮下注射	2～4	餐前 15 分钟
中效制剂	低精蛋白胰岛素（insulin isophane）	皮下注射	6～8	餐前半小时
	珠蛋白锌胰岛素（insulin zinc globin）	皮下注射	18～24	餐前 1 小时
长效制剂	精蛋白锌胰岛素（insulin zinc protamine）	皮下注射	24～36	餐前 1 小时
	地特胰岛素（insulin detemir）	皮下注射	24	餐前
	预混胰岛素（insulin biphasic）	皮下注射	16～24	餐前半小时

【药理作用】

1. 降低血糖　胰岛素能促进葡萄糖进入细胞，加速葡萄糖的有氧氧化和无氧酵解，促进糖原的合成和贮存，增加血糖的去路。同时抑制糖原分解和异生减少血糖来源。

2. 促进脂肪合成，抑制分解　胰岛素能促进脂肪的转运和贮存，减少游离脂肪酸和酮体的生成，可用于防止酮症酸中毒（ketoacidosis）。

3. 促进蛋白质代谢　胰岛素能增加蛋白质的合成，对人体生长过程有促进作用。同时作为体内最重要的促合成激素，在代谢失调、炎症等方面均发挥一定作用。

4. 钾转运　胰岛素促进 K^+ 的跨膜运动，改变细胞内 K^+ 浓度，有利于纠正细胞缺钾症状。

【作用机制】

胰岛素受体属于糖蛋白，是由 2 个相对分子质量为 13000 的 α-亚单位及两个 90kDa 的 β-亚单位组成的大分子蛋白复合物。α-亚单位于细胞外，包含有胰岛素结合部位，β-亚单位为跨膜蛋白，在胞内部分存在酪氨酸蛋白激酶（tyrosine protein kinase，TPK），胰岛素需与靶细胞膜受体 α 亚单位结合后，迅速引起 β 亚单位自身的磷酸化，并激活 β 亚单位胞内的酪氨酸蛋白激酶，导致蛋白连续磷酸化反应，结果与胰岛素受体底物（insulin receptor substrate，IRS）作用，产生一系列的生物效应。

当然，胰岛素也可诱导第二信使的形成，它们模拟或具有胰岛素样的活性，还能使葡萄糖载体蛋白（glucose transporter，GLUT）和其他蛋白质从胞内重新分布到胞膜，从而加速葡萄糖的转运。

【临床应用】

1. *糖尿病及并发症的治疗* 胰岛素是治疗糖尿病的最主要药物，对各型糖尿病均有效。临床上主要用于：① 1 型糖尿病，需长期用药。② 糖尿病发生急性并发症者，如酮症酸中毒及非酮症高渗性糖尿病昏迷。③ 合并有严重感染、高热、甲状腺功能亢进、妊娠、创伤及手术的各型糖尿病。在治疗本类疾病时通常须增加胰岛素用量。临床上需随时根据血糖、尿糖的变化而调整胰岛素用量。④ 2 型糖尿病经饮食控制、口服降血糖药治疗效果不佳或口服降糖药有禁忌而不能耐受者，也可合用胰岛素治疗。

2. *其他*

（1）心律失常：胰岛素与其他药物合用也可促进钾内流，纠正细胞内缺钾，同时提供能量，降低心律失常及死亡的发生率。

（2）胰岛素与 ATP、辅酶 A 组成能量合剂：用于心、肝、肾等疾病的辅助治疗。

（3）脓毒症：胰岛素能够减轻炎症的危害，促进细胞增殖，抑制细胞凋亡。

【不良反应】

1. *低血糖反应* 低血糖反应是胰岛素治疗时较常见的副作用。一般与胰岛素剂量过大、未按时进食或剧烈体力活动有关。当血糖低至一定程度就会表现为疲乏、头晕、饥饿感、出汗、心动过速、焦虑、震颤等症状，严重者引起昏迷、惊厥及休克，不及时抢救可导致死亡。应严格控制胰岛素用量，教会患者熟知反应症状，及早发现和及时摄食或饮用糖水，严重者应立即静脉注射 50% 葡萄糖。糖尿病患者出现昏迷时，还应当鉴别低血糖昏迷和酮症酸中毒性昏迷，以便针对性治疗。

2. *过敏反应* 一般胰岛素制剂为生物制品，大多具有抗原性，可产生抗体，易引起过敏反应。过敏反应主要症状为皮疹、荨麻疹和血管神经性水肿，偶见过敏性休克。随着技术进步，高纯度胰岛素制剂的使用，过敏反应的发生明显减少。

3. *胰岛素抵抗性* 胰岛素抵抗是指外周靶组织对胰岛素的敏感性和反应性降低，需要提高浓度才能达到相应效应的一种现象，包括急性和慢性抵抗性。

（1）急性抵抗性：多因合并感染、创伤、手术、情绪激动等应激状态所致。血中抗胰岛素物质增多，阻碍了葡萄糖的转运或利用。应在短时间内给大量胰岛素，待诱因消除后应减少用量。

（2）慢性抵抗性：指无并发症的糖尿病患者每日胰岛素用量在 200U 以上。产生的原因较复杂，可能与体内产生了胰岛素抗体、靶细胞膜上胰岛素受体数目减少或靶细胞膜上葡萄糖转运系统失常等因素有关。处理方法是换用低抗原性、高纯度胰岛素或人胰岛素制剂。

4. *脂肪萎缩* 注射部位出现皮下脂肪萎缩或皮下硬结，目前较少见，宜变换注射部位。

第 2 节 口服降血糖药

由于胰岛素不宜口服给药，应用不方便，因此人工合成了一些口服易吸收的降血糖药，但作用较胰岛素弱而慢，不能单独用于控制 1 型糖尿病。目前常用的有磺酰脲类、双胍类、α- 葡萄糖苷酶抑制药、胰岛素增敏药，以及其他新型降血糖药等药物。

一、磺酰脲类

磺酰脲类药物第一代有甲苯磺丁脲（tolbutamide）、氯磺丙脲（chloropropamide）；第二代有格列本脲（glibenclamide）、格列吡嗪（glipizide）等，降血糖作用可增加数十倍至数百倍；第三代有格列齐特（gliclazide）等，不仅能降血糖，还能改变血小板功能，对糖尿病易凝血和有血管栓塞倾向的患者有益。

【体内过程】

在胃肠道吸收迅速而完全。大多药物在肝内氧化成羟基化合物，从尿中排出。甲苯磺丁脲作用最弱、维持时间最短。新型磺酰脲类药物作用较强，可维持 24 小时。

【药理作用】

1. *降血糖* 对正常人或胰岛功能尚存的糖尿病患者有降血糖作用，但对 1 型糖尿病患者、切除胰腺的糖尿病患者或严重 2 型糖尿病患者无效。主要作用机制：① 刺激胰岛 β 细胞释放胰岛素。② 增强胰岛素与靶组织及受体的结合能力。③ 促进葡萄糖的利用以及糖原和脂肪的合成。④ 增加胰岛细胞对葡萄糖的敏感性。

2. *抗利尿* 促进抗利尿激素分泌和增强其作用而用于尿崩症的治疗。

3. *影响凝血功能* 使血小板数目减少，黏附力减弱，还能刺激纤溶酶原的合成，有利于防治糖尿病患者并发的微血管病变。

【临床应用】

1. *糖尿病* 主要用于胰岛功能尚存的 2 型糖尿病且单用饮食控制无效者。对胰岛素产生抵抗的患者使用后能刺激内源性胰岛素分泌而减少胰岛素的用量。

2. *尿崩症* 单用氯磺丙脲可使患者尿量明显减少。

【不良反应】

恶心、呕吐、腹痛、腹泻等胃肠道不适症状，有些药物还可引起精神错乱、嗜睡、眩晕及共济失调等中枢反应。出现持久性的低血糖症等较严重不良反应，可引起不可逆性的脑损伤，老年人及肝肾功能不良者易发生。少数患者有白细胞、血小板减少及溶血性贫血，需定期检查肝功能和血象。

【药物相互作用】

磺酰脲类血浆蛋白结合率较高，能与保泰松、水杨酸钠、吲哚美辛、青霉素、双香豆素、磺胺类、丙磺舒等发生竞争，使游离药物浓度上升而引起低血糖反应。氯丙嗪、糖皮质激素、噻嗪类利尿药、口服避孕药均可降低磺酰脲类药物的降血糖作用。大量饮酒能增强磺酰脲类低血糖反应。

二、双胍类

主要包括苯乙福明（phenformin）和甲福明（metformin）。目前常用药物是二甲双胍。

【体内过程】

口服易吸收，约 2 小时血药浓度达峰值，不经肝代谢，大部分以原形经肾排出。

【药理作用】

降血糖，对正常人血糖无影响，但明显降低糖尿病患者血糖，并有使体重下降的趋势。作用可能是：① 增加基础状态下葡萄糖的无氧酵解，增加骨骼肌、脂肪组织对葡萄糖的摄取和利用。② 抑制肝糖原异生和减少肝葡萄糖的输出。③ 降低葡萄糖在肠道的吸收。④ 抑制胰高血糖素释放。

【临床应用】

为超重和肥胖型 2 型糖尿病患者控制高血糖的一线用药。单独或与磺酰脲类联合应用可提高患者对胰岛素的敏感性且不增加体重。二甲双胍还能显著降低糖尿病相关的血管并发症的危险。

【不良反应】

有食欲减退、恶心、呕吐及腹泻等胃肠道反应。双胍类药物在影响葡萄糖的吸收时，对维生素 B_{12}、叶酸等的吸收也有影响，长期应用需注意适当补充。偶有皮肤红斑、荨麻疹等过敏反应。

双胍类药物还可出现乳酸性酸中毒，是最严重的不良反应。因增加糖的无氧酵解，易致乳酸蓄积，少数患者可引起酮症、乳酸血症，以苯乙双胍的发生率高。

三、胰岛素增敏药

能明显增强胰岛素的靶细胞对胰岛素的敏感性，降低骨骼肌、脂肪组织和肝的胰岛素抵抗。常用药物包括噻唑烷二酮类化合物（thiazolidinediones），包括罗格列酮（rosiglitazone）、环格列酮（ciglitazone）、吡格列酮（pioglitazone）、恩格列酮（englitazone）等，能改善胰岛 β 细胞功能，显著改善胰岛素抵抗及相关代谢紊乱，对 2 型糖尿病及其心血管并发症均有良好疗效。

【药理作用】

1. *改善胰岛素抵抗、降低高血糖* 降低骨骼肌、脂肪组织和肝的胰岛素抵抗，明显降低糖尿病患者空腹血糖、餐后血糖、血浆胰岛素及游离脂肪酸水平，明显降低患者糖化血红蛋白水平。与磺酰脲类或二甲双胍联合治疗可显著降低胰岛素抵抗，并改善胰岛 β 细胞功能。其改善胰岛素抵抗及降低高血糖的机制与竞争性激活过氧化物酶增殖活化受体 γ（peroxisomal proliferator activated receptor γ，PPAR γ），调节胰岛素反应性基因的转录有关。

2. *改善脂肪代谢紊乱* 罗格列酮显著降低 2 型糖尿病患者三酰甘油水平，增加总胆固醇和 HDL-C 水平。

3. *防治 2 型糖尿病血管并发症* 能抑制血小板聚集、炎症反应和内皮细胞的增生，抗动脉粥样硬化。能减轻肾小球的病理改变，延缓蛋白尿的发生。

【临床应用】

主要用于治疗胰岛素抵抗和 2 型糖尿病。

【不良反应】

有良好的安全性和耐受性，低血糖发生率低。常见的不良反应是体重增加和水肿，与胰岛素联合使用时表现更为明显，潜在心力衰竭危险患者应注意。其他不良反应有嗜睡、肌肉和骨骼痛、头痛、消化道症状等。

吡 格 列 酮

吡格列酮（pioglitazone）增强肝细胞、骨骼肌对胰岛素的敏感性，降低血浆胆固醇水平并改善脂蛋白比例。口服吸收良好，达峰时间为 1～3 小时，$t_{1/2}$ 为 3 小时。适用于 2 型糖尿病，可单独应用，也可与磺酰脲类或双胍类合用。可增加糖尿病患者心力衰竭的风险，无肝毒性的报道，易出现轻度至中度水肿及轻度贫血及增加骨折的风险。但少数患者服用本品出现上呼吸道感染、头痛及肌痛。

四、α- 葡萄糖苷酶抑制药

食物中糖类成分主要为淀粉，在唾液、胰淀粉酶作用下生成寡糖。寡糖在 α- 葡萄糖苷酶作用下生成单糖后被小肠吸收。α- 葡萄糖苷酶抑制药是竞争水解糖类的糖苷水解酶，减慢糖类水解及产生葡萄糖的速度并延缓葡萄糖的吸收，从而降低餐后高血糖。临床主要用于轻、中度 2 型糖尿病患者，主要与磺酰脲类或双胍类配合用于餐后血糖控制不理想的糖尿病患者，也可单用于饮食控制而餐后血糖仍高的轻症糖尿病。主要不良反应为胃肠道反应，由于糖类在肠道滞留和酵解产气，会出现嗳气、恶心、肠鸣、腹气胀等症状。溃疡病、肠道炎症及腹泻患者不宜用。用于临床的药物主要有阿卡波糖（acarbose）、米格列醇（miglitol）和伏格列波糖（voglibose）。

五、非磺酰脲类促胰岛素分泌药

瑞格列奈（repaglinide）能有效刺激胰岛素的分泌，降低餐后血糖水平较快。为第一个在进餐时服用的葡萄糖调节药物，又被称为“餐时血糖调节剂”。最大优点是促进糖尿病患者胰岛素生理性分泌曲线的恢复。临床用于饮食控制及运动锻炼不能有效控制血糖的2型糖尿病患者，与二甲双胍合用有协同作用。常见不良反应有低血糖、头痛、腹泻等症状。同类药物尚有那格列奈（nateglinide）。

六、其他新型降血糖药（表34-2）

表34-2 其他新型降血糖药

药物分类	代表药物	药理作用	临床应用
胰高血糖素样肽-1激动剂	依克那肽（exenatide）	长效激动胰高血糖素样肽-1（GLP-1）受体，以依赖血糖增高的方式控制血糖水平。胃肠反应为最常见副作用	采用二甲双胍、磺酰脲类制剂，或两种药物联合治疗达不到目标血糖水平的患者
二肽基肽酶Ⅳ抑制剂	磷酸西他列汀（sitagliptin phosphate）	升高血清GLP-1水平，导致葡萄糖刺激的胰岛素分泌增加，发挥降血糖作用	耐受性良好。不适用于GLP-1分泌有障碍的患者
脂肪酸代谢干扰剂	依托莫司（etomoxir）	抑制肉碱酯酰转移酶Ⅰ而明显减少2型糖尿病患者的脂肪酸氧化，增加葡萄糖的利用，有降血糖、降血脂和抗酮血症作用	1、2型糖尿病均有疗效
胰淀粉样多肽类似物	普兰林肽（pramlintide）	延缓葡萄糖的吸收，抑制胰高血糖素的分泌，减少肝糖生成和释放，降低糖尿病患者体内血糖波动频率和波动幅度，改善血糖控制	1、2型糖尿病胰岛素治疗的辅助治疗，不能替代胰岛素
醛糖还原酶抑制剂	依帕司他（epalrestat）	有效改善机体聚醇代谢通路异常，达到预防和延缓糖尿病并发症的目的	有效预防并改善糖尿病并发的末梢神经障碍、振动感觉异常等症状

思考题

1. 口服降糖药的分类有哪些？结合临床分析各降糖药的应用特点。
2. 胰岛素应用于降血糖的不良反应有哪些？

第35章 性激素类药及避孕药

主要内容

性激素的分类和生理功能；
性激素药的作用、作用机制。

第1节 性激素

性激素（sex hormones） 是由机体性腺（卵巢或睾丸）、肾上腺皮质网状带、胎盘等组织合成分泌的，能促进性器官发育、成熟及维持功能的甾体激素，包括雌激素（estrogens）、孕激素（progestins）、雄激素（androgens）等。性激素都是以胆固醇（cholesterol）为前体，侧链的改变，相继产生21碳的孕酮（progesterone）或孕烯醇酮（pregnenolone），经过A环芳香化后形成雌激素，或通过17羟化酶形成雄激素。

一、雌激素

雌激素是由卵巢的卵泡颗粒细胞合成的具有A环芳香化的甾体激素，包括雌二醇（estradiol）、雌三醇（estriol）和雌酮（estrone）等，其中雌二醇活性最高，雌酮和雌三醇为雌二醇的代谢转化物。雌二醇的2-羟基及4-羟基衍生物同样具有一定意义。作为药物，除了雌二醇等天然雌激素外，以雌二醇为母体合成的雌激素，如炔雌醇（ethinylestradiol）、炔雌醚（quinestrol）等，经结构改变后活性比雌激素强，另外，还有一些雌激素活性的非甾体化合物，如己烯雌酚（diethylstibestrol）。

【生理功能】

雌激素的生理功能主要体现在生殖系统和非生殖系统两方面：一是雌激素对维持第二性征，促进卵子的发育和排出发挥重要作用，二是妊娠的发生和延续的重要保障。雌激素与促性腺激素间是相互协调，维持平衡，产生月经等，在妊娠过程中调节子宫黏膜等。雌激素的分泌接受垂体分泌的促激素的调节，下丘脑-腺垂体-性腺功能轴在雌激素的分泌调节中发挥重要作用。

【体内过程】

天然雌激素口服可吸收，但首关消除明显，生物利用度低，需注射给药，如雌二醇。但人工合成的炔雌醇、炔雌醚、己烯雌酚等药物的口服效果好，且作用较持久。油溶液制剂能促进脂肪酸化合成脂，在体内延缓吸收，延长作用时间，如炔雌醚储存在脂肪组织中，一次给药，作用能维持近10天。静脉给药后，性激素可与血浆球蛋白特异性结合，或与白蛋白非特异性地结合，最后大部分与葡萄糖醛酸或硫酸结合的形式排出。

【药理作用】

1. 促进女性性器官发育和性征表现　在未成年女性，雌激素促进子宫发育、乳腺腺管增生，产生女性性征。在成年女性，则能维持女性性征，并调节卵巢增殖、排卵，与黄体酮一起促使子宫内膜的增殖变化，形成月经周期。还能促进皮下脂肪富集，使阴道上皮增生，产生性欲等。

2. 对乳腺的作用 刺激乳腺导管和腺泡生长发育，乳头和乳晕颜色沉着。大剂量还能抑制乳腺分泌。

3. 促进水钠潴留和钙沉积 促进体内水和钠的潴留，产生水肿。增加钙盐在骨的沉积，加速骨骺闭合。还能促使血清三酰甘油和磷脂升高，降低血清胆固醇等，以及促凝血作用。

【临床应用】

1. 绝经期综合征（menopausal syndrome） 绝经期妇女因卵巢功能降低，雌激素分泌障碍，内分泌平衡失调而出现一系列症状，如阵发性发热、出汗、情绪不安、焦躁、失眠等。雌激素替代疗法可减轻各种症状，并能防止由雌激素水平的降低所引起的病理性改变。雌激素与雄激素合用还可减少骨质吸收，降低骨质疏松性骨折的发生率。此外，老年性阴道炎及女阴干枯症等也可局部用药防治。

2. 卵巢功能不全与闭经 雌激素可用作替代治疗原发性或继发性卵巢功能低下，能促进性器官和第二性征的发育，也可与孕激素合用，形成人工月经。

3. 功能性子宫出血 雌激素水平的波动所引起的子宫不规则出血，包括雌激素水平低下，子宫内膜创面修复不良引起的出血。

4. 乳房胀痛及退乳 部分妇女停止授乳后可发生乳房胀痛，大剂量雌激素可反馈性抑制垂体催乳素的分泌，使乳汁分泌减少达到止痛的目的。

5. 晚期乳腺癌或前列腺癌 对于不宜手术的晚期（停经 5 年以上的）乳腺癌患者，雌激素治疗能缓解症状。但雌激素能促进肿瘤的生长，故对未绝经患者禁用。大剂量雌激素能抑制垂体促性腺激素分泌，使睾丸萎缩及雄激素分泌减少，同时又能拮抗雄激素的作用。

6. 青春期痤疮 痤疮与雄激素分泌过多有关。雌激素可抑制雄激素分泌，并有拮抗作用。

7. 避孕 雌激素与孕激素合用可避孕。

【不良反应】

类早孕反应，常见有恶心、呕吐、食欲不振、头晕等。以小剂量开始，或逐渐增加剂量，或减少剂量等均可减轻反应。长期大量使用还可产生子宫出血，与子宫内膜过度增生有关。另外还会促进水、钠潴留，产生水肿，易引起胆汁淤积性黄疸。

二、孕激素

孕激素主要是孕酮，又称黄体酮，主要由卵巢黄体分泌，妊娠 3～4 个月后则由胎盘分泌，直至分娩。在肾上腺皮质网状带也能产生少量孕激素。临床应用的孕激素均系人工合成品及其衍生物。常用的黄体酮（progestone）、17α-羟孕酮类，如甲地孕酮（megestrol）、氯地孕酮（chlormadinone）和 19-去甲睾酮类如炔诺酮（norethisterone）、炔诺孕酮（norgestrel）等。

【生理功能】

孕激素是雌激素、雄激素等生物合成的重要中间体，其生理功能主要建立在雌激素基础上，能促进附性器官成熟和第二性征出现，维持正常性欲和生殖功能，如抑制排卵、促进子宫内膜增生、乳腺腺泡的生长，及提高体温、松弛平滑肌等。

【体内过程】

各种途径给药均可迅速吸收，大多孕激素药物首关消除明显，口服无效，需采用注射给药，但人工合成的炔诺酮、甲地孕酮等，肝内代谢较慢，可以口服。绝大部分黄体酮能与血浆蛋白结合，游离型仅占 3%，最后与葡萄糖醛酸结合，从肾排出，$t_{1/2}$ 仅约 5 分钟。

【药理作用】

1. 对女性生殖系统的作用 在月经周期，黄体酮与雌激素配合，使子宫内膜增厚、充血，腺体增生，以利于孕卵着床和胚胎发育，也抑制垂体前叶黄体生成素分泌，抑制排卵。在妊娠期，能降低子宫对缩宫素的敏感性，起到保胎作用，也可促使乳腺腺泡发育，为哺乳作准备。

2. 利尿作用　竞争性地对抗醛固酮（aldosterone），促进 Na^+ 和 Cl^- 的排泄。

3. 体温升高　使月经周期的黄体期基础体温相对升高。

【临床应用】

1. 功能性子宫出血　孕激素使子宫内膜从增殖期转为分泌期，行经期中有助于子宫内膜全部脱落，能用于黄体功能不足所致子宫内膜不规则的成熟与脱落而引起子宫出血。

2. 流产　孕激素对黄体功能不足所致的先兆性流产和习惯性流产具有一定的安胎作用。

3. 痛经及子宫内膜异位症　孕激素可通过抑制排卵并减轻子宫痉挛性收缩而止痛，也可使异位的子宫内膜退化。与雌激素合用效果更好。

4. 子宫内膜腺癌　大剂量孕激素可使子宫内膜癌细胞分泌耗竭而致腺癌萎缩退化。

5. 前列腺肥大或肿瘤　反馈地抑制垂体前叶分泌间质细胞刺激激素，减少睾酮分泌，促进前列腺细胞萎缩退化。

【不良反应】

偶见头晕、恶心、乳房胀痛等。长期应用易引起子宫内膜萎缩，月经量减少，并易发阴道真菌感染。大剂量 19- 去甲睾酮类可致肝功能障碍。黄体酮有时也可能引起生殖性畸形。同时具有雄激素样作用，可引起女性胎儿男性化。

三、雄激素

天然雄激素主要为睾酮（testosterone），主要由睾丸间质细胞分泌，肾上腺皮质、卵巢和胎盘也存在少量分泌。睾酮化学结构中 C-3 和 C-17 位的氧是雄激素活性所必需的。除了睾酮，临床常用的甲睾酮（android；甲基睾丸素，methyltestosterone），丙酸睾酮（andronate；丙酸睾丸素，testosterone propionate）等均系人工合成品。

【生理功能】

雄激素能促进男性生殖器官的形成和第二性征的发育，如在男性促进阴茎、前列腺、精囊的发育增大，维持性欲、生殖功能等，在女性决定体毛、阴毛分布等。还可促进蛋白质合成代谢，能促进生长和骨骼、肌肉的发育，减少尿素的排出。

【体内过程】

睾酮口服易吸收，但首关消除效应强，因此口服无效。一般也采用油溶液肌内注射或植入皮下。睾酮溶于油液中注射后，不易进入水性体液，吸收缓慢，作用时间长。与其他激素一样与葡萄糖醛酸结合，随尿排出。而甲睾酮口服后吸收迅速且完全，首关消除少，生物利用度高，故口服效果较好。也可舌下给药。

【药理作用】

1. 作用于生殖系统　雄激素能促进男性性器官及副性器官发育并保持其成熟状态，促进男性第二性征形成，促进精子的生成及成熟。大剂量负反馈抑制垂体前叶分泌促性腺激素。对女性可减少雌激素的分泌。尚有抗雌激素作用。

2. 同化作用　雄激素能明显地促进蛋白质的合成，减少蛋白质分解，使肌肉增长，体重增加，减少尿氮排泄。能促进免疫球蛋白的合成，增强机体的免疫功能。

3. 促进骨髓造血　较大剂量雄激素可促进肾分泌促红细胞生成素，也能直接刺激骨髓造血功能，促进红细胞生成。

4. 其他　雄激素也有类似糖皮质激素的抗炎作用，增加肾远曲小管重吸收水钠和保钙作用，故易出现水、钠、钙、磷潴留现象。

【临床应用】

1. 睾丸功能不全　用于睾丸功能不足（无睾症或类无睾症）患者的替代治疗。

2. 功能性子宫出血　可以促进子宫平滑肌及其血管收缩、使内膜萎缩而止血。对严重出血患者，以己烯雌酚、黄体酮和丙酸睾酮三种药物混合注射有一定疗效。

3. 晚期乳腺癌　对晚期乳腺癌或乳腺癌转移患者，雄激素治疗缓解病情可能与其抗雌激素作用有关，也可能与调节垂体促性腺激素的分泌有关。此外，雄激素还能拮抗催乳素对乳腺癌的刺激作用，可能与癌细胞中雌激素受体含量有关，受体浓度高者，疗效较好。

4. 贫血　能改善骨髓造血功能，可用于慢性再生障碍性贫血及其他类型贫血的治疗。

5. 其他　可增加食欲，促进蛋白质合成而改善虚弱体质，可用于骨质疏松、消耗性疾病、肌肉萎缩等的防治。

【不良反应】

长期应用雄激素药物，可出现女性患者男性化，如女性患者可引起多毛、声音变粗、闭经、乳腺退化、性欲改变等男性化体征，男性患者则可诱发性欲亢进等。也有男性患者出现女性化或睾丸萎缩，精子生成抑制。还可产生肝损伤，干扰肝内毛细胆管的排泄功能，引起胆汁淤积性黄疸，与17a位有烷基取代有密切关联。另外，长期大量应用睾酮可出现水、钠潴留。

第2节　性激素受体阻断药和同化激素类

一、雌激素受体阻断药

本类药物大都具有竞争性阻断雌激素受体，抑制雌激素的作用。代表药物主要是氯米芬（clomiphene）、他莫昔芬（tamoxifen）、雷洛昔芬（raloxifene）等。雌激素受体阻断药对机体的器官有二重作用，对生殖系统起雌激素阻断作用，而对骨骼系统、心血管系统则表现拟雌激素样作用，又称选择性雌激素受体调节剂。

氯 米 芬

氯米芬为三苯乙烯衍生物，其化学结构与己烯雌酚相似，有较强的抗雌激素作用和较弱的雌激素活性。氯米芬促进腺垂体分泌促性腺激素，诱发排卵。可能与其阻断下丘脑的雌激素受体，阻断雌激素的负反馈有关。

临床用于功能性不孕症，功能性子宫出血，月经不调，晚期乳腺癌等。长期使用易致卵巢肥大，一般停药可自行恢复。

二、孕激素受体阻断药

米 非 司 酮

【体内过程】

米非司酮（mifepristone）口服吸收较迅速，但生物利用度仅为40%，主要分布在大脑和垂体、肾上腺皮质、卵巢和子宫内膜。血浆平均达峰时间约1小时，达峰浓度2.34mg/L，$t_{1/2}$约34小时，但实际上服药72小时后血浆药物浓度仍可保持0.2mg/L。主要代谢物是N-去甲代谢物，同样也有生物活性，约为米非司酮的1/3。口服吸收后大都经肝代谢，由消化道排出体外。

【药理作用】

米非司酮为孕激素受体阻断药，有终止早孕、抗着床、诱导月经，以及促进宫颈成熟等作用，与孕酮竞争受体从而阻断孕酮的作用，与糖皮质激素受体也有一定的亲和力。米非司酮可明显增高妊娠子宫对前列腺素的敏感性。小剂量的米非司酮序贯方式合并应用前列腺素类药物，可具有满意的终止早孕的效果。

【临床应用】

米非司酮片与前列腺素药物以序贯方式合并使用，能终止停经 49 天内的妊娠，包括正常宫内妊娠；剖宫产半年内人流或产后哺乳期妊娠手术人流等高危对象；对手术流产有恐惧心理或过敏者。

【不良反应】

服药后大多出现轻度恶心、呕吐、腹痛、眩晕、乏力、肛门坠胀感、子宫出血等。还可出现皮疹、潮红、发麻等现象。心、肝、肾疾病患者慎用；青光眼、哮喘、对前列腺素类药物过敏等患者禁用。

三、同化激素类药

雄激素具有较强的同化作用，但用于女性或非性腺功能不全的男性，常可出现女性男性化的现象，在临床应用上受到限制。同化激素（anabolic hormone）是以同化为主，男性化作用相对较弱的睾酮衍生物，如苯丙酸诺龙（nandrolone phenylopropionate）等。

【药理作用】

同化激素促进蛋白质合成，减少蛋白质分解，使肌肉增强，体重增加。

【临床应用】

临床上用于蛋白质合成不足、分解增多的病例，比如营养不良、肿瘤恶病质、严重烧伤、手术后恢复期、老年性骨质疏松、骨折不易愈合、再生障碍性贫血等慢性消耗性疾病。服用时可同时食用富含蛋白质的食物。

【不良反应】

同化激素类药长期使用可产生水钠潴留、血钙升高；女性患者则出现月经紊乱或轻度男性化，或引起毛细胆管胆汁淤积而出现黄疸。肾炎、肝功能不良者、孕妇、高血压患者等慎用或禁用。

第 3 节 避孕药

生殖是一个复杂的生理过程，包括精子和卵子形成和成熟、排卵、受精、着床及胚胎发育等多个环节。精子、卵子从相遇到着床、发育都是在女性体内完成，因此女性避孕药比男性避孕药发展快。只要阻断精子、卵子形成受精卵，并干扰着床、发育等任何环节，都能达到避孕的目的。

根据生殖的特异性，避孕药通常包括应用广、服药时间长、安全高、疗效好等特点。当然，药物避孕相对避孕套等方法来说，还是具有不良反应。

常见口服避孕药见表 35-1 所示。

表 35-1 常见口服避孕药

类别	药物名称	药理作用	作用机制	临床应用	不良反应	备注
女性避孕药	妈富隆（marvelon） 奥佐诺姆（ortho-Norum）	抑制排卵，避孕	负反馈抑制丘脑促性腺释放激素，减少卵泡刺激素，或抑制黄体生成素的释放，协同抑制排卵	预防妊娠。从月经周期第 5 天起开始用药	类早孕反应，凝血功能亢进等	充血性心力衰竭或水肿倾向者慎用
	甲地孕酮（megestrol）	阻碍孕卵着床，避孕	使子宫内膜发生功能与形态变化	预防妊娠，同居时或事后服用	肝、肾细胞损伤	

续表

类别	药物名称	药理作用	作用机制	临床应用	不良反应	备注
女性避孕药	硝酸苯汞（phenylmercury nitrate）	阻碍受精，避孕	改变宫颈黏液的理化性质，阻碍受精	预防妊娠	毒性大，已少用	外用
男性避孕药	棉酚（gossypol）	抑制精子形成，避孕	破坏睾丸曲细精管的生精上皮，抑制生精过程，减少精子数量或无精	预防妊娠	乏力、恶心、呕吐、肝功能改变等	停药后能恢复精子生成
	庚酸睾酮（testosterone enanthate）		通过负反馈抑制促性腺激素释放		红细胞增加、水钠潴留等	

思考题

1. 试述雌激素药的作用和作用机制。
2. 试述口服避孕药的分类及代表药。

第 7 篇

化学治疗药物

第36章　化学治疗药物概论

主要内容

化学治疗药物的基本概念；

抗菌药物作用机制、细菌耐药性及其产生机制。

第1节　化学治疗概述

一、常见术语

化学治疗（chemotherapy，简称化疗）是指用化学药物抑制或杀灭机体内的病原体（包括病毒、衣原体、支原体、立克次体、细菌、螺旋体、真菌）、寄生虫或自身内部的入侵者——恶性肿瘤细胞，消除或缓解由它们所引起的疾病的一种治疗手段。所用药物简称化疗药物，包括抗（细）菌药、抗真菌药、抗病毒药、抗寄生虫药、抗恶性肿瘤药等。由病原体所致感染性疾病或恶性肿瘤是一类常见病、多发病。应用化疗药物治疗相应疾病的过程中，应注意机体、病原体和化疗药物的相互关系（图36-1）。合理使用化疗药物对增强抑菌或杀菌疗效、减轻不良反应或耐药性具有重要意义。病原体诱导疾病的发生、发展和转归是机体与病原体相互斗争的过程，病原体起重要作用，但机体对疾病的变化亦具有重要影响。

抗菌药物（antibacterial drugs）是指对病原体具有抑制或杀灭作用，用于防治细菌性感染的一类药物，属化疗药物的范畴。其中，人们常说的抗生素是指在高稀释度下对一些特异微生物有杀灭或抑制作用的微生物产物。抗生素与人工合成的抗菌药物是有区别的。抗菌药物的发展很快，是目前上市品种最多的一类药物。药物在抵抗入侵病原体的同时，病原体也相应提高了药物的适应能力，导致病原体耐药性的产生。

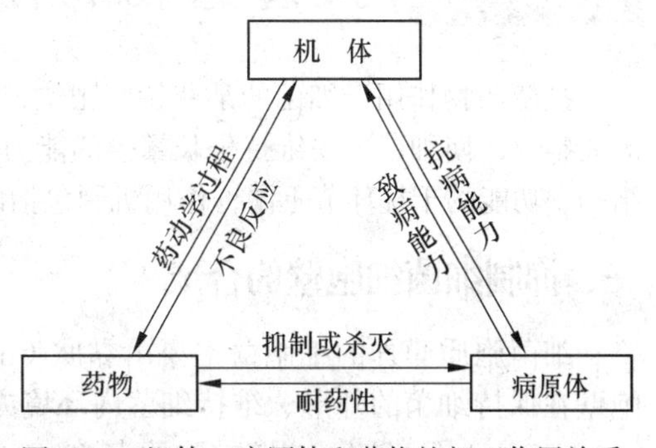

图36-1　机体、病原体和药物的相互作用关系

抗菌活性（antibacterial activity）是指药物抑制或杀灭病原体的能力。凡有抑制病原体生长、繁殖能力的药物称为**抑菌剂（bacteriostatic）**，如磺胺类、四环素类等。能够抑制培养基中细菌生长的最低药物浓度称**最低抑菌浓度（minimal inhibitory concentration，MIC）**。凡有杀灭病原体能力的药物称**杀菌剂（bactericide）**，如青霉素类、喹诺酮类等。能够杀灭培养基内细菌的最低浓度称**最低杀菌浓度（minimal bactericidal concentration，MBC）**。

抗菌谱（antibacterial spectrum）是指药物抑制或杀灭病原体的范围。某些药物仅对单一菌种或单一菌属有抗菌作用，抗菌谱窄，如异烟肼仅对结核杆菌有效，而对其他各种细菌无效。另一些药物对多种革兰阳性、革兰阴性细菌均有抗菌作用，有些药物对衣原体、支原体、立克次体、螺旋体及原虫也有抑制作用，称为广谱抗菌药，如四环素、氯霉素等。

化疗指数（chemotherapeutic index，CI）是指化疗药物对实验动物的半数致死量（LD_{50}）和治疗感染动物的半数有效量（ED_{50}）的比值，或 5% 的动物致死剂量（LD_5）和治疗感染动物的 95% 有效量（ED_{95}）的比值，即 $CI=LD_{50}/ED_{50}$ 或 LD_5/ED_{95}。CI 是评价化疗药安全性的指标。CI 越大，表明疗效越高，毒性越低，用药越安全。但需注意，化疗指数越大并非绝对安全，如对机体无毒性的青霉素仍有可能发生过敏性休克等不良反应。

抗生素后效应（postantibiotic effect，PAE）是指细菌短暂接触抗菌药物后，虽然抗菌药物血清浓度降至最低抑菌浓度以下或已消失后，对微生物的抑制作用依然持续一定时间的效应。近年来，PAE 现象逐渐受到广泛重视。现已发现，几乎所有的抗菌药物都有不同程度的 PAE。青霉素类和头孢菌素类抗菌药物的 PAE 十分明显，它是评价抗生素的重要参数和设计临床给药方案的参考依据。

耐药性（resistance）是指病原体对抗菌药物的敏感性下降甚至消失，导致药物的疗效降低或无效，这类病原细菌称为耐药菌。细菌的耐药性又分为固有耐药性和获得耐药性。固有耐药性是由细菌染色体基因决定而代代相传的耐药性，可因细菌经 X 线、紫外线照射或理化因素诱发遗传基因突变引起，如肠道杆菌对青霉素的耐药。获得耐药性是细菌与药物反复接触后对药物的敏感性降低或消失，大多由质粒介导，但亦可由染色体介导，获得耐药性也可由质粒将耐药基因转移给染色体，成为代代相传的固有耐药性。由于获得耐药性易于传播，故具有更准确的临床意义。

二、理想的抗病原微生物药物的特征

理想的抗病原微生物药物应具备以下几点要求：① 药物对病原体有高度的选择毒性。② 细菌对药物不易产生耐药性。③ 优良的药动学特点。④ 性状稳定，不易被破坏。⑤ 使用方便、价格低廉。

第 2 节 抗菌药物的作用机制

抗菌药物作用于细菌的某些特殊靶位，干扰细菌正常的生化代谢过程，影响细菌结构或功能的完整性，使细菌失去维持生长繁殖的能力而达到抑制或杀灭细菌的作用。根据抗菌药物对细菌结构、功能的干扰环节不同，作用机制包括以下几类（图 36-2）。

一、抑制细菌细胞壁的合成

细菌胞质膜外的细胞壁主要由黏肽（mucopeptide）亦称肽聚糖（peptidoglycan）构成。细胞壁在保持细菌的外形、维持细菌内环境方面起着重要的屏障作用。革兰阳性细菌的细胞壁厚（15～50nm）且坚韧，胞壁黏肽约占 50%，黏肽层数可达 50 层，通常极性高的聚合物层有利于带正电荷的化合物穿透入细胞，如链霉素。而革兰阴性细菌细胞壁大多含黏肽量较少，约占 5%，仅 1～3 层，约 2nm 厚，细胞壁外还有脂蛋白、外膜和最外层的脂多糖三层结构。

细胞壁黏肽是由两股改变氨基糖的线性多糖链（N- 乙酰葡萄糖胺和连有十肽的 N- 乙酰胞壁酸）交替联结成网状结构。在胞质内阶段，磷霉素、环丝氨酸作用于黏肽的前体物质——乙酰胞壁酸五肽的合成环节，阻碍了 N- 乙酰胞壁酸五肽的合成；万古霉素、杆菌肽作用于黏附单体——十肽聚合物合成环节；青霉素、头孢菌素等 β- 内酰胺类药物与膜结合蛋白结合，抑制转肽酶的活性，阻止黏肽单体交叉连接。由于细胞壁缺损，菌体内的高渗压在等渗环境中因水分不断渗入，致使细菌膨胀变形，加上激活自溶酶，使细菌破裂溶解而死亡。

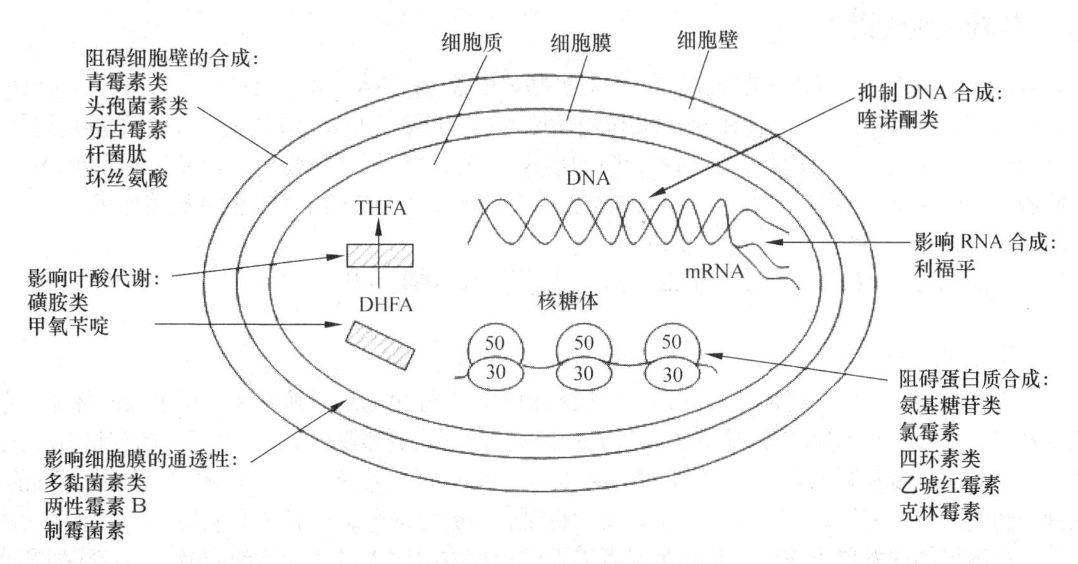

图 36-2 细菌基本结构及抗菌作用机制

二、影响细菌细胞膜的通透性

细菌的细胞膜（或称胞质膜）位于细胞壁内侧，细菌膜性结构主要是由类脂质双分子层和嵌于其中的蛋白质分子构成的一种半透膜，具有渗透屏障、物质交换功能。另外，真菌的细胞膜含有麦角固醇，哺乳动物细胞的细胞膜含有胆固醇，而细菌的细胞膜不含其中任何一种。

抗菌药物主要通过以下几种方式来增加细胞膜的通透性，影响膜的渗透屏障、物质交换作用：选择性与细菌细胞膜中的磷脂结合，致使细胞膜的通透性增加，如多黏菌素类；与真菌细胞膜上的固醇类物质结合，增加真菌胞质膜的通透性，如多烯类抗生素（制霉菌素、两性霉素 B 等）；抑制细胞膜固醇类物质的生物合成，如咪唑类抗真菌药（咪康唑、酮康唑等）。

三、抑制蛋白质的合成

细菌蛋白质的合成是通过起始、肽链延伸和合成终止三个连续环节，在核糖体上循环完成。细菌核糖体为 70S，由 30S 和 50S 亚基组成。与细菌核糖体 50S 亚基结合，能可逆性抑制蛋白质合成的药物有氯霉素、林可霉素类、大环内酯类等。氯霉素通过与细菌核糖体 50S 亚基可逆性结合，抑制肽酰基转移酶，中止转肽作用，抑制肽链合成。林可霉素类与氯霉素作用靶部位相同，抑制肽链延长，影响细菌核酸和蛋白质的合成。大环内酯类则是与核糖体 50S 亚基可逆性结合，抑制新合成的氨酰基 -tRNA 分子从核糖体受体部位（A 位）移至肽酰基结合部位（P 位），使移位受阻而抑制细菌蛋白质合成。而四环素类与核糖体 30S 亚基结合，与 tRNA 竞争 A 位，阻止氨基酰 -tRNA 到达并与 mRNA 核糖体复合物 A 位结合，阻止肽链延伸而抑制细菌蛋白质合成。与 30S 亚基结合并使细菌死亡的药物还有氨基糖苷类。由于氨基糖苷类影响蛋白质合成的多个重要环节，因而与其他影响蛋白质合成的抗菌药物不同，不是抑菌作用而是杀菌作用。

四、抑制核酸代谢

抑制细菌的拓扑异构酶Ⅱ（又称 DNA 回旋酶）或拓扑异构酶Ⅳ，阻碍细菌 DNA 合成与复制，导致 DNA 降解，能促进细菌死亡，如喹诺酮类药物。抑制 DNA 依赖的 RNA 聚合酶，阻碍 mRNA 的合成，如利福平。抑制腺苷酸合成酶活性，干扰真菌的 DNA 合成，如氟胞嘧啶。

五、影响叶酸代谢

叶酸不能直接透过细菌细胞膜，需利用对氨基苯甲酸（PABA）和二氢蝶啶在二氢叶酸（FH_2）合成酶的催化下合成 FH_2，经 FH_2 还原酶作用还原为四氢叶酸（FH_4）。FH_4 是一碳单位的传递体，是合成嘌呤、嘧啶的主要途径，影响核苷酸的形成。磺胺类、甲氧苄啶（TMP）分别抑制 FH_2 合成酶和 FH_2 还原酶，干扰叶酸代谢，阻碍核酸前体物质嘌呤、嘧啶的合成，发挥抗菌作用。

第3节 细菌耐药性及其产生机制

一、细菌耐药性

随着各类抗生素的广泛应用，细菌对抗菌药物的耐药性也随之迅速发展。耐甲氧西林金黄色葡萄球菌（MRSA）、耐青霉素肺炎链球菌（PRSP）、耐万古霉素肠球菌（VRE）、超广谱β-内酰胺酶（ESBL）、多药耐药性结核杆菌（MDRMT）等的出现，给临床治疗造成严重困难。目前，抗菌药物的开发主要针对一些细菌的特定耐药机制，研究已知药物的骨架类似物。针对细菌的耐药性，抗菌药物的发展应该注重于满足患者需求的治疗方案之上，才能达到防治、治疗疾病和降低细菌耐药性的目的。

（一）抗菌药物耐药性的传播

抗菌药物耐药性在细菌中间的传播是在三个水平上进行的：① 通过细菌在人群中间传播，从一个人转移到另一个人。② 通过耐药基因在细菌之间传播，从一种细菌转移到另一种细菌，通常由质粒介导。③ 通过耐药基因在细菌内遗传元素之间的传播，在质粒-质粒间或质粒-染色体间转移，由转座子（transposons）介导。

耐药性的获得可由突变而来，由染色体决定并选择垂直传递给子代。在菌群中对任何一种特别基因而言，自发突变率低，且突变细菌的致病力、繁殖力均低，这种基于染色体突变产生的耐药性在临床耐药菌中占次要地位。

临床上常见的耐药性通常由质粒（plasmid）介导。质粒是一种密闭环状双股超螺旋结构的DNA，是染色体外具有遗传功能的基因成分，存在于胞质内，可不依赖染色体而进行质粒DNA复制。质粒带有各种基因，包括耐药基因，带有耐药基因的质粒称为耐药性质粒。

通过细菌内遗传元素之间的耐药基因转移，在质粒-质粒间或质粒-染色体间传播的耐药性，系由转座子介导。转座子（或移位子）是DNA系列中的一部分，能使它们自己从一个DNA分子（供体）转移或移位到另一个DNA分子（受体）。

对多种抗菌药物都耐药的多重耐药性（multi-drug resistance，MDR）也可能通过另一种可移动元素即细菌基因盒-整合子系统传播。基因盒为附着在一个小的识别部位的一个耐药基因组成，数个基因盒可以被包装成一个多基因盒阵列，并依次被整合进入一个易于快速流动的较大的DNA单位，称为整合子。整合子（可被放置在转座子上）含有一种整合酶（重组酶）基因，可以将基因盒插入到整合子上的特异部位。

（二）平行的耐药基因转移方式

在同种和不同种的细菌之间平行的耐药基因转移方式中，在细菌间通过性纤毛或结合桥互相结合过程中发生的基因转移称为配接（conjugation）。通过DNA的释出，耐药基因被敏感细菌获取，再组合而变成耐药菌称为转化（transformation）。通过嗜菌体将耐药基因转移称为转导（transduction）。

（三）交叉耐药性（cross resistance）

致病微生物对某一种抗菌药物产生耐药性后，对其他结构或作用机制相似的抗菌药物也产生耐药性，称为交叉耐药性。如在使用链霉素产生耐药性后，对卡那霉素等其他氨基糖苷类药物也产生耐药。

二、细菌产生耐药性的机制

（一）药物不能到达靶部位

细胞壁的渗透性改变，如特异性蛋白所构成的水通道（孔蛋白）的缺乏或缺少转运系统等使药物向细菌内扩散速度降低，不能进入细胞内；或细菌内主动外排系统增强，外排药物速度大于药物内流速度，降低药物在菌体内的积聚而产生耐药，如抗亚胺培南的铜绿假单胞菌发生突变导致菌体外膜抗生素通道蛋白缺失时，可产生对亚胺培南的特异性耐药。

革兰阳性球菌对多黏菌素类抗生素的耐药是由于抗生素难以通过细菌坚厚的细胞壁而形成耐药。四环素类、氯霉素等均可因质粒介导的细菌细胞膜通透性改变而不易进入菌体，从而形成细菌耐药。

（二）产生灭活酶

细菌可通过耐药因子产生灭活抗菌药物的酶类，使药物失去抗菌作用。灭活酶可分为水解酶和合成酶两大类。水解酶中最重要的一种是β-内酰胺酶（根据其作用底物不同可分为青霉素酶、头孢菌素酶和碳青霉烯酶），可将青霉素类和头孢菌素类药物分子结构中的β-内酰胺环裂开使药物灭活。合成酶又称钝化酶，可催化某些基团结合到抗菌药物的 -OH 基或 $-NH_2$ 基上，使氨基糖苷类药物失活。

（三）抗菌药物作用靶位的改变

抗菌药物作用靶位的改变主要包括：① 耐药的细菌可改变靶蛋白结构，使药物不能与靶蛋白结合，如利福霉素耐药性是由于细菌 RNA 聚合酶的β亚基结构发生改变而导致与利福平等的结合能力下降。② 增加靶蛋白的数量，在药物存在的同时仍有足够数量的靶蛋白可以维持细菌的正常形态与功能。如对甲氧西林耐药的金黄色葡萄球菌可增加青霉素结合蛋白（PBP）的产量。③ 生成新的对抗生素亲和力低的耐药靶蛋白，如 MRSA 与抗生素结合后，其产生的 PBP_{2A} 亚型结合蛋白超过了敏感细菌原有的 PBP，且与抗生素的亲和力也极低，因而形成高度耐药。肺炎链球菌对头孢菌素、青霉素及碳青霉烯类耐药性的产生分别是因为 PBP 亚型 PBP_{2X} 及 PBP_{2B} 的变异导致与抗生素亲和力降低所引起。

（四）主动转运泵作用

金黄色葡萄球菌、表皮葡萄球菌、大肠埃希菌、铜绿假单胞菌等具有主动泵出系统，可将进入细菌体内的药物泵出体外，这是获得性耐药的重要机制之一。耐大环内酯类和四环素的细菌能通过耗能的主动泵以增加抗生素的外流量。

（五）细菌改变代谢途径

如金黄色葡萄球菌对磺胺药的耐药，是通过产生大量的对氨基苯甲酸（PABA）或直接利用叶酸生成二氢叶酸所致，其产量可达敏感菌的 20 倍。

值得注意的是，某些耐药菌株通过以上几种机制的结合而产生强大的耐药性。如 MRSA 既可通过增加 PBP 的数量产生新型的 PBP 亚型，也可通过由质粒或染色体介导不断产生新型的β-内酰胺酶来提高耐药性。

思考题

1. 抗菌药物与细菌是如何相互作用的？

2. 目前，抗菌药物的种类越来越多，随之而来的却是“超级细菌”等耐药菌株的出现，试述细菌产生耐药的原因。

第37章　人工合成抗菌药

主要内容

喹诺酮类药物的抗菌作用、作用机制、临床应用和不良反应，常用药物的名称和作用特点；
磺胺类和甲氧苄啶的抗菌作用机制，代表药物的名称和临床应用；
硝咪唑类和硝基呋喃类抗菌作用、临床用途和不良反应。

人工合成抗菌药是临床上常用的抗菌药物，目前主要有喹诺酮类、磺胺类（包括甲氧苄啶）、硝咪唑类、硝基呋喃类等药物。

第1节　喹诺酮类抗菌药

喹诺酮类（quinolones）药物是指人工合成的含有4-喹诺酮母核的抗菌药。该类抗菌药具有抗菌谱广、抗菌力强、口服吸收好、组织浓度高、与其他抗菌药无交叉耐药性、不良反应较少等特点，已经成为治疗细菌感染的主要药物。

依据开发上市的时间和抗菌特点，可将此类药物分为四代：①第一代（1962—1969年），以萘啶酸为代表，口服吸收差，作用于G^-菌，抗菌谱窄，抗菌活性低，临床仅用于泌尿道感染，不良反应多，现已淘汰。②第二代（1970—1979年），以吡哌酸和西诺沙星为代表，抗菌谱由G^-杆菌扩大到部分G^+菌，血药浓度低，仅用于尿路和肠道感染治疗，现使用也较少。③第三代（1980—1996年），为诺氟沙星、环丙沙星、氧氟沙星、司帕沙星等氟喹诺酮类（fluoroquinolones），生物利用度高，$t_{1/2}$较长，抗菌谱广，抗菌活性强，不良反应少，临床应用广泛。④第四代（1997年至今），为莫西沙星、加替沙星等新氟喹诺酮类，具有生物利用度高，$t_{1/2}$长，血药浓度高，组织分布广等特点，对G^+菌的活性和厌氧菌的抗菌作用均增强。临床上既用于需氧菌感染，也用于厌氧菌感染和混合感染。

一、喹诺酮类药物抗菌的共性

目前临床常用第三代和第四代喹诺酮类抗菌药。

【体内过程】

1. 吸收　大部分品种口服吸收迅速而完全，服药后1～2小时可达到血药峰浓度，除诺氟沙星和环丙沙星外，其余药物的生物利用度均达80%～95%。

2. 分布　血浆蛋白结合率较低，多在14%～30%，体内分布广泛，在肺、肝、肾、膀胱、前列腺、卵巢、输卵管和子宫内膜的药物浓度要高于血药浓度。培氟沙星、氧氟沙星和环丙沙星可通过正常或炎症脑膜进入脑脊液达到有效治疗浓度。左氧氟沙星具有较强的组织穿透性，可在细胞内达到有效治疗浓度。

3. 代谢和排泄　大多数品种以原形经肾排出，少数在肝代谢或经粪便排出。除培氟沙星、诺氟沙星和环丙沙星尿中排出量较少外，其余药物为50%～90%，可在尿中维持较长时间的杀菌水平；氧氟沙星和环丙沙星在胆汁中的浓度远远高于血药浓度。

【抗菌作用】

喹诺酮类为杀菌剂。第一代抗菌谱窄，主要灭杀大肠埃希菌、伤寒杆菌、变形杆菌、痢疾杆菌等 G^- 菌。第二代抗菌谱扩大，对肠杆菌科细菌有强大灭杀作用，对铜绿假单胞菌、G^+ 菌作用较弱。第三代氟喹诺酮类药物属于广谱杀菌药，对 G^- 杆菌和球菌（包括肠杆菌科、假单胞菌科、奈瑟球菌属、嗜血杆菌属、弯曲杆菌属）有强大杀菌作用；对 G^+ 球菌（包括金黄色葡萄球菌、肺炎球菌、溶血性链球菌、肠球菌等）以及衣原体、支原体、军团菌和结核杆菌也有效，但抗菌活性较对肠杆菌科弱。第四代氟喹诺酮类药物在第三代药物的基础上，抗菌谱进一步扩大，对铜绿假单胞菌和 G^+ 菌，特别是肺炎链球菌和葡萄球菌的抗菌活性明显增强，特别是提高了对厌氧菌的抗菌活性，具有明显的抗菌后效应。

【作用机制】

拓扑异构酶Ⅱ（DNA 回旋酶）和拓扑异构酶Ⅳ是氟喹诺酮类药物的主要作用靶点。

拓扑异构酶（topoisomerase）主要是在 DNA 复制过程中去掉多余的 DNA 超螺旋以及分离缠结的子代 DNA，通过断开、旋转和再连接 DNA 链来催化这些活动。喹诺酮类对革兰阴性菌的抗菌机制为抑制 DNA 回旋酶，抗菌机制还可能与抑制细菌 RNA 及蛋白质合成，诱导菌体 DNA 错误复制有关。本类药物在治疗剂量下，对哺乳动物的拓扑异构酶影响较小，故对人体毒性较低。

【耐药性】

细菌对氟喹诺酮类药物天然耐药率低，但因该类药物近年在人和动物大量使用致后天耐药性发展快。临床常见耐药菌包括铜绿假单胞菌、沙雷菌、肠球菌和金黄色葡萄球菌等。

耐药性产生的主要机制包括：① 基因突变致细菌靶位改变，如细菌 DNA 回旋酶的 A 亚基变异，可降低 DNA 回旋酶对氟喹诺酮类药物的亲和力，该作用靶位的改变通常产生低度耐药性；高水平的耐药由 DNA 回旋酶和拓扑异构酶Ⅳ同时变异造成。② 菌体内药物浓度降低，主要因细菌通道蛋白改变或丢失，细胞膜通透性降低所致，此外细菌还可通过外排泵将药物排出菌体。喹诺酮类与其他抗菌药之间没有明显的交叉耐药性，但同类药物之间存在交叉耐药现象。

【临床应用】

第一、二代产品萘啶酸和吡哌酸，临床已少用，目前临床主要应用抗菌活性强、毒性低的第三、四代氟喹诺酮类产品。

1. 泌尿生殖系统感染　可治疗由肠球菌属、铜绿假单胞菌属和许多肠杆菌科细菌引起的单纯性、复杂性尿路感染，细菌性前列腺炎、尿道炎和宫颈炎等，甚至可用于多重耐药的假单胞菌感染。其中环丙沙星、氧氟沙星和加替沙星可有效治疗淋病奈瑟菌和衣原体感染所致的尿道炎和宫颈炎。

2. 肠道感染　首选用于治疗志贺菌属引起的急慢性菌痢和中毒性菌痢，对弯曲菌属、产毒大肠埃希菌和沙门菌属所致胃肠炎和腹泻有效，也可用于治疗耐药菌株伤寒和其他沙门菌属感染以及肠毒性大肠埃希菌引起的旅行性腹泻。与其他药物合用治疗发热性中性粒细胞减少症和腹腔感染等。

3. 呼吸道感染　常用于治疗肺炎球菌、嗜血流感杆菌或卡他莫拉菌引起的支气管炎和鼻窦炎，也可用于治疗因肺炎杆菌、大肠埃希菌和铜绿假单胞菌等 G^- 杆菌和金黄色葡萄球菌所致呼吸系统感染。莫西沙星治疗呼吸系统感染效果显著。左氧氟沙星、莫西沙星或加替沙星与万古霉素合用，可治疗对青霉素高度耐药的肺炎链球菌感染。氟喹诺酮类还可代替大环内酯类治疗嗜肺军团菌、肺炎支原体和衣原体的感染。

4. 其他　用于治疗 G^- 杆菌所致皮肤软组织、骨髓及骨关节等部位的感染。

【不良反应】

1. 胃肠道反应　最为常见，但一般较为轻微。表现为恶心、呕吐、食欲不振、腹痛和腹泻等。

2. 中枢神经系统反应　氟喹诺酮类药物因化学结构中氟原子的引入，脂溶性较强，可透过血脑屏障进入脑组织而引起神经系统不良反应。轻者表现为头晕、头痛、失眠和情绪不安等，严重时可见复视、色视、抽搐、神志改变、幻觉等，但极少见。有精神病或癫痫病史者应避免使用该类药物。

3. 变态反应　发生率较低，可见血管神经性水肿、皮肤瘙痒和皮疹等过敏症状，个别患者可见光敏性皮炎，偶见过敏性休克。

4. 心脏毒性　氟喹诺酮类药物如莫西沙星、加替沙星、左氧氟沙星和司帕沙星等可引起心脏病患者的 Q-T 间期延长而引发尖端扭转性室性心动过速、室颤等，应避免与其他能导致 Q-T 间期改变的药物如胺碘酮、奎尼丁和红霉素等合用。

5. 软骨损害　本类药品可损伤负重软骨，儿童用药后可出现关节痛、关节水肿，哺乳期妇女可通过乳汁致使婴儿前囟膨胀、颅内压升高，因此禁用于儿童、青少年、孕妇和哺乳期妇女。某些氟喹诺酮类如培氟沙星和氟罗沙星等可引起肌腱炎甚至肌腱断裂。

【药物相互作用】

喹诺酮类可与钙、镁、锌等二、三价阳离子螯合，影响其吸收，故不宜与含这些离子的食品或药物同服；氟喹诺酮类与抗心律失常药物（如胺碘酮、奎尼丁、普鲁卡因胺等）、大环内酯类药物（如红霉素）合用可加重心脏毒性。氟喹诺酮类如环丙沙星、诺氟沙星等能抑制茶碱、咖啡因、口服抗凝剂在肝中的转化，升高后者的血药浓度而引起不良反应。喹诺酮类与非甾体类抗炎药合用可增加神经系统毒性反应的可能性。使尿液碱化的药物，可降低喹诺酮类在尿中的溶解度，加重肾毒性。

二、常用喹诺酮类药物的抗菌作用、临床用途和不良反应（表 37-1）

表 37-1　常用喹诺酮类药物的抗菌作用、临床用途和不良反应

药名	抗菌作用	临床用途	不良反应
诺氟沙星（norfloxacin）	对大多数 G^- 杆菌的抗菌活性与氧氟沙星相似，对金黄色葡萄球菌、肺炎球菌、溶血性链球菌、肠球菌属的 G^+ 菌和厌氧菌的作用不如氧氟沙星和环丙沙星	肠道和泌尿生殖道敏感菌感染	不良反应少且轻
环丙沙星（ciprofloxacin）	对 G^- 杆菌的抗菌活性是氟喹诺酮类最强，对铜绿假单胞菌、肠球菌、肺炎球菌、金黄色葡萄球菌、链球菌、军团菌、淋病奈瑟菌和流感杆菌的抗菌活性亦强	敏感菌引起的泌尿道、胃肠道、呼吸道、骨关节、腹腔及皮肤软组织感染	常见胃肠道反应，也出现神经系统症状，如头晕、头痛、嗜睡或失眠。偶见变态反应、关节炎、一过性转氨酶升高，偶可出现间质性肾炎。静脉滴注时血管局部有刺激反应
氧氟沙星（ofloxacin）	对嗜麦芽假单胞菌、恶臭假单胞菌、无鞘不动杆菌、支原体、G^- 菌如肠杆菌科细菌以及 G^+ 菌均有强杀菌活性，对结核分枝杆菌也有较好的抗菌活性	敏感菌引起的泌尿道、呼吸道、胆道、皮肤软组织和耳鼻喉及眼睛感染，也是结核病治疗的二线药物	不良反应少且轻，静脉给药局部有刺激反应
左氧氟沙星（levofloxacin）	对常见 G^+ 和 G^- 致病菌抗菌活性强，对支原体、衣原体及军团菌也有较强杀灭作用	敏感菌引起的泌尿生殖道、呼吸道、胃肠道、骨和关节以及皮肤软组织感染，也可治疗伤寒、败血症等	不良反应较氧氟沙星少见且轻微
洛美沙星（lomefloxacin）	高度敏感菌有肠杆菌科的大多数菌属、奈瑟菌属及军团菌，中度敏感菌有假单胞菌和不动杆菌属，对葡萄球菌属有较强活性，对衣原体、支原体、结核分枝杆菌等也有作用	敏感菌引起的呼吸道、泌尿道、消化道、皮肤、软组织和骨组织感染	主要有消化系统症状

续表

药名	抗菌作用	临床用途	不良反应
氟罗沙星（fleroxacin）	对 G^- 和 G^+ 菌、分枝杆菌、厌氧菌、支原体、衣原体均有强大抗菌活性	敏感菌所致呼吸系统、泌尿生殖道、胃肠道及皮肤软组织感染	不良反应较多见，主要有胃肠道反应和神经系统反应，均不严重，患者可耐受，个别患者出现光敏反应
司帕沙星（sparfloxacin）	G^- 和 G^+ 菌的抗菌活性均强，对肺炎球菌（青霉素敏感及耐药株、头孢菌素及红霉素耐药株）、环丙沙星敏感葡萄球菌和链球菌等 G^+ 菌作用增强，对厌氧菌、支原体、衣原体作用强，并对嗜肺军团菌、结核杆菌（含多重耐药株）及其他分枝杆菌也有效	敏感菌所致外科、妇科、五官科、胃肠道、呼吸道、泌尿生殖道、皮肤软组织感染，也可治疗对异烟肼、利福平耐药的结核病患者	光敏反应常见，少数患者可出现重度反应。消化系统和中枢神经系统不良反应较常见
加替沙星（gatifloxacin）	对肠杆菌科细菌、铜绿假单胞菌作用较环丙沙星弱，对各种呼吸道病原体、MRSA 及粪肠球菌、厌氧菌均有良好作用	院内外呼吸道感染及泌尿生殖系统、皮肤软组织、耳鼻喉等感染	主要为糖代谢异常，糖尿病患者禁用；禁用于对加替沙星或喹诺酮类药物过敏者
莫西沙星（moxifloxacin）	对粪肠球菌、幽门螺杆菌、结肠弯曲菌、肺炎支原体和衣原体、分枝杆菌及嗜麦芽窄食单胞菌均有良好作用，对 MRSA、肺炎球菌（青霉素敏感和耐药）和各组链球菌等 G^+ 菌的作用强于其他氟喹诺酮类，对厌氧菌的作用也明显增强	治疗患有上呼吸道和下呼吸道感染的成人，如急性鼻窦炎、慢性支气管炎急性发作、社区获得性肺炎，以及皮肤和软组织感染	不良反应发生率低，常见轻微的一过性消化道症状，严重不良反应少见

第 2 节 磺胺类和甲氧苄啶

磺胺类（sulfonamides）药物是最早用于细菌感染治疗的人工合成药物，属于广谱抑菌药，为对氨基苯酰胺衍生物。近年来由于该类药物耐药性及不良反应问题，临床用途明显受限。

一、磺胺类药物的分类

磺胺类抗菌药主要分为三类，即用于全身感染的肠道易吸收类、用于肠道感染的肠道难吸收类及外用类，其中用于全身感染的磺胺类药物根据 $t_{1/2}$ 的长短可分为短效类（$t_{1/2}$<10 小时）、中效类（$t_{1/2}$ 为 10～24 小时）和长效类（$t_{1/2}$>24 小时）。

二、磺胺类药物抗菌的共性

【体内过程】

1. 吸收与分布　用于全身感染的肠道易吸收类磺胺药口服吸收率高于 90%，血浆蛋白结合率为 25%～95%，在体内分布广泛，如胸膜液、腹膜液、滑膜液、房水、唾液、汗液、尿液和胆汁等，并可通过胎盘进入胎儿体内。血浆蛋白结合率低的药物磺胺嘧啶等容易通过血脑屏障，脑脊液中浓度较高，在脑膜炎时可达血药浓度的 80%，适用于治疗流行性脑脊髓膜炎。用于肠道感染的肠道难吸收类磺胺药如柳氮磺吡啶（sulfasalzine，SASP）口服不易吸收，在肠道内保持高浓度，可在肠道碱性环境和局部微生物作用下，分解释放出有活性的磺胺嘧啶和 5- 氨基水杨酸，二者分别具有抗菌和抗炎、抑制免疫作用。

2. 代谢与排泄　磺胺类药物主要在肝代谢为无活性的乙酰化物，尚有一小部分在肝中与葡萄糖醛酸结合而失活。主要以原形和其代谢产物经肾排出，少量从胆汁、乳汁、唾液、支气管分泌途径排出，治疗肠道感染类磺胺药主要自肠道排出。乙酰化物在尿中的溶解度较低，尿液呈酸性时易在肾小管析出结晶，造成肾损伤。

【抗菌作用】

磺胺类药物属广谱抗菌药，对多数革兰阳性菌和革兰阴性菌都有抑制作用。其中最敏感的有肺炎链球菌、脑膜炎奈瑟菌、淋病奈瑟菌、诺卡菌属和鼠疫耶尔森菌等；其次是大肠埃希菌、克雷伯杆菌属、沙门菌属、志贺菌属和肠杆菌属等；对沙眼衣原体、疟原虫及放线菌也有抑制作用。但是磺胺类药物对金黄色葡萄球菌不敏感，对病毒、立克次体、支原体、螺旋体无效。磺胺嘧啶银和磺胺米隆局部应用可抗铜绿假单胞菌感染。

【作用机制】

四氢叶酸（FH_4）作为一碳基团转移酶的辅酶，参与细胞DNA前体物质——嘌呤、嘧啶的合成，是细胞增殖必需的辅酶。哺乳动物可通过从食物中获取叶酸，而对磺胺类药物敏感细菌必须利用对氨基苯甲酸（*p*-aminobenzoic acid，PABA）和二氢蝶啶（dihydropteridine）为原料，在自身二氢蝶酸合成酶催化下生成二氢蝶酸，二氢蝶酸再和谷氨酸生成二氢叶酸（FH_2）后，经二氢叶酸还原酶（dihydrofolate reductase）作用合成四氢叶酸（FH_4）。磺胺类药物的结构因与PABA相似，可与PABA竞争二氢蝶酸合成酶，妨碍叶酸合成，进而影响核酸合成，而抑制细菌的生长繁殖。（图37-1）

过量的PABA可以拮抗磺胺药的作用，主要原因是PABA与二氢蝶酸合成酶的亲和力比磺胺类强5000～15000倍，因此磺胺类药物临床应用时必须有足够的剂量和疗程。

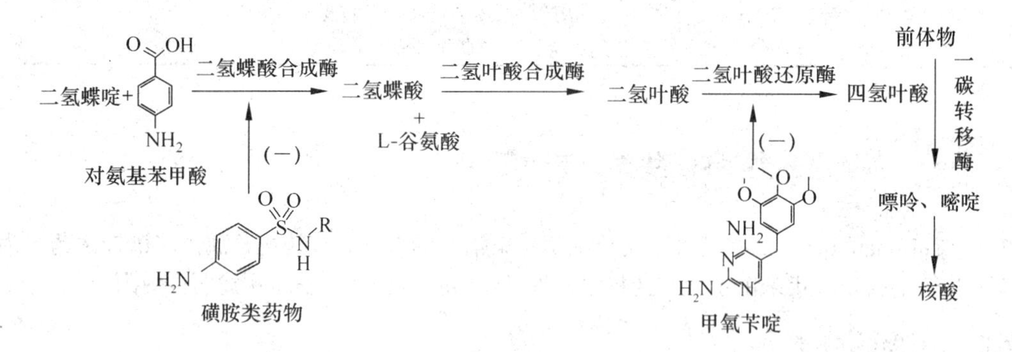

图37-1　磺胺类药物和甲氧苄啶抗菌作用机制

【耐药性】

细菌对磺胺类药物易产生耐药性，各种磺胺类药物之间存在交叉耐药性。细菌对磺胺类的耐药性通过质粒转移或基因突变产生，主要原因可能是：① 细菌二氢蝶酸合成酶经突变或质粒转移导致对磺胺类药物的亲和力降低，从而使药物不能有效地与PABA竞争。② 某些耐药菌株对磺胺类药物的通透性降低。③ 磺胺类药物对二氢蝶酸合成酶的抑制作用，可被微生物通过选择或突变而增加的天然底物PABA抵消。④ 细菌改变代谢途径直接利用外源性叶酸等。

【临床应用】

常见磺胺类药物的临床用途见表37-2。

表37-2　磺胺类药物分类和临床应用

分类		药名	临床应用
全身感染肠道易吸收类	短效类	磺胺异噁唑（sulfafurazole，SIZ，菌得清）	泌尿道感染
		磺胺二甲嘧啶（sulfadimidine，SM_2）	敏感菌所致的轻中度感染
	中效类	磺胺嘧啶（sulfadiazine，SD，磺胺哒嗪）	预防和治疗流行性脑膜炎；奴卡菌属引起的肺炎；与乙胺嘧啶合用于弓形虫病

续表

分类		药名	临床应用
全身感染肠道易吸收类	中效类	磺胺甲噁唑（sulfamethoxazole，SMZ，新诺明）	流行性脑膜炎；泌尿道感染；中耳炎、呼吸道感染、支原体感染和伤寒等
	长效类	磺胺间甲氧嘧啶（sulfamonomethoxine，SMM）	敏感菌所致的轻中度感染
		磺胺多辛（sulfadoxine）	与乙胺嘧啶合用于氯喹耐药的恶性疟疾
肠道感染类	柳氮磺吡啶（sulfasalazine，SASP）		节段性回肠炎、溃疡性结肠炎或肠道手术前预防感染
外用类	磺胺米隆（sulfamylon，SML，甲磺灭脓）		烧伤或大面积创伤后的感染
	磺胺嘧啶银（sulfadiazine silver，SD-Ag）		预防烧伤创伤感染，可促进创面干燥、结痂和愈合
	磺胺醋酰钠（sulfacetamide sodium，SA-Na）		沙眼和眼部感染

【不良反应】

1. *泌尿系统损害* 磺胺类药物可在尿中沉淀，特别是在中性或酸性条件更容易形成沉淀引起结晶尿、血尿或尿路阻塞，导致肾损害。通过增加饮水量和碱化尿液，如服药时同服碳酸氢钠或多饮水，可降低药物浓度和促进药物离子化，预防结晶尿。SD 较易发生；SIZ 和 SMZ 在尿液中水溶性较高，但长期大量使用也可出现。

2. *过敏反应* 局部用药或服用长效制剂时易发生，常见皮疹、药热、血管神经性水肿等，极少数严重者可出现渗出性多形性红斑、剥脱性皮炎等。磺胺类及其衍生物（如噻嗪类、呋塞米和碳酸酐酶抑制剂等）之间常有交叉过敏反应。

3. *血液系统反应* 长期用药可能抑制骨髓造血功能而导致粒细胞减少或缺乏、再生障碍性贫血及血小板减少症，发生率低但可致死。葡萄糖 -6- 磷酸脱氢酶缺乏的患者可造成溶血性贫血。

4. *肝损害* 可发生黄疸、肝功能减退，甚至急性肝坏死，肝功能受损者应避免使用。

5. *其他* 如恶心、呕吐、上腹不适、头痛、头晕、嗜睡、乏力等，驾驶员和高空作业者禁用。磺胺类通过竞争血浆蛋白结合，可致游离胆红素增多，引起新生儿黄疸，新生儿、2 岁以下婴儿、临产前孕妇不宜使用。

三、甲氧苄啶

甲氧苄啶（trimethoprim，TMP）是二氢叶酸还原酶抑制剂，口服吸收迅速而完全，$t_{1/2}$ 为 10～12 小时，与磺胺甲噁唑（sulfamethoxazole，SMZ）相近。甲氧苄啶的抗菌谱与 SMZ 相似，抗菌作用比 SMZ 强 20～100 倍，但单用易产生耐药性。

二氢叶酸还原酶可催化二氢叶酸合成四氢叶酸，甲氧苄啶可抑制细菌二氢叶酸还原酶，阻碍 FH_4 合成，阻止细菌 DNA 合成，抑制细菌繁殖。与哺乳动物二氢叶酸还原酶比较，细菌二氢叶酸还原酶对甲氧苄啶的亲和力高，故药物的选择性高。若细菌二氢叶酸还原酶改变，可降低对甲氧苄啶的亲和力，导致耐药性产生。

甲氧苄啶单独可用于治疗急性泌尿道感染和细菌性前列腺炎，但很少单用，常与 SMZ 和 SD 合用，或制成复方制剂，用于呼吸道、泌尿生殖道、胃肠道感染，也可用于卡氏肺囊虫感染、奴卡菌感染、伤寒杆菌和其他沙门菌属感染。

甲氧苄啶毒性较小，可引起恶心、过敏性皮疹，也可引起叶酸缺乏症，即巨幼红细胞贫血、白细胞减少及粒细胞减少等，同服叶酸可对抗上述反应。

四、复方磺胺类

复方新诺明（cotrimoxazole）是甲氧苄啶（trimethoprim，TMP）和 SMZ 按照 1 ∶ 5 制成

的复方制剂，其抗菌作用比两药单独应用时增强数十倍，另外，复方磺胺类制剂还有双嘧啶片（SD+TMP）、增效联磺片（SD+SMZ+TMP）等。

甲氧苄啶与磺胺类合用（如复方新诺明），可使四氢叶酸合成受到双重阻断。一方面，SMZ可与PABA竞争性作用于细菌体内的二氢蝶酸合成酶，减少细菌二氢叶酸合成；另一方面，甲氧苄啶可抑制二氢叶酸还原酶活性，使二氢叶酸不能被还原成四氢叶酸，从而抑制细菌的生长繁殖。合用可减少耐药性产生，对已耐药菌亦有作用。甲氧苄啶还可以增强四环素、庆大霉素等多种抗生素的抗菌作用。

复方新诺明临床上主要用于大肠埃希菌、变形杆菌、克雷伯杆菌引起的泌尿生殖道感染，以及流感嗜血杆菌、肺炎链球菌引起的慢性支气管炎急性发作，也可用于伤寒杆菌、鼠伤寒杆菌及其他沙门菌属引起的感染。不良反应可见恶心、呕吐等胃肠道反应，以及巨幼红细胞贫血、白细胞减少和血小板减少等血液反应。患者若同时服用华法林可造成凝血酶原时间延长。

第3节 硝咪唑类

咪唑类（imidazoles）衍生物早期为抗滴虫和阿米巴原虫药，后被发现对各种厌氧菌具有强大作用。临床常用药有甲硝唑（metronidazole）和替硝唑（tinidazole）等。

甲硝唑（灭滴灵），目前临床主要用于治疗各种厌氧菌引起的感染，包括：① 敏感厌氧菌所致腹腔感染、盆腔感染、牙周脓肿、鼻窦炎、骨髓炎、脓毒性关节炎、脓胸和肺脓肿等。② 幽门螺杆菌所致消化性溃疡等。③ 与广谱青霉素或氨基糖苷类合用预防术后厌氧菌感染。

甲硝唑对阿米巴滋养体有直接的杀灭作用，是治疗急慢性阿米巴痢疾、阿米巴肝脓肿的首选药；在阴道分泌物、精液、尿液中浓度较高，对阴道毛滴虫有强大的直接杀灭作用；是目前最有效的抗蓝氏贾第鞭毛虫药。

不良反应发生率为15%～30%，消化道不良反应最常见，包括恶心、呕吐、食欲不振、腹部绞痛，一般不影响治疗；神经系统症状有头痛、眩晕，偶有感觉异常、肢体麻木、共济失调和多发性神经炎等，大剂量可致抽搐。少数病例发生荨麻疹、皮肤潮红、瘙痒等变态反应以及膀胱炎、排尿困难、口中金属味及白细胞减少等，均属可逆性，停药后自行恢复。大量、长期应用可致动物畸形，孕妇应禁用。可影响乙醇代谢，用药时禁止饮酒。

替硝唑抗厌氧菌和抗滴虫作用于甲硝唑类似或较强，体内维持时间长，临床用途同甲硝唑，不良反应相对较小。

第4节 硝基呋喃类

本类药物包括呋喃妥因（nitrofurantoin，呋喃坦啶）和呋喃唑酮（furazolidone，痢特灵）。

呋喃妥因是杀菌剂，抗菌谱广，对多数G^+菌和G^-有效，可有效杀灭能引起下尿路感染的大肠埃希菌、肠球菌、肺炎克雷伯杆菌和葡萄球菌等，对变形杆菌属、沙雷菌属或铜绿假单胞菌无效。药物在酸性尿中的杀菌作用增强。临床主要用于敏感菌引起的急性下尿路感染、慢性菌尿症及反复发作的慢性尿路感染，但对上尿路感染效果较差。

不良反应少，毒性低。可见胃肠道反应（如恶心、呕吐、腹泻及胃肠道刺激）；大剂量或长期应用可致头痛、头晕和嗜睡，甚至出现伴有脱髓鞘的多神经病变；急性肺炎是其严重的并发症，长期应用可致肺纤维化；部分患者可出现皮疹、发热、黄疸、肝损伤、白细胞减少和溶血性贫血等。

呋喃唑酮，口服吸收少。主治菌痢、肠炎等消化道感染，也适用于幽门螺杆菌感染引起的胃溃疡，栓剂可用于阴道滴虫病。不良反应与呋喃妥因相似，主要有胃肠道反应和过敏反应。

思考题

1. 人工合成抗菌药主要包括哪些?
2. 说明磺胺类药物对化脓性疾病疗效较差的原因，该如何处理?
3. 试述复方新诺明的组成和抗菌作用机制。
4. 磺胺类药物有哪些不良反应?如何防治?
5. 简述氟喹诺酮类药物临床应用特点。

第 38 章 β- 内酰胺类抗生素

主要内容

β- 内酰胺类抗生素的抗菌作用机制、耐药机制；
青霉素类抗生素的分类、代表药物和作用特点；
青霉素 G 的抗菌谱、作用机制、临床用途、不良反应和使用注意；
半合成青霉素的分类、特点和临床应用；
头孢菌素类第一代至第四代代表药物的作用特点、临床用途和主要不良反应。

β- 内酰胺类抗生素（β-lactam antibiotics）是指一类化学结构中含有一个 β- 内酰胺环的抗生素，是目前临床上最常见的抗菌药物。其中青霉素类和头孢菌素类临床最为常用，近年来非典型 β- 内酰胺类（如碳青霉烯类、头霉素类、氧头孢烯类和单环 β- 内酰胺类等）和 β- 内酰胺酶抑制剂也有应用，β- 内酰胺类抗生素作用机制为抑制细菌胞壁质聚合体的交联作用。具有活性强、毒性低、抗菌谱广、适应证广及疗效好等优点。

第 1 节 药物分类、抗菌机制和耐药性

一、β- 内酰胺类抗生素分类

1. 青霉素类

（1）天然青霉素：代表药物为注射用青霉素 G。

（2）半合成青霉素

1）窄谱青霉素类：代表药物为口服用青霉素 V。

2）耐酶青霉素类：代表药物为注射用甲氧西林、注射用氯唑西林和氟氯西林。

3）广谱青霉素类：代表药物为注射、口服用氨苄西林和口服用阿莫西林。

4）抗铜绿假单胞菌广谱青霉素类：代表药物为注射用羧苄西林和哌拉西林。

5）抗革兰阴性菌青霉素类：代表药物为注射用美西林和口服用匹美西林。

2. 头孢菌素类

（1）第一代头孢菌素：代表药物为注射、口服用头孢拉定和口服用头孢氨苄。

（2）第二代头孢菌素：代表药物为注射用头孢呋辛和口服用头孢克洛。

（3）第三代头孢菌素：代表药物为注射用头孢哌酮、头孢噻肟和口服用头孢克肟。

（4）第四代头孢菌素：代表药物为注射用头孢匹罗。

3. 非典型 β- 内酰胺类

（1）头霉素类：代表药物为头孢西丁、头孢美唑和头孢替坦。

（2）碳青霉烯类：代表药物为亚胺培南和美罗培南。

（3）氧头孢烯类：代表药物为拉氧头孢和氟氧头孢。

（4）单环 β- 内酰胺类：代表药物为氨曲南。

4. β- 内酰胺酶抑制药

（1）氧青霉烷类：代表药物为克拉维酸。

（2）青霉烷砜类：代表药物为舒巴坦和他唑巴坦。

二、抗菌作用机制

β - 内酰胺类抗生素主要通过与细菌细胞膜上的青霉素结合蛋白（penicillin-ninding proteins，PBPs）结合，抑制细菌转肽酶活性，干扰细菌细胞壁的合成，同时增加自溶酶活性，最终杀死细菌。

细菌的细胞壁是包裹在细胞质膜外由交联肽与糖的聚合物组成的三维空间网状结构，细胞壁的主要成分是肽聚糖（peptidoglycan，又称为胞壁质）。细胞壁的合成主要有三个阶段：氨基酸和糖合成细胞壁质单体、胞壁质单体聚合成为一级结构的肽聚糖多聚体、肽聚糖多聚体相互交联成二维网状结构或三维基质。

胞壁质单体在胞质外周质空间经历聚合反应（转糖苷作用）与交联反应（转肽作用）后形成细胞壁。聚合反应过程中，在糖基转移酶催化下，胞壁质单体中的 N- 乙酰胞壁酸（NAM）与肽聚糖多聚体的 N- 乙酰葡萄糖胺（NAG）相连，形成胞壁质链。然后，胞壁质链在肽基转移酶的作用下相互交联，形成肽聚糖层（即黏肽层）。G^- 菌外部由 1 层肽聚糖组成，而 G^+ 菌则包含有 40 余层肽聚糖。

β- 内酰胺类抗生素因结构上的四元环，使得该类抗生素有与安置多肽上的 D- 丙氨酰 -D- 丙氨酸相似的末端结构，成为一种或多种细菌肽基转移酶的作用底物，竞争性地抑制转肽酶的作用，破坏了黏肽合成的最后一步，从而抑制细菌细胞壁的合成，使菌体失去渗透屏障而膨胀并易于裂解。

β- 内酰胺类抗菌药物导致细菌因细胞壁裂解死亡，还与细菌**自溶酶（autolysins）**活性的增加有关，产生自溶或胞壁质水解，导致菌体破裂死亡。

PBPs 的数目、种类、分子大小及与抗生素的亲和力因细菌种类的不同有较大差异，根据 PBPs 相对分子质量大小不同分为两类，相对分子质量大的（60 000～140 000）具有转肽酶和转糖基酶活性，参与细胞壁合成，相对分子质量小的（4000～5000）具有羧肽酶活性，与细菌细胞分裂和形态维持有关。

根据 β- 内酰胺类抗生素的作用机制，可以得出其作用特点：① 对繁殖期细菌作用强于静止期（细菌在繁殖期需要合成大量细胞壁）。② 对革兰阴性杆菌不敏感（革兰阴性杆菌细胞壁黏肽含量低）。③ 对人和动物毒性小，对真菌无效（哺乳类动物和真菌无细胞壁）。

三、耐药性

细菌对 β- 内酰胺类抗生素产生耐药性的机制主要包括以下几种。

1. 产生水解酶　**β- 内酰胺酶（β-lactamase）**是耐 β- 内酰胺类抗生素细菌产生的一类能使 β- 内酰胺环水解裂开并失去抗菌活性的酶。目前已发现的 β- 内酰胺酶有 200 多种，目前最常用 BJM 分类法根据酶作用底物不同、是否被酶抑制剂抑制将其分为 4 大类 11 小类。β- 内酰胺酶对 G^+ 有选择性，G^+ 菌能产生大量的 β- 内酰胺酶并分泌到细胞外，以青霉素酶为主；G^- 菌产生 β- 内酰胺酶的量相对较少，这些酶存在于细胞壁和外膜之间，多数是广谱型，对青霉素类、头孢菌素类均有水解作用。β- 内酰胺酶还能够与某些耐酶青霉素类抗生素迅速结合，使药物停留在胞质膜外间隙中，不能到达作用靶位 PBPs 发挥抗菌作用，该机制称为**“牵制机制”（trapping mechanism）**。

2. 改变青霉素结合蛋白　原有**青霉素结合蛋白**发生结构改变、合成量增加或产生新的青霉素结合蛋白，使之与 β- 内酰胺类抗生素的结合减少，失去抗菌作用。

3. 改变菌膜通透性　G^+ 菌的细胞壁对 β- 内酰胺类抗生素可以通透，而 G^- 菌的细胞壁外有一层脂质双分子层（外膜），对某些β-内酰胺类抗生素通透性差，产生非特异性低水平耐药，但有些β-内酰胺类抗生素可通过外膜上**孔蛋白（porin）**进入。敏感G^-菌的耐药主要是改变跨膜通道孔蛋白结构，突变菌株的孔蛋白基因失活，蛋白表达数量减少甚至消失，导致药物进入菌体内量减少而产生耐药。

4. 增强药物主动外排　细菌的胞质膜上存在主动外排系统，如p-糖蛋白，可主动外排药物，从而形成低水平、多重性耐药。常见的有铜绿假单胞菌、金黄色葡萄球菌、大肠埃希菌、淋病奈瑟球菌和嗜麦芽寡养单胞菌等。

5. 缺乏自溶酶　细菌本身缺少自溶酶是β-内酰胺类抗生素抗菌作用下降的原因之一，如耐药的金黄色葡萄球菌。

第2节　青霉素类抗生素

青霉素类（penicillins）的基本结构均含有母核6-氨基青霉烷酸（6-aminopenicillanic acid，6-APA）和侧链。其中母核由噻唑环和β-内酰胺环骈和而成，是维持抗菌活性的重要部分，β-内酰胺环被破坏则抗菌活性消失；侧链则与药物的抗菌谱、耐酶和耐酸等药理学特征有关。青霉素类药物按来源分为天然青霉素和半合成青霉素两类。

一、天然青霉素

天然青霉素是从青霉菌培养液中提取获得的，共有5种（X、F、G、K和双H）。其中以青霉素G化学性质相对稳定，抗菌作用强，产量高，价格低廉，故临床常用。

青 霉 素 G

青霉素G（penicillin G，苄青霉素，benzylpenicillin），侧链R处为苄基。青霉素为不稳定的有机酸，且难溶于水，其钾盐和钠盐易溶于水，临床常用青霉素G的钠盐。青霉素钠盐和钾盐的结晶粉末，可在室温中保存数年仍有抗菌活性，但水溶液极不稳定，遇酸、碱、醇、重金属离子、氧化剂及青霉素酶易被破坏，室温放置24小时基本失效，另外可产生具有抗原性的降解产物，可引起变态反应。因此，必须临用前配制，并避免配伍禁忌。

【体内过程】

青霉素G口服易被胃酸和消化酶破坏，吸收少而且不规则，不宜口服。肌内注射吸收快且完全，$t_{1/2}$为0.5～1小时。脂溶性低，难以进入细胞内，吸收后主要分布于细胞外液。能广泛分布于肝、肾、肠道、关节腔和淋巴液中，房水和脑脊液中含量低，但炎症时，可透入脑脊液和眼并达有效浓度。主要以原形从肾迅速排泄，约90%经肾小管主动分泌，10%经肾小球滤过。

青霉素G钠盐水溶液为短效制剂，为了延长其作用时间，可采用难溶的混悬剂普鲁卡因青霉素（procaine penicillin G，双效西林）和油剂苄星青霉素（benzathine benzylpenicillin G，长效西林），肌内注射后在注射部位缓慢吸收。普鲁卡因青霉素混悬剂一次肌内注射80万单位可维持24小时以上，苄星青霉素油剂一次肌内注射120万单位可维持15天。上两种制剂达到的血药浓度较低，仅适用于轻症患者或预防感染。

【药理作用】

青霉素G抗菌作用强，在细菌繁殖期高浓度杀菌，低浓度抑菌，但抗菌谱较窄。抗菌谱为：① 大多数G^+球菌，如对肺炎球菌、敏感金黄色葡萄球菌、表皮葡萄球菌、溶血性链球菌和草绿色链球菌作用强，但对肠球菌作用差。② G^+杆菌，如白喉杆菌、炭疽杆菌、破伤风杆菌和产气荚膜杆菌。③ G^-球菌，如淋球菌和脑膜炎双球菌。④ 部分放线菌、螺旋体（梅毒螺旋体、钩端螺旋体、回归热螺旋体和鼠咬热螺旋体等）对青霉素G也高度敏感。但对大多数G^-杆菌作用弱，对病毒、真菌、立克次体和原虫无效。金黄色葡萄球菌、肺炎球菌、脑膜炎球菌和淋病奈瑟菌对该药极易产生耐药性。

【临床应用】

青霉素 G 肌内注射或静脉滴注可治疗敏感的 G^+ 球菌和杆菌、G^- 球菌和螺旋体所致的感染。

1. G^+ 球菌感染　肺炎球菌感染引起的大叶性肺炎、支气管肺炎和脓胸等；金黄色葡萄球菌感染引起的疖、痈、脓肿、败血症和脊髓炎等；溶血性链球菌感染引起的咽炎、中耳炎、扁桃体炎、丹毒、猩红热、心内膜炎和蜂窝组织炎等；草绿色链球菌引起的感染性心内膜炎。

2. G^- 球菌感染　淋球奈瑟菌感染引起的淋病；脑膜炎双球菌引起的流行性脑脊髓膜炎，常与磺胺嘧啶（SD）合用。

3. G^+ 杆菌感染　治疗白喉、气性坏疽和破伤风时，应配合特异的抗毒素。

4. 其他感染　放线菌病，螺旋体感染引起的梅毒、回归热和钩端螺旋体病等。

【不良反应】

1. 过敏反应　为青霉素最常见的不良反应类型，发生率为 3%～10%。Ⅱ型变态反应（表现为溶血性贫血、药疹、接触性皮炎、间质性肾炎和哮喘等）和Ⅲ型变态反应（即血清样病）较为多见，但多不严重，停药后可消失。最严重的是Ⅰ型变态反应即过敏性休克，临床主要表现为循环衰竭、呼吸衰竭和中枢抑制，抢救不及时可在短时间内死亡。

青霉素引发变态反应的主要原因是青霉素溶液中的降解产物青霉噻唑蛋白、青霉烯酸、6-APA 高分子聚合物与机体组织中蛋白质、多肽结合形成完全抗原，机体接触后可在 5～8 天产生抗体，当再次接触后即产生变态反应。

为防止出现严重的过敏反应，主要防治措施有：① 详细询问用药史和过敏史等，对青霉素过敏者禁用。② 皮肤过敏试验，包括初次使用、用药间隔 24 小时以上以及中途更换批号、生产厂家等，反应阳性者禁用。③ 应避免局部用药和饥饿时注射青霉素。④ 注射液要临用现配。⑤ 皮试及给药前应准备好抢救药品和设备。⑥ 给药后应观察 30 分钟以上，一旦出现过敏性休克，及时就地抢救，首先皮下或肌内注射肾上腺素 0.5～1.0mg，严重者应稀释后缓慢静脉注射或静脉滴注，必要时可给予糖皮质激素和抗组胺药等。同时采用其他急救措施。

2. 赫氏反应（Herxheimer reaction）　青霉素治疗梅毒、钩端螺旋体、雅司病、鼠咬热或炭疽时，可有出现寒战、发热、肌肉疼痛和心跳加快等症状加剧现象，严重者可危及生命。这可能与大量病原体被杀灭后释放的物质有关。

3. 其他　大剂量静脉滴注青霉素钾盐或钠盐可引起高血钾或高血钠，肌内注射钾盐可能出现疼痛、红肿或硬结等局部刺激症状。

【药物相互作用】

药物间相互作用包括：① 丙磺舒、阿司匹林、吲哚美辛和保泰松可与 β- 内酰胺类竞争肾小管的分泌载体，从而 β- 内酰胺类抗生素减慢排泄，提高血药浓度，增强抗菌作用，并延长作用时间。② 氨基糖苷类抗生素与青霉素有协同抗菌作用，因抗菌机制不同而致抗菌活性增强，抗菌谱扩大。但要避免混合于同一容器中静脉给药，否则药物相互作用可能降低药效。③ 磺胺类、红霉素、四环素和氯霉素等抑菌药可使细菌繁殖受阻抑，从而拮抗 β- 内酰胺类抗生素作为繁殖期杀菌剂的作用。④ 林可霉素、万古霉素、两性霉素 B、去甲肾上腺素、间羟胺、苯妥英钠和异丙嗪等与青霉素溶液混合易产生沉淀浑浊，不可混合使用。

二、半合成青霉素

青霉素 G 因不耐酸、不耐青霉素酶和抗菌谱窄等缺点，临床应用受限。通过对母核 6-APA 进行化学改造，引入不同侧链，得到一系列半合成衍生物，耐酸和耐酶性能增加，抗菌谱扩大，与青霉素存在交叉过敏反应。

（一）耐酸青霉素

耐酸青霉素侧链 R_1 由苯氧烷基取代，耐酸，可口服，抗菌谱与青霉素 G 相似，抗菌活性不及青霉素 G，不耐酶，不宜用于严重感染。药物有青霉素 V（penicillin V，苯氧甲青霉素）、非奈西林（phenethicillin，苯氧乙青霉素）、丙匹西林（propicillin，苯氧丙青霉素）和叠氮西林（azidocillin）等。

青霉素 V

青霉素 V（penicillin V）耐酸，口服吸收较好，食物可减少其吸收。血浆蛋白结合率约为 80%，体内分布广泛，但不能进入房水、脑脊液和骨组织。约 30% 经肝代谢，肾排泄率为 20%～40%，$t_{1/2}$ 为 1～2 小时。抗菌谱与青霉素 G 相同，但抗菌活性较青霉素弱，易被青霉素酶水解。临床主要用于 G^+ 球菌引起的轻度感染，如咽炎、扁桃体炎等上呼吸道感染，也用于丹毒、猩红热和风湿热等复发的预防。不良反应与青霉素相似。

（二）耐酶青霉素

该类药物化学结构上通过酰基侧链（R_1）的空间位阻作用保护了 β- 内酰胺环，使其不易被酶水解，耐酸，可口服。主要用于耐青霉素 G 的金黄色葡萄球菌感染。口服和注射制剂有苯唑西林（oxacillin，新青霉素Ⅱ）、萘夫西林（nafcillin，新青霉素Ⅲ）、氯唑西林（cloxacillin）、双氯西林（dicloxacillin）和氟氯西林（flucloxacillin）。

苯唑西林

苯唑西林（oxacillin，新青霉素Ⅱ）耐酸，口服与注射给药均可。药物体内分布广泛，但不能进入脑脊液，主要经肝代谢，肾排泄，$t_{1/2}$ 约 2 小时。对青霉素 G 敏感菌有作用，但活性不及青霉素 G。不易被青霉素酶水解，对产青霉素酶的葡萄球菌有效，但对 MRSA 无效。临床用于产青霉素酶的葡萄球菌感染如肺炎、心内膜炎和败血症等。不良反应与青霉素相似，口服偶尔引起轻度胃肠道反应。

（三）广谱青霉素

广谱青霉素属于氨基青霉素，对 G^+ 菌及 G^- 菌都有杀菌作用，疗效与青霉素 G 相当，耐酸可口服，但是不耐酶，对 MRSA 和铜绿假单胞菌无效。代表药物为氨苄西林（ampicillin，氨苄青霉素）、阿莫西林（amoxicillin，羟氨苄青霉素），还包括氨氯西林（ampicloxacillin）、匹氨西林（pivampicillin）、酞氨西林（talampicillin）等。

氨苄西林

氨苄西林（ampicillin，氨苄青霉素），其化学结构上青霉素苄基上的氢被氨基取代。本品耐酸可口服，但吸收不完全，严重感染仍需注射给药。正常人空腹口服后 2 小时达血药浓度峰值，肌内注射 0.5～1 小时达血药浓度峰值，药物在体内分布广，肝肾浓度最高，约 80% 以原形从肾排出。$t_{1/2}$ 为 1～1.5 小时。

药物易透过细菌外壁的脂多糖和磷脂层，对 G^- 杆菌有较强的抗菌作用，对伤寒沙门菌、副伤寒沙门菌、百日咳鲍特菌、大肠埃希菌和痢疾志贺菌等有强大的抗菌作用，对铜绿假单胞菌和肺炎杆菌无效。对 G^+ 菌、螺旋体等作用不及青霉素，对粪链球菌作用优于青霉素 G。临床主要用于敏感菌引起的呼吸道感染、消化道感染、泌尿道感染、伤寒、副伤寒、软组织感染、脑膜炎、败血症和心内膜炎等。严重感染时可与氨基糖苷类抗生素合用。

阿莫西林

阿莫西林（amoxicillin，羟氨苄青霉素）为对羟基氨苄西林，耐酸能力强。口服吸收良好，约 2 小时血药浓度达高峰，血浆药物浓度约为相同剂量的氨苄青霉素的 2.5 倍，在尿液、胆汁中有较高的浓度，并能渗入痰液达到有效抗菌浓度，$t_{1/2}$ 为 1～1.3 小时。

阿莫西林为广谱抗生素，抗菌谱和抗菌活性和氨苄西林相似，对肺炎球菌、肠球菌、沙门菌属和幽门螺杆菌的杀菌作用比氨苄西林强。抗菌机制同青霉素，对产酶金黄色葡萄球菌无效，与氨苄西林有完全交叉耐药性。临床主要用于敏感菌引起的上呼吸道感染、咽炎、扁桃体炎、急慢性支气管炎、肺炎、尿路感染和皮肤及软组织感染等，也可用于慢性活动性胃炎和消化性溃疡的治疗。偶有腹泻、恶心、呕吐等胃肠反应及皮疹等不良反应，长期应用或儿童患者应注意二重感染的发生。对青霉素类药物过敏者禁用。

（四）抗铜绿假单胞菌广谱青霉素

本类药物均为广谱抗生素，对铜绿假单胞菌有强大作用。本类药物不耐酸，应注射给药。对铜绿假单胞菌和变形杆菌作用较强，对 G^+ 菌和 G^- 菌药效不如青霉素和氨苄西林。临床主要用于铜绿假单胞菌、变形杆菌、大肠埃希菌以及其他肠杆菌引起的各种感染，如腹腔感染、肺部感染、尿路感染、妇科感染及败血症等。包括羧苄西林（carbenicillin，羧苄青霉素）、替卡西林（ticarcillin，羧噻吩青霉素）、磺苄西林（sulbenicillin，磺苄青霉素）、呋苄西林（furbenicillin，呋苄青霉素）、哌拉西林（piperacillin，氧哌嗪青霉素）、阿洛西林（azlocillin）、美洛西林（mezlocillin）、呋洛西林（furazlocillin）、阿帕西林（apalcillin）等。

羧苄西林

羧苄西林（carbenicillin，羧苄青霉素）不耐酸，仅能注射给药。血浆蛋白结合率为 50%，体内分布与青霉素 G 相似，到达脑脊液的浓度不足以治疗因铜绿假单胞菌引起的脑膜炎。$t_{1/2}$ 约为 1 小时。

抗菌谱与氨苄西林相似，对 G^- 杆菌作用强，尤其对铜绿假单胞菌有特效，且不受病灶脓液的影响，对耐氨苄西林的大肠埃希菌有效；抗 G^+ 菌作用较氨苄西林稍弱；不耐酶，对产酶的金黄色葡萄球菌无效。常用于治疗烧伤继发铜绿假单胞菌感染，也可用于治疗铜绿假单胞菌、大肠埃希菌或变形杆菌引起的尿路感染。与庆大霉素合用治疗烧伤继发铜绿假单胞菌感染时，应注意两药不能混合于用同一容器中给药，以防庆大霉素生成氨基酰胺化合物而失效。与青霉素 G 有交叉过敏反应，大剂量注射应注意防止电解质紊乱、神经系统毒性和出血。

（五）主要作用于革兰阴性菌的青霉素

本类药物抗 G^- 菌作用强，对 G^+ 菌作用弱，对铜绿假单胞菌无效，与其他作用于 PBPs 的抗菌药合用可提高疗效，用于敏感革兰阴性菌引起的尿路和软组织感染。包括注射用美西林（mecillinam）、替莫西林（temocillin）及口服用匹美西林（pivmecillinam）。

美西林

美西林（mecillinam），口服生物利用度较低，需注射给药。可广泛分布于各种组织体液中，以肾、肺组织中浓度较高。美西林抗菌谱窄，对 G^- 菌，包括大肠埃希菌、克雷伯杆菌、枸橼酸杆菌、志贺菌和沙门菌等有良好的抗菌作用，对 G^- 菌产生的 β- 内酰胺酶较稳定，对 G^+ 菌作用弱，对铜绿假单胞菌、吲哚阳性变形杆菌、奈瑟菌属、厌氧杆菌和肠球菌无效。临床主要用于大肠埃希菌以及某些敏感肠杆菌科细菌引发的尿路感染，常与氨苄西林、替卡西林或头孢菌素等其他 β- 内酰胺类抗生素合用治疗败血症、脑膜炎、肺炎和心内膜炎等严重感染。

第 3 节 头孢菌素类

头孢菌素类（cephalosporins）抗生素是以冠头孢菌培养液中提取的头孢菌素 C 通过水解得到的 7- 氨基头孢烷酸（7-aminocephalosporanic acid，7-ACA）为母核，连接上不同的侧链而成的半合成抗生素。头孢菌素类和青霉素类的活性基团都是 β- 内酰胺环，因此与青霉素类具有相似的理化性质、生物活性、作用机制和临床用途，不同的是头孢菌素类的母核是 7- 氨基头孢烷酸，青霉素类的母核是 6- 氨基青霉烷酸，母核的结构差异使得头孢菌素类药物对青霉素酶的耐受力强。头孢菌素类药物具有抗菌谱广、杀菌力强、对 β- 内酰胺酶稳定性好以及过敏反应少等特点，主要用于对青霉素 G 治疗无效的感染，如耐药金黄色葡萄球菌和格兰阴性杆菌所致的各种严重感染。根据头孢菌素类药物的抗菌活性、对 β- 内酰胺酶的稳定性和不良反应，可分为 4 代，其分类及主要特点（表 38-1）。

表 38-1　各类头孢菌素类抗生素的抗菌作用、临床用途及不良反应

药名	抗菌作用	临床用途	不良反应和注意
		第一代头孢菌素	
头孢拉定（cephradine）	对葡萄球菌、溶血性链球菌、肺炎球菌、大肠埃希菌、奇异变形杆菌和其他吲哚阴性变形杆菌、嗜血流感杆菌、痢疾杆菌、沙门菌属和奈瑟菌抗菌作用强	呼吸道、泌尿道、皮肤和软组织等部位的敏感菌感染，注射液也用于败血症和骨组织感染	偶见胃灼热、恶心、呕吐、腹泻、荨麻疹、关节痛和轻微嗜酸性粒细胞增多，个别患者出现乳酸脱氢酶和血清转氨酶暂时升高
头孢氨苄（cephalexin）	对金黄色葡萄球菌（包括耐青霉素 G 菌株）、溶血性链球菌、肺炎球菌作用强	敏感菌所致的呼吸道、泌尿道、皮肤和软组织、生殖器官（包括前列腺）等部位的感染，也常用于中耳炎	常见恶心、呕吐、腹痛、腹泻等胃肠道反应，但多轻微。对头孢菌素过敏者禁用。对青霉素过敏或过敏体质者慎用。肾功能损害者酌情减量或延长给药间隔时间
头孢羟氨苄（cefadroxil）	对产酶和不产酶的金黄色葡萄球菌，凝固酶阴性葡萄球菌、肺炎链球菌等具良好抗菌作用。甲氧西林耐药葡萄球菌、肠球菌属、吲哚阳性变形杆菌属、肠杆菌属、沙雷菌属等肠杆菌科细菌、铜绿假单胞菌属及脆弱拟杆菌等对本品耐药	呼吸道、泌尿道、咽部、皮肤等部位的敏感菌感染	毒性极低，副作用少而轻。主要为胃肠道反应如恶心、呕吐、胃部不适等。偶见药疹、皮炎。对头孢菌素过敏者禁用。对青霉素过敏者及肾功能不全患者慎用。肾功能不全者按肌酐清除率确定用药时间间隔。尽可能空腹用药
头孢唑啉（cefazolin）	第一代头孢菌素中抗 G^- 杆菌作用最强，对 G^+ 球菌及耐药金黄色葡萄球菌亦有作用	敏感菌所致呼吸道、泌尿生殖道、皮肤、软组织、骨和关节以及胆道感染，也可用于心内膜炎、败血症、咽和耳部感染	肌注偶见局部疼痛，静脉注射少数患者可引起静脉炎。少数人可致转氨酶升高和蛋白尿。皮试阴性后使用，肝、肾功能不全者慎用
		第二代头孢菌素	
头孢呋辛（cefuroxime）	对 G^- 杆菌及耐药菌株（耐氨苄青霉素及第一代头孢菌素）作用强	敏感菌所致呼吸道感染、尿路感染、皮肤、软组织、骨、关节等部位及妇科感染，如扁桃体炎、咽喉炎、中耳炎和鼻窦炎等	多为恶心、呕吐、腹泻和稀便等胃肠道反应，偶有假膜性肠炎。对肝、肾均有一定损害。不用于 5 岁以下儿童
头孢克洛（cefaclor）	对多种 G^+ 菌和 G^- 菌均具有很强的杀灭作用。对不产酶金黄色葡萄球菌、肺炎球菌、奇异变形杆菌、沙门菌属和志贺菌属的抗菌作用较头孢羟氨苄强。本品可抑制所有流感嗜血杆菌，包括对氨苄西林耐药的菌株	敏感菌所致呼吸道、泌尿道和皮肤软组织感染以及中耳炎	长期应用可致菌群失调，引起继发性感染。肾功能不全者应慎用。孕妇禁用。哺乳期妇女应慎用或暂停哺乳。对青霉素过敏者慎用

续表

药名	抗菌作用	临床用途	不良反应和注意
头孢丙烯（cefprozil）	对 G^+ 需氧菌中的金黄色葡萄球菌（包括产 β- 内酰胺酶菌株）、肺炎链球菌、化脓性链球菌的作用明显	呼吸道感染、尿路感染和妇科感染等	不良反应较轻与其他口服第三代头孢菌素相似
头孢替安（cefotiam）	对金黄色葡萄球菌产青霉素酶和不产酶菌株均有较强活性。对大肠埃希菌、肺炎克雷伯菌、摩根杆菌、伤寒杆菌、志贺菌和流感杆菌有较强活性。对厌氧球菌和梭状芽孢杆菌属有较好的抗菌作用。脆弱拟杆菌对本品耐药	敏感菌所致的肺部感染、胆道感染、腹膜炎、尿路感染和败血症等	可出现皮疹、药热、恶心、血清转氨酶升高，大剂量静脉注射可引起血管疼痛及血栓性静脉炎。对头孢菌素过敏者禁用。对青霉素过敏或过敏体质者慎用。肾功能不全者酌情减量
第三代头孢菌素			
头孢噻肟（cefotaxime）	对 G^- 菌的作用更强，但对 G^+ 球菌不如第一代与第二代头孢菌素。对嗜血性流感杆菌、大肠埃希菌、沙门杆菌、克雷伯菌属及奇异变形杆菌、奈瑟菌属、葡萄球菌、肺炎球菌、链球菌等作用强	敏感菌所致呼吸道、泌尿道、骨和关节、皮肤和软组织、腹腔、胆道、肠道、五官、生殖器等部位的感染，也可用于烧伤、外伤引起的感染及败血症、中枢感染等	对青霉素过敏及过敏体质者、严重肾功能不全者慎用。长期使用应警惕二重感染
头孢哌酮（cefoperazone）	G^+ 菌中仅对溶血性链球菌有较强作用，对大多数 G^- 菌疗效好，大肠埃希菌、变形杆菌、流感杆菌、肺炎杆菌、沙门杆菌对本品敏感，对铜绿假单胞菌作用强	临床主要用于敏感菌所致的呼吸道、泌尿道、皮肤、软组织、胆道、骨、关节等部位的感染，也可用于脑膜炎和败血症	对青霉素过敏和过敏体质者慎用。肝功能不全及胆道阻塞患者禁用。有肝、肾损害和胃肠道反应。大剂量应用时可有出血倾向
头孢克肟（cefixime）	对化脓性链球菌、肺炎球菌、无乳链球菌、淋球菌、流感杆菌、卡他摩拉菌及大肠埃希菌、肺炎杆菌等多数肠杆菌科细菌具有良好抗菌活性	尿路感染、淋菌性尿道炎、急性咽炎、扁桃体炎、中耳炎、支气管炎和肺炎等	常见有食欲减退、稀便、腹泻等胃肠道反应，皮疹、头痛、头晕、血清转氨酶升高和血尿素氮增高偶有出现。孕妇慎用，哺乳期妇女使用本品时应暂停授乳。6 个月以下婴儿不宜使用
头孢地尼（cefdinir）	对葡萄球菌属、链球菌属、肺炎球菌、消化链球菌、丙酸杆菌、淋病奈瑟菌、卡他莫拉菌、大肠埃希菌、克雷伯菌属、奇异变形杆菌、普鲁威登斯菌属、流感嗜血杆菌等抗菌作用强	呼吸道、泌尿生殖道、腹腔、盆腔、皮肤和软组织、眼及鼻咽部感染	主要有腹泻、中上腹不适、食欲减退等胃肠道反应，偶见皮疹、药热和眩晕等。对头孢菌素过敏者禁用。对青霉素过敏或过敏体质者慎用。肾功能减退及老年人酌情减量。禁食及肠道外高营养者偶可出现维生素 K 缺乏
头孢曲松（ceftriaxone）	对 G^- 菌作用强，对 β- 内酰胺酶稳定，治疗耐药金黄色葡萄球菌、耐氨苄青霉素的流感杆菌、耐第一代头孢菌素和庆大霉素的 G^- 菌引起的感染可获满意疗效	临床主要用于敏感菌所致的呼吸道、泌尿道、皮肤、软组织、胆道、骨、关节等部位的感染，也可用于胸膜炎、腹膜炎、脑膜炎、五官感染及败血症	本品与含钙溶液合并使用可能导致严重不良事件，青少年、儿童使用本品偶见假性胆结石

续表

药名	抗菌作用	临床用途	不良反应和注意
头孢他啶（ceftazidime）	对流感杆菌、铜绿假单胞菌和肠杆菌科细菌如大肠埃希菌、肺炎杆菌有较高的抗菌活性，肺炎球菌、溶血性链球菌亦敏感，对某些厌氧菌也有一定的抗菌活性，但对脆弱类杆菌抗菌作用差	可用于敏感 G^- 杆菌所致的败血症、下呼吸道感染、胆道感染、尿路感染和严重皮肤软组织感染等，对于由多种耐药 G^- 杆菌引起的免疫缺陷者感染及铜绿假单胞菌或革兰阴性杆菌所致中枢神经系统感染亦有较好疗效	主要有局部反应、过敏反应和胃肠道反应，过量使用可产生神经系统症状如癫痫、昏迷、脑病、抽搐等
头孢唑肟（ceftizoxime）	与头孢噻肟相似，对部分 G^+ 菌有中度的抗菌作用，而对 G^- 菌的作用较强	作用与头孢噻肟相似	不良反应与与头孢噻肟相似
第四代头孢菌素			
头孢匹罗（cefpirome）	对 G^+ 菌和 G^- 菌均有作用，对葡萄球菌、耐青霉素的肺炎球菌及肠球菌均有效。但对脆弱杆菌类作用较弱，耐甲氧西林钠的金黄色葡萄球菌多数对本品耐药	主要用于严重的呼吸道、尿道感染及皮肤和软组织等感染	可能出现皮疹、荨麻疹、药物热等过敏反应；恶心、呕吐和腹泻等胃肠道反应；注射部位疼痛；肝、肾功能损伤；嗜酸性粒细胞增多；继发性感染等。与其他头孢菌素类药有交叉过敏。对此药或其他头孢菌素类药过敏者禁用。青霉素过敏者、肾功能不全者、有慢性胃肠道病史者慎用。小于12岁者不推荐使用。孕妇慎用，哺乳期妇女使用本品时应暂停授乳
头孢吡肟（cefepime）	对 G^+ 菌和 G^- 菌均有作用，对肠杆菌属、肺炎克雷伯杆菌、大肠埃希菌、奇异变形杆菌、铜绿假单胞菌、对甲氧西林敏感的金黄色葡萄球菌、化脓性链球菌、肺炎链球菌有较高抗菌活性	用于敏感细菌引起的中重度感染，包括下呼吸道感染、尿路感染、皮肤和软组织感染、复杂性腹腔内感染、妇产科感染和败血症，也可用于儿童细菌性脑脊髓膜炎	主要有恶心、呕吐、腹泻、过敏反应和注射部位的疼痛和炎症等。肾功能不全患者使用时应调整剂量，否则可引起脑病、肌痉挛、癫痫

【体内过程】

口服的头孢菌素类抗生素均可耐酸，胃肠吸收好，如头孢氨苄（cephalexin，先锋霉素Ⅳ）、头孢羟氨苄（cefadroxil）、头孢拉定（cefradine，先锋霉素Ⅵ）、头孢丙烯（cefprozil）、头孢克洛（cefaclor）、头孢呋辛酯（cefuroxime axetil）、头孢克肟（cefixime）和头孢特仑酯（ceferam pivoxil）等；其他不耐酸，需注射给药，其中头孢噻吩（cefalothin，先锋霉素Ⅰ）易引起局部疼痛只适合静脉注射。药物吸收后分布较广，能透入各组织中，易透过胎盘，滑囊液、心包积液中药物浓度较高。头孢呋辛（cefuroxime，西力欣）及第三代头孢菌素类可透过血脑屏障，在脑脊液中浓度较高，也能分布在前列腺、房水中，头孢哌酮和头孢曲松在胆汁中浓度高。本类药物一般以原形经肾排泄，头孢噻吩和头孢噻肟（cefotaxime）代谢后经肾排泄，头孢哌酮（cefoperazone，先锋必）和头孢曲松（ceftriaxone，头孢三嗪，菌必治）主要经胆汁排泄。头孢菌素类药物的 $t_{1/2}$ 均较短，一般为0.5～2小时，第三代药物头孢曲松 $t_{1/2}$ 可达8小时。

【药理作用】

头孢菌素类为杀菌药，其抗菌作用和作用机制与青霉素类相似，通过与细菌细胞膜上的PBPs

结合，阻止黏肽的形成，从而抑制细菌细胞壁合成。细菌可对头孢菌素类产生耐药性，并与青霉素类有部分交叉耐药性。

第一代头孢菌素类药物对 G^+ 菌抗菌作用较第二、三代强，对大多数 G^+ 球菌及耐药金黄色葡萄球菌敏感，对大肠埃希菌、奇异变形杆菌、肺炎杆菌、沙门菌和痢疾杆菌也有一定活性；对 G^- 菌作用差，可被细菌产生的β-内酰胺酶破坏。

第二代头孢菌素对 G^+ 菌的作用略弱于第一代，对多数 G^- 菌作用增强，部分药物对厌氧菌有效，但对铜绿假单胞菌无效。对细菌产生的β-内酰胺酶较稳定。

第三代头孢菌素对 G^+ 菌作用不如第一、二代；对 G^- 菌包括肠杆菌和铜绿假单胞菌，以及厌氧菌均有较强的作用，对流感杆菌和淋球菌亦有良好的抗菌活性。对多种β-内酰胺酶的稳定性较高。

第四代头孢菌素对 G^+ 菌和 G^- 菌均有高效，对枸橼酸菌属、肠杆菌属、沙雷菌属较敏感，对铜绿假单胞菌有效，对耐第三代头孢菌素的 G^- 杆菌有效。对耐甲氧西林金黄色葡萄球菌、耐甲氧西林表皮葡萄球菌无效。对β-内酰胺酶（包括青霉素酶和头孢菌素酶）高度稳定。

【临床应用】

第一代头孢菌素主要用于 G^+ 菌及耐药金黄色葡萄球菌引起的各种感染，如敏感菌所致呼吸道和尿路感染、皮肤及软组织感染，也可用于预防外科手术后感染。

第二代头孢菌素用于治疗大肠埃希菌、克雷伯菌、肠杆菌和变形杆菌等敏感菌所致的肺炎、胆道感染、尿路感染和菌血症，以及流感杆菌、肺炎球菌和各种链球菌引起的呼吸道感染。

第三代头孢菌素可用于 G^- 杆菌引起的脑膜炎，肠杆菌科细菌引起的全身严重感染，如肺炎、脊髓炎和败血症等，尤其是耐药菌感染和院内感染，以及病原菌尚未查明的严重感染。

第四代头孢菌素的适应证与第三代相近，临床用途尚不普遍。因其对β-内酰胺酶稳定，临床可用于对第三代头孢菌素耐药的细菌感染。

【不良反应】

头孢菌素类抗生素毒性较低，不良反应较少。常见的有以下几种。

1. *过敏反应* 多见皮疹、荨麻疹和药热等，过敏性休克较罕见。头孢菌素类的过敏反应发生率和严重程度低于青霉素，与青霉素存在交叉过敏反应，对青霉素过敏者慎用。

2. *肾毒性* 第一代头孢菌素如头孢噻啶和头孢噻吩等大剂量使用后，可损伤近曲小管细胞，出现血浆尿素氮升高、蛋白尿和血尿，甚至急性肾衰竭，应避免与其他有肾毒性的药物如氨基糖苷类抗生素或高效利尿药合用。第二代头孢菌素较之减轻，第三代和第四代头孢菌素没有明显肾毒性。

3. *凝血功能障碍* 大剂量头孢孟多（第二代）和头孢哌酮（第三代）可引起低凝血酶原症或血小板减少而导致严重出血。若与水杨酸制剂合用时可增加出血的危险性，可用维生素K防治。

4. *双硫仑样反应* 应用头孢类药物如头孢哌酮、头孢曲松和头孢孟多等可抑制肝内乙醛脱氢酶的活性，造成体内乙醛蓄积，出现与戒酒药双硫仑类似的现象，表现为面部潮红、恶心、呕吐、出汗和烦躁不安，严重者出现呼吸困难，心律不齐，血压下降，甚至引起休克。因此使用此类药物及停药1周内应避免服用含乙醇的饮品及药物。

5. *其他* 口服制剂或从胆汁中排泄较多的注射剂常可引起胃肠道反应，如恶心、呕吐、食欲减退和腹泻等。静脉滴注局部浓度过高时可出现静脉炎。头孢曲松可诱发胆囊结石和肾结石。大剂量应用偶可发生头痛、头晕和抽搐等中枢神经系统反应。第二代第三代头孢菌素偶见二重感染。

第4节 其他β-内酰胺类抗生素

本类药物的化学结构中虽有β-内酰胺环，但无青霉素类与头孢菌素类典型的结构，故又称为非典型β-内酰胺类抗生素，主要包括头霉素类、碳青霉烯类、氧头孢烯类、单环β-内酰胺类抗生素。

一、头霉素类

头霉素类（cephamycins）来自链霉菌的培养液，化学结构与头孢菌素相似，其母核7-ACA的C_7上增加了一个甲氧基，故仍以头孢命名，特点与第二代头孢类似，对β-内酰胺酶的稳定性较头孢菌素强。头霉素类的代表药物有头孢西丁（cefoxitin）、头孢美唑（cefmetazole）和头孢替坦（cefotetan）等。

头孢西丁

头孢西丁（cefoxitin）口服难吸收，注射给药后可迅速分布于各种组织和体液，能透过血脑屏障，主要以原形经肾排泄，$t_{1/2}$约0.7小时。抗菌谱与第二代头孢菌素相似，对G^-菌作用较强，对大肠埃希菌、肺炎杆菌、吲哚阳性的变形杆菌和沙雷氏菌、克雷伯杆菌、流感杆菌、沙门菌和志贺菌等有较强抗菌作用，对G^-菌产生的β-内酰胺酶有较高的稳定性。临床主要用于敏感的G^-菌或厌氧菌所致的下呼吸道、泌尿生殖系统、腹腔、骨和关节及皮肤、软组织等部位感染，也可用于败血症。不良反应主要有皮疹、静脉炎、蛋白尿和嗜酸性粒细胞增多等。对多数头孢菌素配伍应用可致抗菌疗效减弱。

二、碳青霉烯类

碳青霉烯类（carbopenems）的化学结构与青霉素类相仿，主要是在噻唑环中C_2和C_3间有不饱和键，以及1位的S原子被C所取代。对PBP_S有很强亲和力，具有高效、广谱、耐β-内酰胺酶等特点。但不耐酸，均为静脉制剂。本类的第一个药物是硫霉素（thienamycin），由链霉菌发酵液中得到，但是稳定性差，临床不适用。目前使用的均是其衍生物，如亚胺培南（imipenem）和美罗培南（meropenem）等。

亚胺培南

亚胺培南（imipenem，亚胺硫霉素）不能口服，在体内容易被脱氢肽酶水解失活，需注射给药。体内分布广泛，脑脊液中亦有较高浓度。主要经肾排泄，并被肾小管内的脱氢肽酶Ⅰ水解失活。常与脱氢肽酶抑制剂西司他丁（cilastatin）按1∶1组成复方注射制剂，称为泰能（tienam）。该复方制剂抗菌谱广和抗菌作用强，对多数G^+菌、G^-菌、厌氧菌、铜绿假单胞菌和脆弱杆菌等敏感。对多种β-内酰胺酶高度稳定，但可被某些细菌产生的金属酶和非金属碳青霉烯酶水解。亚胺培南与青霉素无交叉过敏反应。临床主要用于G^+和G^-需氧菌和厌氧菌引起的各种严重感染及败血症和骨髓炎等。常见不良反应有恶心、呕吐、药疹、静脉炎、血清转氨酶暂时性升高等；剂量过大可引起惊厥、意识障碍等中枢神经系统毒性和肾损害。

三、氧头孢烯类

氧头孢烯类（oxacephems）的化学结构7-ACA上的S被O取代，同时母核C_7增加了一个甲氧基，抗菌作用与第三代头孢菌素类相似，属于广谱抗生素。对β-内酰胺酶稳定。在脑脊液和痰液中浓度高。对G^+球菌和G^-杆菌的作用同头孢拉定，对铜绿假单胞菌的作用不及头孢拉定，对厌氧菌的作用明显强于第一、二、三代头孢菌素。代表药物有拉氧头孢（latamoxef）和氟氧头孢（f lomoxef）。

拉氧头孢

口服不吸收，需注射给药，体内分布广泛，在脑脊液和痰液中有较高浓度，主要以原形经肾和胆汁排泄，$t_{1/2}$为2～3小时。抗菌谱广，对G^+菌、G^-菌、厌氧菌尤其是脆弱类杆菌具较强抗菌活性，对多种β-内酰胺酶稳定。临床用于敏感菌所致的呼吸道、泌尿道、胆道和妇科感染，也可用于脑膜炎、腹腔感染及败血症。不良反应常见有皮疹，偶见凝血酶原减少或血小板功能障碍而致出血。

四、单环β-内酰胺类

单环β-内酰胺类（monobactams）抗生素由土壤中多种寄生细菌产生，经化学结构修饰后应用于临床。本类药物对G^-杆菌和铜绿假单胞菌有较强抗菌活性，对G^-杆菌产生的β-内酰胺酶的稳定性与头孢拉定相近。G^+球菌和厌氧菌对本类药物耐药。代表药物有氨曲南（aztreonam）和卡芦莫南（carumonam）。

氨 曲 南

氨曲南需注射给药，可分布于肺、肾、脑脊液、胆囊、骨骼肌和皮肤等，可透过血脑屏障，主要经肾排泄，$t_{1/2}$约为2小时。抗菌谱窄，仅对需氧G^-杆菌如铜绿假单胞菌、脑膜炎双球菌和流感嗜血杆菌敏感。对G^+均和厌氧菌均无效。对大多数β-内酰胺酶稳定。临床常用于G^-杆菌和铜绿假单胞菌感染，尤其对常用药物耐药菌株所致的各种感染，如尿路感染、皮肤软组织感染、腹腔感染和生殖道感染等。与青霉素和头孢菌素无交叉过敏反应，可用于对青霉素过敏的患者。不良反应少而轻，常见的有皮疹和胃肠道反应等。

第5节 β-内酰胺酶抑制药

β-内酰胺酶抑制药（β-lactamase inhibitors）针对细菌产生的β-内酰胺酶发挥作用。本类药物具有以下特点：① 可与细菌产生的β-内酰胺酶结合并使之失去活性，与不耐酶的青霉素类、头孢菌素类抗生素组成复方制剂，可增强原有药物的药效。自身仅有较弱的抗菌活性甚至没有抗菌活性。② 酶抑制药的结合能力和抑制效果随着细菌产酶变化、种类增加、耐药程度增加而发生改变。③ 酶抑制药对不产酶的细菌无增强效果。④ 选择药代动力学特征相似的抗生素药物合用，有利于发挥协同增效作用。

目前用于临床的主要有克拉维酸（clavulanic acid）、舒巴坦（sulbactam）和他唑巴坦（tazobactam）等，均为β-内酰胺酶不可逆的竞争性抑制剂。

克 拉 维 酸

克拉维酸（clavulanic acid，棒酸）由链霉菌培养液中获得，为氧青霉烷类。口服吸收好，也可注射给药，体内分布广泛，但不易穿过血脑屏障，$t_{1/2}$为0.8～1.5小时。药物分子与β-内酰胺酶发生不可逆的结合反应，使酶的结构被破坏而持久失活，自身结构也遭到破坏，被称为“自杀性酶抑制剂”。该药抗菌谱广，活性低、毒性低，抑酶谱广，对多种G^+菌、G^-菌产生的β-内酰胺酶有抑制作用，但对各种β-内酰胺酶的抑制作用差别较大。对金黄色葡萄球菌、肠杆菌、淋病奈瑟菌等质粒介导产生的酶有快速抑制作用；对沙门菌属、铜绿假单胞菌等染色体介导产生的酶抑制作用差。克拉维酸与β-内酰胺类抗生素合用能增强抗菌效果并减少后者用量。

常用复方制剂：① 口服制剂奥格门汀（augmentin，力百汀），阿莫西林与克拉维酸4∶1或2∶1合用；② 注射制剂泰门汀（timentin，特美汀），替卡西林与克拉维酸30∶1或15∶1合用。

舒 巴 坦

舒巴坦（sulbactam，青霉烷砜）是半合成β-内酰胺酶抑制剂，属青霉烷砜类。其化学稳定性优于克拉维酸，可口服或注射，在组织液和腹腔液中均有较高浓度，脑膜炎时能进入脑脊液中，主要以原形经肾排泄，$t_{1/2}$约1小时。抗菌谱广、活性低、毒性低、抑酶谱广，对金黄色葡萄球菌与G^+杆菌产生的β-内酰胺酶有强抑制作用，抗菌作用略强于克拉维酸，与β-内酰胺类抗生素合用有协同作用。

常用复方制剂：① 注射制剂优立新（unasyn），氨苄西林与舒巴坦 2∶1 合用。② 口服制剂舒他西林（sultamicillin），氨苄西林与舒巴坦双酯甲苯磺酸盐，在肠壁被酯酶水解为舒巴坦和氨苄西林。③ 注射制剂舒普深（sulperazon），头孢哌酮与舒巴坦 1∶1 合用。④ 注射制剂新治菌（newcefotoxin），头孢噻肟与舒巴坦 2∶1 合用。

他唑巴坦

他唑巴坦（tazobactam，三唑巴坦）是舒巴坦的衍生物。本身抗菌活性极低，抑酶活性优于克拉维酸和舒巴坦，可抑制铜绿假单胞菌产生的β- 内酰胺酶。与氨基糖苷类合用治疗铜绿假单胞菌感染。常用复方制剂：注射制剂他唑西林（tazocillin，特治星），哌拉西林与他唑巴坦 8∶1 或 4∶1 合用。

思考题

1. 简述青霉素 G 抗菌作用机制及耐药菌株产生耐药性的原因。
2. 半合成青霉素的抗菌作用特点有哪些？
3. 青霉素 G 和半合成青霉素的异同点是什么？
4. 简述头孢菌素类药物的分类及抗菌特点，并举出代表药物。

第39章　氨基糖苷类与多黏菌素类抗生素

主要内容

氨基糖苷类抗生素的抗菌作用、作用机制、耐药性、临床用途和不良反应；
链霉素和庆大霉素等的抗菌作用、临床用途及不良反应的特点。

第1节　氨基糖苷类抗生素

氨基糖苷类（aminoglycosides）抗生素化学结构中含有氨基醇环和氨基糖分子，并与配糖键连接成苷，故得名。包括天然来源和半合成品两大类，前者主要由链霉菌和小单胞菌产生，包括链霉素（streptomycin）、新霉素（neomycin）、卡那霉素（kanamycin）、庆大霉素（gentamicin）、妥布霉素（tobramycin）、西索米星（sisomicin）、小诺霉素（micronomicin）和大观霉素（spectinomycin）等；半合成品主要包括阿米卡星（amikacin）、奈替米星（netilmicin）和依替米星（etilmicin）等。本类药物为有机碱，制剂为硫酸盐，除链霉素水溶液性质不稳定外，其他药物水溶液性质均稳定。

一、氨基糖苷类抗生素的共性

【体内过程】

氨基糖苷类抗生素有多个阳离子，具有很高极性，口服不被胃肠道吸收，通常需肌内注射或静脉给药。为避免血药浓度过高而引起不良反应，通常不主张静脉注射给药。肌内注射吸收迅速而完全，0.5～2.0小时达血药浓度高峰。本类药物的血浆蛋白结合率低，主要分布于细胞外液，高浓度积聚于肾皮质和内耳内、外淋巴液中，且在内耳外淋巴液中代谢较慢，易蓄积，故肾毒性和耳毒性明显。易进入胸、腹腔及心包液等，易通过胎盘屏障，并积聚在胎儿血浆和羊水，需特别注意对胎儿的毒性。但对于机体细胞药物难以渗入，不易透过血脑屏障。氨基糖苷类在体内不代谢，24小时内50%～60%药物以原形经肾排出，肾功能不全时，排泄速度减慢，$t_{1/2}$可显著延长，肾毒性增大。

【药理作用】

本类药物为静止期速效杀菌剂，低浓度抑菌、高浓度杀菌，在碱性环境中抗菌作用增强。抗菌谱较广，对多种需氧G^-杆菌具有强大抗菌活性，包括大肠埃希菌、铜绿假单胞菌、肠杆菌属、克雷伯菌属、肠杆菌属、变形杆菌属和志贺菌属等；对产碱杆菌属、沙门菌属、沙雷菌属、莫拉菌属、布鲁菌属、枸橼酸菌属和嗜血杆菌属等也有一定的抗菌作用；对耐甲氧西林金黄色葡萄球菌和耐甲氧西林表皮葡萄球菌也有较好抗菌作用；对G^-球菌如淋球菌和脑膜炎双球菌作用较差，对各型链球菌作用微弱，对多数肠球菌和厌氧菌无效。氨基糖苷类抗生素的抗菌谱基本相同，链霉素、卡那霉素还对结核分枝杆菌有效。对G^-杆菌和G^+球菌均有明显的抗生素后效应，对铜绿假单胞菌、肺炎杆菌和大肠埃希菌的PAE时间较长。与β-内酰胺类抗生素合用，对肠球菌属、李斯德菌属、草绿色链球菌和铜绿假单胞菌可产生协同抗菌作用。在碱性环境中抗菌活性增强。

【作用机制】

细菌蛋白质的合成过程可分为始动、肽链延长和终止三个阶段。① 始动阶段：氨基酸与 tRNA 在酶的作用下生成氨酰基 -tRNA 复合物（AA-tRNA），图 39-1 所示为甲硫氨酰基 -tRNA（Met-tRNA），然后与 mRNA、核糖体 30S 亚基和 50S 亚基结合形成 70S 起始复合物。② 肽链延长阶段：50S 亚基上的 A 位点和 P 位点，分别接受氨基酸和形成肽链。Met-tRNA 按照 mRNA 上核苷酸“三联密码”顺序依次接在 A 位点上，此时 P 位点已形成的肽链的氨基酸羧基端连接到 A 位点氨基酸的氨基端，P 位上的肽链转移至 A 位点，P 位点上的 tRNA 失去肽链，tRNA 从 P 位点释出回到胞质中形成新的 AA-tRNA。核糖体在 mRNA 上移位，含肽链的 tRNA 从 A 位移至 P 位点，A 位继续接受下一个 AA-tRNA。如此循环使肽链延长。③ 终止阶段：当 mRNA 上出现终止密码时蛋白合成结束，肽链脱落，tRNA 和 mRNA 分离，核糖体解体为 30S 和 50S 亚基，参与下一次蛋白质合成。

氨基糖苷类抗生素可抑制蛋白合成的始动、肽链延长和终止三个阶段干扰细菌蛋白质生物合成，主要包括：① 与核糖体 30S 亚基上的靶蛋白不可逆结合，抑制 30S 始动复合物形成。② 抑制 70S 始动复合物的形成，使蛋白质合成在早期即终止。③ 选择性地与 30S 亚基上的靶蛋白结合，使 A 位扭曲变形，造成 mRNA 上“三联密码”翻译时出现错误，阻止氨酰基 -tRNA 在 A 位的正确定位，干扰了功能性蛋白体的组装，合成无功能的蛋白质。④ 阻碍终止密码子与 A 位结合，使已合成的肽链不能释放。⑤ 抑制核糖体 70S 亚基解离，导致菌体内核糖体循环利用受阻，最终造成细菌体内的核糖体耗竭而导致细菌死亡。哺乳动物的核蛋白体结构、蛋白质和 RNA 均与细菌不同，故不易受本类抗生素的影响。

此外，氨基糖苷类抗生素破坏细菌细胞膜的完整性，增加其通透性，造成细菌细胞内重要物质（如细胞内 K^+、腺嘌呤核苷酸和酶等）外漏，从而发挥抗菌作用。新近研究表明氨基糖苷类还可以通过刺激菌体产生致死量的羟自由基，损伤蛋白质、膜脂质和 DNA，导致细菌死亡。

细菌细胞蛋白质正常合成过程如下（图 39-1）：

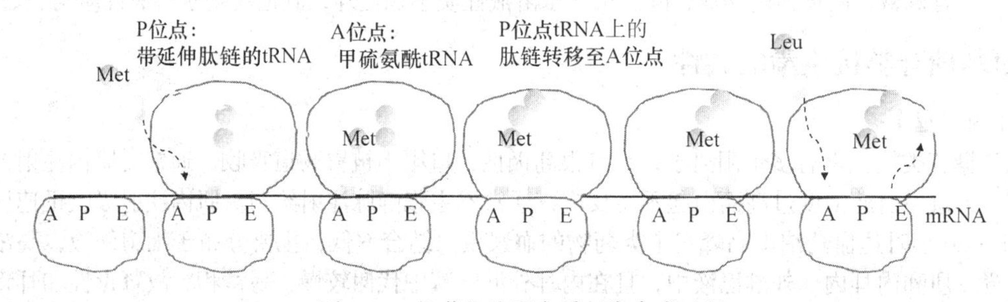

图 39-1 细菌细胞蛋白质正常合成过程

氨基糖苷类抗生素对细菌细胞蛋白质合成过程的影响如下（图 39-2）：

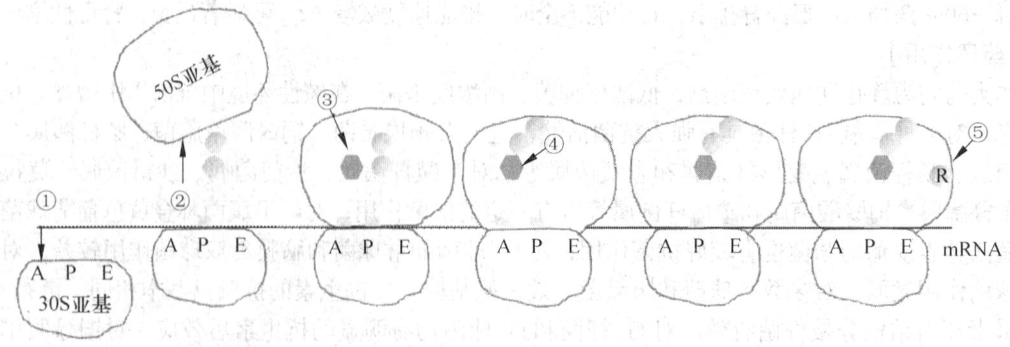

图 39-2 氨基糖苷类抗生素对细菌细胞蛋白质合成过程的影响

① 抑制 30S 始动复合物；② 抑制 70S 始动复合物；③ A 位置扭曲变形，错误翻译 mRNA，形成错误氨基酸；④ 错误的氨基酸插入肽链，形成无功能蛋白质；⑤ 阻碍终止密码子与 A 位结合，使已合成的肽链不能释放

【耐药性】

细菌对氨基糖苷类抗生素的耐药性迅速增加，且在不同抗生素之间存在交叉耐药现象。链霉素与庆大霉素、新霉素和卡那霉素之间有单向交叉耐药性。耐药机制主要有：① 产生修饰和灭活氨基糖苷类的修饰酶或钝化酶，如 N- 乙酰转移酶、O- 核苷转移酶和 O- 磷酸转移酶等，这些酶可使抗生素的氨基或羟基乙酰化、腺苷化和磷酸化，从而抑制抗生素与核糖体结合，并减少药物摄入，失去抗菌作用。② 细胞膜通透性改变或细胞内转运异常，使药物摄取减少，在细胞内积聚下降，某些细菌（如铜绿假单胞菌）细胞膜存在多药耐药主动外排系统导致药物外排增加。③ 修饰改变氨基糖苷类抗生素的结合靶位，降低细菌对药物的亲和力。

【临床应用】

1. 敏感需氧 G^- 杆菌所致全身感染　主要包括呼吸道、泌尿道、皮肤软组织、胃肠道、烧伤或创伤感染及骨关节感染等；对败血症、肺炎和脑膜炎等严重感染需联合应用广谱半合成青霉素和第三代头孢菌素等对 G^- 杆菌具有强大抗菌活性的抗生素。

2. 联合用药治疗 G^+ 菌感染　治疗肠球菌、草绿色链球菌引起的心内膜炎以及金黄色葡萄球菌、表皮葡萄球菌引起的败血症、心内膜炎等严重感染时，常与耐酶青霉素或万古霉素等合用。

3. 结核杆菌和非典型分枝杆菌感染　治疗结核病选用链霉素，非典型分枝杆菌选用阿米卡星。

【不良反应】

1. 耳毒性　包括前庭功能障碍和耳蜗听神经损伤。前庭功能障碍主要表现为眩晕、恶心、呕吐、视力减退、眼球震颤和共济失调等；耳蜗听神经损伤表现为耳鸣、听力减退和永久性耳聋。不同药物对前庭功能损伤的发生率依次为新霉素＞卡那霉素＞链霉素＞西索米星＞庆大霉素＞妥布霉素＞奈替米星；对耳蜗听神经损伤的发生率依次为新霉素＞卡那霉素＞阿米卡星＞西索米星＞庆大霉素＞妥布霉素＞链霉素。与有耳毒性药物如呋塞米、布美他尼或万古霉素、顺铂等同服可增加耳毒性。氨基糖苷类引起耳毒性的机制主要由于药物在内耳淋巴液高浓度蓄积，可损伤内耳柯蒂器内、外毛细胞的能量产生和利用，造成细胞膜 Na^+-K^+-ATP 酶的功能障碍，导致毛细胞损伤。此外也可能与药物引发的兴奋性神经递质的作用以及过氧化损伤等有关。

为防止和减少耳毒性的发生，用药过程应密切观察，注意是否出现耳鸣、眩晕等早期症状，并进行听力监测，根据情况调整剂量。应避免与其他有耳毒性的药物合用，避免与能掩盖其耳毒性的药物如镇静催眠药、抗组胺药等合用。孕妇尽量不用，以免影响胎儿。

2. 肾毒性　氨基糖苷类抗生素是诱发药源性肾衰竭的最常见因素之一。通常表现为蛋白尿、管型尿和血尿等，严重时可能产生氮质血症和肾功能降低。氨基糖苷类抗生素经肾小球滤过，但对肾组织的亲和力极高，可通过细胞膜吞饮作用大量蓄积在肾皮质和髓质，特别是皮质近曲小管上皮细胞溶酶体内，溶酶体肿胀破裂。溶酶体中大量溶酶体酶释放造成线粒体损伤，另外蓄积的药物释放可与 Ca^{2+} 络合干扰钙调节转运过程，造成肾小管肿胀、损伤甚至坏死。不同氨基糖苷类抗生素的肾毒性与其在肾皮质中的蓄积量有关，对肾损伤的严重程度依次为新霉素＞卡那霉素＞妥布霉素＞链霉素＞奈替米星。肾功能的损害通常可逆，但这种损害可使药物排泄减慢而增加毒性，进一步加重肾功能损伤。用药期间，应常规进行肾功能检查，并避免与其他具有肾毒性的药物合用。

3. 过敏反应　可见药热、皮疹和血管神经性水肿，偶见过敏性休克。链霉素可引起过敏性休克，发生率仅次于青霉素，病死率高，应引起警惕。局部应用新霉素可引起接触性皮炎。

4. 神经肌肉麻痹　可引起心肌抑制、血压下降、肢体瘫痪和呼吸衰竭，常见于大剂量腹膜内或胸膜内应用时，或静脉滴注速度过快时，也偶见于肌内注射给药。原因可能是药物与 Ca^{2+} 络合，降低体液中 Ca^{2+} 水平；或通过与突触前膜钙结合部位结合，与 Ca^{2+} 竞争，抑制乙酰胆碱释放，造成神经肌肉接头处传递阻断，引起神经肌肉麻痹。不同氨基糖苷类抗生素引起的神经肌肉麻痹的严重程度依次为新霉素＞链霉素＞阿米卡星或卡那霉素＞庆大霉素＞妥布霉素，一旦出现，可用钙剂和新斯的明对抗，同时给予吸氧、人工呼吸等。避免与肌松药、全身麻醉药合用。

二、代表药物

链霉素

链霉素（streptomycin）是从链霉菌中获得的用于临床的第一个氨基糖苷类抗生素，也是第一个用于治疗结核病的药物。

【体内过程】

链霉素口服吸收极少，肌内注射吸收快，30～45 分钟可达到血药浓度峰值，血浆蛋白结合率约为 35%。主要分布于细胞外液，容易渗入胸腔、腹腔、结核性脓腔和干酪化脓腔，并达有效浓度。不易透过血脑屏障。药物约 90% 经肾小球滤过排出，老年人或肾功能不全者排泄减慢。

【药理作用】

链霉素对多种 G^- 杆菌（如布氏杆菌、鼠疫杆菌、大肠埃希菌、克雷伯菌属、变形杆菌属、肠杆菌属、沙门菌属、志贺菌属、巴斯德杆菌属和流感嗜血菌属等）、少数 G^+ 球菌（如链球菌、肠球菌）和结核分枝杆菌的抗菌作用强。链霉素是氨基糖苷类中对铜绿假单胞菌和其他 G^- 杆菌的抗菌活性最低的抗生素。

【临床应用】

主要治疗兔热病和鼠疫，常为首选药物，与四环素联合用药是目前治疗鼠疫的最有效手段，也可用于治疗多重耐药的结核病。与青霉素联用可治疗草绿色链球菌、溶血性链球菌和肠球菌等感染引起的心内膜炎。

【不良反应】

链霉素易引起药热、皮疹、血管神经性水肿等变态反应，甚至过敏性休克，死亡率高于青霉素；耳毒性发生率较高，前庭功能障碍较耳蜗反应出现早；可发生神经肌肉麻痹，肾毒性较其他氨基糖苷类发生率低。

庆大霉素

庆大霉素（gentamycin）由小单胞菌发酵产生，其中含有庆大霉素 C_1、C_{1a} 和 C_2 三种成分的混合物，通常用其硫酸盐。

【体内过程】

口服吸收少，肌内注射吸收迅速且完全，血药浓度在 1 小时达峰值。主要分布在细胞外液，在体内代谢极少，24 小时内 40%～65% 以原形从肾排出，停药 20 天后仍能在尿中检测到。

【药理作用】

抗菌谱广，抗菌活性强，是治疗各种 G^- 杆菌（如肠杆菌属、变形杆菌、摩氏杆菌属、克雷伯菌属、沙雷菌属、枸橼酸杆菌属、铜绿假单胞菌、沙门菌属和志贺菌属）和少数 G^+ 菌（如金黄色葡萄球菌）感染的主要抗菌药，尤其对沙雷菌属作用更强。

【临床应用】

主要用于 G^- 菌引起的感染，如败血症、脑膜炎、骨髓炎、肺炎、泌尿道感染、胆道感染和烧伤感染等；常与羧苄西林合用治疗铜绿假单胞菌感染；与青霉素合用治疗肠球菌和草绿色链球菌引起的心内膜炎；也可口服用于胃肠道术前预防和术后感染、肠道感染治疗和幽门螺杆菌引起的慢性胃炎及消化性溃疡；局部用于皮肤、黏膜表面感染和眼、耳、鼻部感染。

【不良反应】

最重要的不良反应是耳毒性，对前庭损伤大于对耳蜗神经损伤，常双侧受累，表现为耳鸣、头昏、眩晕、麻木和共济失调等，多在用药 1～2 周发生，也可在停药数周后出现。庆大霉素有较强的肾毒性，表现为多尿和蛋白尿，停药后可自行恢复，也可能导致急性肾衰竭甚至尿毒症。也可引起恶心、呕吐、食欲减退等胃肠道反应，局部应用可致光敏性皮炎。

三、其他氨基糖苷类药物（表 39-1）

表 39-1 常用氨基糖苷类抗生素

药名	抗菌作用	临床用途	不良反应
新霉素（neomycin）	对 G^- 菌作用很强，对 G^+ 菌也有一定作用。毒性大，仅作局部使用	肠道感染及肠道术前消毒	可见严重的耳毒性（++++）、肾毒性和神经肌肉麻痹
妥布霉素（tobramycin）	对肺炎杆菌、肠杆菌、变形杆菌、铜绿假单胞菌等 G^- 杆菌的作用比庆大霉素强	同庆大霉素，多用于铜绿假单胞菌感染	耳毒性（+）和肾毒性均较庆大霉素轻。偶见神经肌肉麻痹和二重感染
卡那霉素（kanamycin）	抗菌谱与链霉素相似，对 G^- 杆菌、敏感金黄色葡萄球菌和结核分枝杆菌有一定抗菌作用	目前仅与其他抗结核药物合用治疗对第一线药物产生耐药性的结核病患者；口服用于肝性脑病和腹部术前消毒	主要为耳蜗神经损害（+++），前庭损害不多见（+++）；肾毒性仅次于新霉素
阿米卡星（amikacin）	抗菌谱最广的氨基糖苷类，对 G^- 杆菌、金黄色葡萄球菌有较强抗菌活性，链球菌属对其耐药。耐酶性较好	需氧 G^- 杆菌所致感染，以及其他氨基糖苷类耐药的菌株引起的严重感染	主要为耳蜗神经损伤（+++），前庭损伤不多见（+）；肾毒性较庆大霉素和妥布霉素低；较少引起过敏反应和神经肌肉麻痹
西索米星（sisomicin）	抗菌作用与庆大霉素相似，但抗铜绿假单胞菌的作用强度与毒性均比庆大霉素大，并与后者有完全交叉耐药性	同庆大霉素	可有耳毒性和肾毒性。偶见过敏性休克、口周、面部和四肢皮肤发麻、眩晕等。可引起罗姆伯格征（闭目难立，暗处和洗脸时时站不稳）
奈替米星（netilmicin）	抗菌谱与庆大霉素相似，对耐庆大霉素和妥布霉素的耐药菌仍有较好抗菌作用，对多种氨基糖苷类钝化酶稳定	敏感菌所致的败血症、泌尿道、肠道、呼吸道、皮肤软组织、骨与关节的感染	耳毒性、肾毒性发生率低，损伤程度也较轻。也可引起神经肌肉麻痹，偶见头痛、视物模糊、恶心、呕吐等
异帕米星（isepamicin）	抗菌谱与庆大霉素类似。对多种氨基糖苷类钝化酶稳定	敏感菌所致感染，尤其适用于对庆大霉素及其他氨基糖苷类耐药的 G^- 杆菌感染	耳毒性比阿卡米星低，可引起肾毒性，偶见周围血中白细胞及血小板减少，嗜酸性粒细胞增多，食欲不振，肠道菌群失调。注射部位可发生疼痛和硬结
大观霉素（spectinomycin）	对多数 G^- 杆菌、某些 G^+ 球菌有效，特点是对淋球菌作用强	对青霉素、四环素耐药的无并发症的淋病或对青霉素过敏患者	耳毒性和肾毒性较轻。可能发生注射部位疼痛、荨麻疹、眩晕、恶心、发热、寒战和失眠等。偶见血红蛋白和血细胞比容减少等
小诺霉素（micronomicin）	同庆大霉素，与其他氨基糖苷类药物的交叉耐药性较轻	大肠埃希菌、克雷伯杆菌、铜绿假单胞菌等 G^- 菌所致中耳炎、胆道、泌尿道、呼吸道、腹腔及外伤感染、败血症	耳毒性、肾毒性、神经肌肉阻滞、血象变化、肝功能改变、消化道反应和注射部位疼痛、硬结等
依替米星（etilmicin）	抗菌谱广，抗菌活性强。对大部分 G^+ 和 G^- 菌有较好抗菌作用	敏感菌引起的各种感染	耳毒性、肾毒性和神经肌肉麻痹较奈替米星、阿米卡星轻，是目前本类药中发生率最低的

第2节 多黏菌素类抗生素

多黏菌素类（polymyxins）是从多黏杆菌培养液中提取出来的一类抗生素，包括多黏菌素A、B、C、D和E，临床主要应用多黏菌素B（polymyxin B）和多黏菌素E（polymyxin E，黏菌素，colistin），具有相似的抗菌作用，临床一般局部用药。

【体内过程】

口服不吸收，肌注吸收迅速，约2小时血药浓度达到高峰，有效血药浓度可维持8～12小时。血浆蛋白结合率较低，可分布于肝、肾、肺、心、脑或肌肉组织，因相对分子质量较大，难以渗入胸腔、腹腔和关节腔，也不易透过血脑屏障。体内代谢较慢，代谢物主要经肾排泄，连续给药容易出现体内蓄积现象。$t_{1/2}$约为6小时。

【药理作用】

本类药物属于窄谱、慢效杀菌剂。对某些G^-杆菌（如大肠埃希菌、肠杆菌属、克雷伯菌属、铜绿假单胞菌、沙门菌属、流感嗜血杆菌、痢疾杆菌、百日咳杆菌和霍乱杆菌）有灭杀作用，对梭状杆菌及部分拟杆菌亦有抗菌活性，对生长繁殖期和静止期的细菌均有效。所有G^+菌、G^-球菌、变形杆菌、脆弱杆菌和沙雷菌属对多黏菌素类药物不敏感。

【作用机制】

多黏菌素的化学结构类似阳离子表面活性剂，能破坏G^-菌的细胞膜结构并使其通透性增加，使细菌内的重要物质外漏而造成细菌死亡。另外，本类药物进入细菌细胞后，也可影响核质和核糖体的功能。

【临床应用】

多黏菌素类可用于耐药或难以控制的G^-杆菌感染引起的脑膜炎和败血症等。口服用于肠道手术前准备和大肠埃希菌引起的肠炎。局部用于敏感菌导致的五官、皮肤、黏膜感染以及烧伤后铜绿假单胞菌的感染。

【不良反应】

本类药物全身给药时毒性较大，一般不作为首选药物。治疗剂量下即可产生肾损伤，表现为蛋白尿、血尿和管型尿等，甚至出现急性肾小管坏死及肾衰竭，同服其他肾毒性药物可加重损伤。大剂量、快速静脉滴注时，可出现神经毒性，出现头晕、面部麻木、周围神经炎，严重者可出现意识混乱、昏迷和共济失调等，也可造成可逆性神经肌肉阻滞，引起呼吸抑制。另外，还可能出现瘙痒、皮疹和药热等过敏反应。

思考题

1. 简述菌体蛋白质合成过程，说明氨基糖苷类药物的抗菌作用机制。
2. 简述氨基糖苷类抗生素主要不良反应。
3. 比较庆大霉素和链霉素抗菌谱的异同点。
4. 如何预防氨基糖苷类抗生素的耳毒性？

第40章 大环内酯类、林可霉素类与多肽类抗生素

主要内容

大环内酯类抗生素的抗菌作用特点及其抗菌机制；
红霉素的抗菌作用、作用机制、临床用途和不良反应；
林可霉素与克林霉素的抗菌作用、临床用途和不良反应；
万古霉素的抗菌作用、临床用途和不良反应。

第1节 大环内酯类抗生素

大环内酯类（macrolides）抗生素是一类由2个脱氧糖分子和一个含有14～16个碳原子的大内酯环结构的具有相似抗菌作用的抗生素。20世纪50年代开始，以红霉素为代表的第一代大环内酯类药物相继问世，包括地红霉素、麦白霉素、乙酰螺旋霉素和麦迪霉素等，主要用于β-内酰胺类抗生素过敏的患者以及治疗耐青霉素G金黄色葡萄球菌引起的感染，疗效肯定，但是其生物利用度低、抗菌谱窄、胃肠道不良反应多，且耐药菌株不断增加。20世纪70年代开始，相继开发了第二代半合成大环内酯类抗生素，如罗他霉素、罗红霉素、克拉霉素和阿奇霉素等，药物的生物利用度提高、抗菌活性增强、毒性降低，且对需氧G^+球菌具有较强的抗生素后效应，广泛用于治疗呼吸道感染。近年来，随着药物的广泛应用，细菌对大环内酯类抗生素的耐药性日益严重，且第二代衍生物与红霉素均存在交叉耐药性，又开发了第三代大环内酯类药物酮内酯类（ketolides），代表药物包括泰利霉素和赛红霉素等，抗菌谱广，且对耐第一代和第二代大环内酯类抗生素的耐药菌株有良好作用。

一、大环内酯类抗生素的共性

【体内过程】

1. 吸收　红霉素易被胃酸破坏，口服吸收少，临床常用其肠溶片或酯化物。其他大环内酯类药物口服可吸收，不易被胃酸破坏，生物利用度较高。

2. 分布　广泛分布于各种组织和体液，在扁桃体、中耳、肺、痰液和前列腺中可达到有效浓度。难以通过血脑屏障。新大环内酯类的血药浓度、组织体液和细胞内药物浓度比红霉素高。

3. 代谢　红霉素可在肝代谢，通过与细胞色素P_{450}酶作用抑制多种药物的氧化。克拉霉素代谢产物14-羟基克拉霉素仍有抗菌活性。阿奇霉素不在肝内代谢。

4. 排泄　红霉素和阿奇霉素主要以活性形式在胆汁中积聚和分泌，部分药物可经过肝肠循环被重吸收。克拉霉素及其代谢产物主要经肾排泄。

【药理作用】

大环内酯类抗生素为快速抑菌药，高浓度时亦可产生杀菌作用。抗菌谱为：① 多数G^+菌，

包括产生β-内酰胺酶的葡萄球菌和耐甲氧西林金黄色葡萄球菌。②部分G^-菌，包括淋病奈瑟菌、脑膜炎奈瑟菌、流感杆菌、百日咳杆菌和军团菌等。③某些厌氧菌。④梅毒螺旋体、钩端螺旋体、肺炎支原体、衣原体和非典型分枝杆菌等。

【作用机制】

大环内酯类抗生素可透过细胞膜，紧密结合于细菌核糖体50S亚基的靶位上，即核糖体的供位（P位），阻断了tRNA结合到P位点上，同时抑制了新合成的肽酰基tRNA从A位点移动至P位点，从而阻断了肽链的延长，抑制细菌蛋白质的合成。14元环大环内酯类阻断肽酰基tRNA移位，16元环大环内酯类抑制肽酰基的转移反应。同时大环内酯类抗生素还可以在蛋白质合成早期抑制核糖体组装，减少功能性核糖体的产生。哺乳动物和细菌核糖体不同，因此本类药物对哺乳动物核糖体几乎无影响。大环内酯类抗生素在50S亚基的结合靶点和林可霉素、氯霉素相近或相同，故当这些药物联合使用时可因竞争作用位点而发生相互拮抗作用。

【耐药机制】

细菌对大环内酯类抗生素产生耐药的方式主要有以下几种：

1. *产生灭活酶* 包括酯酶、磷酸化酶、甲基化酶、葡萄糖酶、乙酰转移酶和核苷转移酶等，可使大环内酯类抗生素或水解或磷酸化或甲基化或乙酰化或核苷化而失活。

2. *摄入减少或主动外排* 细菌可以使膜成分改变或出现新的成分，导致大环内酯类抗生素进入菌体内的量减少。某些细菌通过基因编码产生外排泵，可以针对性地泵出大环内酯类抗生素。

3. *改变靶位结构* 细菌针对大环内酯类药物产生耐药基因，使核糖体上药物结合靶位结构改变（如甲基化），产生耐药。

【临床应用】

1. *军团菌病* 可治疗嗜肺军团菌、麦克达德军团菌或其他军团菌引起的肺炎及社区获得性肺炎。

2. *链球菌感染* 可用于治疗化脓性链球菌、溶血性链球菌、肺炎链球菌等感染引起的咽炎、猩红热、丹毒、急性扁桃体炎和蜂窝组织炎等。

3. *衣原体、支原体感染* 沙眼衣原体所致的结膜炎等眼部感染；肺炎支原体、衣原体所致的肺炎、急性支气管炎和慢性支气管急性发作等呼吸系统感染；衣原体和支原体所致的尿道炎、宫颈炎、盆腔炎等泌尿生殖系统感染。

4. *棒状杆菌感染* 如白喉、棒状杆菌败血症和红癣等。可根除白喉杆菌，但不能改变白喉杆菌急性感染进程。

5. *其他* 可用于对青霉素过敏的葡萄球菌、链球菌或肺炎球菌感染患者；可作为治疗隐孢子虫病和弓形体病的备选药物；也可用于治疗皮肤软组织感染。

【不良反应】

1. *胃肠道反应* 红霉素口服可引起厌食、恶心、呕吐和腹泻等胃肠道反应。新大环内酯类发生率较红霉素低，可耐受，但仍是其常见的副作用。

2. *肝损害* 长期大剂量应用可引起胆汁淤积，也可致肝实质损害，临床可见阻塞性黄疸、转氨酶升高等。红霉素酯化物如罗红霉素、琥乙红霉素和阿奇霉素等对肝的毒性更大，发生率高达40%，应短期减量使用。肝功能不全患者慎用。

3. *耳毒性* 主要表现为耳鸣、听力下降以及前庭功能受损，大剂量给药、肝肾疾病患者及老年患者用药后易发生。与其他耳毒性药物合用，特别是伴有肾功能退化的患者使用时耳毒性增加。

二、临床常用药物分类

大环内酯类抗生素按照化学结构可分为以下几类。

1. 14元环大环内酯类 代表药物红霉素（erythromycin）、罗红霉素（roxithromycin）、地红霉素（dirithromycin）、克拉霉素（clarithromycin）、泰利霉素（telithromycin，替利霉素）和赛红霉素（cethromycin，喹红霉素）。

2. 15元环大环内酯类 代表药物阿奇霉素（azithromycin）。

3. 16元环大环内酯类 代表药物麦迪霉素（medecamycin）、螺旋霉素（spiramycin）、吉他霉素（kitasamycin）、乙酰吉他霉素（acetylkitasamycin）、罗他霉素（rokitamycin）和交沙霉素（josamycin）等。

三、代表药物

红霉素

红霉素（erythromycin）是从链霉菌培养液中分离得到的大环内酯类抗生素。口服有苦味，易被胃酸破坏，吸收少，但可经肠道吸收，临床常用肠溶衣片或肠溶薄膜衣片，包括：① 依托红霉素（erythromycin estolate，无味红霉素），是红霉素丙酸酯的十二烷基硫酸盐，耐酸，无味。② 硬酯酸红霉素（erythromycin stearate），对酸较稳定。③ 琥乙红霉素（erythromycin ethylsuccinate），酯化红霉素碱，无味，对胃酸稳定。此外还有乳糖酸红霉素（erythromycin lactobionate），为水溶性的红霉素乳糖醛酸酯，用做静脉滴注给药。

【体内过程】

红霉素口服可吸收，但易被胃酸破坏。可广泛分布到各种组织和体液中，在前列腺及肝中药物浓度较高，痰中亦有较高药物浓度，能透过胎盘和进入乳汁，但难以穿过血脑屏障，脑脊液中药物浓度最低。主要经肝代谢，从胆汁排泄，少量由尿排泄，可形成肝肠循环，$t_{1/2}$ 约为2小时。

【药理作用】

红霉素为第一代大环内酯类抗生素，对G^+菌如金黄色葡萄球菌、表皮葡萄球菌、链球菌、肺炎球菌和白喉杆菌等有强大的抗菌作用；对部分G^-菌有效，如脑膜炎球菌、淋球菌、流感杆菌和百日咳杆菌、军团菌、布鲁斯菌等高度敏感；对除脆弱类杆菌、梭杆菌外的厌氧菌有效；对肺炎支原体、衣原体和螺旋体也有抑制作用。抗菌活性不及青霉素。

【临床应用】

治疗敏感菌（流感杆菌、肺炎球菌、溶血性链球菌、金黄色葡萄球菌等）引起的呼吸道感染（包括肺炎）、支原体肺炎、沙眼衣原体引起的新生儿结膜炎、婴儿肺炎、生殖泌尿道感染（包括非淋病性尿道炎）、军团菌病、白喉（辅助治疗）及白喉带菌者、皮肤软组织感染、百日咳，以及淋病、梅毒、痤疮等。适用于耐青霉素的金黄色葡萄球菌感染和对青霉素过敏者。

【不良反应】

严重的不良反应少见，主要有以下几种。

1. 胃肠道反应 是红霉素最常见的不良反应，可出现恶心、呕吐、胃痉挛、腹胀、腹泻等胃肠道反应。

2. 血栓性静脉炎 静脉注射或静脉滴注乳糖酸红霉素可引起血栓性静脉炎。肌注局部刺激性大，可引起疼痛及硬结，因此不宜肌注。

3. 肝损害 个别患者使用酯化红霉素可出现肝损伤，以无味红霉素最严重，主要表现为胆汁淤积、黄疸和转氨酶升高等，停药后可恢复。

4. 其他 偶见皮疹、药热和荨麻疹等过敏反应。

四、其他大环内酯类药物（表 40-1）

表 40-1 大环内酯类抗生素的抗菌作用、临床用途和不良反应

药名	抗菌作用	临床用途	不良反应
罗红霉素（roxithromycin）	第二代大环内酯类，对 G^+ 菌和厌氧菌的作用与红霉素近似，对肺炎支原体、衣原体作用较强，但对流感杆菌的作用较红霉素弱	敏感菌所致的呼吸道、泌尿道、皮肤和软组织、耳鼻咽喉等部位感染	以胃肠道反应为主，偶见皮疹、皮肤瘙痒、头痛、头晕等
阿奇霉素（azithromycin）	第二代大环内酯类，抗菌谱较红霉素广，对 G^+ 菌的活性与红霉素相仿，对 G^- 菌的活性强于红霉素，对支原体、衣原体、螺旋体、弓形虫均有效	敏感菌所致的中耳炎、鼻窦炎、咽炎、扁桃体炎、支气管炎、肺炎等呼吸道感染；皮肤和软组织感染；沙眼衣原体或非多重耐药淋球菌所致的单纯性生殖系统感染	发生率较红霉素低，主要为轻、中度胃肠道反应，偶见肝功能异常与轻度中性粒细胞减少症
克拉霉素（clarithromycin）	第二代大环内酯类，对 G^+ 菌、嗜肺军团菌、肺炎衣原体的作用在该类药物中最强，对沙眼衣原体、肺炎支原体、流感杆菌及厌氧菌的作用亦强于红霉素，与奥美拉唑合用对幽门螺杆菌有效	敏感菌引起的呼吸道感染、泌尿生殖系统感染及皮肤软组织感染的治疗	胃肠道反应，偶可发生皮疹、皮肤瘙痒及头痛等
泰利霉素（telithromycin）	第三代大环内酯类，抗菌谱与红霉素相似，抗菌作用强于阿奇霉素，对大环内酯耐药菌有较强的抗菌活性，对甲氧西林耐药的金黄色葡萄球菌（MRSA）和多重耐药肺炎链球菌的感染有效	临床主要用于治疗敏感菌引起的呼吸道感染，特别是对β-内酰胺类、大多数大环内酯类抗生素耐药菌引起的感染	本品耐受性良好，不良反应少且轻，可见恶心、呕吐、腹痛、腹泻、头晕、头痛、尿痛、皮疹、瘙痒等，注意其对肝功能的影响

第 2 节 林可霉素类抗生素

林可霉素类主要包括林可霉素（lincomycin，洁霉素）和克林霉素（clindamycin，氯洁霉素）。林可霉素是林可胺类碱性抗生素，由林肯链霉菌变种所产生。克林霉素是林可霉素的半合成衍生物，将其第 7 位的羟基由氯离子取代。林可霉素与克林霉素的抗菌机制、抗菌谱均相同。由于克林霉素抗菌作用更强、口服吸收好，不良反应小，临床更常用。

【体内过程】

1. 吸收　林可霉素和克林霉素均可口服给药，与林可霉素比较，克林霉素吸收较迅速及完全，生物利用度约为 87%，且受食物影响较小。

2. 分布　两药吸收后可广泛分布于全身各组织和体液中，在骨组织中的浓度较高，也可通过胎盘进入胎儿体内，不易穿过正常脑组织的血脑屏障。二者的血浆蛋白结合率均在 90% 以上。

3. 代谢和排泄　两药主要经过肝代谢，克林霉素或经胆汁排入粪便，或经肾小球滤过排入尿中。药物约 10% 以原形经肾排泄。克林霉素的 $t_{1/2}$ 为 2～2.5 小时，林可霉素的 $t_{1/2}$ 为 4～6 小时。

【药理作用】

林可霉素类的抗菌谱与大环内酯类药物相似，通常为抑菌药，高浓度时对敏感菌具有杀菌

作用。克林霉素的抗菌活性比林可霉素强4～8倍，且二者存在完全交叉耐药性。二者对G^+和G^-厌氧菌有强大的抗菌作用，包括梭状芽胞杆菌、丙酸杆菌属、双歧杆菌属、奴卡杆菌属和放线菌属等，对消化球菌、消化链球菌、产气荚膜杆菌和产黑素类杆菌活性更强。对G^+需氧球菌（如金黄色葡萄球菌、表皮葡萄球菌、溶血性链球菌和草绿色链球菌等）敏感，对G^-需氧球菌（如脑膜炎奈瑟菌和淋病奈瑟菌等）、支原体、沙眼衣原体 、恶性疟原虫和弓形体等亦有一定作用。

【作用机制】

与大环内酯类抗生素相似，可与细菌核糖体50S亚基结合，抑制肽酰基转移酶的活性，从而阻止肽链延伸，抑制蛋白质合成；另外还可以作用于50S亚基阻止70S始动复合物形成等产生杀菌作用。林可霉素类与红霉素、氯霉素等药物在细菌核糖体50S亚基的结合靶点相同，故不宜与这些药物合用，以免因竞争同一结合部位而产生相互拮抗作用。

【临床应用】

可用于需氧G^+球菌感染引起的急慢性骨髓炎、呼吸道感染、败血症和软组织感染等；可有效治疗敏感厌氧菌感染引起的口腔感染、妇科盆腔炎和细菌性阴道炎等；可作为青霉素过敏的替代药物，对吸入性肺炎、阻塞性肺炎以及肺脓肿的治疗优于青霉素。

【不良反应】

1. *胃肠道反应* 口服较注射给药多见，常见不同程度的恶心、呕吐、腹泻等，林可霉素比克林霉素发生率高。偶见致死性的假膜性肠炎，原因是长期使用该药，正常肠道菌群被抑制，不敏感的难辨梭状芽胞杆菌过度繁殖并产生外毒素，引起发热、腹痛、腹泻，严重的可致死，可使用万古霉素和甲硝唑治疗。

2. *肝损伤* 可能出现转氨酶升高、黄疸等肝毒性症状。

3. *过敏反应* 偶见皮疹、药热、荨麻疹和剥落性皮炎等，也可能出现一过性中性粒细胞减少和血小板减少。

第3节 糖肽类抗生素

糖肽类抗生素（glycopeptide antibiotics）在化学结构上共具有高度修饰的七肽骨架，作用的靶点在细菌胞壁成分D-丙氨酰-D-丙氨酸上，也是通过干扰细菌细胞壁的合成而起杀菌作用。主要包括万古霉素（vancomycin）、替考拉宁（teicoplanin）和替拉凡星（telavancin）等。

万古霉素

万古霉素（vancomycin）是从链霉菌培养液中分离获得，化学性质稳定，目前因灭杀耐甲氧西林金黄色葡萄球菌（MRSA）和耐甲氧西林表皮葡萄球菌（MRSE）有广泛应用。去甲万古霉素（desmethyl vancomycin）是我国从诺卡菌属培养液中分离获得，末端氨基上比万古霉素少一个甲基，化学性质同万古霉素。两药抗菌作用、临床用途和不良反应相似，去甲万古霉素抗菌作用略强。

【体内过程】

口服难吸收，肌内注射可致局部剧痛和组织坏死，除治疗肠道感染外一般静脉给药。吸收后广泛分布于各组织和体液，可透过胎盘屏障，不易透过血脑屏障和血眼屏障。超过90%以原形药物经肾排泄，$t_{1/2}$约为6小时。

【药理作用】

抗菌谱窄，对G^+菌有强大杀菌作用，包括敏感的葡萄球菌，以及MRSA和MRSE。去甲万古霉素对大多数金黄色葡萄球菌的作用强于万古霉素，也是抗脆弱杆菌作用最强的抗生素。本类药物对肺炎链球菌、草绿色链球菌和化脓性链球菌的抗菌活性强，一般对肠球菌无灭杀作用。与其他抗生素之间无交叉耐药性。

【作用机制】

本类药物可与细菌细胞壁前体N-乙酰胞壁酸五肽末端D-丙氨酰-D-丙氨酸的游离羧基牢固结合形成复合物，抑制肽聚糖合成中的糖基转移酶、转肽酶和DD-羧肽酶的活性，阻碍肽聚糖的延长和交联，抑制细菌细胞壁的合成，造成细菌因细胞壁缺陷而破裂死亡，对繁殖期细菌呈杀菌作用。

【临床应用】

仅用于G^+球菌引起的严重感染，特别是MRSA、MRSE和耐青霉素肠球菌所致的严重感染，如心内膜炎、脑膜炎、败血症、肺炎和骨髓炎等。口服给药用于治疗严重肠道感染。

【不良反应】

万古霉素和去甲万古霉素毒性较大。

1. 耳毒性　老年人、肾功能不全患者及大剂量长期使用时可能引起耳鸣、听力减退，甚至耳聋，同服氨基糖苷类抗生素和呋塞米等可加重耳毒性。

2. 肾毒性　大剂量长期应用可引发不同程度的肾损伤，表现为蛋白尿、管型尿、血尿、少尿等，严重的可造成肾衰竭。应避免与有肾毒性的药物合用。

3. 红人综合征　万古霉素静脉滴注速度过快可引起极度皮肤潮红、红斑、荨麻疹以及心动过速、低血压等症状，称为**红人综合征（red man syndrome）**，因药物引发组胺释放所致。

4. 其他　静脉滴注浓度过高可导致静脉炎。

替考拉宁

替考拉宁（teicoplanin，肽可霉素）是特定的游动放线菌经发酵、提取得到的一种万古霉素族的糖肽类抗生素，是多个化学结构相似的化合物组成的混合物。

【体内过程】

口服不吸收，可以肌内注射或静脉注射，肌内注射后生物利用度为94%。肌内注射后约2小时血药浓度达到峰值。血浆蛋白结合率约为90%。吸收后可广泛分布到各组织（尤其是皮肤和骨骼），在肾、支气管、肺和肾上腺中有较高浓度，无法穿过血脑屏障。几乎全部以原形由肾排泄，肾功能正常的成年人$t_{1/2}$为45～60小时，肾功能障碍患者$t_{1/2}$明显延长。

【药理作用】

替考拉宁的抗菌谱和抗菌活性与万古霉素相似，对金黄色葡萄球菌的作用比万古霉素强。对G^+菌如葡萄球菌、链球菌、肠球菌和大多数厌氧性G^+菌敏感，对青霉素类、头孢菌素类、大环内酯类、四环素类、氯霉素、氨基糖苷类和利福平耐药的G^+菌，多数仍对替考拉宁敏感，与万古霉素存在部分交叉耐药。替考拉宁抑制细胞壁合成的途径与万古霉素相似。

【临床应用】

临床用途与万古霉素相同，主要用于耐青霉素、头孢菌素和青霉素过敏的G^+球菌引起的严重感染，包括心内膜炎、败血症、肺炎和软组织感染等。

【不良反应】

不良反应较万古霉素小，极少出现耳毒性，肾毒性一般较轻微，注射部位可出现持久疼痛，与万古霉素有交叉过敏反应。

思考题

1. 简述大环内酯类和林可霉素类抗生素的抗菌作用机制。
2. 简述红霉素的主要临床应用。
3. 林可霉素类抗生素的主要不良反应有哪些？
4. 万古霉素的主要不良反应有哪些？

第 41 章　四环素类与氯霉素类抗生素

主要内容

四环素类抗生素的抗菌作用、作用机制、临床用途和不良反应；
氯霉素的抗菌作用、作用机制、临床用途和不良反应。

第 1 节　四环素类抗生素

四环素类（tetracyclines）抗生素的化学结构特征是具有共同的氢化骈四苯母核。1948 年，在链霉菌培养液中发现了第一个四环素类药物——金霉素（chlorotetracycline，氯四环素），之后相继发现了土霉素（oxytetracycline，氧四环素）和四环素（tetracycline）等天然四环素类，其中四环素已少用，土霉素基本不用，金霉素因刺激性强仅限于眼科外用。之后经过半合成改造，相继研发出一系列抗菌活性高、耐药菌株较少的半合成四环素类抗生素新药，以多西环素（doxycycline，强力霉素）最为常用。

本类药物属酸、碱两性物质，在酸性溶液中较稳定，在碱性溶液中容易破坏，故临床一般用其盐酸盐。

一、临床常用药物分类

四环素类药物可分为天然四环素和半合成四环素两类。天然四环素类包括四环素、土霉素、金霉素和地美环素（demeclocycline，去甲金霉素）等。半合成四环素类包括多西环素、美他环素（methacycline，甲烯土霉素）和米诺环素（minocycline）等。

二、代表药物

四　环　素

【体内过程】

四环素（tetracycline）口服可吸收，但不完全，空腹吸收较好。容易受食物、药物和胃酸等影响，可与 Ca^{2+}、Mg^{2+}、Al^{3+} 和 Fe^{2+} 等多价阳离子形成络合物而减少吸收，碱性药物、抗酸药物和 H_2 受体拮抗药可降低其溶解度，酸性药物如维生素 C 可促进四环素的吸收。口服后 2～4 小时血药浓度可达高峰。药物血浆蛋白结合率约为 65%，组织分布广泛，易渗入胸腔和腹腔，可进入胎儿循环和乳汁，并可沉积于新形成的牙齿和骨骼中，但不易透过血脑屏障。在胆汁中浓度较高，存在明显的肝肠循环。20%～55% 以原形经肾排泄，碱化尿液可使药物排出量增加。$t_{1/2}$ 为 6～9 小时。

【药理作用】

本品为快速抑菌剂，极高浓度时具有杀菌作用。抗菌谱较广，主要包括：① 对多数 G^+ 菌和 G^- 菌均有抑制作用，对 G^+ 菌的抑制作用强于对 G^- 菌的作用，但是对 G^+ 菌的抗菌作用不及青霉素类和头孢菌素类，对 G^- 菌的作用不及氨基糖苷类和氯霉素类。② 对立克次体作用较强，对衣原体、支原体、螺旋体和放线菌也有抑制作用。③ 能间接抑制阿米巴原虫。四环素对伤寒、副伤寒杆菌、铜绿假单胞菌、结核分枝杆菌、真菌和病毒无效。

【作用机制】

四环素通过不同转运方式进入菌体内发挥抑菌作用，其机制为抑制细菌蛋白质的合成，主要过程如下：① 四环素类以被动扩散方式通过细胞壁外膜的亲水性通道。对于 G^- 菌，以阳离子 - 四环素复合物形式穿越；对于 G^+ 菌，形成电中性亲脂分子的形式穿越。再经细胞内膜上的能量依赖性转运泵主动转运进入细胞内。② 胞质中的四环素特异性地与细菌核糖体 30S 亚基上的 A 位结合，抑制氨酰基 t-RNA 与 A 位结合时所需的酶，阻断了氨酰基 t-RNA 在 A 位的结合，进而抑制了 mRNA- 核糖体复合物的形成，抑制肽链延长和蛋白质合成。③ 增加细菌细胞膜通透性，导致细菌细胞内重要成分外漏。

【耐药性】

随着四环素的长期应用，耐药菌株逐渐增多，包括金黄色葡萄球菌、大肠埃希菌、痢疾杆菌、溶血性链球菌和肺炎球菌等。耐药性产生的主要机制包括：① 细菌主动排出系统功能增加（如泵蛋白表达增加）、细胞壁外膜亲水性孔蛋白数量减少，均导致药物在菌体内浓度降低。② 细菌产生灭活四环素的酶。③ 细菌的核糖体保护蛋白基因表达增加，与四环素竞争核糖体作用靶点，促使四环素自核糖体解离。天然四环素类药物之间有交叉耐药性，而天然四环素类药物与半合成四环素类药物之间则呈不完全交叉耐药性。

【临床应用】

主要可用于立克次体感染（如斑疹伤寒、恙虫病和 Q 热等）、螺旋体病、支原体感染（如肺炎、泌尿生殖系统感染等）、衣原体感染（如性病性淋巴肉芽肿、鹦鹉热、非特异性尿道炎、宫颈炎和沙眼等），由于其他高效抗菌药的不断涌现，以及四环素特殊的不良反应及耐药菌株的出现，四环素一般不作为首选药。治疗百日咳、痢疾以及肺炎杆菌性呼吸道、尿道和胆道感染时可作为次选药物使用。

【不良反应】

四环素不良反应较多，常见以下几种。

1. 胃肠道反应　口服常引起厌食、恶心、呕吐、上腹部不适、腹胀和腹泻等症状，反应程度随剂量增大而加剧。

2. 二重感染　正常人体的口腔、鼻咽部和消化道等处寄生有多种微生物，相互制约而维持一种相对平衡的共生状态。长期使用广谱抗生素，使敏感菌受到抑制，而一些不敏感菌如真菌或耐药菌乘机大量繁殖，造成新的感染，称为二重感染，或称菌群交替症。多见于老、幼、体弱、抵抗力低的患者。长期应用四环素易发生二重感染，以白色念珠菌性口腔炎多见，严重者可威胁生命，可口服万古霉素和甲硝唑治疗。

3. 对牙齿和骨骼发育的影响　主要发生在胎儿和婴幼儿，四环素能很快与沉积在新生的骨骼和牙齿中的钙离子结合，引起牙齿黄染、牙釉质发育不全，还可引起骨骼畸形、骨质生成抑制和婴幼儿骨骼生长抑制，造成暂时性生长障碍。由于本品能进入胎儿循环及乳汁中，故孕妇、哺乳期妇女及 8 岁以下儿童禁用。

4. 肝毒性　长期大剂量口服或静脉注射，药物可积聚在肝细胞线粒体中，干扰脂蛋白的合成和三酰甘油的输出，造成急性肝细胞脂肪性坏死，孕妇、原有肾功能损害的患者易发生。

5. 肾毒性　原有肾功能障碍的患者使用本品，药物可在体内蓄积达中毒浓度，通过干扰蛋白合成，加重氮质血症；四环素与利尿药合用，可引起氮潴留，进而造成肾小管酸中毒和其他肾损伤。

6. 其他　可引起光敏反应，患者服用四环素后受到阳光或紫外线照射易出现晒伤；前庭反应，可见头晕、恶心和呕吐等；偶见过敏反应（药热和皮疹等），并有交叉过敏；肌内注射可致剧痛及局部坏死，禁用；易致静脉炎，应稀释后静脉滴注。

多西环素

多西环素（doxycycline，强力霉素）属于半合成四环素类，由土霉素经6α－位上脱氧而得，脂溶性较强。本品口服吸收良好，进食不影响吸收，且口服与注射给药的血药浓度几乎相同。与含Ca^{2+}、Mg^{2+}、Al^{3+}和Fe^{2+}等金属离子的食物或药物同服时，药物可与金属离子螯合而吸收减少。血浆蛋白结合率为80%～95%。口服吸收后，可广泛分布于体内组织和体液中，如在胆汁中的浓度可达同期血药浓度的10～20倍，在乳汁、脑脊液、胸导管淋巴液、腹水、肠组织、眼和前列腺组织中的均有较高浓度，也可以蓄积在肝、脾、骨髓、骨骼、牙本质和牙釉质中。多西环素大部分药物随胆汁进入肠道排泄，存在肝肠循环，肠道中的药物多以无活性的结合型或络合型存在，很少引起二重感染；少量药物经肾排泄。药物在血液及组织中的浓度维持较久，$t_{1/2}$为15～20小时，一般每日给药1次即可。

多西环素的抗菌谱、作用机制与四环素相似，抗菌活性是四环素的2～10倍，具有强效、速效和长效等特点，是四环素类药物的首选药。临床可作为衣原体感染引起的尿道炎、输卵管炎、沙眼和鹦鹉热，立克次体感染引起的斑疹伤寒、恙虫病，以及支原体肺炎等的首选治疗药物，还可用于治疗霍乱、预防恶性疟疾和钩端螺旋体感染。因其在前列腺分泌较多，可用于前列腺炎。此外，适合肾外感染伴肾衰竭患者以及胆道系统感染者。短期服用可作为旅行者腹泻的预防用药。

不良反应与四环素类似，但肾毒性较轻。可引起恶心、呕吐、腹泻、舌炎、口腔炎和肛门炎等胃肠道刺激症状，应饭后服用。口服药物时，应以大量水送服，并保持直立体位30分钟以上，以避免引起食管炎。静脉注射可能出现舌麻木和口腔异味感。易导致光敏反应。其他不良反应少于四环素。

三、其他四环素类药物（表41-1）

表41-1　常用四环素类药物

分类	药物名称	抗菌作用	临床用途	不良反应
天然四环素类	土霉素（tervamycin）	与四环素相似	少用。对肠道感染包括肠内阿粑病疗效较好	同四环素，胃肠道反应多见
	金霉素（chlortetracycline）	与四环素相似	结膜炎、沙眼	少见，应用时耐药菌株可过度生长；有轻微刺激感；偶见过敏反应，如充血、眼痒、水肿等症状
半合成四环素类	米诺环素（minocycline，二甲胺四环素）	抗菌谱同四环素，抗菌活性最强，对耐四环素菌株也有效，对G^+菌作用优于G^-菌	各种敏感菌引起的感染，以及沙眼衣原体所致的性病、淋病、诺卡菌病和酒糟鼻等；痤疮；阿米巴病的辅助治疗	同四环素，但能引起可逆性前庭反应，表现为恶心、呕吐、眩晕、共济失调等，停药后24～28小时可消失；长期服用还可引起皮肤色素沉着

第2节　氯霉素类抗生素

氯霉素类（chloramphenicol，酰胺醇类）抗生素主要包括氯霉素和甲砜霉素，为广谱抗生素，目前正在研究其含氟的化合物，期望得到透膜性能强、毒性小以及对病原微生物更有效的药物。

氯霉素

氯霉素（chloramphenicol）是1947年从南美洲委内瑞拉土壤中的委内瑞拉链霉菌（*Streptomyces venezuelae*）中分离得到的抗生素，因化学结构中含氯，命名为氯霉素。氯霉素是首个完全由合成的方法大量制造的广谱抗生素。1948年开始作为广谱抗生素广泛应用，但因其严重的毒性，尤其是再生障碍性贫血和灰婴综合征等，极大地限制了其临床应用。20世纪70年代，由于耐青霉素菌株的出现，氯霉素在治疗需氧菌和厌氧菌混合感染、流感嗜血杆菌感染和细菌性脑膜炎等方面重新受到重视。近年来，随着喹诺酮类和头孢菌素类药物等众多新品种的出现，氯霉素的应用日益减少，仅限于治疗危及生命且无其他药物的严重感染。

【体内过程】

氯霉素是左旋体，在弱酸性和中性溶液中较稳定，遇碱易分解失效。口服制剂有氯霉素和氯霉素棕榈酸酯，注射剂有氯霉素琥珀酸酯。

1. 吸收　氯霉素口服吸收迅速完全，约2小时可达血药浓度峰值。氯霉素棕榈酸酯和氯霉素琥珀酸酯为前体药物，需在十二指肠中水解转化为活性药物，因此血药浓度峰值出现较晚。

2. 分布　氯霉素血浆蛋白结合率为50%～60%，给药后可广泛分布全身组织和体液中，易透过血脑屏障进入脑组织和脑脊液，并可通过胎盘屏障和血眼屏障，也可分泌到乳汁中，在炎症部位或化脓性腹腔或关节腔的浓度高于血药浓度。氯霉素也可进入细胞内发挥作用。

3. 代谢与排泄　氯霉素90%在肝与葡萄糖醛酸结合或经还原反应而灭活，代谢产物和5%～10%的原形药经肾小球滤过排出，并可在泌尿系统达到有效抗菌浓度。氯霉素一次口服1g后，$t_{1/2}$约为2.5小时，有效血药浓度可维持6～8小时。

【药理作用】

氯霉素为广谱强效抗生素，一般为抑菌药，对各种需氧菌和厌氧菌均有抗菌作用，对G^-菌的抑制作用强于G^+菌，也可有效抑制立克次体、衣原体和支原体等。低浓度即可对流感嗜血杆菌、脑膜炎奈瑟菌和肺炎链球菌有杀灭作用。对分枝杆菌、真菌、衣原体、原虫和病毒无效。细菌对氯霉素产生耐药性较慢，但近年来有上升趋势，以大肠埃希菌、痢疾杆菌和变形杆菌等较为多见。

【抗菌机制】

氯霉素可与细菌70S核蛋白体上的50S亚基可逆性地结合，抑制肽酰基转移酶，阻止P位点肽链的末端羧基与A位点氨酰基tRNA的氨基发生反应，从而抑制肽链延伸，使细菌蛋白质合成受阻。氯霉素的结合位点与红霉素、林可霉素的结合位点接近，同时使用可竞争结合位点产生拮抗作用或交叉耐药性。

【临床应用】

由于氯霉素严重的不良反应、细菌耐药性以及其他高效药物的出现，一般不作为首选药物，且应用时必须严格掌握适应证。因其可穿过血脑屏障、血眼屏障以及可作用于细胞内病原菌，临床可用于细菌性脑膜炎、伤寒杆菌和其他沙门菌属感染、细菌性眼部感染，以及厌氧菌感染引起的腹腔脓肿、肠穿孔后腹膜炎及盆腔炎等，也可用于立克次体感染和流感嗜血杆菌感染等。

【不良反应】

1. 骨髓造血功能障碍　①可逆性血细胞生成减少，其发生率和严重程度与剂量或疗程呈正相关，较常见，表现为贫血、白细胞减少或血小板减少等，儿童高于成人，及时停药可以恢复。部分患者可能发展为致死性再生障碍性贫血或急性髓细胞性白血病。②再生障碍性贫血，与剂量和疗程无关，潜伏期数周至数月，停药后仍可发病，发生率低，但病死率高，幸存者日后发展为白血病的几率很高。女性发生率较男性高2～3倍。患者有药物骨髓抑制既往史或家族史不宜使用。

2. 灰婴综合征（graybaby syndrome）　新生儿和早产儿的肝发育不全，缺乏葡萄糖醛酸转移酶，且肾排泄功能不完善，对氯霉素的代谢功能有限，大剂量使用氯霉素易蓄积引起中毒，可表现为腹胀、呕吐、呼吸抑制乃至皮肤灰白、发绀，最后循环衰竭、休克，称为灰婴综合征。一般发生于治疗的第 2～9 天，症状出现 2～3 天的病死率高达 40%。新生儿、早产儿、孕妇及哺乳期妇女慎用氯霉素。

3. 其他　成人口服偶见恶心、呕吐和腹泻。长期应用也会引起二重感染。少数患者可出现末梢神经炎、中毒性神经病或皮疹、药热、血管神经性水肿等过敏反应。葡萄糖 -6- 磷酸脱氢酶缺陷的患者容易导致溶血性贫血。

甲砜霉素

甲砜霉素（thiamphenicol），其化学结构中甲砜基取代氯霉素的苯环上的硝基，水溶性和稳定性较氯霉素高。药物口服或注射，吸收迅速完全，口服后 2 小时、肌内注射 1 小时血药浓度达峰值。吸收后迅速分布到全身各组织中，以肾、脾、肝、肺中含量较多，在肾和肝中的含量比同剂量的氯霉素高 3～4 倍，易透过血脑屏障进入脑脊液，胆汁内浓度较高，存在肠肝循环。本品 70%～90% 原形肾排，肾功能减退者应减少用量。$t_{1/2}$ 约为 1.5 小时。

甲砜霉素的抗菌谱、抗菌活性、抗菌机制、主要临床应用及不良反应与氯霉素相似，与氯霉素有完全交叉耐药性。临床主要用于治疗敏感的流感杆菌、大肠埃希菌、沙门菌属引起的呼吸道、胆道、泌尿道和消化道感染，对伤寒、副伤寒、布氏菌病也有一定疗效。

思考题

1. 四环素类抗生素的抗菌作用、作用机制、临床用途、主要不良反应是什么？
2. 氯霉素的抗菌作用机制和主要不良反应是什么？

第42章 抗真菌药及抗病毒药

主要内容

抗真菌药的分类及各类药物的抗菌作用、临床应用和不良反应；
抗病毒药的分类及代表药物的药理作用、临床应用和不良反应。

第1节 抗真菌药

真菌感染可分为浅部和深部真菌感染（全身性真菌感染）两类。浅部真菌感染主要由各种表皮癣菌属、小孢霉菌属和毛癣菌属引起，主要侵犯皮肤、毛发、指（趾）甲和黏膜等部位，表现为头癣、体癣、花斑癣。深部真菌感染主要由白色念珠菌、新型隐球菌、曲霉菌等引起，主要侵犯内脏器官、深部组织和血液骨骼系统，虽然发病率较低，但病情严重，病死率高。长期不合理地使用广谱抗菌药、肾上腺皮质激素、免疫抑制剂等，会导致深部真菌感染的发生增多。

一、抗真菌药物的分类

抗真菌药物（antifungal agents）是指具有抑制真菌生长繁殖或杀灭真菌作用的药物。根据化学结构的不同可分为：抗生素类抗真菌药，如两性霉素B、灰黄霉素、制霉菌素等；唑类抗真菌药，如酮康唑；丙烯胺类抗真菌药，如特比萘芬；嘧啶类抗真菌药，如氟胞嘧啶。

二、代表药物

两性霉素B

两性霉素B（amphotericin B）属多烯类抗真菌抗生素，抗菌力强，临床治疗效果好。

【体内过程】

两性霉素B口服和肌内注射均难吸收，且局部刺激性大，故临床采用缓慢静脉滴注给药，单次静脉滴注，有效浓度可维持24小时以上。口服可用于消化道真菌感染。本品不易透过血脑屏障，药物在肝、脾中浓度较高，肾次之。体内消除缓慢，停药数周后还可自尿中检出。

【药理作用】

两性霉素B是广谱抗真菌药，几乎对所有的真菌均有抗菌作用。对多种深部真菌如新型隐球菌、白色念珠菌、皮炎芽生菌、荚膜组织胞质菌、曲霉菌、毛霉菌等有强大抑制作用，高浓度时有杀菌作用。两性霉素B的杀菌机制主要是选择性地与真菌细胞膜上类固醇相结合并形成孔道，增加细胞膜的通透性，导致胞内重要物质（如核苷酸和氨基酸等）外漏而引起真菌死亡。因细菌细胞膜上无类固醇成分，本药无抗菌作用。

【临床应用】

两性霉素B是目前唯一可治疗深部和皮下真菌感染的多烯类药物。缓慢静脉滴注用于深部真菌感染，如真菌性肺炎、心内膜炎、尿路感染等；治疗脑膜炎时，可配合鞘内注射；口服用于肠道真菌感染。局部应用可治疗浅部真菌感染。

【不良反应】

由于两性霉素 B 对哺乳动物的细胞膜类固醇也有影响，因此，对人体毒性作用较大。最常见的急性毒性反应是静脉滴注过程中出现寒战、高热、头痛、恶心和呕吐，静脉滴注过快还可引起惊厥、心律失常；肾损伤主要表现为氮质血症、蛋白尿和管型尿；血液系统损伤可见贫血、血小板及血细胞减少；肝损伤虽较少见，但可致肝细胞坏死，急性肝衰竭；静脉注射部位可引起血栓性静脉炎，鞘内注射可引起肾区及下肢疼痛等。使用时应定期进行肝肾功能、血常规、尿常规、心电图等检查。

三、其他抗真菌药（表 42-1）

表 42-1　其他常用抗真菌药及其特点

种类	药物	药理作用	临床应用	不良反应	备注
抗生素类抗真菌药	灰黄霉素（griseofulvin）	干扰敏感真菌的有丝分裂及 DNA 合成而抑制其生长；对各种浅表皮肤癣菌有较强抑制作用，但外用无效	窄谱抗真菌药；用于浅表真菌感染，如头癣、体癣、股癣等	少见，可引起胃肠道不适、头痛、光敏反应，也可发生过敏反应	孕妇禁用
	制霉菌素（nystatin）	抗菌作用和机制与两性霉素 B 相似；对念珠菌属的抑制作用较强	注射给药毒性大，主要局部外用治疗皮肤、黏膜表浅真菌感染；口服治疗胃肠道念珠菌感染	口服出现恶心、呕吐、腹泻等胃肠反应	不宜注射给药
唑类抗真菌药	酮康唑（ketoconazole）	抑制真菌细胞膜上依赖细胞色素 P_{450} 的 14-α-去甲基酶，导致真菌细胞膜类固醇合成障碍。对多数皮肤癣菌、白色念珠菌、新型隐球菌、荚膜组织胞质菌等均有抑制作用	第一个广谱口服抗真菌药；口服用于治疗多种深部、皮下及浅表真菌感染；局部用于治疗浅表真菌感染	常见恶心、厌食和呕吐；外用局部瘙痒刺激等症状；偶见肝损伤，但可致命；个别患者出现内分泌异常	孕妇、肝功能不全患者禁用
	咪康唑（miconazole）	对多种真菌都有效，并对葡萄球菌、链球菌、炭疽杆菌等有抑制作用	广谱抗真菌药；临床主要局部用于治疗皮肤黏膜和指甲的真菌感染，疗效优于克霉唑	局部用药可见皮肤瘙痒、皮疹等；静脉给药可出现畏寒、发热、静脉炎、贫血、高脂血症和心律不齐	避免静脉给药
	克霉唑（clotrimazole）	主要干扰真菌氨基酸的转运。对皮肤癣菌的抗菌作用类似灰黄霉素，对深部真菌的作用不如两性霉素 B；口服吸收差	广谱抗真菌药；局部用药治疗各种浅部真菌感染	口服有胃肠道反应、精神抑郁；局部用药有轻微刺激及烧灼感	

续表

种类	药物	药理作用	临床应用	不良反应	备注
唑类抗真菌药	氟康唑（fluconazole）	体内抗真菌活性高于酮康唑数十倍。对白色念珠菌、新型隐球菌及多种皮肤癣菌均有明显抑菌活性	广谱抗真菌药；治疗全身性或局部念珠菌、隐球菌等真菌感染，治疗艾滋病患者真菌感染首选	消化道反应、头晕、头痛、偶见脱发，转氨酶升高	孕妇禁用
	伊曲康唑（itraconazole）	体内、外抗真菌活性高于酮康唑数百倍。对多种深部真菌有强大抗菌作用；对花斑菌、念珠菌性口腔炎和阴道炎等浅表真菌感染也有效	广谱抗真菌药；用于敏感菌引起的深部和浅部真菌感染。治疗罕见真菌如组织胞质菌病、芽生菌病的首选药物	常见胃肠道反应、头痛、头晕、皮肤瘙痒、药疹等	孕妇禁用
丙烯胺类抗真菌药	特比萘芬（terbinafine）	抑制鲨烯环氧化酶，影响真菌细胞膜的结构和功能而产生抑菌或杀菌效应。对皮肤癣菌有杀菌作用	广谱抗真菌药；用于治疗由皮肤癣菌引起的甲癣、手癣、体癣和足癣等疗效较好，作用优于灰黄霉素和伊曲康唑	主要为胃肠道反应，其次皮肤瘙痒、荨麻疹、皮疹，偶见肝功能损害	
嘧啶类抗真菌药	氟胞嘧啶（flucytosine）	抑制真菌的DNA和RNA合成；对新型隐球菌属和念珠菌属及着色酶菌属有较强抑制活性；疗效不如两性霉素B	窄谱抗真菌药；用于敏感菌引起的深部感染	少数有胃肠道紊乱、血小板减少、脱发、皮疹等	

第2节 抗病毒药

病毒（virus）是一类体积微小（通常20～30nm），仅含有一种核酸（DNA或RNA），必须寄生在活细胞体内才能生长繁殖的微生物。病毒可以吸附并穿入宿主细胞，在胞内脱壳后，释放感染性核酸，按病毒基因组的遗传信息进行核酸的复制、转录、合成蛋白质。合成的核酸、蛋白质装配成子代病毒颗粒，从细胞内释放出来。病毒种类繁多，可以引起不同类型的病毒感染，甚至引起世界范围内的流行，严重危害人类健康。目前，临床应用的**抗病毒药物（antiviral drugs）**主要是针对流感、疱疹、人类免疫缺陷和肝炎等病毒感染。

一、抗病毒药物的作用机制

现阶段抗病毒药物主要通过以下环节达到抑制病毒增殖的目的：① 与病毒竞争细胞膜表面受体，阻止病毒吸附于宿主细胞。② 阻碍病毒进入宿主细胞内或脱壳，如金刚烷胺能抑制A型流感病毒的脱壳而预防流感。③ 抑制病毒核酸复制，如阿昔洛韦、阿糖腺苷等抑制病毒DNA合成；碘苷抑制胸腺嘧啶核苷合成酶，影响DNA合成。④ 增强宿主自身的抗病能力。如干扰素通过激活宿主细胞的某些酶，降解病毒的mRNA，抑制蛋白质合成，而发挥抗病毒作用。由于病毒核酸和宿主核酸在本质上无差异，因此，抗病毒药在抑制病毒的同时亦产生对宿主细胞的毒性。

二、代表药物

阿 昔 洛 韦

阿昔洛韦（aciclovir，ACV）为鸟苷类 DNA 聚合酶抑制药，是目前最有效的抗单纯疱疹病毒（HSV）药物之一。

【体内过程】

可口服、静脉给药和局部用药。口服生物利用度为 20%，服药后 1～2 小时血浆药物浓度达到峰值。药物分布广泛，脑脊液药物浓度是血浆药物浓度的 50%。局部应用可在疱疹损伤区达到较高浓度。药物经肾排出，部分经肾小球滤过，部分经肾小管分泌。

【药理作用】

本品为广谱高效的抗疱疹病毒药物，其中对单纯疱疹病毒（HSV）的作用最强，对水痘、带状疱疹病毒、EB 病毒等其他疱疹病毒也有效。阿昔洛韦进入体内被感染的细胞内，在病毒腺苷激酶和细胞激酶的催化下，转化为三磷酸无环鸟苷，抑制病毒 DNA 聚合酶，使病毒 DNA 合成终止。阿昔洛韦对 RNA 病毒无效。对正常细胞无影响。

【临床应用】

为治疗 HSV 感染的首选药，局部应用防治 HSV 引起的皮肤和黏膜感染，如角膜炎、皮肤黏膜感染、生殖器疱疹、带状疱疹病毒感染；口服或静脉注射给药治疗疱疹病毒脑炎，生殖器疱疹等；本品对乙型肝炎病毒也有一定作用，治疗乙型肝炎有明显近期效果。

【不良反应】

最常见的不良反应为胃肠道功能紊乱，静脉给药时，药物溶液外渗可引发局部炎症；有时可见氨基转移酶升高、皮疹等；偶可见肾功能异常。

齐 多 夫 定

齐多夫定（zidovudine）为脱氧胸苷衍生物，属于逆转录酶抑制剂，是第一个用于治疗艾滋病的药物。

【体内过程】

口服吸收快，生物利用度为 60%～70%，脂溶性高，体内分布广，可透过血脑屏障，脑脊液药物浓度是血浆药物浓度的 53%。$t_{1/2}$ 为 0.9～1.5 小时，主要经肝转化，由肾排出。

【药理作用】

本品进入细胞后，能竞争性地抑制 RNA 逆转录酶活性，阻碍病毒 DNA 合成。也可抑制宿主细胞 DNA 多聚酶，产生细胞毒作用。

【临床应用】

用于艾滋病（**acquired immunodeficiency syndrome，AIDS**）及重症艾滋病相关综合征治疗。可减轻或缓解 AIDS 相关症状，降低 HIV 感染患者的发病率，延缓疾病的进程，还可治疗 HIV 诱发的痴呆和血栓性血小板减少症。单独用药极易产生耐药性，目前临床多联合用药，常与拉米夫定或去羟肌苷合用。

【不良反应】

治疗初期常出现头痛、恶心、呕吐、肌痛，继续用药可自行消退。还可引起骨髓抑制，出现巨细胞性贫血、粒细胞和血小板减少。肝肾功能不良者禁用。

【药物相互作用】

齐夫多定与更昔洛韦以及 α 干扰素合用可能会增加血液系统不良反应，引起严重的中性粒细胞减少和贫血。如有必要需减小剂量或停用其中的一种或两种药物，应定期复查血常规。不能与司他夫定合用，产生相互拮抗作用。

三、其他抗病毒药（表 42-2）

表 42-2　其他常用抗病毒药及其特点

种类	药物	药理作用	临床应用	不良反应	备注
抗流感病毒药	利巴韦林（ribavirin）	广谱抗病毒药，对多种 DNA、RNA 病毒有效，如甲型和乙型流感病毒、呼吸道合胞病毒、腺病毒、甲型肝炎病毒等。磷酸化利巴韦林竞争性抑制病毒合成酶，引起胞内鸟苷三磷酸减少，干扰病毒 RNA 和蛋白的合成	治疗流感病毒引起的呼吸道感染，疱疹病毒性角膜炎、结膜炎、口腔炎、小儿病毒性肺炎等。对急性甲型、丙型肝炎也有一定疗效	大剂量可引起头痛、腹泻、疲劳、胆红素升高。长期应用可致贫血和白细胞减少	孕妇禁用
	金刚烷胺（amantadine）	特异性地抑制甲型流感病毒，阻止病毒 RNA 脱壳和进入宿主细胞并抑制其复制；对乙型流感病毒及其他病毒无效；还可抗帕金森病	预防和早期治疗甲型流感病毒致呼吸道感染，可防止 50%～90% 接触者发病，治疗用药必须在发病后 24～48 小时服用，否则疗效差或无效	紧张、焦虑、失眠；个别老年患者可出现幻觉、癫痫	孕妇禁用
	奥司他韦（oseltamivir）	药物的活性代谢产物为流感病毒的神经氨酸酶抑制剂。能阻止病毒从被感染细胞中的释放，减少甲型或乙型流感病毒的传播	治疗甲型或乙型流感病毒引起的流行性感冒，可减少并发症和抗生素的使用；预防甲型 H1N1 型和 H5N1 型及禽流感病毒的传播	常见恶心、呕吐，其次为失眠、头痛和腹痛。常发生在第一次服药时，多为一过性，绝大多数患者可以耐受	
	扎那米韦（uanamivir）	与奥司他韦相同	临床用于预防和治疗甲型或乙型流感病毒引起的流感。早期治疗可降低疾病的严重程度，减少呼吸道并发症	发生率低，常见头痛、腹泻、恶心、呕吐、眩晕等	对哮喘或慢性气道阻塞性疾病患者可导致肺功能状态恶化
抗疱疹病毒药物	更昔洛韦（ganciclovir）	阿昔洛韦衍生物，对病毒 DNA 聚合酶有强大抑制作用；对单纯疱疹病毒及带状疱疹病毒的抑制作用与阿昔洛韦相似，对巨细胞病毒的作用强于阿昔洛韦百倍	防治免疫缺陷和免疫抑制患者巨细胞病毒引起的视网膜炎以及器官移植和艾滋病患者的巨细胞病毒感染	毒性大，可产生骨髓抑制和中枢神经系统毒性，其他可见恶心、呕吐、皮疹等	

续表

种类	药物	药理作用	临床应用	不良反应	备注
抗疱疹病毒药物	阿糖腺苷（vidarabine）	药物在细胞内被磷酸化后，通过抑制 DNA 聚合酶抑制病毒 DNA 的合成。具有体外广谱抗疱疹病毒作用。对痘病毒、单纯疱疹病毒（I、II 型）、带状疱疹病毒、E-B 病毒和 Gross 白血病病毒均有抑制作用	局部用药治疗单纯疱疹病毒角膜炎、结膜炎；静脉注射可治疗疱疹性脑炎，新生儿疱疹和免疫功能低下患者的带状疱疹病毒感染	恶心、呕吐、腹泻、腹痛；头痛、震颤、共济失调，偶见骨髓抑制、白细胞减少等	孕妇禁用
	碘苷（idoxuridine）	可抑制单纯疱疹病毒和水痘病毒。药物通过取代病毒 DNA 前体胸腺嘧啶，影响子代病毒 DNA，干扰病毒的复制	局部给药用于眼睛或皮肤带状疱疹和水痘病毒感染	眼睛刺痛、痒感、水肿、畏光，长期用药损伤角膜，出现变性、浑浊	禁止全身用药
抗人免疫缺陷病毒药	扎西他滨（zalcitabine）	脱氧胸苷衍生物，与其他多种抗 HIV 感染药物具有协同作用	主要用于不能耐受齐多夫定治疗的艾滋病及艾滋相关综合征患者	主要不良反应为剂量依赖性外周神经炎，但停药后能逐渐恢复。少数患者可引起胰腺炎	
	司他夫定（stavudine）	脱氧胸苷衍生物，可抑制 HIV 在人体内的复制，对齐多夫定耐药的 HIV-1 变异毒株也有作用	适用于对齐多夫定、扎西他滨等不能耐受或治疗无效的艾滋病及其相关综合征	主要不良反应为外周神经炎，也可引起胰腺炎、关节炎、血清转氨酶升高	不能与齐多夫定合用
	拉米夫定（lamivudine）	胞嘧啶衍生物，抗病毒作用与齐多夫定相同，对 HIV-1 和 HIV-2 均有抗病毒活性。也能抑制 HBV 的复制	常与齐多夫定联用治疗 HIV 感染。也可治疗慢性乙型肝炎	常见的有头痛、疲倦、恶心、呕吐、腹痛。偶见过敏反应甚至过敏性休克、停药反跳及肝衰竭	
抗肝炎病毒药	干扰素（interferon）	抗病毒谱广，且有免疫调节作用	带状疱疹，小儿病毒性肺炎及上呼吸道感染，病毒性脑炎，慢性活动性肝炎（甲、乙、丙、丁型）	流感综合征如发热、寒战、头痛、乏力等，也可发生骨髓暂时性抑制、皮疹及肝功能障碍，停药后消退	口服无效，须注射给药

续表

种类	药物	药理作用	临床应用	不良反应	备注
抗肝炎病毒药	阿德福韦（adefovir）	为腺嘌呤核苷类HBV抑制药，有较强的抗HIV、HBV及疱疹病毒作用，对HBV比HIV敏感，可抑制病毒合成，快速降低乙肝患者血清中病毒水平	用于治疗慢性乙肝，特别是拉米夫定耐药者抗病毒治疗的首选，长期用药可产生耐药性	常见胃肠道反应、腹部不适、腹泻、无力、头痛等。较大剂量具有肾毒性	

思考题

1. 治疗浅部和深部真菌感染的药物分别有哪些？
2. 对DNA和RNA病毒有抑制作用的药物分别是哪些？

第43章　抗结核病药及抗麻风病药

主要内容

抗结核药的体内过程、药理作用、用途、主要不良反应和用药注意事项；
抗麻风病药的作用特点。

第1节　抗结核病药

结核病是由结核分枝杆菌（俗称结核杆菌）引起的慢性传染病。可累及人体各种组织和器官，如肺、肾、肠、骨、脑膜、胸膜等。最主要侵犯肺，称为肺结核病。合理使用抗结核病药是控制疾病发展、减少复发，延缓结核杆菌产生耐药的关键。

抗结核病药（antituberculous drugs）的品种较多，其中异烟肼、利福平、乙胺丁醇、链霉素和吡嗪酰胺等药物抗结核疗效高，不良反应少、患者易接受，被列为“一线抗结核药”，绝大多数患者用一线药物可以达到治愈的目的。将毒性较大或疗效较低，主要用于对一线抗结核药耐药或与其他抗结核药联合使用的药物被称为“二线抗结核药”，如对氨基水杨酸、乙硫异烟胺、卡那霉素、卷曲霉素、阿米卡星等。近年来，又研发出了一些疗效较好、毒副作用相对较小的新一代的抗结核药，如司帕沙星、利福定等。

抗结核药物的作用机制主要有：① 抑制结核杆菌 RNA 合成，如利福平。② 干扰结核杆菌代谢，如对氨基水杨酸钠。③ 阻碍细菌细胞壁合成，如乙硫异烟胺。④ 抑制结核杆菌蛋白合成，如链霉素、卷曲霉素。⑤ 多种作用机制共存或机制未明的药物，如异烟肼、乙胺丁醇。

一、代表药物

异　烟　肼

异烟肼（isoniazid）又名雷米封（rimifon），是治疗结核病的主要药物，1952年开始用于临床，至今仍然是最有效的抗结核病药物之一。

【体内过程】

口服吸收快而完全，生物利用度达90%，1～2小时血药浓度达高峰。可广泛分布于全身体液和组织中，可渗入关节腔，胸腔积液、腹水，纤维化或干酪样结核病灶中。异烟肼大部分在肝内代谢为乙酰化异烟肼和异烟酸，代谢产物与少量原形药物由肾排出。异烟肼在肝内乙酰化的速度受遗传因素的影响，有明显的种族和个体差异，分为快代谢型和慢代谢型。快代谢型 $t_{1/2}$ 为0.5～1.5小时。慢代谢型肝中缺乏乙酰化酶（N-乙酰基转移酶），故代谢慢，服药后异烟肼血药浓度较高，$t_{1/2}$ 约3小时。在中国人中，慢代谢型约占26%，快代谢型约占50%，中间型约占24%。由于代谢快慢的不同，临床用药时应注意调整给药方案。药物也可通过唾液、痰液和乳汁排出。

【药理作用】

本品选择性作用于结核杆菌，对其他细菌无作用。对生长旺盛的结核杆菌有杀菌作用，对静止期结核杆菌仅有抑制作用。

其可能的抗菌机制是：① 通过阻止结核杆菌菌壁分枝菌酸的合成，使细胞壁合成受阻，而导致死亡。② 抑制结核杆菌脱氧核糖核酸（DNA）合成而抑菌。③ 与分枝杆菌中的一种酶结合，导致结核杆菌代谢紊乱而杀菌。

异烟肼单用容易产生耐药性，耐药机制可能与药物不被细菌摄取和参与分枝菌酸合成的 inhA 基因突变有关。异烟肼与其他抗结核药物无交叉耐药性，临床常采取联合用药，既可增强疗效，又可减少耐药性的产生。

【临床应用】

异烟肼是治疗各种结核病的首选药之一。单用时容易产生耐药性，除预防应用可单用外，治疗结核病时均需与其他一线抗结核药合用。对急性粟粒性结核和结核性脑膜炎应增大剂量，必要时静脉滴注给药。

【不良反应】

1. *周围神经炎* 多发生在营养不良或慢乙酰化型患者，表现为手、脚震颤，麻木，给予维生素 B_6 可减轻此反应。

2. *中枢神经系统障碍* 常发生在药物剂量过大时，引起头痛、眩晕、兴奋、视神经炎、严重时可出现中毒性脑病或中毒性精神病。精神病患者和癫痫患者慎用。

3. *肝毒性* 异烟肼可导致肝损伤，引起转氨酶升高，少数患者可出现黄疸、严重者可引起致死性肝炎，故服药期间应定期检查肝功能，肝功能不良者慎用。

4. *其他* 可发生过敏反应，如发热、皮疹、胃肠道反应、脉管炎、关节炎综合征。

异烟肼不良反应的发生与给药剂量和疗程有关，用药期间，应密切观察患者，及时调整剂量，减少不良反应的发生。

【药物相互作用】

异烟肼为肝药酶抑制剂，可抑制苯妥英钠、双香豆素类抗凝血药与交感胺等的代谢，导致这些药物的血药浓度升高，作用增强；同时应用皮质激素，可降低异烟肼血药浓度；饮酒、与利福平合用，会增加异烟肼的肝毒性。

利 福 平

利福平（rifampicin）又名甲哌利福霉素（rifampin），是利福霉素人工半合成的衍生物。

【体内过程】

口服易吸收，生物利用度为 90%～95%。食物及对氨基水杨酸钠可减少其吸收，故应空腹服药，若两药联合，应间隔 8～12 小时。体内分布广，组织穿透力强，可到达脑脊液、胸腔积液、腹水、结核空洞、痰液、胎盘。$t_{1/2}$ 为 1.5～5 小时。该药主要在肝内代谢成去乙酰基利福平，反复使用可诱导肝药酶，药物原形及代谢产物经胆汁排泄并形成肝肠循环。少量经肾排泄，因药物及其代谢产物是橘红色，可使患者的尿液、粪、泪液、痰液等均呈橘红色。

【药理作用】

利福平对结核杆菌、麻风杆菌作用强，对繁殖期和静止期的结核杆菌都有效，低浓度抑菌，高浓度杀菌。

此外，利福平对多种革兰阳性球菌、革兰阴性菌以及沙眼衣原体和某些病毒也有抑制作用。特别是耐药金黄色葡萄球菌有强大抗菌作用，可用于耐药金黄色葡萄球菌及其他敏感细菌所致的感染。

利福平抗菌机制是抑制了细菌依赖于 DNA 的 RNA 多聚酶，阻碍 mRNA 合成，而对哺乳动物细胞内的 RNA 多聚酶无影响。

【临床应用】

利福平用于治疗各种结核病，是目前治疗结核病最有效的药物之一。与异烟肼合用治疗重症患者，初始效果最好，对复治患者常与乙胺丁醇和吡嗪酰胺合用。利福平也是当前最有效的抗麻风药；还可用于耐药金黄色葡萄球菌及其他敏感菌所致的感染。单用容易产生耐药性。

【不良反应】

1. 消化道反应　常见恶心、呕吐、食欲不振、腹痛、腹泻等。

2. 肝毒性　长期大剂量使用可致患者出现黄疸、肝大、肝功能减退、严重时可致死。慢性肝病患者、嗜酒者及老年患者，或与异烟肼合用时易出现。严重肝胆疾病患者禁用。

3. 流感综合征　大剂量间歇疗法时偶尔出现，表现为发热、寒战、头痛、嗜睡、肌肉酸痛等类似感冒的症状。

4. 过敏反应　如皮疹、药热、血小板及白细胞减少等。

动物实验证明，该药有致畸胎作用，故妊娠早期（头 3 个月）禁用。

【药物相互作用】

利福平是肝药酶诱导剂，能使糖皮质激素、香豆素类、雌激素、口服避孕药、口服降糖药、美沙酮、普萘洛尔、奎尼丁、地高辛、洋地黄毒苷等药物代谢加快，$t_{1/2}$ 缩短，药效降低，合用时应调整剂量；与对氨基水杨酸钠合用可加强肝毒性。

二、其他常用抗结核药（表 43-1）

表 43-1　其他常用抗结核药及其特点

药物	药理作用	临床应用	不良反应	备注
乙胺丁醇（ethambutol）	对繁殖期的结核杆菌有较高的抗菌活性，通过干扰细菌 RNA 合成	一线抗结核药，常联合其他药物用于对异烟肼或链霉素耐药患者的结核病治疗	常用剂量不良反应发生率低，大剂量使用数月后可产生视神经炎，表现为视力降低和红绿色盲；偶见胃肠道反应、过敏反应及高尿酸血症	痛风患者慎用
链霉素（streptomycin）	第一个有效抗结核药物，抗结核作用仅次于异烟肼和利福平，为抑菌药，穿透力弱，对细胞内和脑脊液中的结核杆菌作用弱；易产生耐药性	一线抗结核药，与其他药物合用于浸润性肺结核、粟粒性结核等，对急性渗出型病灶疗效好	见氨基糖苷类抗生素	见氨基糖苷类抗生素
吡嗪酰胺（pyrazinamide，PZA）	可杀灭结核杆菌，抗结核作用介于链霉素和对氨基水杨酸之间，对细胞内和脑脊液中结核杆菌有作用；单用易产生耐药性	一线抗结核药。常与异烟肼、利福平联合治疗结核病	高剂量、长期用药常引起肝损害；可诱发痛风	用药期间定期复查肝功能，痛风患者慎用
对氨基水杨酸钠（para-aminosalicylic acid）	抗菌谱窄，仅对细胞外结核杆菌有抑菌作用，疗效弱于异烟肼、利福平、乙胺丁醇和链霉素等。耐药性产生较慢	二线抗结核药，常与异烟肼、链霉素合用治疗各型结核病。可增加疗效，延缓耐药	胃肠反应；偶有过敏反应。长期大剂量使用可出现肝功能损害	不宜与利福平联合，避光贮存

续表

药物	药理作用	临床应用	不良反应	备注
卷曲霉素（capreomycin）	多肽类抗生素，能抑制结核杆菌蛋白质合成，发挥抑菌作用。单用易产生耐药	二线抗结核药，联合用药用于复治的结核病患者	与链霉素相似，但较轻	见链霉素
乙硫异烟（ethionamide）	结构与异烟肼相似，抗结核作用约为异烟肼1/10，抑制分枝菌酸的合成，产生作用。对渗出及浸润性干酪病变疗效好	二线抗结核药，不良反应发生率高，仅用于一线抗结核药治疗无效的患者，需联合用药	胃肠道反应最为常见，部分患者还可见精神抑郁、末梢神经炎等	孕妇及12岁以下儿童禁用
利福喷汀（rifapentine）	利副霉素衍生物，对结核分枝杆菌和麻风杆菌的作用尤为突出，抗菌机制与利福平相似	联合用药治疗结核病，每周只需给药2次	尚不明确	尚不明确
司帕沙星（sparfloxacin）	第三代氟喹诺酮类药物，抗菌谱广，对结核杆菌有杀灭作用，其作用机制为抑制DNA回旋酶	可用于耐药结核杆菌感染的治疗	见喹诺酮类药物	见喹诺酮类药物

三、抗结核病药的应用原则

结核病治疗的基本原则是：早期、联用、适量、规律和全程。

1. 早期　一旦确诊，尽早用药。结核病早期病灶内结核杆菌生长繁殖旺盛，对药物敏感，同时病灶内血液供应充分，药物易于渗入。此外，发病初期机体抵抗力强，有助于控制病变的进展。而晚期病灶产生纤维化、干酪样或空洞，病灶内血循环差，药物渗透性差，疗效不佳。

2. 联用　联合用药是指根据患者病情、药物作用特点等联合应用两种或两种以上药物以增强疗效、减少不良反应、延缓耐药的产生。轻症患者可选用异烟肼和利福平联合，重症患者可在此基础上加用其他药物。

3. 适宜　选择适当的剂量进行治疗，是抗结核治疗中的关键环节。剂量不足易造成治疗失败或易诱发耐药性的产生，剂量过大易出现不良反应导致患者不能耐受。因此，应根据患者的年龄、体重，疾病状况等因素给予准确的适宜剂量。

4. 规律和全程用药　结核杆菌可长期处于静止状态，需要长期规律用药，使细菌在浸润生长期被抑制或杀灭，过早停药，会使处于抑制状态的结核杆菌再度繁殖，导致复发。目前提倡轻症肺结核采用6～9个月的短程疗法，中度及重度肺结核应持续治疗18～24个月。全程规律用药，且不过早停药是结核患者化疗成功的关键。

第2节　抗麻风病药

麻风病是由分枝杆菌属麻风杆菌引起的一种慢性接触性传染病。主要侵犯人体皮肤、周围神经、黏膜和淋巴结。临床表现为麻木性皮肤损伤、神经粗大，严重者可出现肢端残废。

抗麻风病药（antileprotic drugs）主要为氨苯砜、利福平和氯法齐明等，目前多采用联合疗法。

常用抗麻风病药及作用特点见表 43-2。

表 43-2　常用抗麻风病药及其特点

药物	药理作用	临床应用	不良反应	备注
氨苯砜（dapsone）	对麻风杆菌有较强的直接抑制作用，大剂量时有杀菌作用。抗菌机制与抑制细菌的二氢叶酸合成酶，干扰叶酸的合成有关。单独使用，麻风杆菌易对本类药物产生耐药性	氨苯砜为治疗麻风病的首选药物之一。患者服用 3～6 个月后，症状即可改善，细菌完全消失则需 1～3 年。麻风杆菌单用易产生耐药性，联合用药可减少或延缓耐药性的发生	毒性较大，可引起溶血性贫血。可见胃肠道症状、头痛、失眠及过敏反应。剂量过大还可引起肝损害及剥脱性皮炎。治疗早期或增量过快，患者可发生麻风症状加剧的反应（麻风反应）	重度贫血、肝肾功能不全、精神病患者禁用
利福平（rifampicin）	对麻风杆菌包括对氨苯砜耐药菌株有快速杀菌作用	该药是治疗麻风病联合用药中的必要组成药。单独使用易致耐药性	见抗结核药物	见抗结核药物
氯法齐明（clofazimine）	对麻风杆菌和其他一些分枝杆菌有抑制作用，作用机制为干扰核酸代谢，抑制菌体蛋白合成，作用较氨苯砜缓慢。本品还能抑制麻风结节红斑反应	本品常与氨苯砜或利福平联合应用治疗各型麻风病	主要为皮肤、角膜出现红色或棕色，尿液、痰、汗液显红色等。可进入胎盘和乳汁，使新生儿和摄乳儿童皮肤染色	新生儿和哺乳期妇女慎用

思考题

某结核病患者，在用药期间发现尿液呈橘红色，请问：该变化由哪种药物引起？用药期间，还应联合哪些药物？

第44章 抗菌药物的合理使用

主要内容

抗菌药物合理使用的基本概念；
临床常用抗菌药物的选用；
抗菌药物临床应用的基本原则。

抗菌药物是防治感染性疾病不可缺少的药物。伴随抗菌药物的应用，很多感染性疾病的病死率有了大幅度的下降，以往认为无法挽救的疾病其预后也有很大改观。由于抗菌药物的种类繁多，在临床的广泛应用中，会涉及各种抗菌药物的有效抗菌谱及其不良反应、选择标准、适应证、给药方法等诸多问题。如果不加选择地应用抗菌药物，会增加致病菌对药物的耐药性，并能引起人体正常菌群失调，引发二重感染，这也是造成院内感染的主要因素之一。一些药物还具有耳毒性或肝、肾毒性或神经毒性等，如使用不当，会导致造血系统、神经系统、肝肾损害等不良反应；妊娠期及哺乳期抗菌药物使用还有可能对胎儿和婴儿产生不良影响；某些药物还能引起人体的变态反应。抗菌药物如应用和处理不当，甚至会危及患者的生命。

目前，我国已经成为世界上不合理使用抗菌药物较严重的国家之一。为了控制抗菌药物的使用，国家卫生和计划生育委员会于2012年4月发布了《抗菌药物临床应用管理办法》，就抗菌治疗原则、制定合理用药方案、医疗机构的管理及对临床医生提出了要求。

合理使用抗菌药物是指在明确指征下选用适当的抗菌药物，采用适宜的剂量及疗程，使感染部位抗菌药物浓度足够抑制致病微生物的生长，但又保持在对人体细胞毒性水平之下，以求达到杀灭病原微生物及控制感染。同时采取相应措施，以增强患者的免疫力和防止各种不良后果的产生。抗菌药物的合理使用应注意以下几点。

一、尽早确定感染性疾病的病原诊断

抗菌药物主要应用于细菌引起的感染性疾病，而对各种病毒性感染、真菌性感染无效。只有诊断为细菌感染者，方有指征应用抗菌药物。在患者应用抗菌药物之前，应及早从患者的血液、痰液、感染病灶局部采样分离出病原菌，查明感染病原，并对分离出的病原菌进行细菌体外抗菌药物敏感度试验，也可做血清杀菌活性试验，根据结果选用敏感抗菌药物。起始的治疗尤其当感染严重威胁生命时，往往依据临床诊断推测可能的病原菌，并按照经验使用抗菌药物。如果临床无感染表现而病原检查获阳性结果时，应注意排除污染菌、正常菌群和定殖菌的可能。由于致病微生物尚未确定，常采用联合用药或单一广谱抗菌药。一旦致病菌被确定，就应结合治疗效果改变疗法，选用更特效、窄谱、低毒的药物完成治疗。应了解各类抗菌药物国内外研究进展，新老品种作用的差别，可供选用的品种有哪些，以便及时选用针对性强的抗菌药物，安全有效地控制各种感染疾患。一些常用抗菌药物的临床选择应用见表44-1，一般情况下，应该先用有临床实践基础的首选药物。当首选药物不能使用时，可选用替代药物。

表 44-1　常见病原微生物抗菌药物的临床选用参考

	病原微生物	所致疾病	首选药物	替代药物
革兰阳性球菌	金黄色葡萄球菌或表皮葡萄球菌	脓肿、菌血症、心内膜炎、肺炎、蜂窝织炎、其他	不产酶株　青霉素或青霉素V	头孢菌素一代、万古霉素、亚胺培南、克林霉素、氟喹诺酮类
			产酶株　耐酶青霉素	头孢菌素类、万古霉素、阿莫西林/克拉维酸、替卡西林/克拉维酸、氨苄西林/舒巴坦、哌拉西林/他唑巴坦、亚胺培南或美洛培南、大环内酯类、克林霉素、氟喹诺酮类
			甲氧西林耐药株　万古霉素 ± 庆大霉素 ± 利福平	利奈唑胺、氟喹诺酮、米诺环素、磺胺甲噁唑+甲氧苄啶
		骨髓炎	克林霉素	环丙沙星
	化脓性链球菌 A、C、G组	咽炎、猩红热、中耳炎、窦炎、蜂窝织炎、丹毒、肺炎、菌血症、中毒性休克样综合征，其他全身感染	青霉素或青霉素V	克林霉素、红霉素、头孢菌素、万古霉素、克拉霉素、阿奇霉素
	链球菌B组	菌血症、心内膜炎、脑膜炎	青霉素或氨苄西林	头孢菌素、万古霉素、红霉素
	草绿色链球菌、牛链球菌	心内膜炎、菌血症	青霉素 ± 庆大霉素	头孢菌素、万古霉素
	链球菌（厌氧属或消化链球菌）	菌血症、心内膜炎、脑和其他部位脓肿、窦炎	青霉素	克林霉素、头孢菌素、万古霉素
	肺炎链球菌（肺炎球菌）	肺炎、关节炎、窦炎、耳炎	青霉素敏感株：青霉素或青霉素V、阿莫西林 对青霉素中等耐药：青霉素、头孢曲松或头孢噻肟	头孢菌素、红霉素、阿奇霉素、克拉霉素、左氧氟沙星、美洛培南、亚胺培南、磺胺甲噁唑+甲氧苄啶、克林霉素、四环素、左氧氟沙星、万古霉素、克林霉素
		脑膜炎（高度耐青霉素）	万古霉素+头孢曲松或头孢噻肟、利福平、左氧氟沙星	美洛培南、亚胺培南
		其他感染（高度耐青霉素）	万古霉素+头孢曲松或头孢噻肟、左氧氟沙星	利奈唑胺
	肠球菌	心内膜炎或其他严重感染（菌血症）	庆大霉素+青霉素或氨苄西林	万古霉素+庆大霉素、利奈唑胺
		无并发症的泌尿系统感染	阿莫西林或氨苄西林	呋喃妥因、氟喹诺酮
革兰阴性球菌	卡他布兰汉菌	耳炎、窦炎、肺炎	头孢呋辛、氟喹诺酮	磺胺甲噁唑+甲氧苄啶、阿莫西林+克拉维酸、红霉素、多西环素、头孢菌素二或三代、克拉霉素、阿奇霉素
	淋病奈瑟球菌（淋球菌）		头孢曲松或头孢克肟、环丙沙星、氧氟沙星、阿莫西林+克拉维酸	头孢噻肟、大观霉素
	脑膜炎奈瑟球菌（脑膜炎球菌）	脑膜炎	青霉素	头孢噻肟、头孢唑肟、头孢曲松、氯霉素、磺胺嘧啶、氟喹诺酮

续表

	病原微生物	所致疾病	首选药物	替代药物
革兰阳性杆菌	炭疽芽胞杆菌（炭疽杆菌）	恶性脓肿、肺炎	青霉素	环丙沙星、红霉素、多西环素
	白喉棒状杆菌（白喉杆菌）	咽炎、喉气管炎、肺炎、其他局部损伤	红霉素	青霉素
		带菌者	红霉素	
	产单核细胞李斯特菌	脑膜炎、菌血症	氨苄西林 ± 庆大霉素	磺胺甲噁唑＋甲氧苄啶
	产气荚膜梭菌（厌氧菌）	气性坏疽	青霉素、克林霉素	甲硝唑、亚胺培南、美洛培南、氯霉素
	破伤风梭菌	破伤风	甲硝唑	青霉素、多西环素
	厌氧芽胞梭菌属（如艰难梭菌等）	抗菌药物相关性结肠炎	甲硝唑	万古霉素（口服）
革兰阴性杆菌	大肠埃希菌	泌尿道感染	磺胺甲噁唑＋甲氧苄啶、环丙沙星、左氟沙星	头孢菌素类、喹诺酮类、呋喃妥因
		复发或全身感染	头孢菌素二、三代	氨苄西林 ± 氨基苷、广谱青霉素、氨基糖苷类、β-内酰胺类＋酶抑制剂、亚胺培南、美洛培南、氨曲南、喹诺酮
	幽门螺杆菌	慢性胃炎、消化性溃疡	奥美拉唑＋阿莫西林＋克拉霉素、盐酸四环素＋甲硝唑＋次水杨酸铋	盐酸四环素＋克拉霉素＋铋剂、阿莫西林＋甲硝唑＋铋剂、阿莫西林＋克拉霉素
	肠杆菌科	泌尿道感染和其他感染	亚胺培南、美洛培南、氨基糖苷类	氨基糖苷类、磺胺甲噁唑＋甲氧苄啶、环丙沙星、广谱青霉素、氨曲南、三代头孢
	奇异变形杆菌	泌尿道感染和其他感染	氨苄西林或阿莫西林	头孢菌素、广谱青霉素、氨基糖苷类、磺胺甲噁唑＋甲氧苄啶、亚胺培南、美洛培南、氨曲南、喹诺酮、氯霉素
	变形杆菌属，吲哚阳性	泌尿道感染和其他感染	头孢菌素三代	亚胺培南、美洛培南、氨基糖苷类、广谱青霉素、β-内酰胺类＋β-内酰胺酶抑制药、氨曲南、磺胺甲噁唑＋甲氧苄啶、氟喹诺酮
	铜绿假单胞菌	泌尿道感染	环丙沙星	左氧氟沙星、广谱青霉素、头孢他啶、头孢吡肟、亚胺培南、美洛培南、氨曲南、氨基糖苷类
		肺炎、菌血症	替卡西林、美洛西林或哌拉西林＋妥布霉素、庆大霉素或阿米卡星	头孢他啶、亚胺培南、美洛培南、氨曲南、头孢吡肟＋妥布霉素、庆大霉素或阿米卡星、环丙沙星
	肺炎克雷伯菌（肺炎杆菌）	泌尿道感染、肺炎	头孢噻肟、头孢唑肟、头孢曲松、头孢吡肟、头孢他啶	亚胺培南、美洛培南、氨基糖苷类、β-内酰胺类＋酶抑制剂、磺胺甲噁唑＋甲氧苄啶、氨曲南、喹诺酮、美洛西林、哌拉西林
	沙门菌	伤寒、副伤寒、菌血症	环丙沙星或氧氟沙星、头孢曲松	氯霉素、磺胺甲噁唑＋甲氧苄啶、氨苄西林、阿莫西林、阿奇霉素
		急性胃肠炎	头孢噻肟、头孢曲松、诺氟沙星或环丙沙星	氨苄西林、阿莫西林、磺胺甲噁唑＋甲氧苄啶、氯霉素

续表

	病原微生物	所致疾病	首选药物	替代药物
革兰阳性杆菌	志贺菌（痢疾杆菌）	急性胃肠炎	氟喹诺酮	阿奇霉素、磺胺甲噁唑+甲氧苄啶、氨苄西林、头孢曲松
	沙雷菌	各种住院性和机会性病菌感染	亚胺培南、美洛培南	庆大霉素、阿米卡星、头孢菌素三代、氨曲南、磺胺甲噁唑+甲氧苄啶、广谱青霉素、氟喹诺酮
	不动杆菌属	各种住院感染	亚胺培南、美洛培南	氨基糖苷类、环丙沙星、磺胺甲噁唑+甲氧苄啶、广谱青霉素、头孢他啶、米诺环素、多西环素
	流感嗜血杆菌（流感杆菌）	上呼吸道感染、支气管炎	磺胺甲噁唑+甲氧苄啶	头孢呋辛（酯）、阿莫西林-克拉维酸、四环素、克拉霉素、阿奇霉素、氟喹诺酮、氨苄西林、阿莫西林
		会厌炎、脑膜炎、关节炎或其他严重感染	头孢噻肟或头孢曲松氯霉素	头孢呋辛（非脑膜炎）、氯霉素、美洛培南
	杜克嗜血杆菌	软下疳	阿奇霉素、头孢曲松	环丙沙星、红霉素
	布鲁菌属	布鲁菌病	多西环素+利福平、甲氧苄啶+利福平	四环素+链霉素或庆大霉素、氯霉素±链霉素、磺胺甲噁唑/甲氧苄啶±庆大霉素、环丙沙星+利福平
	鼠疫耶氏菌（鼠疫杆菌）	鼠疫	链霉素±四环素	氯霉素、庆大霉素、磺胺甲噁唑+甲氧苄啶
	土拉弗菌（野兔热杆菌）	兔热病	链霉素	庆大霉素、四环素、氯霉素、环丙沙星
	多杀巴氏菌	创伤性感染（被动物咬）、脓肿、菌血症、脑膜炎	青霉素	四环素、头孢菌素、阿莫西林/克拉维酸、氨苄西林/舒巴坦
	霍乱弧菌	霍乱	四环素类	氟喹诺酮、磺胺甲噁唑+甲氧苄啶
	拟杆菌属	口腔、女性生殖道、盆腔、肺、胸膜、腹腔、颅内感染、细菌性心内膜炎、败血症等	甲硝唑或克林霉素	亚胺培南或美洛培南、β-内酰胺类+酶抑制剂、头孢西丁、氯霉素、青霉素
	空肠弯曲菌	肠炎	红霉素或阿奇霉素	氟喹诺酮、四环素、庆大霉素
	胎儿弯曲菌	菌血症、心内膜炎、脑膜炎	亚胺培南、美洛培南	庆大霉素
	梭杆菌属	溃疡性咽炎、肺脓肿、脓胸、生殖系统感染、牙龈炎	青霉素	甲硝唑、克林霉素、头孢西丁、氯霉素
	肉芽肿荚膜杆菌	腹股沟肉芽肿	磺胺甲噁唑+甲氧苄啶	多西环素、环丙沙星±庆大霉素
	念珠状链杆菌	菌血症、关节炎、心内膜炎、脓肿	青霉素	四环素类、链霉素
	嗜肺军团菌	军团病	阿奇霉素或氟喹诺酮±利福平	多西环素±利福平、磺胺甲噁唑+甲氧苄啶、红霉素

续表

	病原微生物	所致疾病	首选药物	替代药物
抗酸杆菌	结核分枝杆菌（结核杆菌）	肺、粟粒性、肾、脑和其他结核感染	异烟肼＋利福平＋比嗪酰胺 ± 乙胺丁醇或链霉素	氟喹诺酮、环丝氨酸、卡那霉素或阿米卡星、乙胺丁醇、对氨基水杨酸、± 氯法齐明
	麻风分枝杆菌（麻风杆菌）	麻风	氨苯砜＋利福平 ± 氯法齐明	米诺环素、氧氟沙星、司帕沙星、克拉霉素
	鸟-分枝杆菌	艾滋病者中传染性疾病	克拉霉素或阿奇霉素＋乙胺丁醇 ± 利福布汀	环丙沙星、阿米卡星
螺旋体	苍白密螺旋体（梅毒螺旋体）	梅毒	青霉素	四环素类、头孢曲松
	雅司螺旋体	雅司病	青霉素	四环素类
	回归热螺旋体	回归热	四环素类	青霉素
	钩端螺旋体	钩端螺旋体性黄疸、脑膜炎	青霉素	四环素类
放线菌类	衣氏放线菌	颈、颜面、腹部、胸部和其他部位的损害	青霉素	四环素类、红霉素、克林霉素
	星形诺卡菌	肺损害、脑脓肿、其他器官的损害	磺胺甲噁唑＋甲氧苄啶	磺胺异噁唑、阿米卡星、四环素、亚胺培南、美洛培南
其他病原体	解脲尿支原体	非特异性尿道炎	红霉素	四环素类、克拉霉素、阿奇霉素、氧氟沙星
	肺炎支原体	非典型性肺炎	红霉素、四环素类、克拉霉素或阿奇霉素	氟喹诺酮类
	立克次体	斑疹伤寒、鼠型斑疹伤寒、斑点热、Q热、恙虫病	多西环素	氯霉素、氟喹诺酮类、利福平
		性病性淋巴肉芽肿	四环素类	红霉素
	沙眼衣原体	沙眼	阿奇霉素	四环素类（局部＋口服）、磺胺（局部＋口服）
		包含体结膜炎（脓性卡他）	红霉素（口服或静脉注射）	磺胺
		非淋菌性尿道炎、宫颈炎	阿奇霉素或多西环素	红霉素、氧氟沙星、阿莫西林
	肺炎衣原体	肺炎	红霉素、四环素、克拉霉素或阿奇霉素	氟喹诺酮类
	卡氏肺孢子虫	受损机体性肺炎	磺胺甲噁唑＋甲氧苄啶	
真菌	假丝酵母菌（念珠菌）	皮炎或阴道炎	酮康唑或氟康唑、制霉菌素	伊曲康唑
		口腔鹅口疮	酮康唑或氟康唑、克霉唑、制霉菌素	伊曲康唑
		深部感染	两性霉素 B± 氟胞嘧啶、氟康唑	—
	粗球孢子菌	传染性（非脑膜的）	两性霉素 B	氟康唑或伊曲康唑
		脑膜炎	两性霉素 B、氟康唑	伊曲康唑
	荚膜组织胞质菌	慢性肺疾病	酮康唑或伊曲康唑	两性霉素 B
		传染性	两性霉素 B	伊曲康唑
	皮炎芽生菌	各种感染	酮康唑或伊曲康唑	两性霉素 B
	巴西副球孢子菌	各种感染	酮康唑或伊曲康唑	两性霉素 B 之后用磺胺

续表

	病原微生物	所致疾病	首选药物	替代药物
真菌	申克孢子丝菌	皮炎	碘化物	伊曲康唑
		皮肤之外	两性霉素 B	伊曲康唑
	曲酶	侵入性	两性霉素 B	伊曲康唑
	毛酶	各种感染	两性霉素 B	—
	新生隐球菌（溶组织酵母菌）	肺炎	两性霉素 B	—
		脑膜炎	两性霉素 B± 氟胞嘧啶、氟康唑	—

二、根据抗菌药物特点、病原菌种类及患者病情制定治疗方案

（一）根据抗菌药物的药效学 / 药动学（PD/PK）参数制定合理给药方案

基于抗菌药物杀菌作用的方式，可将抗菌药物分为两大类：一类为时间依赖性抗菌药物，一类为浓度依赖性抗菌药物。

T＞MIC（指给药后血药浓度大于 MIC 的持续时间）主要用于预测时间依赖性抗菌药物如 β-内酰胺类、糖肽类、大环内酯类、克林霉素和噁唑烷酮类的疗效。属于这一类的药物，一旦其浓度达到一个阈值再增加浓度，其抗菌效果很少增强。最适宜的浓度多数为病原菌 MIC 的 2～4 倍。在对时间依赖性抗菌药物的疗效评价中，由于药物浓度维持在病原菌的 MIC 以上的时间对于病原菌的清除尤为关键，这类抗菌药物的浓度在 MIC 的 4～5 倍时，杀菌作用即处于饱和状态，盲目加大剂量毫无意义，且会带来耐药性的增加。而血清和组织浓度低于 MIC 时，细菌则很快开始继续生长。

时间 - 依赖性且抗菌作用时间较长的抗菌药物如阿奇霉素等大环内酯类、利奈唑烷、碳青霉烯类（亚胺培南、美洛培南）、糖肽类、唑类抗真菌药等。主要 PK/PD 评价指标是 AUC＞MIC（是指 MIC 值以上的 AUC 部分）。该类药物虽然为时间依赖性，但由于 PAE 较长，因而给药间隔可以延长，也可通过增加给药剂量来提高 PK/PD 评价指标 AUC/MIC。

C_{max}/MIC 主要用于预测或描述浓度依赖性抗菌药物的抗菌效果，如氨基糖苷类和喹诺酮类，此类药物在较大浓度范围内随着浓度的增加，其抗菌活性增强。在对浓度依赖性药物评价中由于药物浓度是决定临床疗效的因素，即药物浓度升高，杀菌活性增强。故此类药物可以通过提高 C_{max} 来提高临床疗效，但不能超过最低毒性剂量。评价氨基糖苷类、喹诺酮类、酮内酯类、两性霉素 B、甲硝唑等药物杀菌作用的 PK/PD 参数主要有 C_{max}/MIC、$AUC_{0\sim24}$/MIC（AUIC）。

PK/PD 理论可以指导临床用药，对一些 $t_{1/2}$ 或 PAE 较长的抗菌药物，可以减少给药次数，以达到良好的抗菌效果，降低不良反应的发生率，以此提高患者的依从性和简化临床护理工作。

同时还要考虑各种药物的吸收、分布等特性。透过血脑屏障性能好的药物，如氯霉素、磺胺、青霉素、氨苄西林等（后两者仅在脑膜受损时可透过），可用于中枢感染。而氨基糖苷类、大环内酯类等不易透过血脑屏障，则只宜用于中枢以外的感染。大环内酯类在胆汁的浓度高于血清浓度，对治疗胆道感染有利，但氨基糖苷类的胆汁浓度很低，因此氨基糖苷类不宜用于胆道感染。青霉素类、头孢菌素类、氨基糖苷类等在尿液中浓度很高，对于敏感菌所致的尿路感染只用低剂量即有效。

（二）根据患者的具体情况制定个体化给药方案

临床治疗应用抗菌药物时，还必须考虑患者全身情况，如年龄、防御功能、遗传因素、有无过敏史、感染部位、肝肾功能、妊娠、哺乳情况等，并结合药源及价格等多方面因素综合考虑。

如新生儿体内药物代谢酶系统及肾排泄功能不完善，血浆结合蛋白的能力较弱，且随着年龄的增长变化迅速，故按体重计算用药量时，其游离血药浓度比年长儿和成人为高，药物 $t_{1/2}$ 也会延

长，应按出生日龄加以调整。对婴幼儿避免应用或禁用毒性大或可能发生严重不良反应的抗菌药物，如氯霉素、磺胺药、喹诺酮、四环素类、氨基糖苷类、万古霉素、呋喃类等。

孕妇及哺乳期妇女使用抗菌药物应十分谨慎，需考虑药物对妇女自身和胎儿或婴儿两方面的影响。孕妇应禁用四环素类、氯霉素、琥乙红霉素、依托红霉素、氨基糖苷类、氟喹诺酮类、磺胺类、甲硝唑、替卡西林等。

肝、肾功能减退时抗菌药物的应用一般原则是：肝功能减退时应避免使用在肝内代谢，经肝、胆系统排泄或具有肝毒性的抗菌药物。肝功能严重受损时应减少β-内酰胺类、克林霉素等的用量，避免应用红霉素酯化物、氨苄西林酯化物、氯霉素、四环素类、磺胺类、利福平等。肾功能减退应避免使用经肾排泄或具有肾毒性的抗菌药物。尤其在应用氨基糖苷类时，应监测肾功能及血药浓度，并根据肌酐清除率进行治疗剂量的调整。肾功能损害时，避免应用氨基糖苷类、万古霉素和四环素类（多西环素例外）等。

对老年患者使用主要由肾排出的抗菌药物时，应按轻度肾功能减退情况减量给药，并宜选用毒性低并具有杀菌作用的抗菌药物。

在抗菌药物应用过程中，应注意防止严重过敏和毒性反应的发生，如过敏性休克、剥脱性皮炎等。对有严重过敏反应、神经系统毒性反应、造血系统毒性反应或肝肾毒性反应等，应立即停药，并做积极治疗。必要时，换用其他抗菌药物继续治疗。对于严重危及患者生命的感染（如白细胞减少症患者出现菌血症或心内膜炎、脑膜炎）及免疫功能低下患者感染，应采用杀菌药，必要时联合用药及采取各种综合措施进行治疗，如纠正水、电解质或酸碱平衡失调，改善微循环，补充血容量等。

（三）应用适当的剂量和疗程

应用抗菌药物时，应注意剂量足、疗程够。在治疗中，由于抗菌药物应用剂量不足会导致病情迁延，转为慢性或复发等。另一方面，还应注意避免因使用抗菌药物剂量过大而造成药物浪费和出现毒性反应。要获得满意的治疗效果，血中抗菌药物的浓度应比细菌的最低抑菌浓度（MIC）高2～10倍，最好为MIC的5倍以上。使用抗菌药物时，常采用首次剂量加倍的给药方案，以使血药浓度迅速达到有效浓度。严重感染患者常采用注射给药，且应用负荷剂量，使抗菌药物血药浓度迅速达到有效治疗水平，待病情控制以后，再酌情减少剂量或改为口服给药。具有抑菌性质的药物常要求在体液中保持一定的浓度，以维持其作用。而繁殖期杀菌性质的药物（如青霉素、头孢菌素类）则要求快速进入体内，在短时间内形成高血药浓度（间歇冲击疗法），以发挥杀菌作用。使用抗菌药物治疗时，疗程要适当。在治疗过程中，疾病稍有好转即停药或感染已控制多日仍不及时停药都容易造成细菌耐药性的产生。如患者情况好转且病情不易迁延的急性感染，一般在感染控制后2天左右即可停药。如患者抵抗力差，且病情容易迁延的急、慢性感染，可根据具体情况，适当延长疗程，以免疾病复发。如使用抗菌药物治疗后临床效果欠佳，急性感染在用药后48～72小时应考虑调整用药。例如：单纯性下尿路感染时，由于多数药物尿药浓度远高于血药浓度，可应用较小剂量（治疗剂量范围低限）；对于重症感染和抗菌药物不易达到的部位的感染，抗菌药物的剂量宜较大（治疗剂量范围高限），初始治疗应静脉给药，以确保药效；氨基糖苷类抗生素有明显的PAE，一日给药一次，不仅疗效与一日2～3次静脉滴注疗效相同，而且耳、肾毒性也有所减轻。

三、严格控制预防用药

预防性应用抗菌药物应严格掌握适应证。预防性用药在内科及儿科通常用于预防一种或两种特定病原菌入侵体内引起的感染，如预防风湿热复发，用苄星青霉素可清除咽喉部的溶血性链球菌。一般不用于病毒感染、昏迷、休克、中毒、心力衰竭、肿瘤等疾病。外科手术预防用药的目的在于预防手术后切口感染以及清洁污染或污染手术后手术部位感染及术后可能发生的全身性感染，应根据手术野有无污染或污染的可能，决定是否预防性用药。如经直肠前列腺手术、开放性骨折手术等，由于手术部位存在大量人体寄殖菌群，手术时可能污染手术野引起感染，故需预防性应用抗菌药物。

四、联合应用抗菌药物

（一）联合用药的目的

联合用药可以发挥药物的协同抗菌作用以提高疗效，如磺胺药与 TMP 合用，使细菌的叶酸代谢受到双重阻断，抗菌作用增强，抗菌范围也扩大。青霉素类能使细菌细胞壁合成受阻，与氨基糖苷类合用，易于进入细胞而发挥作用，同时扩大抗菌范围。β-内酰胺酶抑制药与 β-内酰胺类合用可以有效地治疗由产生 β-内酰胺酶的致病菌引起的感染。同时，联合用药可以延缓或减少耐药性的产生，如抗结核治疗，联合用药能大大减少耐药结核杆菌的产生。另外，联合用药对混合感染或不能作细菌学诊断的病例可扩大抗菌范围。

（二）联合用药的适应证

对于致病源未明的严重感染，应先取有关标本留待培养鉴定后，即联合用药，待确诊后再行调整。单一抗菌药不能有效控制的混合感染，或严重感染，如肠穿孔所致腹膜炎，胸腹严重创伤后，或心内膜炎、败血症、中性粒细胞减少症患者合并铜绿假单胞菌感染等即可联合应用抗菌药物。慢性迁延感染、病程较长、病灶难以清除及长期用药可能产生耐药性者适宜联合用药。对于治疗隐球菌脑膜炎，合用两性霉素 B 与氟胞嘧啶，可减少前者的剂量以此减轻毒性反应。对于机体深部感染或抗菌药物不易渗透部位的感染，如中枢神经系统的感染；混合感染或感染范围广而考虑可能有 2 种以上细菌感染等均可联合用药。

（三）联合用药中药物相互作用

抗菌药物之间或抗菌药物与其他药物同时使用时，可能发生对微生物和对机体的相互作用，引起药物作用的减弱或毒性增强。两种抗菌药物联用在体外或实验动物中可产生无关、相加、增强和拮抗四种效果。根据抗菌药物作用机制，大致可分为四大类：

Ⅰ类为繁殖期或速效杀菌剂，如青霉素类、头孢菌素类等。

Ⅱ类为静止期杀菌剂，如氨基糖苷类、多黏菌素类等。它们对静止期、繁殖期细菌均有杀灭作用。

Ⅲ类为速效抑菌剂，如四环素类、氯霉素、林可霉素类和大环内酯类等。

Ⅳ类为慢效抑菌剂，如磺胺类等。

Ⅰ类和Ⅱ类合用可获得增强作用，如青霉素与链霉素或庆大霉素合用。Ⅰ类和Ⅲ类合用则可能出现相互拮抗的作用，如青霉素类与四环素类，由于速效抑菌剂能使细菌迅速处于静止状态，使青霉素不能发挥繁殖期杀菌作用而降低其疗效。其他类抗菌药物合用多出现相加或无关作用。应注意的是，作用机制相同的同一类药物合用，其疗效并不增强，甚至会增加彼此的毒性，如氨基糖苷类之间不能合用。如合用氯霉素、林可霉素类、大环内酯类，因作用机制相似，均可以竞争细菌的同一靶位，出现拮抗作用。另外，联合用药可能使药物毒性增加，如单用万古霉素肾毒性一般较低，但若与氨基糖苷类合用时，则毒性作用增加。

思考题

1. 不合理使用抗菌药物会带来哪些后果？
2. 临床应用抗菌药物的指导原则是什么？

第 45 章　抗　疟　药

主要内容

疟原虫的生活史及抗疟药作用环节；
抗疟药的分类及选择；
常用抗疟药的药理作用、临床应用及其不良反应。

疟疾（**malaria**）是经**雌性按蚊**（***Anopheles* mosquito**）叮咬或输入带疟原虫者的血液而感染引起的虫媒传染病。临床以间歇性发作的寒战、发热、大汗后缓解为特征，并伴有贫血、脾大等。反复发作后，还可引起脑、肝、肾、心等多器官受损所引起的综合征。合理使用**抗疟药**（**antimalarial drugs**）是防治疟疾的重要手段。由于疟原虫有独特的生活史，不同发育阶段存在明显差异，导致不同抗疟药物的作用效果不同。因此，必须了解疟原虫的生活史及抗疟药的作用环节，以便根据防治目的正确选择药物。

一、疟原虫的生活史及抗疟药的作用环节

引起人类疟疾的原虫有四种：三日疟原虫、恶性疟原虫、间日疟原虫和卵形疟原虫，分别引起三日疟、恶性疟、间日疟和卵形疟。卵形疟较为罕见，间日疟和三日疟称为良性疟。恶性疟流行广、对人类危害大。疟原虫的生活史可分为雌性按蚊体内的发育和人体内的发育两阶段（图 45-1）。

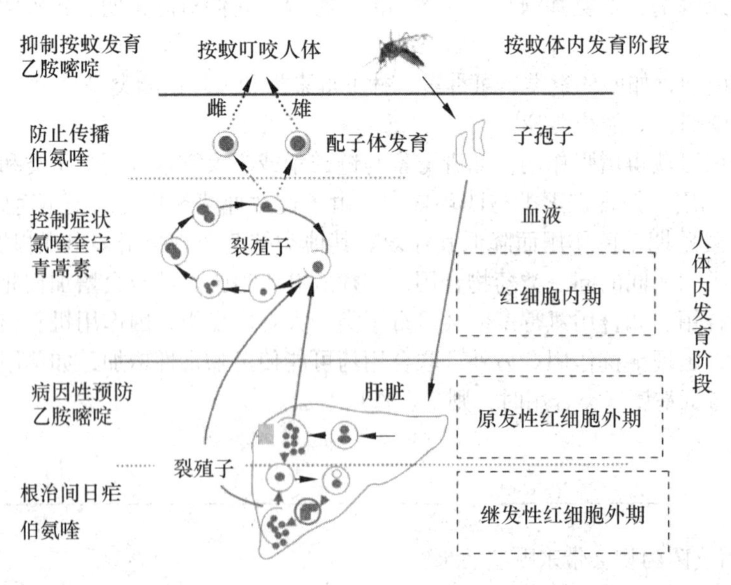

图 45-1　疟原虫的生活史及抗疟疾药作用环节

（一）人体内的无性生殖阶段

1. 原发性红细胞外期（原发性红外期） 受感染的雌性按蚊刺吸人血时，其唾液中的子孢子可进入机体血液中，随即侵入肝细胞内发育、繁殖，形成大量裂殖子。这一时期无临床症状，为疟疾潜伏期，一般为10～14天。对这一时期有作用的药物有乙胺嘧啶，可作为病因预防药。

2. 继发性红细胞外期（继发性红外期） 良性疟原虫的子孢子分为速发型和迟发型。速发型子孢子进入肝细胞内，短时间内发育、繁殖，形成裂殖子，由肝细胞释放，进入红细胞内期。迟发型子孢子则长时间处于休眠状态（称休眠子），休眠子经4～6个月后陆续发育、增殖分裂，形成裂殖子，这是良性疟复发的根源。间日疟原虫有此时期，因此常出现复发。伯氨喹能作用于此期，将它与氯喹配合应用，可以根治间日疟。恶性疟原虫和三日疟原虫无此期，用氯喹、奎宁等治疗后不再复发，故无须用药进行根治。

3. 红细胞内期（红内期） 在肝细胞内大量生成的裂殖子破坏肝细胞后进入血液，侵入红细胞，经滋养体发育成裂殖体，并破坏红细胞，释放出裂殖子及其代谢产物，刺激机体引起寒战、高热等临床症状。裂殖子又可继续侵入未受感染的红细胞内进行发育。如此反复循环，引起临床症状反复发作。不同疟原虫完成无性生殖周期所需时间不同，故引起临床症状发作的间隔时间不同：恶性疟36～48小时，间日疟48小时，三日疟72小时。对这一时期疟原虫有杀灭作用的药物有氯喹、奎宁、青蒿素等。

（二）雌按蚊体内的有性生殖阶段

红内期疟原虫在患者体内不断裂体增殖，同时也产生雌、雄配子体。按蚊吸食疟疾患者血液时，雌、雄配子体随血液进入蚊体，二者结合进一步发育形成子孢子移行至唾液腺内，成为疟疾传播的根源。伯氨喹对配子体有杀灭作用，乙胺嘧啶能抑制蚊体内配子体发育，有控制疟疾传播和流行的作用。

二、抗疟药分类

（1）主要用于控制症状的抗疟药：代表药有氯喹、奎宁、甲氟喹、青蒿素及其衍生物。

（2）主要用于控制复发和传播的抗疟药：代表药为伯氨喹。

（3）主要用于病因性预防的抗疟药：代表药为乙胺嘧啶。

三、代表药物

氯　喹

氯喹（chloroquine）是人工合成的4-氨基喹啉类衍生物。

【体内过程】

口服吸收迅速、完全，抗酸药可干扰其吸收。血浆蛋白结合率约为55%，体内分布广泛，红细胞内浓度是血浆浓度的10～25倍，有疟原虫侵袭的红细胞内药物浓度为正常红细胞内浓度的25倍。消除缓慢，$t_{1/2}$数天至数周，可随药物剂量增大而延长。主要在肝中代谢，主要代谢产物为去乙基氯喹，仍有抗疟作用。70%原形药物及30%代谢产物随尿液排出。

【药理作用】

1. 抗疟　氯喹在红细胞内特别是被疟原虫入侵的红细胞内浓度高，对各种疟原虫的红内期裂殖体均有较强的杀灭作用，能迅速地控制疟疾的临床症状。多数病例在用药后24～48小时临床症状消退，48～72小时血中疟原虫消失。

氯喹也能作为预防疟疾症状发作用药，在进入疫区前1周和离开疫区后4周期间，每周服药1次。本品对孢子、休眠子、配子体无效，不能用于病因性预防及控制疟疾复发和传播。

氯喹的抗疟作用机制复杂，目前认为与以下三方面有关：① 氯喹与核蛋白结合形成复合物，干扰疟原虫 DNA 复制和 RNA 转录，影响蛋白质生成，从而抑制疟原虫的分裂繁殖。② 疟原虫食物泡内的 pH 为酸性（分解血红蛋白最适 pH 为 4），氯喹是弱碱性药物，可提高食物泡内的 pH，使疟原虫血红蛋白酶受损，从而减弱疟原虫利用宿主血红蛋白的功能。③ 疟原虫在消化血红蛋白时产生血红素（高铁原卟啉Ⅸ），氯喹可与高铁原卟啉Ⅸ形成复合物，损害疟原虫细胞膜以及消化酶，使虫体迅速溶解死亡。

目前，疟原虫对氯喹耐药现象日渐增长，这可能与药物反复作用于虫体，引起疟原虫结合、摄取氯喹的能力降低有关。

2. *抗肠道外阿米巴病* 氯喹在肝中浓度高，能杀灭阿米巴滋养体，对阿米巴肝脓肿有效，但对阿米巴痢疾无效。

3. *免疫抑制* 大剂量氯喹能抑制免疫反应。对类风湿关节炎、蝶形红斑狼疮及肾病综合征有一定缓解作用。

【不良反应】

常用剂量时，不良反应轻微，主要为轻度头晕、头痛、眼花、食欲减退、恶心、呕吐、腹痛、腹泻、皮肤瘙痒、皮疹、耳鸣、烦躁等表现，停药后可自行缓解。大剂量或长期服药可引起视力障碍、进行性视网膜病变及肝肾损害，少数患者可见精神病发作、白细胞减少和再生障碍性贫血等。大剂量或快速静脉给药可能引起低血压甚至发生致死性心律失常。

四、其他抗疟药（表 45-1）

表 45-1 其他常用抗疟药及其特点

种类	药物	药理作用	临床应用	不良反应	备注
控制症状的抗疟药	奎宁（quinine）	抗疟机制与氯喹相似，能杀灭各种红内期疟原虫，对间日疟、三日疟的配子体敏感，但疗效不及氯喹且毒性较大；此外，奎宁对心脏有抑制作用；对妊娠子宫有微弱的兴奋作用	治疗耐氯喹虫株所致的恶性疟。也可用于治疗间日疟	每日用量超过 1g 或连续久用，可引起金鸡纳反应（头痛、耳鸣、眼花、恶心、呕吐、视力和听力减退），严重者产生暂时性耳聋，停药后常可恢复；用药剂量过大可出现血压下降、心律失常、呼吸麻痹等。少数恶性疟患者使用小量奎宁可发生急性溶血伴肾衰竭（黑尿热）	孕妇禁用
	甲氟喹（mefloquine）	杀灭疟原虫红内期裂殖体，抗疟机制与升高疟原虫食物泡内的 pH，抑制血红素聚合反应，损伤细胞膜结构有关	治疗耐氯喹或对多药耐药的恶性疟，可控制症状；用于症状抑制性预防	常见恶心、呕吐、腹痛、腹泻、焦虑、头晕、共济失调、视力或听力紊乱等，有神经系统毒性	孕妇、有抽搐史、癫痫史或严重精神系统疾病患者及从事精细工作的患者禁用

续表

种类	药物	药理作用	临床应用	不良反应	备注
控制症状的抗疟药	蒿甲醚（artemether）	对红内期裂殖体有杀灭作用，能迅速控制症状，其抗疟作用较青蒿素强10～20倍	治疗各型疟疾，主要用于耐氯喹的恶性疟和凶险型恶性疟的急救	仅少数患者注射给药时局部有暂时性胀痛	妊娠3个月内妇女慎用
	青蒿琥酯（artesunate）	对疟原虫无性体有较强的杀灭作用，能迅速控制疟疾发作	适用于脑型疟疾及各种危重疟疾的救治。宜与防治疟疾复发的药物合用以根治	不良反应少，使用过量时可出现外周网织细胞一过性降低	
	双氢青蒿素（dihydroartemisinin）	对疟原虫红内期有强大且快速的杀灭作用	治疗各种类型疟疾的，能迅速控制临床发作及症状	不良反应少，少数病例出现皮疹、一过性的网织红细胞下降	
控制复发和传播的抗疟药	伯氨喹（primaquine）	对间日疟红细胞外期休眠子和各种疟原虫的配子体有较强的杀灭作用，但对红内期作用较弱，对恶性疟红内期则完全无效	常与氯喹联合，用于间日疟和卵形疟的根治。与红内期裂殖体杀灭药合用可防治疾病传播	毒性较大，治疗量可引起头晕、恶心、呕吐、腹痛等，偶见药热、粒细胞减少症等，停药后消失。大剂量时上述症状加重。少数G-6-PD缺乏的特异质者会发生急性溶血性贫血和高铁血红蛋白血症	
用于病因性预防的抗疟药	乙胺嘧啶（pyrimethamine）	对恶性疟及间日疟的红细胞外期有效。能抑制滋养体分裂，但对已发育完成的裂殖体无效。还能抑制配子体在蚊体内发育。抗疟机制与抑制叶酸代谢有关	主要用于疟疾的病因性预防，控制疟疾流行	治疗量不良反应少。长期较大量口服可引起恶心、呕吐、腹痛及腹泻；较严重者出现巨幼红细胞性贫血或白细胞减少；偶可引起红斑样、水疱状药疹	

五、抗疟药的合理使用原则

抗疟药的使用应遵循安全、有效、合理和规范的原则。根据流行地区的疟原虫虫种及其对抗疟药的敏感性和患者的临床表现，合理选择药物，严格掌握剂量、疗程和给药途径，以保证治疗效果和延缓抗药性的产生：① 控制症状，敏感虫株可首选氯喹。② 脑型疟，可选用青蒿素类、奎宁。③ 耐氯喹的恶性疟选用青蒿素类、奎宁、甲氟喹。④ 预防用药，选用乙胺嘧啶预防发作阻止传播，氯喹预防性控制症状发作。⑤ 联合用药，氯喹与伯氨喹合用于发作期治疗，即控制症状又阻止复发；乙胺嘧啶与伯氨喹合用于休止期治疗；乙胺嘧啶与磺胺合用，阻断叶酸合成，增强疗效，减少耐药。

思考题

1. 为什么从非洲和东南亚回国的发热患者，须查疟原虫？
2. 常用抗疟药的临床应用和不良反应有哪些？

第46章　其他抗寄生虫药

主要内容

抗寄生虫药的药理作用、临床应用及不良反应。

第1节　抗阿米巴病药和抗滴虫病药

一、抗阿米巴病药

阿米巴病（amebiasis）是由溶组织内阿米巴引起的寄生虫病。寄生在人体肠道的阿米巴原虫有活动性的滋养体和包囊两种形式。滋养体是致病因子，包囊是传播因子。人吞食受包囊污染的食物后，阿米巴包囊在消化道内发育成小滋养体，小滋养体侵入结肠壁可发育成大滋养体，引起肠黏膜坏死和溃疡，即肠阿米巴病，如阿米巴痢疾等。大滋养体可随血流进入肝、肺、脑组织内引起继发性阿米巴病，即肠外阿米巴病，如阿米巴肝脓肿、肺脓肿和脑脓肿等。目前**抗阿米巴病药（amebicides）**主要作用于滋养体，对包囊作用较差或无作用。根据药物的治疗效果，分为三类：① 肠道内抗阿米巴病药，如喹碘方。② 肠道外抗阿米巴病药，如氯喹。③ 兼有肠道内、外抗阿米巴病药，如甲硝唑。

二、代表药物

甲　硝　唑

甲硝唑（metronidazole）为人工合成的5-硝基咪唑类衍生物。

【体内过程】

口服吸收迅速，生物利用度可达95%以上，血浆蛋白结合率约为10%，可广泛分布在各组织和体液中，也可通过血脑屏障，在脑脊液中达到治疗浓度。$t_{1/2}$ 为8～10小时，经肝代谢，60%～80%的甲硝唑以原形和代谢产物经肾排泄，代谢产物的水溶性色素可使尿液呈棕红色，亦可经乳汁排泄。

【药理作用】

甲硝唑对肠内、外阿米巴滋养体有强大杀灭作用，但对无症状的带包囊者疗效差。甲硝唑对革兰阳性和阴性厌氧杆菌和球菌都有较强抗菌作用，对脆弱类杆菌作用尤为突出。还有抗贾第鞭毛虫和抗幽门螺杆菌作用。

甲硝唑对病原体的作用机制可能是在体内还原为硝基咪唑化合物，抑制原虫氧化还原反应，使病原体中DNA合成受抑制或使已合成的DNA变性，从而导致病原体死亡。

【临床应用】

1. 阿米巴病　是治疗急性或慢性阿米巴病的首选药。治疗急性阿米巴痢疾和阿米巴肝脓肿，治愈率几近100%，在治疗阿米巴痢疾时宜与肠道内抗阿米巴病药交替使用。在治疗阿米巴肝脓肿时，与氯喹等交替使用疗效更显著。

2. 厌氧菌感染 治疗厌氧菌引起的呼吸道、消化道、腹腔及盆腔、皮肤软组织、骨关节等部位的感染以及脆弱拟杆菌引起的心内膜炎、败血症及脑膜炎等。还可用于预防和治疗口腔厌氧菌感染。

3. 阴道滴虫病 对阴道毛滴虫有直接杀灭作用，是口服治疗阴道滴虫安全有效的药物，对女性和男性泌尿生殖道滴虫感染有明显疗效。

4. 贾第鞭毛虫病 甲硝唑治疗贾第鞭毛虫病，治愈率可到 90%。

【不良反应】

以胃肠道反应为主，如恶心、呕吐、食欲不振、腹痛、腹泻及口腔有金属味等。少数患者出现头晕、皮疹、红斑、瘙痒及白细胞减少。罕见中枢神经中毒症状，如头痛、神经衰弱、运动失调等，一旦发现，应立即停药。有器质性中枢神经系统疾病及血液病患者，妊娠 3 个月内及哺乳期妇女禁用。甲硝唑干扰乙醇代谢，服药期间应禁止饮酒。

【药物相互作用】

该药与华法林和其他香豆素类药物合用，可加强抗凝药物作用，使凝血酶原时间延长，有出血的危险。与肝药酶诱导剂（苯巴比妥、苯妥英钠）或肝药酶抑制剂（西咪替丁）合用，可影响甲硝唑的代谢。

三、其他抗阿米巴病药

其他常用抗阿米巴病药情况详见表 46-1。

表 46-1 其他常用抗阿米巴病药及其特点

种类	药物	药理作用	临床应用	不良反应	备注
肠道内抗阿米巴病药	喹碘方（chiniofon）	具有广谱抗微生物作用。仅对滋养体敏感，对包囊无杀灭作用	治疗无症状或慢性阿米巴痢疾；对急性阿米巴痢疾及较顽固病例，宜与其他药物合用，达到根治效果	腹泻，一般于治疗第 2～3 日开始，不需停药，数日后自动消失	对碘过敏、甲状腺肿大及严重肝、肾功能不良者慎用
	二氯尼特（diloxanide）	是目前最有效的杀包囊药。其作用机制可能与阻断虫体蛋白质的合成有关	治疗肠内阿米巴病。单独应用时，可作为治疗无症状或仅有轻微症状的包囊携带患者的首选药，对慢性阿米巴痢疾有效，但对急性阿米巴痢疾效果差	不良反应轻，偶有恶心、呕吐、腹胀、瘙痒和皮疹等。大剂量时可致流产	
肠道外抗阿米巴病药	氯喹（chloroquine）	能杀灭阿米巴滋养体，还有抗疟原虫的作用	治疗阿米巴肝脓肿、肺脓肿。在肠道浓度低，对阿米巴痢疾无效	治疗量的氯喹毒性较低。但近年来发现有心搏骤停而死亡及严重视网膜病变的病例	
肠道内、外抗阿米巴病药	依米丁（emetine，吐根碱）	对溶组织内阿米巴滋养体有直接杀灭作用。作用机制是通过阻止蛋白质合成而干扰滋养体的分裂和繁殖	用于甲硝唑治疗无效或禁用甲硝唑的急性阿米巴痢疾需控制急性症状者。对阿米巴肝脓肿疗效好	能抑制真核细胞蛋白质合成。可产生心脏毒性、胃肠道刺激症状、骨骼肌无力等	心脏病、肾功能不全、血压过低患者或孕妇等禁用

第2节 抗滴虫药

抗滴虫药用于治疗阴道毛滴虫引起的阴道炎、尿道炎和前列腺炎。目前，甲硝唑（灭滴灵）是治疗阴道滴虫病的首选药，但抗甲硝唑虫株正在增多。替硝唑也是高效低毒的抗滴虫药。此外还有乙酰砷胺、曲古霉素等。阴道毛滴虫可通过性直接传播和使用公共浴厕等间接传播，应夫妇同时治疗，并注意个人卫生和经期卫生。

常用抗滴虫药作用及其特点见表46-2。

表46-2 常用抗滴虫药作用及其特点

药物	药理作用	临床应用	不良反应
甲硝唑（metronidazole）	具有强大的杀灭滴虫作用。口服剂量即可杀死精液及尿液中的阴道毛滴虫	治疗阴道滴虫病首选	常见胃肠道反应
替硝唑（tinidazole）	对阴道毛滴虫、兰氏贾第虫和厌氧菌有良好抗菌活性	治疗滴虫病，痊愈率可达90%	偶有消化道症状，个别有眩晕感、口腔金属味、皮疹等
乙酰胂胺（acetarsol）	直接杀灭滴虫	片剂1～2片置于阴道穹隆部，次晨坐浴，有直接杀灭滴虫作用	有轻度局部刺激作用，使阴道分泌物增多
曲古霉素（trichomycin）	对阴道滴虫、肠道滴虫、白色念珠菌等有抑制作用	治疗阴道滴虫病合并感染阴道念珠菌者疗效较好，与甲硝唑合用可提高疗效，防止复发	外用有局部刺激作用，可引起阴道轻度烧灼感，个别患者会致白带增多

第3节 抗血吸虫病药和抗丝虫病药

一、抗血吸虫病药

血吸虫病是一种严重危害人类健康的寄生虫病。寄生于人体的血吸虫有日本血吸虫、曼氏血吸虫、埃及血吸虫、间插血吸虫和湄公血吸虫等。我国流行的血吸虫病主要由日本血吸虫所致，因皮肤接触含尾蚴的疫水而感染。药物治疗是消灭血吸虫病的重要措施之一。20世纪70年代中期由人工合成的吡喹酮，具有高效、低毒、疗程短、可口服等优点，仍是当前治疗血吸虫病的首选药物。

吡 喹 酮

吡喹酮（praziquantel）是异喹啉吡嗪类衍生物。

【体内过程】

口服吸收迅速，2小时左右达血药浓度高峰。体内分布广，在肝、肾中药物浓度最高，其次为肺、胰、肾上腺、脑垂体和唾液腺。$t_{1/2}$约1.5小时，肝内代谢迅速，可形成羟基代谢物，代谢产物主要经肾排出，部分随胆汁排出。

【药理作用】

本品对血吸虫成虫的杀灭作用迅速而强大，对幼虫作用较弱。对其他吸虫，如华支睾吸虫、姜片吸虫、肺吸虫有显著杀灭作用，对各种绦虫感染及其幼虫引起的囊虫病、包虫病也有不同程度的疗效。

其作用机制为：吡喹酮与血吸虫接触后能增加虫体表膜对Ca^{2+}的通透性，促进Ca^{2+}内流，引起虫体发生痉挛性麻痹，失去附着能力，导致虫体离开宿主组织。在药物浓度较高时，还可引起虫体表膜损伤，暴露抗原，启动宿主的防御机制，并抑制虫体代谢，最终导致虫体的破坏、死亡。

【临床应用】

用于治疗各型血吸虫病，包括急性、慢性和晚期血吸虫病患者。也可用于华支睾吸虫病、肺吸虫病、姜片虫病及绦虫病等治疗。

【不良反应】

不良反应轻微、短暂。口服后可出现腹痛、腹胀、恶心、呕吐、头晕、乏力、头痛等表现。少数患者可出现 T 波低平、双相，期前收缩和 ST 段压低等心电图异常现象。动物实验可见大剂量引起大鼠流产，孕妇禁用。

二、抗丝虫病药

寄生于人体的丝虫有 8 种，我国仅有班氏丝虫和马来丝虫。丝虫病由蚊子传播，虫体寄生于淋巴系统，感染早期可表现为急性淋巴管炎、淋巴结炎、丹毒性皮炎、发作性发热等症状，晚期则出现淋巴管阻塞性病变，如乳糜尿、橡皮腿样下肢肿胀、阴囊和睾丸鞘膜积液等。目前治疗丝虫病以乙胺嗪疗效最好，应用最广，兼有杀微丝蚴和成虫作用。

乙 胺 嗪

【体内过程】

乙胺嗪（diethylcarbamazine）口服吸收迅速，1～2 小时达血药浓度高峰。也可经皮肤和眼结膜吸收。药物在体内均匀分布到各组织，$t_{1/2}$ 为 8 小时。大部分在体内被氧化失活，原药及代谢产物主要由肾排泄，少量经肠道排泄。酸化尿液可加速肾排泄。

【药理作用】

对班氏丝虫和马来丝虫均有杀灭作用，且对马来丝虫的作用强于班氏丝虫，对微丝蚴的作用优于成虫。

杀灭微丝蚴的作用机制：① 使微丝蚴发生超极化，失去活动能力，不能停留于宿主外周血液中，随血液进入肝，被网状内皮系统吞噬。② 破坏微丝蚴体表膜，使之易受宿主防御功能的攻击和破坏。

杀灭成虫作用需依赖宿主防御机制的参与，其余机制尚不明确。

【临床应用】

乙胺嗪是治疗淋巴丝虫病的首选药物。治疗班氏丝虫、马来丝虫和罗阿丝虫感染，一次或多次治疗后可根治。治疗盘尾丝虫病，因本品不能杀死成虫，故不能根治；亦可用于热带嗜酸粒细胞增多症（隐形丝虫病）和内脏幼虫移行症。

【不良反应】

不良反应轻微，常见厌食、恶心、呕吐、头痛、乏力等，通常在几天内均可消失。可引起过敏反应，表现为皮疹、瘙痒、畏寒、发热、头痛、肌肉关节酸痛、淋巴管炎、淋巴结炎、精索炎、附睾炎等，并出现结节，或偶见过敏性喉头水肿、支气管痉挛等。与成虫和微丝蚴被杀灭后释放的异体蛋白有关。

第 4 节 抗肠蠕虫药

在肠道寄生的蠕虫包括肠道线虫类，如蛔虫、钩虫、蛲虫、鞭虫及粪类圆线虫等；肠道绦虫类，如猪肉绦虫、牛肉绦虫、短膜壳绦虫及阔节裂头绦虫等。我国肠蠕虫病以肠道线虫感染最为普遍。**抗肠蠕虫药（intestinal anthelmintics）**是驱除或杀灭肠道蠕虫类的药物。不同蠕虫对不同药物的敏感性不同，因此，合理选用抗蠕虫药，对肠蠕虫病的治疗至关重要。

常用抗肠蠕虫药的作用特点见表 46-3。

表 46-3 常用抗肠蠕虫药作用及其特点

药物	药理作用	临床应用	不良反应	备注
甲苯达唑（mebendazole）	广谱、高效抗肠蠕虫药，对蛔虫、蛲虫、鞭虫、钩虫、绦虫及粪类圆线虫等均有杀灭作用。还能杀灭蛔虫、钩虫和鞭虫的虫卵	治疗蛔虫、蛲虫、鞭虫、钩虫、绦虫等肠蠕虫的单独感染及混合感染	少见，少数患者有短暂的恶心、腹痛、腹泻、嗜睡、皮肤瘙痒等症状	有胚胎毒和致畸胎作用，孕妇禁用
阿苯达唑（albendazole）	高效、低毒的广谱抗肠蠕虫药，能杀灭多种肠道线虫、绦虫和吸虫的成虫及虫卵	① 治疗各种肠蠕虫的单独感染及混合感染。在小儿钩虫感染、粪类圆线虫病、猪肉绦虫幼虫引起的脑型囊虫病、棘球蚴病（包虫病）等方面疗效优于甲苯达唑。② 治疗肝吸虫病和肺吸虫病	不良反应少，偶有恶心、腹痛、腹泻、头痛、头晕等。个别患者可出现转氨酶升高，停药后可恢复	孕妇及 2 岁以下儿童禁用
左旋咪唑（levamiosle）	能杀灭多种线虫，对蛔虫作用强	治疗蛔虫、钩虫及蛲虫感染	不良反应少，偶见胃肠道反应，大剂量时，个别患者可出现粒细胞减少、肝功能减退等	妊娠早期、肝肾功能不全者禁用
噻嘧啶（pyrantel pamoate）	广谱抗肠蠕虫药，对钩虫、绦虫、蛲虫、蛔虫等均有抑制作用	治疗蛔虫、钩虫、蛲虫和毛圆线虫单独或混合感染	常见胃肠道反应，其次为头晕、发热。少数患者可见转氨酶升高	肝功能不全者、孕妇及2岁以下儿童禁用。与哌嗪有拮抗作用，不宜合用
哌嗪（piperazine）	对蛔虫、蛲虫驱除作用强	治疗蛔虫所致不完全肠梗阻和早期胆道蛔虫	胃肠反应及神经系统症状如眩晕、嗜睡、眼球震颤、共济失调等	肝肾功能不全、神经系统疾病者，孕妇禁用
恩波吡维铵（pyrvinium embonate）	杀蛲虫作用明显，口服不吸收，胃肠道药物浓度高	治疗蛲虫感染	胃肠反应，粪便呈红色	
氯硝柳胺（niclosamide）	对多种绦虫成虫有杀灭作用，对钉螺及日本血吸虫尾蚴有杀灭作用	治疗牛肉绦虫、猪肉绦虫、阔节裂头绦虫和短膜壳绦虫感染，尤其对牛肉绦虫疗效好，还能预防血吸虫传播	偶有胃肠反应及头晕、乏力等	

思考题

某 2 岁男童，做粪便检查时发现蛔虫卵，可选择的治疗药物有哪些？用药时注意哪些事项？

第 47 章 抗恶性肿瘤药

主要内容

抗恶性肿瘤药物的分类及常用抗恶性肿瘤药物的药理作用、临床用途和不良反应；
常用抗恶性肿瘤药物的作用机制；
肿瘤细胞的耐药性机制和抗肿瘤药联合应用的基本原则。

恶性肿瘤（malignant neoplasm），亦称**癌症（cancer）**，是机体自身细胞生长失控和扩散所致的一种常见病与多发病，严重威胁人类健康与生命。全世界每年死于恶性肿瘤的患者达数百万之多，在发达国家因恶性肿瘤而致死亡人数占总死亡人数的四分之一。恶性肿瘤是世界各国医药工作者面临的重大挑战，但目前对其尚无满意的防治措施。

恶性肿瘤的治疗包括外科手术、放射治疗、化学治疗（简称化疗）及中医药治疗等。由于外科手术和放射治疗（简称放疗）适合局部性肿瘤治疗，且多数恶性肿瘤患者在诊断前已经扩散转移，故采用**抗恶性肿瘤药（antineoplastic drug）**进行化学治疗，在肿瘤治疗中仍占有极为重要的地位。有些恶性肿瘤如绒毛膜上皮癌、恶性淋巴瘤等已有可能通过化疗获得根治。但是，由于抗恶性肿瘤药物的毒性反应和耐药性，局限了化疗的开展和药物剂量的使用，也是化疗效果不好甚至失败的原因之一。

近年来，随着肿瘤生物学和肿瘤药理学发展，抗恶性肿瘤药从传统的细胞毒类药物向针对细胞受体、关键基因和调控分子为靶点的分子靶向药物发展，如表皮生长因子受体阻断剂、针对特定肿瘤标志物的单克隆抗体、肿瘤细胞诱导分化剂、肿瘤细胞凋亡诱导剂、肿瘤血管生成抑制药、抗肿瘤侵袭及转移药、肿瘤耐药性逆转药以及肿瘤基因治疗药物等。通过合理的、有计划的综合治疗，将较大幅度地提高肿瘤治愈率，改善患者的生活质量。

第 1 节 抗恶性肿瘤药的药理学基础

一、抗恶性肿瘤药的作用机制

（一）细胞生物学机制

在致癌因素的作用下，与细胞增殖有关的基因被开启或激活，而与细胞分化有关的基因被关闭或抑制，失去对其生长的正常调控，肿瘤细胞表现为不受机体约束的无限增殖状态。从细胞生物学角度而言，诱导肿瘤细胞分化，抑制肿瘤细胞增殖或导致肿瘤细胞死亡的药物均可发挥抗肿瘤作用。

1. 细胞增殖周期　细胞由一次分裂结束到下一次分裂完成的时间称为一个细胞增殖周期（图 47-1）。根据细胞内 DNA 含量的变化，增殖周期可分为 4 期：① DNA 合成前期（G_1 期），分裂的子细胞继续增大成长，为 DNA 的合成作准备。② DNA 合成期（S 期），进行 DNA 复制，同时合成 RNA 和蛋白质。③ DNA 合成后期（G_2 期），DNA 合成停止，继续合成 RNA 和蛋白质，为细胞分裂做准备。④ 有丝分裂期（M 期），经过此期，细胞分裂为 2 个子细胞。一部分进入新的增殖周期，另一部分可进入静止期（G_0 期）。

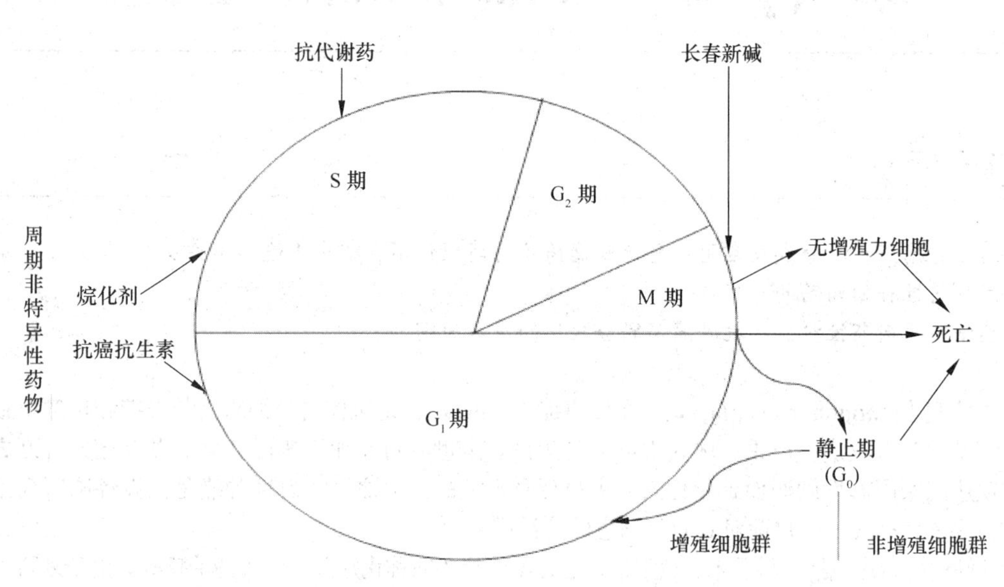

图 47-1　细胞增殖周期及药物对细胞周期的作用

2. *肿瘤细胞增殖群*　肿瘤组织主要由增殖细胞群、非增殖细胞群和无增殖力细胞群组成。

增殖细胞群指不断按指数分裂增殖的细胞，其在肿瘤全部细胞群的比例称为**生长比率**（**growth fraction，GF**）。增长迅速的肿瘤如急性白血病 GF 值较大，接近 1，对药物最敏感，药物疗效也好；增长慢的肿瘤如多数实体瘤，GF 值较小，为 0.01～0.5，对药物敏感性低，疗效较差。同一种肿瘤早期的 GF 值较大，药物的疗效也较好。

非增殖细胞群主要是静止期细胞（G_0），有潜在增殖能力，但暂不进行分裂。当增殖周期中的细胞被药物大量杀灭后，G_0 期细胞可进入增殖周期，成为肿瘤复发的根源。G_0 期细胞对药物敏感性低，是肿瘤化疗中的主要障碍。

无增殖力细胞群不进行分裂，通过分化、衰老，最后死亡。

作用于细胞增殖周期的药物具有细胞毒作用，能抑制或杀灭处于增殖周期各时相的细胞，甚至包括 G_0 期的细胞，属于细胞周期非特异性药（如烷化剂、铂类配合物、抗肿瘤抗生素等），对恶性肿瘤细胞的作用往往较强，能迅速杀死肿瘤细胞，且呈剂量依赖性。而仅对细胞增殖周期中的某一期有较强的作用，属于细胞周期特异性药物（如抗代谢药物、长春碱类等），作用往往较弱，且达到一定剂量后即使再增加剂量，作用也不再增强，并呈时间依赖性。

（二）细胞生化机制

通过抑制肿瘤细胞核酸合成、阻止 DNA 复制及 RNA 合成、影响蛋白质合成等抑制或杀灭肿瘤细胞（图 47-2）。

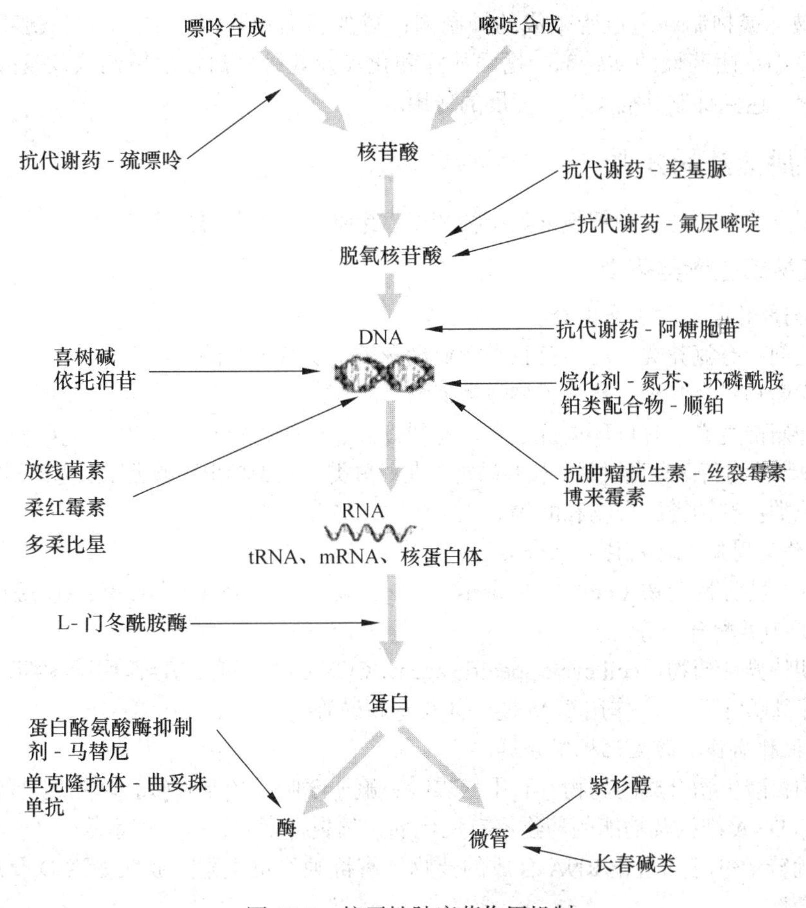

图 47-2　抗恶性肿瘤药作用机制

1. 干扰核酸生物合成　药物通过：① 阻止嘧啶类核苷酸形成，如 5- 氟尿嘧啶（胸苷酸合成酶抑制剂）等。② 阻止嘌呤类核苷酸形成，如 6- 巯嘌呤（嘌呤核苷酸互变抑制剂）等。③ 抑制二氢叶酸还原酶，使二氢叶酸不能还原成四氢叶酸，致 DNA 合成障碍，如甲氨蝶呤等。④ 抑制 DNA 多聚酶，如阿糖胞苷等。⑤ 抑制核苷酸还原酶，如羟基脲等，阻止胞苷酸转变为脱氧胞苷酸，抑制 DNA 合成，从而影响肿瘤细胞的分裂繁殖。

2. 破坏 DNA 结构和功能　药物主要破坏 DNA 结构或抑制拓扑异构酶活性，影响 DNA 复制和修复功能。如烷化剂、某些抗癌抗生素与核酸碱基形成共价键，使 DNA 链内或链间交叉联结，导致 DNA 链断裂，抑制 DNA 复制。喜树碱类和鬼臼毒素等以拓扑异构酶为靶点，引起 DNA 双链或单链断裂。

3. 干扰转录过程和阻止 RNA 合成　放线菌素 D、柔红霉素、阿霉素等能嵌入 DNA 碱基对之间，与 DNA 结合成复合物，干扰转录过程，阻止 mRNA 的形成。

4. 干扰蛋白质合成与功能　药物可通过干扰蛋白质的合成与功能，阻止肿瘤细胞的分裂繁殖。表现为：① 干扰微管蛋白聚合功能，如长春碱等。② 干扰核蛋白体的功能，如三尖杉酯碱。③ 影响氨基酸供应，如 L- 门冬酰胺酶。

5. 其他　针对肿瘤分子病理过程的关键基因和调控分子等为靶点的药物，如肾上腺皮质激素、雄激素、雌激素或其拮抗药；通过影响体内激素平衡抑制某些激素依赖性肿瘤；如针对某些与增殖相关受体的单克隆抗体；以细胞信号转导分子为靶点的蛋白酪氨酸激酶抑制剂、MAPK 信号转导通路抑制剂和细胞周期调控剂；促进恶性肿瘤细胞成熟分化的诱导剂；促进肿瘤细胞凋亡的诱导剂；破坏或抑制新生血管生成的抑制剂；减少癌细胞脱落、黏附和基底膜降解的抗转移药；针对肿瘤细胞耐药性的逆转剂；增强放疗和化疗疗效肿瘤治疗增敏剂以及基因治疗药物等。通过综合治疗，达到抑制肿瘤发生、发展的作用。

二、抗恶性肿瘤药的分类

按其作用方式可分为直接细胞毒类药物和非直接细胞毒类药物两类。

（一）直接细胞毒类药物

1. 根据药物化学结构和来源分类

（1）烷化剂：有氮芥类、乙烯亚胺类、亚硝脲类、甲烷磺酸酯类等。

（2）抗代谢物：有叶酸、嘧啶、嘌呤类似物等。

（3）抗肿瘤抗生素：有蒽环类抗生素、丝裂霉素、博来霉素类、放线菌素类等。

（4）抗肿瘤植物药：有喜树碱、长春碱类、紫杉醇类、三尖杉生物碱类以及鬼臼毒素衍生物等。

（5）其他类：有铂类配合物和酶等。

2. 根据作用周期或时相特异性分类

（1）周期非特异性药物（cell cycle non-specific agent，CCNSA）主要有：① 烷化剂；② 抗肿瘤抗生素；③ 铂类配合物等。

（2）周期特异性药物（cell cycle specific agent，CCSA）主要有：① 作用于 S 期，如甲氨蝶呤、氟尿嘧啶、巯基嘌呤等；② 作用于 M 期，如长春新碱等。

3. 根据抗肿瘤作用的生化机制分类

（1）影响核酸生物合成的药物：有甲氨蝶呤、氟尿嘧啶、巯基嘌呤、阿糖胞苷等。

（2）破坏 DNA 结构及功能的药物：有烷化剂、丝裂霉素 C、博来霉素等。

（3）干扰转录过程和阻止 RNA 合成的药物：有抗肿瘤抗生素、放线菌素 D 及蒽环类的柔红霉素、阿霉素等。

（4）影响蛋白质合成与功能的药物：有长春碱类和鬼臼毒素类、三尖杉酯碱、L- 门冬酰胺酶。

（二）非直接细胞毒类药物

1. 激素类抗肿瘤药　有肾上腺皮质激素类、雌激素、雄激素及其拮抗物。

2. 分子靶向抗肿瘤药

（1）干扰细胞信号转导药物：① 蛋白酪氨酸激酶抑制剂：包括表皮生长因子（EGFR）抑制剂吉非替尼、厄洛替尼，多靶点抑制剂甲磺酸伊马替尼、索拉非尼等；② 哺乳动物雷帕霉素靶蛋白（mTOR）抑制剂：坦西莫司。

（2）泛素化 - 蛋白酶体抑制剂：硼替佐米。

（3）表观遗传修饰抑制剂：① DNA 甲基转移酶（DNMT）抑制剂，地西他滨；② 组蛋白去乙酰化酶（HDAC）抑制剂：伏立诺地。

（4）抗体药物：① 抗 EGFR 单抗：西妥昔单抗；② 抗原癌基因人类表皮生长因子受体 2（HER2）单抗：曲妥珠单抗；③ 抗血管内皮细胞生长因子（VEGF）抗体：贝伐珠单抗；④ 抗白细胞分化抗原（CD）抗体：利妥昔单抗（抗 CD20）、依帕珠单抗（抗 CD22）、林妥珠单抗（抗 CD33）、阿仑珠单抗（抗 CD52）。

3. 其他抗肿瘤药　如肿瘤分化诱导剂、肿瘤凋亡分化诱导剂等。

三、抗恶性肿瘤药的耐药性及机制

耐药性指肿瘤细胞在化疗过程中对抗肿瘤药物不敏感的现象，是肿瘤化疗亟须解决的问题，可分为天然耐药性和获得性耐药性。有些肿瘤细胞一开始对抗肿瘤药就具有耐药性，称为**天然耐药性（natural resistance）**，如处于非增殖的 G_0 期肿瘤细胞对多数抗肿瘤药物不敏感。亦有一些肿瘤细胞在经过一段时间治疗后，对原来敏感的药物产生不敏感现象，称为**获得性耐药性（acquired resistance）**。一般来说，对一种抗肿瘤药物产生耐药性后，对非同类型药物仍敏感。但有一些肿瘤细胞在接触一种抗肿瘤药物后，对多种结构不同、作用机制各异的非同类抗肿瘤药物均产生耐药性，即**多药耐药性（multidrug resistance，MDR）**。MDR 药物具有以下共同特征：一般为亲脂性药物，相对分子质量在 300000～900000 之间；药物通过被动扩散进入细胞；药物在耐药细胞中的积聚量较敏感细胞少，导致细胞内的药物浓度不足以产生细胞毒作用；耐药细胞的胞膜上多产生一种称为 **P- 糖蛋白（P-glycoprotein，P-gp）**的跨膜蛋白。MDR 药物多为天然来源的抗肿瘤药，如长春碱类、紫杉醇类、丝裂霉素和放线菌素 D 等。

不同药物的耐药机制不同，同一种药物也可能存在多种耐药机制。遗传学研究表明，肿瘤细胞在增殖过程中具有较为固定的突变率，每次突变均可导致耐药性瘤株的出现。因此，肿瘤细胞分裂次数越多，耐药瘤株出现的几率也越大。此外，肿瘤干细胞学说认为耐药性是肿瘤干细胞的特征之一，肿瘤干细胞的存在也是导致肿瘤化疗失败的主要原因。

MDR 的分子机制可能有多个方面：如多药耐药基因（mdr-1）以及由其编码的 P- 糖蛋白，利用 ATP 的能量将多种异物分子包括药物排出体外，降低细胞内药物浓度；此外，**多药耐药性相关蛋白（multidrug resistance associated protein，MRP）**、凋亡调控基因、谷胱甘肽 S 转移酶、蛋白激酶 C 和拓扑异构酶Ⅱ所引起药物的活化障碍、靶酶质和量的改变、药物入胞后产生新的代谢途径、分解酶的增加、修复机制增加、DNA 链间或链内交联减少等，通过这些改变，肿瘤细胞可保护自身免受抗肿瘤药物的破坏。由于各细胞信号转导通路存在复杂的交互作用和代偿机制，肿瘤细胞对分子靶向药物所产生的耐药性仍然是目前肿瘤治疗所面临的难题。

四、抗肿瘤药物的不良反应

细胞毒类抗肿瘤药对肿瘤细胞和正常的细胞选择性低，在损伤肿瘤细胞的同时，对正常的组织细胞也产生一定程度的损伤，在治疗中常出现不同程度的副作用和毒性反应。

（一）近期毒性反应

1. 共有毒性反应

（1）骨髓抑制：除激素类、博来霉素和 L- 门冬酰胺酶外，大多数抗肿瘤药物均有不同程度的骨髓抑制。抗肿瘤药物对外周血细胞数减少的程度取决于细胞的寿命，寿命短的外周血细胞数量容易减少。通常先出现白细胞减少，继之出现血小板降低，甚至粒细胞、红细胞及全血细胞减少。一旦发生骨髓抑制，应立即停药或换用骨髓抑制较轻的长春新碱、博来霉素等。

（2）消化道毒性：最常见恶心和呕吐。药物除了可直接刺激胃肠道外，也可作用于延脑呕吐中枢以及刺激催吐化学感受器引起呕吐。另外，因药物损害增殖活跃的消化道黏膜组织，容易引起口腔炎、口腔溃疡、舌炎、食管炎等。

（3）脱发：正常人头发中 85%～90% 的生发细胞处于活跃生长期，因此多数抗恶性肿瘤药物都能引起不同程度的脱发。在化疗时给患者戴上冰帽，使头皮冷却，局部血管收缩，减少药物到达毛囊可减轻脱发，停止化疗后头发仍可再生。

2. 特有的毒性反应

（1）心、肺、肝等重要器官及神经系统的毒性反应：阿霉素常致心脏毒性，引起心肌退行性病变和心肌间质性水肿；博来霉素大剂量长期应用可引起肺纤维化；L- 门冬酰胺酶、放线菌素 D 及环磷酰胺等可引起肝损害；L- 门冬酰胺酶、顺铂可致肾小管坏死，引起蛋白尿、血尿等；大剂量环磷酰胺可致膀胱炎；长春碱类、顺铂有神经毒性等。

（2）过敏反应：多肽类或蛋白质类抗肿瘤药如 L- 门冬酰胺酶、博来霉素静脉注射易引起过敏反应。

（二）远期毒性反应

1. 致突变、致癌及免疫抑制　烷化剂等抗恶性肿瘤药物具有致突变性、致癌性及免疫抑制作用。所以，部分化疗后的患者可发生与化疗相关的第二原发恶性肿瘤。

2. 致不育和致畸　烷化剂等抗恶性肿瘤药可影响生殖内分泌系统功能，干扰生殖细胞的产生而引起不育和致畸。男性患者睾丸生殖细胞的数量明显减少；女性患者则产生暂时性卵巢功能障碍，如闭经，孕妇可致流产或畸胎。

第 2 节　细胞毒类抗恶性肿瘤药

一、影响核苷酸生物合成的药物

影响核苷酸生物合成的药物又称为抗代谢药，其化学结构大多与细胞生长增殖所必需的代谢物质如叶酸、嘌呤、嘧啶等类似，能竞争性地与酶结合，以伪代谢产物的形式干扰核酸中嘌呤、嘧啶及其前体物质的代谢，也可以与核酸结合取代相应的正常核苷酸，从而干扰 DNA 的正常生物合成，阻止肿瘤细胞的分裂增殖。本类药物主要作用于 S 期，是细胞周期特异性药物。

（一）叶酸拮抗药

甲 氨 蝶 呤

甲氨蝶呤（methotrexate，MTX）又称氨甲蝶呤（amethopterin），结构与叶酸相似，是二氢叶酸还原酶抑制剂。

【体内过程】

MTX 口服吸收良好，但食物可影响其吸收。1 小时血浓度达峰值，与血浆蛋白结合率为 50%，不易通过血脑屏障。$t_{1/2}$ 约 2 小时，50%～90% 在用药后 24 小时内以原形由尿排出，少量可通过胆道从粪便排泄。

【药理作用】

MTX 对二氢叶酸还原酶的结合力比叶酸大 106 倍，具有强大而持久的抑制作用。与酶结合后，使二氢叶酸（FH_2）不能变成四氢叶酸（FH_4），以至于 5，10- 甲酰四氢叶酸产生不足，导致脱氧胸苷酸（dTMP）合成受阻，DNA 合成受到抑制。MTX 也能通过阻止嘌呤核苷酸合成，而干扰蛋白质合成。

【临床应用】

用于治疗儿童急性白血病，常与长春新碱、泼尼松、巯嘌呤合用，90% 患者可完全缓解。与氟尿嘧啶、放线菌素 D 合用治疗绒毛膜上皮癌，部分患者可长期缓解。对骨肉瘤、乳腺癌以及睾丸肿瘤等也有效。

【不良反应】

主要表现为消化道反应和骨髓毒性。长期应用可致肝、肾损害，故肝、肾功能不全者禁用；妊娠早期应用可致畸胎、死胎，故孕妇禁用。甲酰四氢叶酸能拮抗 MTX 治疗中的毒性反应，现主张先用大剂量 MTX，以后再用甲酰四氢叶酸作为救援剂，保护骨髓细胞。

（二）胸苷酸合成酶抑制剂

氟尿嘧啶

氟尿嘧啶（fluorouracil，5- 氟尿嘧啶，5-FU）是尿嘧啶的衍生物。

【体内过程】

5-FU 口服吸收不规则，生物利用度低，通常需静脉给药。静脉注射后迅速分布至全身各处，在肝和肿瘤组织中浓度高，也可通过血脑屏障。主要在肝代谢灭活，代谢产物 CO_2 和尿素经肺和尿液排出。

【药理作用】

5-FU 为嘧啶拮抗药，在细胞内转变为 5- 氟尿嘧啶脱氧核苷酸（5F-dUMP），竞争性抑制脱氧胸苷酸合成酶，阻止脱氧尿苷酸（dUMP）甲基化为脱氧胸苷酸（dTMP），从而干扰 DNA 的合成。5-FU 在体内还可转化为 5- 氟尿嘧啶核苷，作为伪代谢产物掺入 RNA 中而干扰蛋白质的合成，因此对其他各期细胞也有作用。

【临床应用】

5-FU 抗癌谱较广，对多种肿瘤有效，是治疗消化道肿瘤如食管癌、胃癌、结肠癌、直肠癌、肝癌、胰腺癌等的主要药物，也常用于治疗乳腺癌、卵巢癌、宫颈癌、绒毛膜上皮癌、膀胱癌等。局部涂抹对皮肤癌、外阴白斑有一定疗效。

【不良反应】

主要是胃肠道毒性和骨髓抑制，严重者因血性腹泻而致死，少数患者可出现黄疸、肝功能损害及神经系统反应如小脑变性、共济失调。亦有皮疹、色素沉着等。偶见高尿酸血症。

（三）嘌呤核苷酸互变抑制剂

巯 嘌 呤

巯嘌呤（mercaptopurine，6- 巯嘌呤，6-MP）是腺嘌呤的衍生物。

【体内过程】

6-MP 口服吸收不完全，在肝有首关消除，生物利用度为 5%～37%，个体差异较大。与血浆蛋白结合率约 20%，广泛分布于体液内，仅有少量能进入脑脊液。在体内代谢为 6- 硫尿酸，由尿液排出体外，$t_{1/2}$ 约为 1.5 小时。

【药理作用】

6-MP 在体内经过酶的催化变成硫代肌苷酸，阻止肌苷酸转变为腺嘌呤核苷酸及鸟嘌呤核苷酸，阻碍 DNA 与 RNA 合成，对 S 期细胞作用最为显著，对 G_1 期也有延缓作用。

【临床应用】

主要用于治疗儿童急性淋巴性白血病，因起效慢，多作维持用药。大剂量对绒毛上皮癌和恶性葡萄胎有一定疗效，也可作为免疫抑制剂用于肾病综合征、系统性红斑狼疮等自身免疫性疾病和器官移植。

【不良反应】

常见骨髓抑制，可见消化道反应，儿童的发生率较成人低。少数患者可出现黄疸和肝损害。偶见高尿酸血症。妊娠及哺乳期妇女禁用。

（四）核苷酸还原酶抑制药

羟 基 脲

【体内过程】

羟基脲（hydroxycarbamide，HU）口服吸收良好，无论口服还是静脉注射均在 1～2 小时血药浓度达高峰，然后迅速下降。可通过血脑屏障。在肝代谢成尿素，经肾排出。$t_{1/2}$ 为 1.5～5 小时。

【药理作用】

HU 能抑制核苷酸还原酶，阻止胞苷酸转变为脱氧胞苷酸，从而抑制 DNA 的合成。能选择性作用于 S 期细胞。

【临床应用】

主要用于慢性粒细胞性白血病，对转移性黑色瘤有暂时缓解作用，也可用于肾癌、头颈部肿瘤及卵巢癌。因 HU 可使肿瘤细胞集中于 G_1 期，故常作为同步化疗药物以提高肿瘤对化疗药物的敏感性。

【不良反应】

主要为骨髓抑制，亦有消化道反应、致畸等，妊娠妇女禁用，肾功能不全者慎用。

（五）其他抗代谢药物的作用及特点（表 47-1）

表 47-1 其他抗代谢药的作用及特点

药物	药理作用	临床应用	不良反应
阿糖胞苷（cytarabine，Ara-C）	在体内生成二磷酸胞苷或三磷酸胞苷，影响 DNA 的合成与复制	急性非淋巴细胞性白血病的首选药物，也用于慢性粒细胞性白血病和头颈部癌	骨髓抑制和胃肠道反应明显，静脉注射可致静脉炎，对肝功能有损伤
安西他滨（ancitabine）	与阿糖胞苷抗肿瘤作用机制相似，还可抑制单纯疱疹病毒	急性白血病、单纯疱疹性角膜炎、实体瘤	胃肠道反应和骨髓抑制，用量过大可出现腮腺痛、流涎
吉西他滨（gemcitabine）	主要代谢物掺入 DNA，抑制核苷酸还原酶，还能抑制脱氧胞嘧啶脱氨酶，有自我增效的作用	非小细胞癌、晚期膀胱癌、局部晚期或转移性胰腺癌	胃肠道反应和骨髓抑制、过敏反应等
六甲密胺（altretamine）	抑制 FH_2 还原酶，干扰叶酸代谢，抑制 DNA、RNA 和蛋白质的合成	卵巢癌、小细胞肺癌、恶性淋巴瘤和子宫内膜癌的联合化疗	严重恶心呕吐反应，有轻至中度的骨髓抑制，长期服用有中枢或周围神经毒
6- 硫鸟嘌呤（6-thioguanine，6-TG）	与 6-MP 作用相似	急性白血病，与 Ara-C 合用对急性粒细胞或单核细胞白血病疗效较好	骨髓抑制和胃肠道反应

二、直接影响 DNA 结构与功能的药物

（一）烷化剂

烷化剂又称烃化剂，其所含的烷基能与细胞中 DNA、RNA 或蛋白质中的亲核基团（如氨基、羟基和磷酸基等）发生烷化作用，形成交叉联结或引起脱嘌呤，导致 DNA 链断裂，碱基配对错码，DNA 结构与功能损伤，严重者可致细胞死亡。

环磷酰胺

【体内过程】

环磷酰胺（cyclophosphamide，CTX）小剂量口服吸收良好，生物利用度可达 97%，1 小时后血药浓度达高峰。分布广泛，在肿瘤组织内、肝中的药物浓度较正常组织高。$t_{1/2}$ 约为 6.5 小时。主要经肝代谢，17%～31% 药物以原形由粪便排出，30% 以活性型由尿液排出。

【药理作用】

环磷酰胺体外无抗肿瘤活性，进入体内后经肝药酶 P_{450} 氧化形成中间产物醛磷酰胺，醛磷酰胺在肿瘤细胞内进一步分解成具有强大烷化作用的磷酰胺氮芥，与 DNA 发生交叉联结，破坏其结构与功能，抑制 DNA 合成。是细胞周期非特异性药物，可杀伤各期细胞，抑制肿瘤细胞的生长繁殖。因对淋巴细胞有明显的抑制作用，可用作免疫抑制剂。

【临床应用】

抗瘤谱广，为目前广泛应用的烷化剂之一，对恶性淋巴瘤疗效显著，对急性淋巴细胞性白血病、慢性粒细胞性白血病、肺癌、睾丸癌、卵巢癌、乳腺癌、多发性骨髓瘤等均有一定疗效，可用于治疗自身免疫性疾病如系统性红斑狼疮、类风湿关节炎等，也可用于器官移植。

【不良反应】

环磷酰胺有胃肠道反应，但较轻，骨髓抑制作用明显，膀胱炎是环磷酰胺比较特殊的不良反应，偶见脱发、肝功能损害、皮肤色素沉着、月经不调等，亦有致癌、致畸、致突变作用。用药期间宜补充足量液体和碱化尿液，与巯乙基磺酸钠可减轻其毒性反应。

其他烷化剂的特点见表 47-2。

表 47-2 其他烷化剂的作用特点

药物	药理作用	临床应用	不良反应
氮芥（chlomethine，HN_2）	与鸟嘌呤第 7 位氮共价结合，导致 DNA 双链或 DNA 的同链内不同碱基发生交叉联结	恶性淋巴瘤、霍奇金病、卵巢癌、乳腺癌、前列腺癌、绒癌、精原细胞瘤等	骨髓抑制、胃肠道反应、脱发、黄疸、月经失调、耳鸣、听力丧失、男性不育及药疹等
苯丁酸氮芥（chlorambucil）	氮芥类衍生物，在体内形成不稳定的亚乙基亚胺而产生细胞毒作用，可选择性地作用于淋巴组织，对 M 期和 G_1 期细胞作用强	慢性淋巴细胞性白血病、淋巴肉瘤、卵巢癌、乳腺癌等	胃肠道反应较轻，肝毒性、皮炎较少见，长期服用易产生继发性肿瘤、间质性肺炎
异环磷酰胺（ifosfamide）	CTX 的同分异构体，其抗肿瘤活性与 CTX 相似，但作用较 CTX 强，毒性较小	肺癌、卵巢癌、乳腺癌、子宫内膜癌、睾丸癌等	骨髓抑制和泌尿系统反应
白消安（busulfan，马利兰，myleran）	在体内解离后起烷化作用，低剂量可明显抑制骨髓粒细胞的生成，大剂量时抑制红细胞和血小板	慢性粒细胞白血病、原发性血小板增多症、真性红细胞增多症	骨髓抑制和消化道反应。久用可致闭经或睾丸萎缩、肺纤维化等
噻替派（thiotepa）	所含的三个乙撑亚胺基与细胞内 DNA 碱基结合，影响肿瘤细胞分裂	卵巢癌、乳腺癌、肝癌和恶性黑色素瘤等	骨髓抑制
卡莫司汀（carmustine）	在体内形成异制氰酸盐和重氮氢氧化物，前者抑制 DNA 聚合酶，从而抑制 DNA 的修复和 RNA 合成	脑瘤和恶性肿瘤脑转移，对霍奇金病疗效明显	胃肠道反应与骨髓抑制，另外有肺纤维化，肝、肾损害以及血管刺激性
达卡巴嗪（dacarbazine）	有烷化作用；同时又能变成一种与嘌呤生物合成的中间产物相似的物质，可能干扰嘌呤的生物合成	恶性黑色素瘤、软组织肿瘤和恶性淋巴瘤	胃肠疲乏反应较常见，骨髓抑制为轻到中度
美法仑（melphalan）	直接与 DNA 结合，致细胞死亡	多发性骨髓瘤、晚期卵巢癌、晚期乳腺癌、真性红细胞增多症	骨髓抑制、肝功能异常、间质性肺炎等
硝卡芥（nitrocaphane）	抑制 DNA 和 RNA 的合成，对 DNA 的合成抑制更为显著	肺癌、恶性淋巴瘤、头颈部癌、子宫颈癌等	骨髓抑制和胃肠道反应

（二）铂类配合物

顺铂（cisplatin, DDP）是第一代铂类配合物。卡铂（carboplatin, CBP）为第二代铂类配合物，奥沙利铂（oxaliplatin）为第三代铂类配合物，其理化性质、作用机制与顺铂相似，但抗肿瘤活性更强，毒性较低。

顺铂

【体内过程】

顺铂口服无效，静脉注射后主要分布于肝、肾及膀胱。血浆蛋白结合率约为90%，不易通过血脑屏障。消除缓慢，主要以原形经肾排泄，用药后5天仅有约43%的药物排出。

【药理作用】

进入人体后，先将所含氯解离，然后在DNA分子中鸟嘌呤的6位和7位之间形成交叉联结，或与腺嘌呤和胞嘧啶形成DNA单链内两点的交叉联结，也可形成双链间的交叉联结，从而破坏DNA的结构和功能。对RNA和蛋白质合成的抑制作用较弱。属于细胞周期非特异性药物。

【临床应用】

抗瘤谱广，对多种实体肿瘤如睾丸癌、鳞状细胞癌、卵巢癌、膀胱癌、前列腺癌等均有效。作用强，与多种抗肿瘤药有协同作用，且无交叉耐药性，为当前化疗药中最常用的药物之一。

【不良反应】

主要有消化道反应、骨髓抑制、周围神经炎、耳毒性，大剂量或连续用药可导致严重的肾毒性。

（三）抗肿瘤抗生素类

丝裂霉素

【体内过程】

丝裂霉素（mitomycin C，MMC）口服吸收不规则，须静脉给药。给药后迅速进入细胞内，在肌肉、心脏、肺、肾组织中浓度较高。主要经肝代谢，35%的药物由尿液排出。

【药理作用】

丝裂霉素具有苯醌、乙酰亚胺基及氨甲酰三个活性基团，能与DNA链形成交联，抑制DNA复制，也可使部分DNA链断裂。对RNA也有抑制作用，属细胞周期非特异性药物，但对增殖和静止期细胞选择性不高。

【临床应用】

抗瘤谱广，可用于各种实体肿瘤如胃癌、结肠癌、肝癌、胰腺癌、非小细胞肺癌、乳腺癌和慢性粒细胞性白血病等的治疗。

【不良反应】

主要有骨髓抑制，其次为胃肠道反应，偶见心、肝、肾等毒性。

其他抗肿瘤抗生素的作用特点见表47-3。

表47-3　其他抗肿瘤抗生素的作用特点

药物	药理作用	临床应用	不良反应
博来霉素（bleomycin，BLM）	使DNA单链或双链断裂，阻止DNA复制，干扰细胞分裂繁殖	鳞状上皮癌、淋巴瘤，对睾丸或卵巢生殖细胞肿瘤效果良好	肺纤维化或间质性肺炎，骨髓抑制较轻。有发热、脱发、皮肤色素沉着、角质化等
平阳霉素（pingyangmycin A5）	与博来霉素相同	头颈部鳞癌、皮肤癌、乳腺癌等各种癌症，以及坏死性肉芽肿等	肺毒性相对较低，有发热、胃肠道反应、脱发、口腔炎等

（四）拓扑异构酶抑制剂

喜树碱类

喜树碱类包括喜树碱（camptothecin，CPT）和羟喜树碱（hydroxy camptothecin，HCPT），后者毒性较低。

【药理作用】

喜树碱类药物能特异性抑制 DNA 拓扑异构酶 I 的活性，干扰 DNA 结构与功能。属细胞周期非特异性药物，对 S 期的作用强于 G_1 和 G_2 期。

【临床应用】

对胃癌、绒毛膜上皮癌、恶性葡萄胎、急性和慢性粒细胞性白血病等有一定疗效，对大肠癌、膀胱癌、肝癌亦有一定疗效。

【不良反应】

主要有泌尿道刺激症状，如尿频、尿急、血尿等，以及消化道反应、骨髓抑制及脱发等。

其他拓扑异构酶抑制剂的作用特点见表 47-4。

表 47-4 其他拓扑异构酶抑制剂的作用特点

药物	药理作用	临床应用	不良反应
伊立替康（irinotecan，CPT11）	抑制拓扑异构酶 I，特异性作用于 S 期	主要治疗晚期直肠癌	骨髓抑制和迟发性腹泻
拓扑替康（topotecan）	作用机制同伊立替康，特异性作用于 S 期细胞	用于小细胞肺癌，以及晚期转移性卵巢癌经一线药物化疗失败者	血液及消化系统毒性
依托泊苷（etoposide）	干扰拓扑异构酶 II，致 DNA 链断裂	对肺癌及睾丸癌有良好效果，也用于恶性淋巴瘤的治疗	骨髓抑制以及消化道反应
替尼泊苷（teniposide）	同 VP-16，作用强度为 VP-16 的 5～10 倍，与 VP-16 有交叉耐药性	对急性白血病、恶性淋巴瘤、膀胱癌，特别是脑实体瘤疗效较好	胃肠道反应、骨髓抑制、输液过快可致过敏反应
氨萘非特（amonafide）	DNA 拓扑异构酶 II 抑制剂	对小细胞肺癌疗效较好	骨髓抑制、消化道反应、静脉炎、脱发等

三、干扰转录过程和阻止 RNA 合成的药物

（一）放线菌素

放线菌素 D

【体内过程】

放线菌素 D（dactinomycin，DACT）口服吸收差，静脉注射后迅速分布到组织内，在肝和肾中浓度较高，不易通过血脑屏障，主要在细胞核内聚集。消除较慢，$t_{1/2}$ 约为 36 小时，大部分由胆汁排泄，少量从尿中排出。

【药理作用】

放线菌素 D 能嵌入 DNA 双螺旋中相邻的鸟嘌呤和胞嘧啶（G-C）碱基对之间，与 DNA 结合成复合体，阻碍 RNA 多聚酶对 DNA 的转录，阻止 RNA 特别是 mRNA 的合成，也可通过游离基中介或通过影响 II 型拓扑异构酶的作用，引起 DNA 单链断裂。属细胞周期非特异性药物，对 G_1 期作用较强，且可阻止 G_1 期向 S 期的转变。

【临床应用】

抗瘤谱较窄，对恶性葡萄胎、绒毛膜上皮癌、霍奇金病、淋巴瘤、肾母细胞瘤疗效较好，对骨肉瘤、软组织肉瘤和其他肉瘤也有疗效。

【不良反应】

主要有骨髓抑制和消化道反应，还可致脱发、皮炎、畸胎等。

（二）蒽环类抗生素

多柔比星

【体内过程】

多柔比星（doxorubicin）口服无效，静脉注射后迅速分布到心、肾、肺、肝和脾组织中，且浓度较高。主要在肝内代谢，代谢产物多从胆汁排出，从尿中排出量很少。

【药理作用】

多柔比星能嵌入DNA碱基对之间，并紧密结合到DNA上，阻止RNA转录，也可阻止DNA的复制。属细胞周期非特异性药物，对S期作用较强。

【临床应用】

抗瘤谱广，主要用于对常用抗恶性肿瘤药耐药的急性淋巴细胞白血病或粒细胞白血病，对恶性淋巴瘤可作为交替使用的首选药物，对实体瘤如乳腺癌、卵巢癌、小细胞肺癌、胃癌、肝癌及膀胱癌等有一定疗效。

【不良反应】

最严重的不良反应为心脏毒性，早期可出现各种心律失常，积累量大时导致心肌退行性病变、心肌间质水肿，此外，尚有骨髓抑制、消化道反应和皮肤色素沉着、脱发等。

其他干扰转录过程和阻止RNA合成的药物的作用特点见表47-5。

表47-5 其他干扰转录过程和阻止RNA合成的作用特点

药物	药理作用	临床应用	不良反应
柔红霉素（daunorubicin）	与细胞膜结合，影响与磷脂酰肌醇激活偶联的细胞运输过程。其代谢产物可使氧分子变为超氧阴离子及过氧化氢攻击DNA	儿童急性粒细胞性白血病、神经母细胞瘤、淋巴瘤	毒性大，骨髓抑制发生率高，心肌不可逆损伤较为严重
表柔比星（epirubicin）	是柔比星（ADM）的一个异构体，作用机制同ADM	同ADM	毒性较低，骨髓抑制、心、肝及消化道毒性等为ADM的60%～70%
吡柔比星（pirarubicin）	是ADM的一个异构体，作用机制同ADM	头颈癌、急性白血病、淋巴瘤、泌尿道上皮癌、乳腺癌、卵巢癌、胃癌等	骨髓抑制，心脏毒性低于ADM
米托蒽醌（mitoxantrone）	细胞周期非特异性广谱抗肿瘤药，与蒽环类药物无完全交叉耐药性	乳腺癌、恶性淋巴瘤、白血病及消化道癌	骨髓抑制，消化道反应，心脏毒性低于ADM，亦有脱发、肝肾功能损伤

四、抑制蛋白质合成与功能的药物

（一）微管蛋白活性抑制药

长 春 碱

长春碱类药物包括长春碱（vinblastin，VLB）、长春新碱（vincristine）、长春地辛（vindesine）和长春瑞滨（vinorelbine）。

【体内过程】

口服吸收差，静脉注射后迅速分布到体内各组织，肝含量高，难以通过血脑屏障。主要在肝内代谢，通过胆汁排泄，少量从尿液排出。

【药理作用】

与微管蛋白结合，抑制微管聚合，从而阻断纺锤丝形成，使细胞有丝分裂停止于M期，属于细胞周期特异性药物。

【临床应用】

主要用于治疗恶性淋巴瘤、绒毛膜上皮癌和霍奇金病。

【不良反应】

主要为骨髓抑制，也可见脱发、消化道反应、神经毒性、皮炎、静脉炎等。

（二）干扰核蛋白体功能的药物

高三尖杉酯碱

【体内过程】

口服与肌内注射均吸收慢且不完全，故常用静脉注射给药。静脉注射后迅速分布，以肾浓度最高，其次是肝、骨髓、肺、心、胃肠等器官，肌肉和脑组织中浓度最低。主要经肾和胆道排泄。

【药理作用】

能抑制真核细胞蛋白质合成的起始阶段，并使核蛋白体分解，释放出新生肽链，抑制有丝分裂，属于细胞周期非特异性药物。

【临床应用】

治疗急性粒细胞性白血病疗效较好，对急性单核细胞白血病及慢性粒细胞白血病、恶性淋巴瘤、肺癌、绒癌等也有效。

【不良反应】

表现为骨髓抑制、消化道反应、脱发，偶有心脏毒性。

（三）影响氨基酸供应的药物

门冬酰胺酶

【药理作用】

正常细胞有自身合成门冬酰胺的功能，而肿瘤细胞则无此功能。若门冬酰胺受缺失时，肿瘤细胞既不能从血中获得足够的门冬酰胺，也不能自身合成门冬酰胺，故出现蛋白合成受阻，细胞不能生长。门冬酰胺酶能水解患者血清中的门冬酰胺，使肿瘤细胞缺乏门冬酰胺供应，阻断其蛋白质合成，抑制细胞生长，导致细胞死亡。

【临床应用】

主要用于急性淋巴细胞白血病，对急性单核细胞性白血病、恶性淋巴瘤也有一定的疗效，常与甲氨蝶呤、多柔比星、长春新碱或泼尼松合用。

【不良反应】

有胃肠道反应，较轻微，另外还有精神及神经毒性、肝毒性及过敏反应等。

其他抑制蛋白质合成与功能的药物的作用特点见表 47-6。

表 47-6　其他抑制蛋白质合成与功能的药物的作用特点

药物	药理作用	临床应用	不良反应
长春新碱（vincristin，VCR）	同长春碱	急慢性白血病、恶性淋巴瘤，也可用于乳腺癌、支气管肺癌等	神经毒性较重
长春地辛（vindesine，VDS）	抑制细胞内微管蛋白聚合，阻止增殖细胞有丝分裂中的纺锤体的形成，使细胞分裂停于有丝分裂中期	非小细胞肺癌、小细胞肺癌、恶性淋巴瘤、乳腺癌、食管癌及恶性黑色素瘤	骨髓抑制、胃肠道反应、神经毒性、生殖毒性和致畸作用
长春瑞滨（vinorelbine）	选择性地作用于有丝分裂的微管，抑制微管蛋白聚合，并使分裂期微管崩解	非小细胞肺癌、转移性乳腺癌以及难治性淋巴瘤、卵巢癌等	神经毒性更低，亦有骨髓抑制、胃肠道反应、脱发等

续表

药物	药理作用	临床应用	不良反应
紫杉醇（paclitaxel，taxol，PTX）	可使微管和微管蛋白二聚体两者之间失去平衡，阻止解聚，导致纺锤体和纺锤丝不能形成	卵巢癌、乳腺癌、其他部位的实体瘤和白血病	严重的急性过敏反应、骨髓抑制、神经系统毒性、心脏毒性等
紫杉特尔（taxotere）	对多种癌细胞株活性强于PTX，对微管解聚的抑制作用是PTX的2倍	抗铂卵巢癌、乳腺癌、头颈癌、非小细胞肺癌、黑色素瘤等	骨髓抑制、神经系统毒性、心脏毒性、胃肠道反应

第3节 非细胞毒类抗恶性肿瘤药

一、调节体内激素平衡的药物

某些肿瘤如乳腺癌、前列腺癌、甲状腺癌、宫颈癌、卵巢癌和睾丸肿瘤与相应的激素失调有关。应用某些激素或其拮抗药来改变激素平衡失调状态，可抑制激素依赖性肿瘤的生长。本类药物不能直接消灭癌细胞，多用于晚期癌瘤的姑息治疗，可改善肿瘤患者的生活质量，延长缓解期。但激素作用广泛，选择性低，不良反应较多。

激素类药物的作用特点见表47-7。

表47-7 调节体内激素平衡药物的作用特点

分类	药物	药理作用	临床应用	不良反应
糖皮质激素类	泼尼松 泼尼松龙 地塞米松	促进淋巴细胞解体	急、慢性淋巴细胞白血病，恶性淋巴瘤，霍奇金及非霍奇金淋巴瘤	见第32章
雌激素类药及雌激素受体拮抗药	炔雌醇 炔雌醚 己烯雌酚	对抗雌激素分泌减少，也可对抗雄激素促进前列腺癌生长的作用	前列腺癌，绝经期后7年以上的晚期乳腺癌有内脏或软组织转移者	见第35章
	他莫昔芬	与雌激素竞争性结合雌激素受体	雌激素受体/孕激素受体阳性女性乳腺癌，也可用于卵巢癌、子宫内膜癌和子宫内膜异位症的治疗	生殖系统反应、胃肠道反应
雄激素类药及雄激素受体拮抗药	甲睾酮 丙酸睾酮 氟羟甲睾酮	抑制腺垂体分泌促卵泡激素，使卵巢分泌雌激素减少，对抗雌激素作用	对晚期乳腺癌，尤其是骨转移者疗效较佳	女性男性化表现、水、钠潴留，水肿
	氟他胺	阻断双氢睾酮与雄激素受体结合，抑制靶组织摄取睾酮，抗雄激素作用	未经治疗或对激素控制疗法无效或失效的晚期前列腺癌患者	男子乳房发育、厌食、呕吐、失眠、暂时性肝功能异常和肝炎、头痛等
孕激素类		抑制垂体催乳素或促进卵泡素的分泌	乳腺癌、子宫内膜癌、前列腺癌、肾癌，改善晚期肿瘤患者的恶病质	孕酮类反应、肾上腺皮质功能亢进症、凝血功能异常、肝损伤
促性腺激素释放激素类	舍瑞林 曲普瑞林 亮丙瑞林	负反馈抑制促性腺激素释放激素的生成和释放，降低促黄体生成素和促卵泡激素水平，减少雌二醇和睾酮合成	绝经前及围绝经期晚期乳腺癌、前列腺癌	
芳香化酶抑制剂	氨鲁米特 福美司坦 普洛美坦 阿纳曲唑 依美西坦	抑制芳香化酶的活性，阻断卵巢以外的组织雄烯二酮类及睾酮类经芳香化作用转化为雌激素	乳腺癌	影响肾上腺皮质激素代谢

二、分子靶向治疗药物

分子靶向治疗以肿瘤细胞的特性改变为作用靶点，在发挥更强抗肿瘤活性的同时，减少对正常细胞的毒副作用，这种有的放矢的治疗方法为肿瘤的治疗指明了新的方向。分子靶向药物具有高效、低毒、特异性强的特点。

（一）干扰细胞信号转导药物

1. 蛋白酪氨酸激酶（protein tyrosine kinas，PTKs）抑制药　蛋白酪氨酸激酶是一类具有酪氨酸激酶活性的蛋白质，能催化三磷酸腺苷（ATP）上的磷酸基转移到许多重要蛋白的酪氨酸残基上，使其发生磷酸化。PTKs调节着细胞的生长、分化与死亡等一系列生理生化过程。超过50%的原癌基因和癌基因产物都具有PTKs活性，其异常表达可导致细胞增殖调节发生紊乱，进而导致肿瘤的发生。此外，PTKs的异常表达还与肿瘤的侵袭与转移、肿瘤新生血管的生成、肿瘤的化疗抗性有密切的关系。

PTKs分为**受体型（receptor tyrosine kinase，RTK）**和非受体型，多数为受体型。根据胞外配体结合区亚单位结构的不同，可将RTK分成不同的亚类。包括表皮生长因子受体（EGFR）、人表皮生长因子受体2（HER2/Neu）、人表皮生长因子受体3（HER3）、胰岛素受体、胰岛素样生长因子-1（IGF-1）、血小板衍化生长因子受体（PDGFR）、集落刺激因子受体-1（CSF-1）、成纤维细胞生长因子受体（FGFR）等。

酪氨酸激酶抑制剂（TKIs）主要通过抑制肿瘤细胞的损伤修复、使细胞分裂阻滞在G_1期、诱导和维持细胞凋亡、抗新生血管形成等途径取得抗肿瘤效果。

伊马替尼

伊马替尼（imatinib）是一种特异性很强的酪氨酸激酶抑制药。

【体内过程】

口服吸收迅速，生物利用度高，不受食物和年龄的影响。与血浆蛋白结合率高，约为96%。81%的伊马替尼或其代谢产物在给药7天内被清除，主要通过粪便排泄，少量经尿液排泄。

【药理作用】

伊马替尼可选择性抑制Bcr-Abl酪氨酸激酶，抑制Bcr-Abl阳性细胞系和Ph1阳性的慢性髓细胞白血病的细胞增殖，并诱导其凋亡。伊马替尼也是血小板源性生长因子（PDGF）、干细胞因子（SCF）以及c-kit（酪氨酸激酶受体蛋白家族的重要成员之一，是一种癌蛋白）的酪氨酸激酶抑制药，能抑制表达c-kit突变的胃肠道间质肿瘤细胞增殖，诱导其凋亡。

【临床应用】

主要用于治疗Ph阳性的慢性髓细胞白血病慢性期、急变期和加速期，以及干扰素治疗无效的慢性期患者；适用于治疗干细胞因子受体c-kit阳性不能手术切除和（或）转移性恶性胃肠道间质肿瘤。

【不良反应】

近期不良反应包括消化道反应，但比较轻微。下肢水肿、皮疹和消化不良是最常见的不良反应。部分患者有头痛、头晕、味觉障碍、失眠等，少数患者有眼结膜炎。

长期用药患者可见血压异常、心动过速、心力衰竭、肺水肿等。亦可致血小板减少、粒细胞减少及贫血。因内分泌失调可见体液潴留、体重增加、低血钾等。35%的患者可出现皮疹、肌肉疼痛。也有患者出现血肌酐升高，甚至肾衰竭。

其他酪氨酸酶抑制药的作用特点见表47-8。

表 47-8 其他酪氨酸酶抑制药的作用特点

药物	药理作用	临床应用	不良反应
吉非替尼（gefitinib）	EGFR 酪氨酸酶抑制药	既往接受过化疗或不适于化疗的局部晚期或转移性非小细胞肺癌	腹泻、血管性水肿、瘙痒、皮肤干燥、痤疮等，致死性间质性肺炎
厄洛替尼（erlotinib）	喹唑啉类小分子 EGFR 酪氨酸酶抑制剂	两个或两个以上化疗方案失败的局部晚期或转移性非小细胞肺癌	同吉非替尼
拉帕替尼（lapatinib）	苯胺喹唑啉类酪氨酸酶抑制剂，可同时抑制 EGFR 和 HER-2	乳腺癌、非小细胞肺癌、头颈部癌以及胃癌等	恶心、呕吐、腹泻、皮疹等
索拉非尼（sorafenib）	能同时抑制 RAF 激酶、VEGFR-2、VEGFR-3、PDGFR-β 等	不能手术的晚期肾细胞癌和无法手术切除或转移的肝癌	恶心、呕吐、腹泻、皮疹、手足综合征、脱发、口腔炎、关节炎等

2. *雷帕霉素靶蛋白抑制剂* 哺乳动物雷帕霉素靶蛋白（mTOR）是一种 Ser/Thr 激酶，属于 PIKK 超家族，对调节细胞周期、蛋白质合成等具有重要作用，与多种肿瘤的发生、发展密切相关。mTOR 已成为肿瘤治疗的热门靶点。mTOR 蛋白抑制剂包括坦西莫司、依维莫司（everolimus）等。

坦 西 莫 司

坦西莫司（ temsirolimus ）是第 1 个上市的 mTOR 抑制剂，2007 年获得美国 FDA 和 EMEA 批准，用于治疗肾细胞癌。与常规的干扰素 α 或白细胞介素 -2 免疫疗法相比，该药单独治疗可延长总生存期、明显延长 PFS，且耐受性更好。

（二）泛素化 - 蛋白酶体抑制剂

硼 替 佐 米

【药理作用】

可特异性地结合 20S 核心颗粒中的 β_1、β_2 和 β_5 氨基端的苏氨酸，表现为竞争性抑制和可逆性结合，从而抑制蛋白酶体的活性，阻止了某些特异蛋白尤其是抑癌因子的水解，如 p21、p27、p53、Rb、PTEN 等，它们参与肿瘤细胞的生长、增殖和凋亡调节，抑制这些蛋白质的水解可以激活凋亡信号，从而抑制肿瘤细胞的生长增殖。此外，硼替佐米还可以通过诱导细胞自噬作用而杀死肿瘤细胞。

【临床应用】

主要用于多发性骨髓瘤患者的治疗。

【不良反应】

最常见的有外周神经病变和外周神经痛等。

（三）表观遗传修饰抑制剂

1. *DNA 甲基转移酶（DNMT）抑制剂*

地 西 他 滨

【药理作用】

地西他滨（decitabine）为核苷类似物，能够在 DNA 复制过程中掺入 DNA，然后被 DNA 甲基转移酶识别，通过与 DNMT 半胱氨酸残基上的巯基共价结合，使之失活。

【临床应用】

对多种恶性血液病包括骨髓增生异常综合征、急性髓性白血病和慢性粒细胞白血病等均有明显疗效。

【不良反应】

可见中性粒细胞减少、血小板减少、贫血、疲劳、发热、咳嗽、恶心、便秘、腹泻、高血糖、热性的中性粒细胞减少等。大剂量可引起神经毒性，表现为嗜睡、失语、偏瘫等，但停药后可恢复正常。

2. 组蛋白去乙酰化酶（HDAC）抑制剂

伏立诺地

伏立诺地（vorinostat）是第一个被批准的抗肿瘤 HDAC 抑制剂，能强效抑制 HDAC1、HDAC2、HDAC3、HDAC6，可使组蛋白乙酰化水平降低，染色体结构更加开放，从而激活抑癌基因 $p21^{WAF1}$ 的转录。临床用于难治性或复发性皮肤 T 细胞淋巴瘤的治疗，对许多血液肿瘤和实体瘤亦表现出良好的抗瘤活性。不良反应主要有疲倦和血小板减少。

（四）单克隆抗体

利妥昔单抗

利妥昔单抗（rituximab）是全球第一个被批准用于临床治疗非霍奇金淋巴瘤的单克隆抗体。

【体内过程】

静脉给药，患者的血浆抗体浓度随剂量的增加而增加。平均血浆 $t_{1/2}$ 约为 68 小时，病情缓解患者体内药物浓度明显高于治疗无效患者，通常是在 3～6 个月后仍可测到利妥昔单抗。首次治疗后，外周 B 淋巴细胞数中位值明显降低至正常水平以下，6 个月后开始恢复，在治疗完成的 9～12 个月后恢复正常水平。

【药理作用】

CD20 是人类 B 淋巴细胞表面特有的标识，它高表达于所有正常 B 细胞和多数恶性 B 细胞表面，但在造血干细胞、原 B 细胞、正常血细胞或其他正常组织中不存在。该抗原表达于 95% 以上的 B 淋巴细胞型非霍奇金淋巴瘤（NHLs）。利妥昔单抗是一种人源化的单克隆抗体，能和 B 淋巴细胞表面抗原 CD20 特异性结合。通过补体依赖的细胞毒作用（CDC）和抗体依赖的细胞毒作用（ADCC）发挥细胞毒效应，破坏肿瘤细胞。利妥昔单抗还能在体外诱导细胞凋亡和对抗增殖。此外，还可使耐药的 B 淋巴细胞对某些化疗药物再次敏感。

【临床应用】

主要用于复发或耐药的 B 淋巴细胞型非霍奇金淋巴瘤。

【不良反应】

主要表现为全身反应、心血管系统反应、胃肠道反应等。还有不同程度的过敏反应，主要发生在首次滴注 2 个小时内。

其他单克隆抗体药物的作用特点见表 47-9。

表 47-9　其他单克隆抗体药物的作用特点

药物	药理作用	临床应用	不良反应
曲妥珠单抗（trastuzumab）	能高选择性结合到 Her-2 的细胞外区域，干扰其自身磷酸化，下调 Her-2 基因的表达，加速 Her-2 蛋白受体的内化和降解	Her-2 过度表达的转移性乳腺癌、已接受过 1 个或多个化疗方案的转移性乳腺癌	胸痛、腹泻、肌肉痛、水肿、呼吸困难等
西妥昔单抗（cetuximab，erbitux）	可与 EGF 受体特异性结合，并竞争性阻断 EGF 和其他配体的结合	EGFR 阳性的晚期大肠癌，复发或转移性头颈部鳞癌，胰腺癌	常见消化道反应，严重不良反应有肺毒性和皮肤毒性
贝伐单抗（bevacizumab）	能与人血管内皮生长因子（VEGF）结合并阻断其生物活性	联合以 5-FU 为基础的化疗方案一线治疗转移性结、直肠癌，与某些化疗方案联合治疗晚期非小细胞肺癌	胃肠穿孔、伤口并发症、出血、高血压危象、肾病综合征、充血性心力衰竭

续表

药物	药理作用	临床应用	不良反应
替伊莫单抗（ibritumomab）	第一个放射性标记的单克隆抗体，结合了单克隆抗体的靶向性和核素的放疗作用，可最大限度杀灭肿瘤细胞	复发或难治性低度恶性的滤泡型B细胞非霍奇金淋巴瘤（NHL）	消化系统和血液系统不良反应，有致癌和致畸作用

三、其他药物（表47-10）

表47-10　其他药物的作用特点

分类	药物	药理作用	临床应用	不良反应
氨肽酶B/亮氨酸肽酶抑制药	乌苯美司	增强T细胞的功能，增强NK细胞的杀伤活力，干扰肿瘤细胞的代谢，抑制肿瘤细胞增生和凋亡	配合化疗、放疗及联合应用于白血病、多发性骨髓瘤、骨髓增生异常综合征以及其他实体瘤患者	消化道反应
细胞分化诱导药	维A酸	调节表皮细胞的有丝分裂和表皮细胞的更新，促进正常角化，影响上皮代谢	鳞状细胞癌和黑色素瘤	消化道反应、头痛、关节痛、肝损伤、皮炎等，可致畸形
细胞凋亡诱导药	三氧化二砷	诱导肿瘤细胞凋亡与分化，抑制肿瘤细胞端粒酶的活性，促进自由基的产生，抑制血管生成	急性早幼粒细胞白血病、骨髓瘤、乳腺癌、肝癌	疲劳、肝转氨酶升高、可逆性高血糖等
腺苷脱氨酶抑制药	喷司他丁	极强的腺苷脱氨酶（ADA）抑制剂，阻断DNA合成	干细胞白血病、慢性淋巴细胞白血病	骨髓抑制、消化道反应，轻中度的肝、肾功能不良
新生血管生成抑制药	血管内皮抑制素	抑制肿瘤内皮细胞的生长，抑制肿瘤血管生成，诱导肿瘤细胞凋亡，防止肿瘤侵袭和转移	非小细胞肺癌	过敏反应

第4节　抗肿瘤药物的应用原则

肿瘤治疗已由单一治疗向综合治疗方向发展，即根据患者的机体状况、肿瘤的病理类型、侵犯范围（分期）和发展趋势，合理地将化疗药物与现有的其他治疗手段联合应用，从而提高肿瘤治愈率，改善患者生活质量。根据抗肿瘤药物的作用机制、抗瘤谱、药物的毒性和细胞增殖动力学，设计出合理用药与联合用药方案，既可增加疗效，还能减少毒性反应和延缓耐药性的产生。联合用药有先后使用的序贯疗法，也有同时应用的联合疗法。一般遵循以下原则：

一、根据细胞增殖动力学规律考虑

增长缓慢（GF不高）的实体瘤，其G_0期细胞较多，一般先用细胞周期非特异性药物杀灭增殖期及部分G_0期细胞，使瘤体缩小而驱动（招募）G_0期细胞进入增殖周期。继而用细胞周期特异性药物杀灭。反之，对于生长比率高（GF较高）的肿瘤如急性白血病，则先用杀灭S期或M

期的细胞周期特异性药物大量杀灭处于增殖周期的恶性肿瘤细胞，再用细胞周期非特异性药物杀灭其他各期细胞。待 G_0 期细胞进入细胞周期时，可重复上述疗程。此外，瘤细胞群中的细胞往往处于不同时期，若将作用于不同时期的药物联合应用，如选用长春新碱（主要作用于 M 期）与作用于 S 期的氟尿嘧啶及周期非特异性药物环磷酰胺合用，分别打击各期细胞，可收到较好效果。

二、从抗肿瘤药物的作用机制考虑

针对肿瘤的不同发病机制，采用作用于不同生化环节的抗肿瘤药联合应用，可使疗效增强，如阿糖胞苷和巯嘌呤合用，前者阻断 DNA 多聚酶，后者可阻断嘌呤核苷酸互变，又能掺入 DNA 中，临床已证明此二药合用治疗急性粒细胞白血病疗效好。

三、从药物的抗瘤谱考虑

不同的肿瘤对不同药物的敏感性不同，每个抗肿瘤药都有其不同的抗瘤谱，因此根据药物的抗瘤谱及肿瘤对不同药物的敏感性选择用药，如胃肠道腺癌宜用氟尿嘧啶、环磷酰胺、丝裂霉素等；鳞癌可用博来霉素、甲氨蝶呤等；肉瘤宜用多柔比星、环磷酰胺、顺铂等。

四、从药代动力学关系上考虑

抗肿瘤药物在体内的药代动力学特点对其疗效有着重要的影响。抗肿瘤药物要进入肿瘤细胞才能发挥抗肿瘤作用，其效应与细胞内浓度密切相关。长春新碱可减少甲氨蝶呤从细胞外流，使甲氨蝶呤在细胞内浓度增加，停留时间延长，从而提高甲氨蝶呤的疗效，故临床上在使用大剂量甲氨蝶呤之前常使用长春新碱。

五、从药物的毒性考虑

大多数抗肿瘤药均可抑制骨髓，而泼尼松、长春新碱、博来霉素的骨髓抑制作用较少，将其与其他药物合用，可避免相同的毒性反应叠加。对于抗肿瘤药物的特征性不良反应，可针对性合用相关药物来降低药物的毒性，如用巯乙磺酸钠可预防环磷酰胺引起的出血性膀胱炎；用四氢叶酸钙以减轻甲氨蝶呤的骨髓毒性。

六、从给药方法考虑

对恶性肿瘤的化疗，一般多采用机体能耐受的最大剂量，特别是对病期较早、健康状况较好的肿瘤患者，应用环磷酰胺、阿霉素、甲氨蝶呤等药物时，大剂量间歇用药法往往较小剂量连续法的效果好，而且间歇用药也有利于造血系统等正常组织的修复与补充，有利于提高机体的抗瘤能力及减少耐药性。

思考题

1. 与直接细胞毒抗肿瘤药相比较，非直接细胞毒药物有哪些优、缺点？
2. 目前，抗恶性肿瘤药治疗失败的主要原因有哪些？
3. 合理应用抗恶性肿瘤药，应具体考虑哪些原则？
4. 为什么环磷酰胺的毒性比其他氮芥类抗肿瘤药的毒性更小？
5. 具有肾毒性作用的药物有哪些？

第 8 篇

其　他

第 48 章　影响免疫功能的药物

主要内容

免疫抑制药环孢素 A 的体内过程、药理作用及机制、临床应用和不良反应；
免疫增强药左旋咪唑的药理作用、临床应用及不良反应；
常用的免疫增强药和免疫抑制药的分类、临床应用和不良反应；
免疫应答反应的基本环节和免疫病理反应。

免疫系统包括参与免疫反应的各种细胞、组织和器官，如胸腺、淋巴结、脾、扁桃体以及分布在全身体液和组织中的淋巴细胞和浆细胞等。免疫系统的主要生理功能是识别、破坏和清除异物，以维持机体内环境的稳定。免疫功能通过免疫应答反应体现，分为特异性和非特异性免疫应答两类。非特异性免疫由吞噬细胞、补体、干扰素等组成，参与吞噬、清除异物，介导和参与特异性免疫的杀伤反应。特异性免疫包括细胞免疫和体液免疫，分别由 T 淋巴细胞和 B 淋巴细胞介导，并有多种与免疫功能有关的细胞因子参与。

免疫应答过程包括三个阶段：① 感应阶段，巨噬细胞和免疫活性细胞处理和识别抗原。② 增殖分化阶段，免疫活性细胞被抗原激活后增殖分化并产生免疫活性物质。③ 效应阶段，致敏淋巴细胞或抗体再次接触抗原，产生细胞免疫和体液免疫（图 48-1）。

正常的免疫应答在抗感染、抗肿瘤及排除异物等方面有重要作用。但在某些条件下，免疫应答过强，可引起生理功能紊乱或组织损伤，出现超敏反应、自身免疫性疾病、免疫增殖病及器官移植排斥反应；免疫应答过低，使机体防御功能减弱，出现反复感染或发生肿瘤。影响免疫功能的药物可通过影响免疫系统中一个或多个环节，发挥免疫增强或免疫抑制作用，从而预防和治疗因免疫系统功能异常所导致的疾病，可分为免疫抑制药（immunosuppressive agents）和免疫增强药。

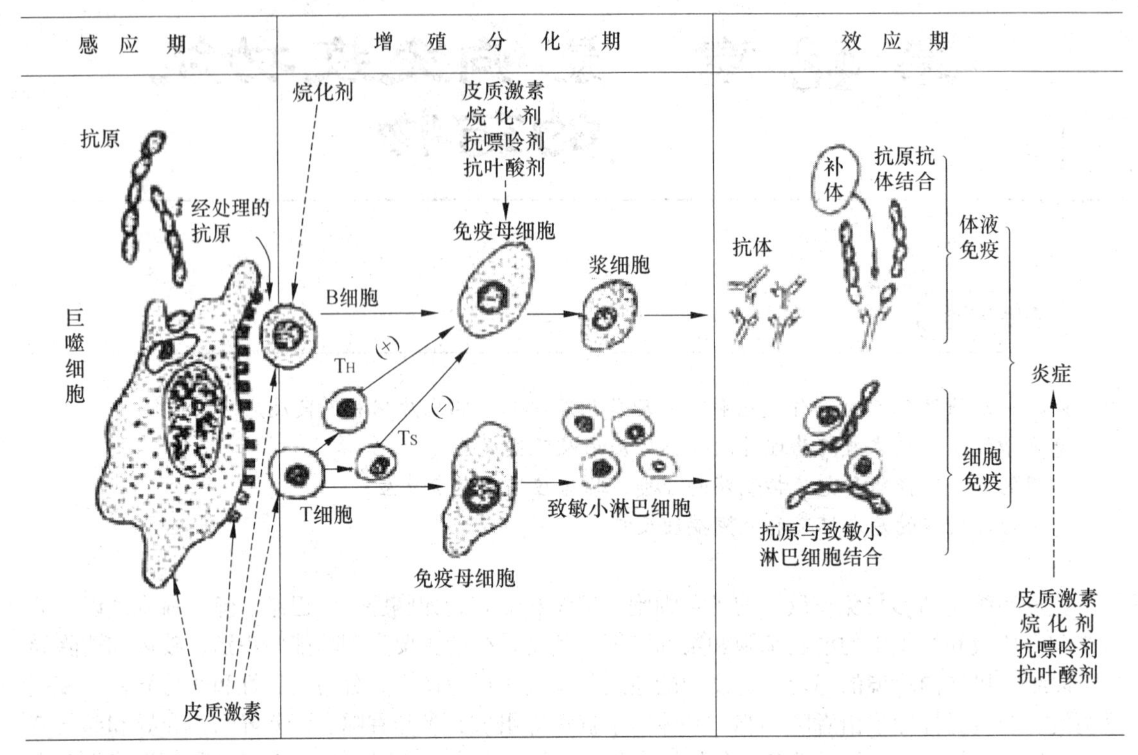

图 48-1　免疫反应的基本过程和药物作用环节

第 1 节　免疫抑制药

免疫抑制药是一类能抑制机体免疫功能的药物，临床主要用于治疗自身免疫性疾病和器官移植的排斥反应。根据其作用机制，免疫抑制药可分为：① 抑制钙调磷酸酶活性的药物，如环孢素、他克莫司。② 抑制细胞因子基因表达的药物，如肾上腺皮质激素泼尼松、甲泼尼龙。③ 抑制嘌呤或嘧啶合成的药物，如硫唑嘌呤、霉酚酸酯。④ 阻断 T 细胞表面信号转导分子的药物，如抗淋巴细胞球蛋白抗体。其中，钙调磷酸酶抑制药是目前临床最有效的免疫抑制药。

免疫抑制药的特点：① 选择性差，无论对病理免疫还是正常免疫均有抑制作用，长期应用可诱发感染、肿瘤、骨髓抑制、不育、致畸等不良反应。② 对初次免疫应答反应的抑制作用强于再次免疫应答反应的抑制作用。在感应、增殖分化阶段最为敏感，已建立免疫记忆的则敏感性较低。③ 对不同类型的免疫病理反应作用不同，如 I 型超敏反应对细胞毒类药物不敏感，Ⅳ型变态反应则对免疫抑制药较敏感。④ 药物作用取决于该药与抗原刺激的时间间隔和先后次序。糖皮质激素在抗原刺激前 24～48 小时给药，免疫抑制作用最强；6-MP、CTX 在抗原刺激后 24～48 小时给药，抑制作用最强。⑤ 多数药物有抗炎作用，但强度不一定与其免疫抑制活性相关。⑥ 免疫抑制药只能缓解自身免疫性疾病的症状，不能根治。

一、抑制钙调磷酸酶活性的药物

环　孢　素

环孢素（cyclosporine），又名环孢菌素 A（cyclosporin A），是一种含 11 个氨基酸的环状多肽。

【体内过程】

口服吸收慢而不完全，生物利用度为 20%～50%，血浆蛋白结合率为 90%。有 50%～60% 分布于红细胞中，10%～20% 在白细胞，4%～9% 在淋巴细胞。主要在肝代谢，自胆汁排出，有明显的肝肠循环，6% 药物从尿排出，$t_{1/2}$ 为 14～16 小时。环孢素体内过程个体差异明显，给药剂量应个体化，尤其是肝肾功能不全、胃肠疾病及合并用药时，更需及时调整剂量。

【药理作用】

环孢素选择性较高，对 T 淋巴细胞活化初期有较高的抑制作用，对 B 细胞、巨噬细胞、粒细胞及骨髓造血功能影响小。环孢素可选择性进入辅助性 T 细胞（Th），与 T 淋巴细胞受体蛋白 - 环亲蛋白结合形成复合物，此复合物可抑制 Ca^{2+} 依赖性磷酸酶，阻止活化 T 细胞核因子（NFAT）去磷酸化，使 NFAT 不能进入细胞核中，最终降低 IL-2 等细胞因子的表达（图 48-2）。环孢素免疫抑制作用与增加 T 细胞转化生长因子 β（TGF- β ）的表达也有关。

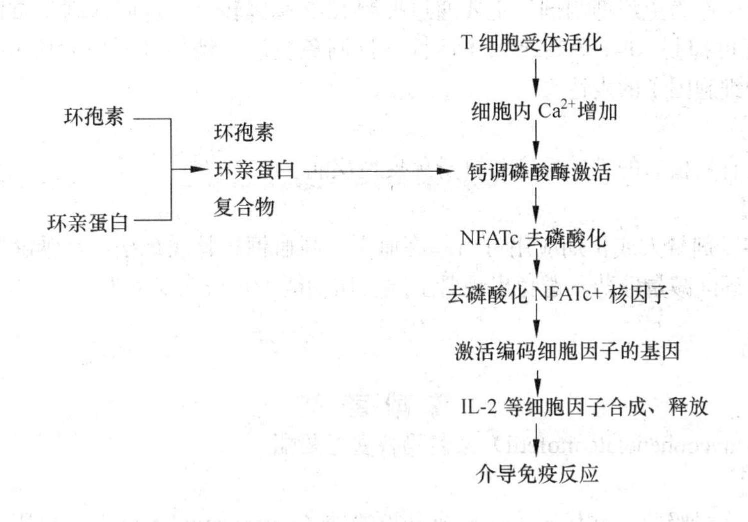

图 48-2 环孢素的作用机制

【临床应用】

1．器官移植 已广泛用于肾、肝、心、肺、胰、皮肤、角膜和骨髓等器官移植，降低器官移植的排斥反应和感染发生率，可与小剂量糖皮质激素合用。

2．自身免疫性疾病 可用于其他药物无效的难治性自身免疫性疾病，如系统性红斑狼疮，类风湿关节炎、银屑病（牛皮癣）、肾病综合征等。能改善大疱性天疱疮及类天疱疮的皮肤损害，降低自身抗体水平。

3．其他 局部应用可以治疗接触性过敏性皮炎，也可以治疗血吸虫病。

【不良反应】

发生率较高，与其用药剂量、用药时间及药物浓度有关，多为可逆性反应。

1．肾毒性 为最常见的不良反应，发生率为 70%～100%。可能是由于环孢素减少肾内舒血管物质的合成，增加缩血管物质的合成，使肾单位皮质血流重新分布，导致肾小管受损。在治疗量时，肾损害多是可逆的，减量即减轻。急性毒性在数天后出现，表现为肾血流量减少和肾小球滤过率降低。慢性毒性表现为肾功能逐渐减退，甚至出现慢性肾衰竭。因此用药期间应严格控制剂量，密切监测肾功能，血清肌酐水平超过用药前 30% 应减量或停用。

2．肝毒性 多见于用药早期，表现为一过性肝损害，减量后可缓解。

3．神经系统毒性 长期用药可出现震颤、惊厥、癫痫发作、精神错乱、共济失调等现象，减量或停用后可缓解。

4. 其他　可引起厌食、恶心、腹泻、嗜睡、牙龈增生、多毛症、继发性感染等症状，长期用药可诱发淋巴细胞瘤、肝肿瘤、皮肤瘤。50% 肾移植患者和所有心脏移植患者可出现高血压症状。

二、抑制细胞因子基因表达的药物

肾上腺皮质激素

泼尼松、泼尼松龙、地塞米松是常用的肾上腺皮质激素类药物，其药理作用广泛，且随剂量不同而异。生理状态下机体所分泌的糖皮质激素主要影响物质代谢，而超生理剂量的药物则发挥抗炎、抗免疫等药理作用。

【药理作用】

肾上腺皮质激素类药物对免疫反应中的多个环节都有抑制作用，包括抑制非特异免疫反应和特异性免疫反应。作为免疫抑制剂，主要通过抑制 IL-2 基因转录，进而抑制 T 淋巴细胞的克隆增殖发挥作用。还可抑制 AP-1 等转录因子活性，抑制免疫反应诱导及效应阶段 INF-γ、TNF-α、IL-1 及其他多种细胞因子的表达。

【临床应用】

临床用于器官移植后的排斥反应和自身免疫性疾病。

【不良反应】

不良反应多，剂量大或长期应用可引起高血压、高血糖、骨质疏松、水钠潴留等症状，诱发或加重感染。应逐渐减量停药，避免出现肾上腺皮质功能不足或疾病复发。

三、抗代谢药

霉 酚 酸 酯

霉酚酸酯（mycophenolate mofetil）又名吗替麦考酚酯。

【体内过程】

口服后迅速大量吸收，并代谢为活性成分霉酚酸（mycophenolic acid）。口服平均生物利用度为静脉注射的 94%。肾移植患者口服霉酚酸酯，其吸收不受食物影响，但进食后血霉酚酸峰值将降低 40%。与血浆蛋白结合率为 97%。霉酚酸主要通过葡萄糖醛酸转移酶，代谢成霉酚酸的酚化葡萄糖苷糖（MPAG）从尿液排出。

【药理作用】

在体内迅速水解为活性代谢产物霉酚酸，霉酚酸能抑制嘌呤核苷酸从头合成途径的关键限速酶，即次黄嘌呤核苷磷酸脱氢酶（hypoxanthine nucleoside phosphate dehydrogenase），使鸟嘌呤核苷酸的合成减少，因而能选择性抑制 T、B 淋巴细胞的增殖和功能。

【临床应用】

临床用于器官移植后的排斥反应和自身免疫性疾病。

1. 器官移植　主要用于肾、肝及心移植，能显著减少急性排斥反应的发生。

2. 自身免疫性疾病　用于银屑病和类风湿关节炎疗效较好，对系统性红斑狼疮血管炎、重症 IgA 肾病也有一定效果。

3. 卡氏肺囊虫病　由于霉酚酸酯抑制了卡氏肺囊虫生长需要的次黄嘌呤核苷磷酸脱氢酶的活性，因此，有预防卡氏肺囊虫感染的作用。

【不良反应】

常见不良反应有胃肠道反应，表现为恶心、呕吐、腹泻、腹痛等，通过调整剂量即可减轻；贫血和白细胞减少，多为轻度，通常发生在 30～120 天，大部分病例在停药 1 周后可得到缓解；

机会感染轻度增加，可能诱发肿瘤。动物试验证明霉酚酸酯有致畸作用，且可分泌到乳汁中，因而育龄妇女应用时要注意避孕。

四、抗体类药物

抗淋巴细胞球蛋白抗体

抗淋巴细胞球蛋白抗体（anti lymphocyte globulin antibody）是从人淋巴样细胞免疫的动物获得，即抗淋巴细胞血清。

【药理作用】

抗淋巴细胞球蛋白抗体选择性地与 T 淋巴细胞结合，在血清补体的参与下，可使外周血淋巴细胞裂解，对 T 细胞和 B 细胞均有破坏作用，从而抑制细胞免疫和体液免疫，能有效抑制各种抗原引起的初次免疫应答，对再次免疫应答反应作用较弱。

【临床应用】

主要用于防止器官移植的排斥反应，也可用于治疗类风湿关节炎、全身性红斑狼疮、重症肌无力、多发性硬化症等自身免疫性疾病。

【不良反应】

常见的不良反应有寒战、发热、血小板减少等，静脉注射可引起过敏性休克。

第 2 节 免疫增强药

免疫增强药（immunopotentiating agents）是一类能单独或同时与抗原使用能增强机体免疫应答的药物。主要用于免疫缺陷性疾病、恶性肿瘤及难治性细菌及病毒感染。免疫增强药可替代体内缺乏的免疫活性成分或激活一种或多种免疫活性细胞，增强机体的非特异性和特异性免疫功能，使低下的免疫功能恢复正常；或起佐剂作用增强合用抗原的免疫原性，加速诱导免疫应答反应；或对机体的免疫功能产生双向调节作用，使过高或过低的免疫功能趋于正常。

根据其来源的不同，目前临床常用的免疫增强药有四类：① 化学合成类，如左旋咪唑、异丙肌酐等。② 人或动物免疫产物，如胸腺素、转移因子、干扰素、白介素等。③ 微生物来源类，如卡介苗等。④ 其他来源类，如生物多糖、中药有效成分等。这些药物可通过：① 增强巨噬细胞和自然杀伤细胞活性，提高非特异性免疫功能。② 促进 T 淋巴细胞分裂、增殖、成熟和分化，增强细胞免疫功能。③ 提高体液免疫功能。④ 诱导产生干扰素和某些细胞因子，激活免疫细胞发挥作用。

一、化学合成类

左 旋 咪 唑

左旋咪唑（levamisole，LMS）是一种广谱驱虫药，也是一种有效的免疫增强药。

【体内过程】

口服、肌内及皮下注射都容易吸收，主要经肝代谢，原型药物和代谢产物经尿、粪便和呼吸道排泄，乳汁中也可测到。左旋咪唑的 $t_{1/2}$ 为 4 小时。

【药理作用】

左旋咪唑对抗体产生有双向调节作用，对免疫功能正常人或动物的抗体形成无明显影响，但对免疫功能低下的患者，能促进其抗体生成。左旋咪唑能提高 T 细胞的玫瑰花结形成率，促进 PHA 诱导的淋巴细胞增殖，能增强巨噬细胞和中性多形核粒细胞的趋化与吞噬功能，使低活性免疫功能恢复正常。

左旋咪唑的免疫调节机制尚不清楚，可能与激活磷酸二酯酶，降低淋巴细胞和巨噬细胞内的cAMP水平、自由基清除及胸腺素样作用有关。

【临床应用】

1. *免疫缺陷病* 左旋咪唑可恢复免疫低下的免疫功能，降低免疫缺陷病患者的感染发生率。

2. *肿瘤* 在肿瘤手术或放疗时辅助应用左旋咪唑可以延长缓解期，降低复发率和病死率，也可减轻抗肿瘤药引起的骨髓抑制、出血及感染等不良反应。对鳞状上皮癌的疗效较好。

3. *其他* 左旋咪唑对麻风和布氏杆菌感染有效，也可用于呼吸道感染、痢疾及脓肿等，可改善自身免疫性疾病，如类风湿关节炎、系统性红斑狼疮等免疫异常症状。

【不良反应】

主要有消化道症状，如恶心、呕吐、腹痛等，少数有头痛、头晕及发热等现象，停药后可缓解。长期用药可出现粒细胞减少症，停药可恢复。偶见肝功能异常。肝炎活动期患者禁用。

二、人或动物免疫产物类

干扰素

干扰素（interferon，IFN）是免疫系统产生的细胞因子，有IFN-α、IFN-β、IFN-γ，是一族可诱导分泌的糖蛋白。IFN-α、IFN-β 由病毒和细胞因子刺激B淋巴细胞、巨噬细胞和成纤维细胞产生；IFN-γ 由病毒或非病毒抗原刺激T淋巴细胞产生。现已采用DNA重组技术生产人干扰素。

【体内过程】

IFN易被蛋白酶破坏，故口服无效。皮下或肌内注射能吸收，IFN-α 吸收率在80%以上，而IFN-β 及IFN-γ 吸收率低。血药浓度在4～8小时达峰值。其$t_{1/2}$为2～4小时。不易通过血脑屏障，主要在肾和肝代谢。IFN可抑制细胞色素P450氧化酶系，与化疗药物联合需谨慎使用。

【药理作用】

1. *调节免疫* 干扰素可影响宿主免疫细胞活性，对巨噬细胞、T细胞、B细胞和NK细胞等均有一定作用。其免疫调节作用在小剂量时对细胞免疫和体液免疫都有增强作用，大剂量则产生抑制作用。

（1）对巨噬细胞的作用：IFN-γ 可使巨噬细胞表面MHC Ⅱ类分子的表达增加，增强其抗原递呈能力；此外还能增强巨噬细胞表面表达Fc受体，促进巨噬细胞吞噬免疫复合物、抗体包被的病原体和肿瘤细胞。

（2）对淋巴细胞的作用：干扰素对淋巴细胞的作用较为复杂，可受剂量和时间等因素的影响而产生不同的效应。在抗原致敏之前使用大剂量干扰素或将干扰素与抗原同时投入会产生明显的免疫抑制作用；而低剂量干扰素或在抗原致敏之后加入干扰素则能产生免疫增强的效果。在适宜的条件下，IFN-γ 对B细胞和$CD8^+$T细胞的分化有促进作用，但不能促进其增殖。IFN-γ 能增强TH_1细胞的活性，增强细胞免疫功能；但对TH_2细胞的增殖有抑制作用，因此抑制体液免疫功能。IFN-γ 不仅抑制TH_2细胞产生IL-4，而且抑制IL-4对B细胞的作用，特别是抑制B细胞生成IgE。

（3）对其他细胞的作用：① 刺激中性粒细胞，增强其吞噬能力。② 活化NK细胞，增强其细胞毒作用。③ 使某些正常不表达MHC Ⅱ类分子的细胞（如血管内皮细胞、某些上皮细胞和结缔组织细胞）表达MHC Ⅱ类分子，发挥抗原递呈作用。④ 使静脉内皮细胞对中性粒细胞的黏附能力更强，且可分化为高内皮静脉，吸引循环的淋巴细胞。

2. *抗病毒* 具有广谱抗病毒作用，对DNA、RNA病毒几乎都能抑制。其抗病毒作用不是直接杀灭或抑制病毒，而是通过与宿主细胞表面的特异性神经节苷脂受体结合，诱导宿主细胞产生多种酶，这些酶可抑制病毒的脱壳、DNA复制、mRNA转录、翻译成病毒蛋白，达到抑制病毒繁殖的作用。但对人体 mRNA 与核糖体的结合影响较小，故对人体较安全。IFN-α、IFN-β 的抗病毒作用强于 IFN-γ。

3. *抗肿瘤* 可通过直接抑制肿瘤细胞生长、抑制癌基因（c-fos）表达、激活抗肿瘤免疫功能等作用产生综合性抗肿瘤效应，其中 IFN 有广谱的抗肿瘤活性。

【临床应用】

1. *病毒性感染疾病* 可用于慢性乙型肝炎、病毒性角膜炎、流感带状疱疹、扁平湿疣、尖锐湿疣等，还可用于艾滋病的治疗。

2. *肿瘤* 对血源性恶性肿瘤疗效较好，是治疗多毛细胞白血病的首选药。对慢性白血病、成骨肉瘤、喉乳头状瘤、淋巴瘤、成胶质细胞瘤、多发性骨髓瘤、肾癌、恶性黑色素瘤、卵巢癌、乳腺癌、血管瘤、鼻咽癌、宫颈癌、肺癌、皮肤癌等均有疗效。三型 IFN 之间有协同作用，与抗恶性肿瘤药合用也有协同作用。

【不良反应】

因给药途径、制剂纯度和种类、疗程长短而有差异。早期有发热、寒战、肌肉僵硬、头痛、倦怠、不适、肌痛等类感冒症状，连续应用可见嗜睡、乏力、疲劳、食欲不振、口干、体重减轻等症状，偶有抑郁、白细胞减少、肝功能损害、肾损害、脱发及过敏反应等。严重心、肝、肾功能不良，骨髓抑制者禁用。孕妇、授乳妇女慎用。

三、微生物来源类

卡 介 苗

卡介苗（bacillus calmette-guerin）是牛结核杆菌的减毒活菌苗，为非特异性免疫增强剂。

【药理作用】

卡介苗具有免疫佐剂作用，能增强合用抗原的免疫原性，加速诱导免疫应答，提高细胞和体液免疫功能，也能刺激巨噬细胞、T 细胞、B 细胞和 NK 细胞的活性，增强机体的非特异性免疫功能。

【临床应用】

临床除用于预防结核病外，主要用于肿瘤的辅助治疗，如恶性黑色素瘤、白血病、肺癌、乳腺癌和消化道肿瘤，可延长患者生存期，也可预防肺损害、慢性支气管炎、感冒。

【不良反应】

注射部位出现红斑、硬结和溃疡，或现过敏反应、休克。反复瘤内注射可发生过敏性休克或肉芽肿性肝炎。严重免疫功能低下患者可出现播散性卡介苗感染，剂量过大可降低免疫功能。

四、其他类

生物多糖及某种中药成分具有免疫增强或免疫调节作用。如云芝多糖能提高单核 - 巨噬细胞系统的吞噬功能；牛膝多糖能升高血清溶血素和脾内抗体的生成，提高血清 IgG 水平，激活单核 - 巨噬细胞系统的吞噬功能和 NK 细胞活性，促进淋巴细胞增殖。此外，植物血凝素（PHA）、刀豆蛋白、胎盘多糖等也具有明显的免疫调节作用。

其他免疫增强药作用特点见表 48-1。

表 48-1　其他免疫增强药作用特点及应用

药物	药理作用	临床应用	不良反应
异丙肌酐（isoprinosine）	诱导 T 细胞分化和成熟，增强单核巨噬细胞核 NK 细胞的活性，促进 IL-2 等细胞因子和干扰素产生及抗病毒作用	急性病毒性脑炎、带状疱疹、自身免疫性疾病、肿瘤辅助治疗	不良反应少

续表

药物	药理作用	临床应用	不良反应
白细胞介素 2（interleukin-2，IL-2）	与 IL-2 受体特异结合诱导 TH、TC 细胞增殖，促进 B 细胞、NK 细胞、抗体依赖性杀伤细胞和淋巴因子激活后的杀伤细胞等分化增殖	病毒和细菌感染，肿瘤	肾损害严重，亦见肝损害、肺水肿、骨髓抑制、低血压、心律失常等
转移因子（transfer factor，TF）	将供体细胞免疫信息转移给受者的淋巴细胞，使之转化、增殖、分化为活化淋巴细胞，从而获得供体样的免疫力	原发性或继发性细胞免疫缺陷病的补充治疗	不良反应少，偶见发热、皮肤发疹等
胸腺素（thymosin）	促进骨髓干细胞转变成 T 细胞，促进 T 细胞成熟分化，增强细胞免疫，对体液免疫影响小。促进 T 细胞产生多种细胞因子	胸腺发育不全症、运动失调性毛细血管扩张症等免疫缺陷病；类风湿关节炎、红斑狼疮等自身免疫病；病毒性肝炎等病毒性疾病；抗肿瘤辅助治疗	少数出现过敏反应
依他西脱（entanercept）	与血清中可溶性 TNF-α 和 TNF-β 有较强的亲和力，可结合 TNF-α 和 TNF-β，阻断二者与细胞表面 TNF 受体的结合，抑制由 TNF 介导的异常免疫反应和炎症过程	类风湿关节炎	局部注射的刺激反应

思考题

1. 免疫抑制药有哪些作用特点？临床应用时应注意哪些问题？
2. 肾上腺皮质激素抑制免疫反应的作用是怎样产生的？
3. 免疫增强药左旋咪唑与干扰素的作用特点有哪些？

第49章 解 毒 药

主要内容

重金属、氰化物、亚硝酸盐类中毒的症状及解毒药物的应用；
其他较常见的中毒现象及救治；
中毒指机体过量或大量接触有毒物质，引发代谢障碍、功能或组织受损而发生疾病或死亡。根据其发生、发展过程，可分为急性、亚急性和慢性中毒。

解毒药（antidotes）指能够消除或减轻毒物对机体毒害作用的药物，可分为一般性和特异性解毒药两类。一般性解毒药可减少或延缓毒物在胃肠道吸收，解毒谱广，可用于多数毒物中毒，但解毒能力有限，仅作为中毒治疗措施中的辅助手段。常用的一般性解毒药：① 保护剂，如蛋清、奶等。② 吸附剂，如活性炭等。③ 沉淀剂，如鞣酸、浓茶等。④ 氧化剂，如高锰酸钾等。⑤ 中和剂，如弱酸、弱碱等。特异性解毒药是一类具有高度专属性解毒作用的药物，在抢救中占有重要地位，本章主要介绍这类药物。

第1节 金属及金属中毒的解毒药

在生产过程中或其他原因，大量接触铅、铬、汞、锡、铜等金属或磷、锑、铋等类金属，它们进入体内后，破坏体内蛋白质，引起组织、器官损伤，或与酶蛋白的巯基结合，引起多种酶的活性的抑制和组织细胞代谢障碍而发生严重中毒。金属中毒的解毒药多数是络合剂，能与多种金属离子以配位键结合成环状络合物，一般不再解离，成为无毒或低毒的可溶性物质，从尿中排出。常用的药物有二巯丙醇、二巯丁酸钠、青霉胺、依地酸钙钠、喷替酸钙钠、去铁胺等。

二 巯 丙 醇

【药理作用】

二巯丙醇（dimercaprol）含活性巯基，与金属亲和力大于酶与金属的亲和力，故可防止重金属离子与含巯基的酶结合，并能夺取已与组织中酶结合的重金属，形成无毒性络合物而从尿中排出，恢复含巯基酶的活性，而解除金属引起的中毒症状。

【临床应用】

主要用于治疗砷、汞、金、锑、铋等中毒，但对慢性汞中毒效果差，对锑中毒的作用因锑化合物的不同而异，它能减轻酒石酸锑钾的毒性，但会增加锑波芬与新斯锑波散等的毒性。能减轻镉对肺的损害，但是由于它能影响镉在体内的分布及排出，增加了它对肾的损害，故使用时要注意掌握。还能减轻发泡性砷化合物战争毒气所引起的损害。

【不良反应】

用药后可有恶心、呕吐、腹痛、流涎、咽部烧灼感、视物模糊、手麻等症状，对肝、肾有损害，故肝、肾功能不全者慎用，碱化尿液可减轻肾损害。注射过量致血压升高、心动过速。

其他的金属解毒药见表 49-1。

表 49-1 其他的金属解毒药的作用特点

药物	药理作用	临床应用	不良反应
二巯丁酸钠（dimercapt osuccinate）	同二巯丙醇	主要用于治疗锑、铅、汞、砷的中毒，对镉、钴、镍中毒也有一定的作用。对酒石酸锑钾解毒效力较二巯丙醇强 10 倍，但汞中毒效果不如二巯丙醇	有口臭、头痛、乏力、四肢酸痛等，严重程度与注射速度有关。个别患者有过敏反应
青霉胺（penicillamine）	为青霉素代谢产物，含有巯基的氨基酸，可与金属离子络合随尿液排出	用于治疗铜中毒的肝豆状核变性病，对铅、汞中毒亦有作用，尚可治疗类风湿关节炎、与自身免疫相关的慢性活动性肝炎等免疫性疾病	偶可引起头痛、咽痛、乏力、恶心、腹泻及过敏反应，长期使用可引起视神经炎，用药前做皮试
依地酸钙钠（calcium disodium-edetate）	对铅、铜、镉、镍、锰及放射性元素有解毒作用，对无机铅中毒效果好	主要用于急、慢性铅中毒	部分患者有头痛、恶心反应，大剂量对肾有损害
喷替酸钙钠（calcium trisodium pentetate，钙促排灵）	对于铅、锌、钴及放射性元素钚、铀、锶、钇有解毒作用	主要用于铅中毒的治疗	可引起皮炎、头晕、无力、恶心、食欲不振等，大剂量可引起腹泻，肝、肾功能不良者慎用
去铁胺（deferoxamine，甲磺酰去铁敏）	与铁络合成无毒物排出体外	用于急性铁中毒	注射局部的刺激反应，也可出现腹泻、视物模糊等反应，易引起低血压

第 2 节 氰化物中毒的解毒药

氰化物是一类剧毒物。常见的氰化物有工业生产中使用的氰化钠、氰化钾、氰化钙等无机类和乙腈、丙腈等有机类。某些植物的果实，如杏仁、桃仁、李仁等的核仁及高粱、木薯等含氰苷，分解后可生成氢氰酸。氰化物经呼吸道、消化道、皮肤、黏膜吸收入血，释放出 CN^-，CN^- 在体内能迅速与细胞色素氧化酶、过氧化酶中的 Fe^{3+} 结合，抑制酶的活性，抑制细胞氧化磷酸化作用，阻断 ATP 的生成，细胞缺氧窒息，引起呼吸抑制等严重中毒症状。解毒药一般分两类：① 高铁血红蛋白形成剂，如亚硝酸钠。② 供硫剂，如硫代硫酸钠。两类药一般联合应用，先用高铁血红蛋白形成剂，夺取已与细胞色素氧化酶结合的 CN^-，使酶复活，或与游离的 CN^- 结合，从而阻止 CN^- 对细胞的毒害。为防止氰化高铁血蛋白中的 CN^- 解离出来，必须给予适量的供硫剂，在转硫酶的作用下，使 CN^- 转化为基本无毒的硫氰酸盐，由尿排出。

亚 硝 酸 钠

亚硝酸钠（sodium nitrite）可使血红蛋白氧化成高铁血红蛋白，后者与铁的亲和力大，可从氰化细胞色素氧化酶中夺取氰，而使细胞色素氧化酶复活。由于形成的氰化高铁血红蛋白又能逐渐释放出 CN^-，引起中毒，故本类药需与硫代硫酸钠合用，提高疗效。亚硝酸钠解毒作用较亚甲蓝强。静脉注射速度宜慢，以免引起血压骤降。与硫代硫酸钠不能同时混合使用。

其他的氰化物解毒药见表 49-2。

表 49-2 其他氰化物解毒药的作用特点

药物	药理作用	临床应用	不良反应
亚甲蓝（methylthioniniun chloride）	亚甲蓝为一氧化碳还原剂，高浓度时将血红蛋白氧化为高铁血红蛋白，后者易与 CN^- 形成氰化高铁血红蛋白，从而恢复细胞色素氧化酶活性；低浓度时可被还原型亚甲蓝，使高铁血红蛋白还原为正常血红蛋白	高铁血红蛋白血症、氰化物中毒、亚硝酸盐中毒，临床还适用于治疗尿路结石、闭塞性脉管炎和神经性皮炎	可引起恶心、腹痛、心前区疼痛、眩晕、头痛、出汗和神志不清及变性血红蛋白血症
硫代硫酸钠（sodium thiosulfate）	在硫氰酸酶的参与下，能和机体游离的或与高铁血红蛋白结合的氰离子相结合，形成无毒的硫氰酸盐，由尿排出体外	氰化物中毒，也可用于砷、汞中毒，由于有抗过敏作用，可用于皮肤瘙痒	有头晕、乏力、恶心、呕吐等反应，静脉注射速度过快可引起血压下降

第3节 亚硝酸盐中毒的解毒药

变质青菜、腌菜及苦井水中含有大量亚硝酸盐，能将正常血红蛋白氧化为高铁血红蛋白而失去携氧能力，导致机体缺氧。

亚硝酸盐中毒轻者表现为头晕、头痛、乏力、胸闷、恶心、呕吐，口唇、耳部、指甲和皮肤发绀；重者眼结膜、面部及全身皮肤发绀、心率加快、嗜睡或烦躁不安、呼吸困难；血液中高铁血红蛋白含量往往超过50%，甚至出现昏迷、惊厥、大小便失禁，可因呼吸衰竭而死亡。

亚硝酸盐中毒需迅速洗胃、灌肠，其特异性解毒药为亚甲蓝，可配合使用大剂量维生素C和葡萄糖，效果更好。

思考题

1. 金属类中毒为何选择二巯丙醇作为解毒药?
2. 为何亚硝酸钠需与硫代硫酸钠合用解除氰化物中毒?
3. 亚硝酸盐中毒时，亚甲蓝为何配合使用大剂量维生素C和葡萄糖?

第50章 基因治疗及基因工程药物

主要内容

基因治疗的概念、分类、方式、途径及靶向调控类型的基本方式；
常用的基因工程药物的分类、临床应用和不良反应。基因治疗的应用现状与展望。

第1节 基因治疗

基因治疗（gene therapy）是将有正常功能的外源正常基因或其他基因直接或间接导入靶细胞，以纠正或补偿基因缺陷或抑制致病基因的表达，达到防治疾病的目的。这些导入体内的基因（DNA片段）称为基因药物，与体外用基因工程生产的药物（蛋白质）完全不同。基因治疗可治疗多种疾病，如恶性肿瘤、遗传性疾病等，是当今生物医药领域的一个研究热点。

一、基因治疗的实施条件

基因治疗的实施必须具备两个条件：成熟的DNA克隆技术和有效的基因转移手段。前者可克隆目的基因片段，并进行DNA重组和构建带有靶基因的元件；后者可将靶基因转移至患者体内，并使其高效表达。

二、基因治疗的分类

根据治疗的靶细胞不同，基因治疗可分为生殖细胞基因治疗和体细胞基因治疗。生殖细胞基因治疗是指对生殖细胞或早期胚胎细胞进行基因矫正，由于其遗传学的改变势必影响下一代，伦理学上的障碍及技术上的困难使其治疗难以开展。体细胞基因治疗是以体细胞为受体细胞，只涉及局部体细胞的遗传改变，不影响子代，目前已被广泛接受。

三、基因治疗的途径

基因治疗有两种途径：体外法（ex vitor）和体内法（in vivo）。体外法又称在体转移基因治疗，即选择人体自身或异体细胞（或异种细胞）在体外进行基因修饰和培养，筛选出有目的基因表达的重组细胞，再将其回输到体内，让外源目的基因表达，以改善患者症状，是目前基因治疗的主要方法。体内法又称活体直接转移法基因治疗，是将外源基因装配于特定的真核细胞表达载体，直接导入靶细胞或靶组织，使其在体内表达。体外法比较经典、安全，效果较易控制，且对基因转移的效率不高，但步骤多，技术复杂，难度大。体内法操作简便，易推广，但对基因转移技术的要求高，目前尚未成熟。

四、基因治疗的方式

基因治疗的主旨是通过基因水平的改变来治疗疾病，包括基因调控治疗和基因矫正治疗，达到上调低表达基因和下调高表达基因，可从 DNA 和 mRNA 两个水平进行调节。其技术方法见表 50-1。

表 50-1　基因治疗的技术方法

策略	方式	目标	技术路线
上调低表达基因	基因置换（gene replacement）	DNA	同源重组，用正常基因在原位代替致病基因
	基因修正（gene correction）	DNA	通过定点重组对突变碱基序列进行纠正，保留正常序列
	基因增补（gene augmentation）	DNA	将正常目的基因导入细胞，其表达产物能修饰缺陷的细胞功能，但保留原有缺陷基因
	免疫调节（immune adjustment）	DNA	将抗原、抗体或细胞因子的基因导入人体，使机体免疫力提高
	自杀基因治疗（new gene interference）	DNA	导入新基因，将原无毒或低毒药物前体转化为细胞毒物质杀死肿瘤细胞，或增加肿瘤细胞对化疗、放疗的敏感性
下调高表达基因 / 基因失活（gene inactivation）	基因敲除（gene knockout）	DNA	用外源 DNA 与受体细胞基因组中序列相同或相近的基因发生同源重组，从而代替高表达的致病基因序列
	三链形成寡核苷酸（triplex forming oligonucleotide）	DNA	人工合成单链，通过氢键与 DNA 的一条单链相互作用，形成核苷酸三聚体，阻止解旋、启动子结合和转录
	反义核酸（antisense oligonucleotide）	RNA	导入反义 RNA 与靶细胞 RNA 结合形成双链，封闭 RNA 的翻译
	反义核酶（ribozyme）	RNA	导入具有核酸内切酶活性的反义 RNA 分子，催化切割、降解异常表达基因的 RNA
	RNA 干扰（RNA interference）	RNA	引入外源性的与靶基因转录产物 mRNA 存在同源互补序列的双链 RNA，特异地降解该 mRNA，从而使特异性的基因有效封闭

五、基因治疗药物

1990 年，美国 NIH 临床中心首次采用基因治疗成功治愈了因腺苷脱氨酶基因缺陷而患重度联合免疫缺损和免疫系统功能低下的患儿。其后 20 多年来，科学家们利用基因疗法治疗严重联合免疫缺陷病、血友病、心血管疾病、糖尿病、肿瘤、艾滋病等疾病，进行了大量的探索。其中，针对 mRNA 的反义技术飞速发展，研制了许多反义核酸药物，已用于临床的反义核酸药物包括 Vitravene（治疗巨细胞病毒性视网膜炎）、Macugen（治疗老年人视网膜黄斑退化症）、Fuzeon（治疗艾滋病）、Genasense（治疗慢性淋巴细胞白血病）、Tysabri（治疗多发性硬化症）、EN-101（治疗重症肌无力）、ISIS-301012（治疗家族性遗传性哮喘）和 AP12009（治疗神经胶质细胞瘤、胰腺癌与黑色素瘤等）。此外，已批准上市的病毒载体的基因治疗药物，包括重组人 p53 腺病毒注射液（用于治疗晚期鼻咽癌）和最近获批的 Glybera（治疗脂蛋白脂酶缺乏遗传病引起的胰腺炎）、TroVax（治疗肾癌、结肠癌）等。

重组人 p53 腺病毒注射液

【体内过程】

动物体内实验表明：局部或全身注射后 1 小时内，该重组腺病毒体即可进入肿瘤细胞。注射后 3 小时，*p53* 基因即开始表达，并生成 p53 蛋白质，12 小时表达率为 47%，第 3 天达到高峰，第 5 天降至 30%，14 天内仍可检出，3 周后，进入细胞的重组腺病毒 DNA 即被降解。静脉注射可广泛分布于各组织，以肝分布最多，其次是肺。肿瘤局部注射则主要分布在局部，在其他组织和器官的分布难以检出，未见从尿、粪、胆汁中排泄。

【药理作用】

研究表明，*p53* 基因指导合成 p53 蛋白。在正常组织中，p53 蛋白表达量低，在受到 DNA 损伤等刺激时，p53 蛋白表达量升高，发挥细胞增殖调控作用，抑制细胞分裂，诱导细胞凋亡。通过瘤内注射重组人 p53 腺病毒注射液，可特异地引起肿瘤细胞程序性死亡，或者使肿瘤细胞处于严重冬眠状态，而对正常细胞无损伤。高表达的 p53 蛋白能有效刺激机体的特异性抗肿瘤免疫反应，局部注射可吸引 T 淋巴细胞等肿瘤杀伤性细胞聚集在瘤组织。p53 肿瘤抑制基因是细胞内关键的"基因组保护神"，具有上调多种抗癌基因和下调多种癌基因的活性，并有抑制血管内皮生长因子（VEGF）基因和药物多抗性（MDR）基因表达的作用，从而使其抑癌效应瀑布性增强。

【临床应用】

与放疗联合可试用于现有治疗方法无效的晚期鼻咽癌的治疗；对其他 40 余种人类主要实体瘤有明确疗效；国外已批准 52 个重组人 p53 腺病毒制品临床试验方案，用于 26 种恶性肿瘤的治疗。

【不良反应】

Ⅰ～Ⅱ度自限性发热，体温 38℃左右，偶见恶心、呕吐。患者有全身感染、发热等中毒症状时禁用；过敏者禁用；孕妇和哺乳期妇女禁用；勿与有效的抗病毒药物同时使用。

六、基因治疗的展望

由于技术原因，基因治疗还面临许多需要解决的问题：① 基因治疗的靶向性低。在基因治疗恶性肿瘤的方案中，只能直接将载体注射到肿瘤局部。若静脉注射，载体将很快被清除，难以达到治疗效果。② 基因治疗的安全性。病毒载体免疫原性较强，高滴度时有明显的细胞毒性。病毒载体其插入或整合到基因组位置是随机的，有引起插入突变及激活癌基因的潜在危险。③ 理想的基因治疗应能根据病变的性质和严重程度不同，调控治疗基因适当的表达，但对调控机制的有限认识以及现有载体的有限容量，无法包容完整的调控序列，这一目的很难实现。④ 基因治疗可能具有潜在的、长期的、延迟的副作用。由于以上原因，目前获批准上市的基因药物数目寥寥无几，但随着科学研究的深入，从长远的观点看，基因治疗仍将为治疗遗传性疾病、癌症等难以攻克的疾病提供前沿的治疗方案，具有广阔的发展前景。

第 2 节 基因工程药物

分子生物学特别是基因工程技术的迅猛发展，推动整个医药生物领域取得巨大进步。基因工程又称 DNA 重组技术，是把不同生物基因或 DNA 分子进行人工剪切、组合与拼接，通过病毒、质粒或噬菌体等载体导入宿主细胞（如大肠埃希菌、酵母、哺乳动物细胞、昆虫细胞等）内繁殖扩增，使目的基因在宿主细胞内表达，产生所需要的基因片段及蛋白质产物。基因工程技术的进步使基因工程药物的研究成为最先起步的领域之一。从 1982 年第一个基因工程药物人胰岛素问市以来，现已有超过 100 种基因工程药物上市，包括细胞因子、激素、血液制品、酶激活剂及酶类生物制品、基因工程疫苗、基因工程抗体，为一些难治性疾病的治疗带来新的契机。

一、细胞因子

细胞因子（cytokine）是由机体多种细胞分泌的小分子蛋白质，通过结合细胞表面的相应受体，发挥广泛的生物学活性。根据其功能可分为白细胞介素（interleukin，IL）、集落刺激因子（colony stimulating factor，CSF）、干扰素（interferon，IFN）、肿瘤坏死因子（tumor necrosis factor，TNF）、转化生长因子 -β 家族（transforming growth factor-β，TGF-β）、趋化因子家族

（chemokine family）以及表皮生长因子（epidermal growth factor，EGF）、神经生长因子（nerve growth factor，NGF）等。在重组 DNA 技术药物发展的初期，细胞因子类药物起到了主导作用，如干扰素、白细胞介素、集落刺激因子、红细胞生成素等。

（一）白介素类

白介素是由多种细胞分泌的一类具有免疫调节活性的蛋白多肽，为介导白细胞与免疫细胞间相互作用的细胞因子家族，在免疫细胞的成熟、活化、增殖和炎症反应过程中发挥重要作用。临床常用的是重组白介素 -2（recombinant interleukine-2，rIL-2）。

重组白介素 -2

【药理作用】

IL-2 是体内最主要、最强的 T 细胞生长因子，是调控免疫应答的重要因子，也参与抗体反应、造血和肿瘤监视。rIL-2 与反应细胞的 IL-2 受体结合后，可诱导辅助性 T 细胞（Th）和细胞毒性 T 细胞（TC）细胞增殖；激活 B 细胞产生抗体；活化巨噬细胞；增强自然杀伤细胞（NK）、抗体依赖性杀伤细胞和淋巴因子激活的杀伤细胞（LAK）的活性；诱导干扰素产生。具有抗细菌和抗病毒作用。

【临床应用】

1．*肿瘤*　如白血病、肾细胞瘤、恶性黑色素瘤等。rIL-2 对恶性胸膜肿瘤具有选择性治疗效果，可控制肿瘤的发展，减少肿瘤体积，延长生存时间；与顺铂联合腔内注射可治疗恶性浆膜腔积液；rIL-2 与抗艾滋病药物合用，可使艾滋病患者的卡波西肉瘤缩小，并暂时增加 Th 细胞的绝对数，提高患者细胞免疫功能和抗感染能力。

2．*病毒性疾病*　治疗某些病毒性疾病，如慢性活动性肝炎。

【不良反应】

rIL-2 可引起流感样反应，如发热、寒战、恶心、呕吐与腹泻等；皮肤反应，如弥漫性红斑；血液系统可出现中性粒细胞上升，淋巴及单核细胞下降。此外，尚有间质性肺水肿、低血压、心律失常等心肺反应及神经系统症状。

（二）肿瘤坏死因子

TNF 在体内主要由活化的单核 / 巨噬细胞产生，具有杀伤和抑制肿瘤细胞，提高中性粒细胞的吞噬能力等多种生物活性。TNF 家族包括 19 种细胞因子，TNF-α 活性最强，通常 TNF 多指 TNF-α。目前临床使用的是采用 DNA 重组技术生产的重组改构人肿瘤坏死因子（recombinant mutant human tumor necrosis factor，rhmTNF）。

重组改构人肿瘤坏死因子

【药理作用】

1．*致炎和抗肿瘤*　TNF-α 是炎性细胞因子，参与全身炎症反应，是一种内源性致热源，能够引起发热，诱导细胞凋亡，并可通过产生 IL-1、IL-6 等因子引起炎症；但 TNF-α 也是目前研究发现抗肿瘤作用最强的细胞炎性因子。TNF-α 与受体结合后，通过降低靶细胞溶酶体活性影响靶细胞糖代谢，抑制肿瘤细胞 DNA 的合成，引起细胞溶解和死亡，并可提高 T 细胞以及其他杀伤细胞活性，增强机体抵抗力。

2．*与胰岛素抵抗相关*　TNF-α 与肥胖程度和相关胰岛素抵抗水平相关。高表达的肿瘤坏 TNF-α 通过直接抑制胰岛素信号蛋白的表达 / 活性或其他间接途径，参与肥胖相关的胰岛素抵抗的发生和进展。

【临床应用】

适用于经其他方法治疗无效或复发的晚期非小细胞肺癌患者。与放线菌素 D、阿霉素、

TNF-γ 联合应用于子宫癌、卵巢癌、口腔癌及绒癌等。

【不良反应】

发生率高，轻症表现为感冒样症状、注射局部肿痛等；严重不良反应可能包括对某些肿瘤的潜在促增长作用，以及诱发自身免疫性相关疾病。

（三）生长因子（growth factor，GF）

生长因子指具有刺激细胞生长活性的一类多肽类物质，通过与相应的细胞膜受体结合，发挥调节细胞生长等多种效应。根据其对机体不同细胞的促生长作用，可分为表皮生长因子（epidermal growth factor，EGF）、血管内皮生长因子（vascular endothelial growth，VEGF）、胰岛素样生长因子（insulin-like growth factor，IGF-1）、血小板衍生生长因子（platelet derived growth factor，PDGF）、成纤维细胞生长因子（fibroblast growth factor，FGF）等。

重组人表皮生长因子（recombinant human epithelial growth factor，rh-EGF）具有广泛的生物学效应，能促进各种表皮组织生长，加速伤口愈合。在临床上已用于烧烫伤、溃疡、各类创伤以及角膜损伤等的治疗。重组鼠神经生长因子（recombinant mouse nerve growth factor，rm-NGF），是从小鼠颌下腺分离的神经生长因子，具有营养支持神经元、修复损伤的神经元、诱导神经纤维定向生长，以及促进和刺激神经元分化和发育的作用，临床主要用于神经系统的损伤修复、神经元退行性病变(如阿尔茨海默病以及某些神经性肿瘤)的治疗。重组牛碱性成纤维细胞生长因子（recombinant bovine basic fibroblast growth factor，rb-bFGF），能刺激来源于中胚层和神经外胚层细胞的生长，对上皮细胞、真皮细胞、成纤维细胞、血管内皮细胞等具有促进修复和再生的作用，并能促进毛细血管再生，改善局部血液循环，加速创面的愈合，临床用于各种急慢性体表溃疡（包括糖尿病溃疡、放射性溃疡、压疮、瘘窦等）、新鲜创面伤口和烧烫伤的治疗。

其他的细胞因子如干扰素、集落刺激因子、红细胞生成素等参见相关章节。

二、基因工程疫苗

基因工程疫苗（genetic engineering vaccine）又称重组疫苗，此类疫苗可分为亚单位疫苗、活载体疫苗、核酸疫苗、肽疫苗等。

1．亚单位疫苗（subunit vaccine） 是采用病原微生物表面的有效抗原制备的疫苗。只含有病原体的一种或几种抗原，而不含有病原体的其他遗传信息，能诱发机体产生抗体而无感染性和致病性，无须灭活。亚单位疫苗又分以下三类：细菌性疾病亚单位疫苗、病毒性疾病亚单位疫苗、激素亚单位疫苗。临床常用的品种有：肺炎球菌疫苗、脑膜炎球菌疫苗、流感（裂解或亚单位）疫苗、乙型肝炎疫苗等。

2．活体重组疫苗（live recombinant vaccine） 又称为活载体疫苗，这种疫苗可以是非致病性微生物通过基因工程的方法使之携带并表达某种特定病原物的抗原决定簇基因，产生免疫原性；也可以是致病性微生物通过基因工程的方法修饰或去掉毒性基因以后，仍保持免疫原性。分为三类：基因突变疫苗及基因缺失疫苗、复制性活载体疫苗、非复制性活载体疫苗。

3．核酸疫苗（nucleic vaccine） 是通过将编码某种抗原蛋白的外源基因（DNA 或 RNA）直接导入动物体细胞内，并通过宿主细胞的表达系统合成抗原蛋白，诱导宿主产生对该抗原蛋白的免疫应答，以达到预防和治疗疾病的目的。核酸疫苗具有制备方便、可产生免疫应答、保护能力强、安全性高的特点，有望用于预防和治疗微生物感染性疾病、寄生虫病以及肿瘤等。

4．合成肽疫苗（synthetical peptide vaccine） 是将类似于抗原决定簇的小肽（20～40 个氨基酸）连在一个蛋白载体上，增加稳定性，同时也可提高免疫原性，如癌基因、抑癌基因突变肽疫苗、病毒相关疫苗等，还有热休克蛋白肽复合体疫苗与独特型肽疫苗等。

三、基因工程抗体

单克隆抗体是由识别一种抗原决定簇的细胞克隆所产生的均一性抗体，具有特异性高、亲和力强、效价高、血清交叉反应少等优点。近年来已有 20 种单克隆抗体药物被美国 FDA 批准上市，其中有 9 种已被欧盟批准，用于肿瘤、自身免疫性疾病、器官移植、感染性疾病、血栓等疾病的治疗，以及药物和毒物中毒的解救。英夫利昔单抗（infliximab，remicade）是一种特异性阻断 TNF-α 的人鼠嵌合型单克隆抗体，属于 TNF 拮抗药，静脉注射给药后，可与 TNF 高效特异结合，其临床适应证包括类风湿关节炎、强直性脊柱炎、银屑病性关节炎和克罗恩病。同类产品有还人源化 TNF-α 单抗依那西普（enbrel）和阿达木单抗（humira）等。

四、激素类药物

目前已批准上市的重组激素类药物有重组胰岛素（recombinant human insulin）、重组生长激素（recombinant human growth hormone，rhGH）、人重组生长抑素（recombinant human somatostatin）、重组人促卵泡激素（recombinant human follical stimulating hormone，rhFSH）、人绒毛膜促性腺激素（human chorionic gonadotropin）等。其中人重组胰岛素是胰岛素依赖型糖尿病的首选药物。

五、人血液制品

人血液制品是指由健康人血浆或经特异免疫的人血浆，经分离、提纯或由重组 DNA 技术制成的血浆蛋白组分，以及血细胞有形成分。如人血白蛋白、人免疫球蛋白、红细胞浓缩物及天然或重组的人凝血因子等。

人血白蛋白是血液最重要的运载工具和血浆蛋白成分，能增加血容量和维持血浆胶体渗透压、输送物质，并与组织蛋白互相转化，提供营养供给。临床上可用于治疗低蛋白血症，因失血、创伤及烧伤等引起的低血容量休克，肝硬化或肾病引起的水肿、腹腔积液，新生儿高胆红素血症，因脑水肿及大脑损伤所致的颅内压增高。

人免疫球蛋白（human immunoglobulin，HIG）是由乙型肝炎疫苗免疫的健康人血浆分离、提取并经病毒灭活处理的免疫球蛋白制品，含广谱的抗细菌和抗病毒 IgG 抗体。注射 HIG 是对接受注射者的一种被动免疫疗法，可迅速使之从低或无免疫状态达到暂时免疫保护状态。由于抗体与抗原相互作用可直接中和毒素与杀死细菌和病毒，因此 HIG 制品对预防细菌、病毒性感染有一定的作用。

六、酶激活剂及酶类生物制品

见第 27 章。

思考题

1. 基因治疗的途径和方式有哪些？
2. 什么叫基因工程药物？与基因治疗药物有何不同？
3. 临床上常用的基因工程药物包括哪几类？使用时应注意哪些问题？

药名索引

C

D

E

F

G

H

J

K

L

T

W

X

Y

参考文献

陈新谦，金有豫，汤光. 2010. 新编药物学［M］. 17版. 北京：人民卫生出版社.
黄敬耀. 2006. 药理学［M］. 7版. 北京：人民卫生出版社.
刘克辛. 2012. 药理学［M］. 北京：清华大学出版社.
孙建宁. 2012. 药理学［M］. 9版. 北京：中国中医药出版社.
杨宝峰. 2013. 药理学［M］. 7版. 北京：人民卫生出版社.
杨世杰. 2010. 药理学［M］. 2版. 北京：人民卫生出版社.